救命饮食

中国健康调查报告 （十年增订版）

The China Study: Revised and Expanded Edition

著 [美] T. 柯林·坎贝尔（T. Colin Campbell）

[美] 托马斯·M. 坎贝尔 II（Thomas M. Campbell II）

译 吕奕欣 倪婉君 张家瑞

U0256135

中信出版集团 | 北京

图书在版编目（CIP）数据

救命饮食：中国健康调查报告 /（美）T. 柯林·坎
贝尔，（美）托马斯·M. 坎贝尔 II 著；吕奕欣，倪婉君，
张家瑞译 . -- 2 版 . -- 北京：中信出版社，2023.1
书名原文：The China Study: Revised and
Expanded Edition
ISBN 978-7-5217-4950-2

Ⅰ . ①救… Ⅱ . ① T… ②托… ③吕… ④倪… ⑤张…
Ⅲ . ①合理营养－调查报告－中国 Ⅳ . ① R151.4

中国版本图书馆 CIP 数据核字（2022）第 211750 号

救命饮食——中国健康调查报告
著者：　　　［美］T. 柯林·坎贝尔　［美］托马斯·M. 坎贝尔 II
译者：　　　吕奕欣　倪婉君　张家瑞
出版发行：中信出版集团股份有限公司
　　　　　（北京市朝阳区惠新东街甲 4 号富盛大厦 2 座　邮编　100029）
承印者：宝蕾元仁浩（天津）印刷有限公司

开本：787mm×1092mm　1/16　　　　　印张：30.75　　　字数：435 千字
版次：2023 年 1 月第 2 版　　　　　　　印次：2023 年 1 月第 1 次印刷
京权图字：01-2010-6812　　　　　　　　书号：ISBN 978-7-5217-4950-2
　　　　　　　　　　　　　　　定价：75.00 元

版权所有·侵权必究
如有印刷、装订问题，本公司负责调换。
服务热线：400-600-8099
投稿邮箱：author@citicpub.com

赞　誉

《救命饮食——中国健康调查报告》（以下简称《救命饮食》）依据的是科学证据、同行评议和庞大的统计数据，它为我们呈现了强大有力的素食健康生活的蓝图。

——布莱德利·索尔

运动健康网站 OrganicAthlete 创办人

《救命饮食》是过去 75 年来最重要的健康和营养书。每个人都应阅读，而且它应该成为大学课堂里的营养学教材……《救命饮食》的内容令人称奇、引人入胜，书中提出的科学观点不容置疑。坎贝尔博士在展现真正的营养学教育时表现的正直和奉献精神在书中熠熠生辉。

——大卫·克莱恩

《生活营养杂志》主编

《救命饮食》是一份不朽的调查报告，书中记录了中国 65 个县的居民的饮食方式和癌症死亡率，并探讨其营养和健康的意义及影响。坎贝尔父子写了一本生动、重要的书，值得广泛关注。

——弗兰克·罗兹博士

康奈尔大学荣誉校长（1978—1995）

柯林·坎贝尔的《救命饮食》是一本重要的书，也是一本可读性很强的书。柯林和他的儿子汤姆（托马斯的昵称）一起研究了饮食和疾病之间的关系，他的结论令人吃惊。《救命饮食》

是一个人人都需要知道的故事。

——罗伯特·理查森

法学博士，诺贝尔物理学奖得主，康奈尔大学物理学教授、研究院副教务长

《救命饮食》是一项开创性的研究，它为医生、科学家和注重健康的读者提供了长期以来寻求的答案。基于多年的艰苦调查，它为我们这个时代最重要的营养问题找到了令人惊讶的答案：导致癌症的真正原因是什么？我们怎样才能延长寿命？什么才能逆转肥胖症的流行？《救命饮食》基于可靠和令人信服的证据，快速而轻松地摆脱了时尚饮食。这本书由世界上最受尊敬的营养机构之一撰写，代表了我们理解健康的一个重要转折点。

——尼尔·巴纳德

医学博士，美国责任医师协会主席

所有关注肥胖、自身健康，以及西方饮食文化和社会影响的人都将从坎贝尔博士的《救命饮食》中找到明智和实用的解决方案。

——罗伯特·古德兰

世界银行首席环境顾问（1978—2001）

营养科学领域的每个人都站在坎贝尔博士的肩膀上，他是该领域的巨头之一。这是有史以来最重要的营养学书籍之一——读它可能会拯救你的生命。

——奥尼什

美国加州大学旧金山分校临床医学教授，
曾任美国前总统奥巴马、克林顿的医疗顾问

《救命饮食》是迄今为止关于通过饮食手段预防心脏病、癌症和其他西方常见疾病的最令人信服的证据。它是经济发达国家和正在经历快速经济转型与生活方式改变的国家的首选之书。

——陈君石

医学博士，中国疾病预防控制中心营养与食品安全研究所高级研究教授

坎贝尔博士的著作《救命饮食》是一部感人而深刻的斗争史，它关乎我们如何理解和解释我们的健康与饮食之间的重要联系。坎贝尔博士从该主题的内部着手研究：自开创性的中国健

康调查报告、美国国家科学院"膳食、营养与癌症"报告，以及美国癌症研究院的专家小组报告"饮食、营养和癌症预防：全球视角"问世以来，他就开创了饮食与癌症联系的研究。因此，他能够从各个方面阐明这个问题。今天，美国癌症研究院能提倡采用以植物为基础的饮食方式以降低患癌风险，是因为坎贝尔博士和其他一些有远见者在 25 年前就开始了这项伟大的工作。

——玛丽莲·建特瑞

美国癌症研究院院长

《救命饮食》对现代饮食、生活方式、医学，以及经常失败的快速解决方法进行了充分的分析。来自中国的经验教训为植物性饮食能促进健康和减少富贵病的风险提供了令人信服的理由。

——苏什马·帕尔默

医学博士，美国国家科学院食品与营养委员会前执行主席

《救命饮食》内容实用，文笔优美，而且极其重要。坎贝尔博士的工作具有革命性的意义，该书阐述清晰，使人印象深刻。我从这本勇敢而睿智的书中学到了很多东西。如果你想早餐吃培根和鸡蛋，然后服用降胆固醇药物，那是你的权利。但如果你想真正对自己的健康负责，请阅读这本书并尽快按它说的做！如果你听从这位杰出向导的建议，你的身体会在余生的每一天都感谢你。

——约翰·罗宾斯

畅销书《新世纪饮食》和《食物革命》作者

《救命饮食》所述的是一种罕见的治疗方法。最后，一位世界知名的营养学者以一种每个人都很容易理解的方式解释了关于饮食和健康的真相，这是每个人都需要知道的惊人的真相。在这本精彩的书中，坎贝尔博士和他的儿子汤姆为我们提炼了他们辉煌职业生涯的智慧。如果你对如何为自己和家人找到最健康的道路感到困惑，那么你会在这本书中找到宝贵的答案。别错过它！

——道格拉斯·李乐博士和艾伦·戈德哈默

《快乐陷阱》作者

诸多讲述饮食和健康的书都有互相矛盾的建议，但大多数图书都有一个共同点，目的是推销

东西。坎贝尔博士唯一的目的是揭示真相。作为康奈尔大学的杰出教授，他是营养学方面的爱因斯坦。《救命饮食》基于硬核科学研究，而不是对区域饮食法、阿特金斯饮食法、"打败糖罐子"或其他任何时尚饮食法的排名猜测。坎贝尔博士以一种通俗易懂、有趣的方式阐述了他一生的研究经历。读一读这本书，你就会知道为什么了。

——杰夫·纳尔逊

VegSource.com（世界上访问最多的食品网站）总裁

如果你想提高你的健康水平、表现力和成功的概率，请立即阅读《救命饮食》。最后，我们还能获得关于我们需要多少蛋白质以及应该从哪里获得它的科学有效的指导。这些发现的影响是巨大的。

——约翰·艾伦·莫伦豪尔

运动网站 MyTrainer.com 和营养网站 NutrientRich.com 的创始人

你想过上更长寿、更健康、更快乐的生活，但却不知道从哪里开始吗？这本书能带给你的比100 万份声明还多，它提醒你"保护你的健康"。它肯定会引发新的讨论，但更重要的是，它将为任何一个想要开始不同类型生活的人打开新的视野。

——维佳尼斯·安德留凯季斯

博士，欧盟委员会卫生与食品安全委员

献给凯伦·坎贝尔，她的深爱与关怀让这本书成为可能。

献给托马斯·麦克尔韦恩·坎贝尔和贝蒂·德莫特·坎贝尔，他们拥有惊人的天赋。

目　录

1

第一部分
中国健康调查及营养研究

推荐序
勇于挑战

饮食与健康之间到底有怎样的关系？膳食结构的调整能否改善患者的健康状况？如何饮食才能更健康？这就是《救命饮食》要回答的问题。

美国康奈尔大学、英国牛津大学、中国医学科学院、中国疾病预防控制中心从1983年到1989年联合主持了一项饮食结构差异对身体健康的影响的研究，这本书的作者正是该项研究的主持者，他由此整理综合了相关的836篇营养学和流行病学研究文献，科学系统地阐述了"天然蔬食"膳食结构在预防和治疗疾病方面起的重要作用。这本书立意鲜明、内容翔实、全面缜密、引经据典、深入浅出，是一部大道至简、发人深省、行之有效的力作。书中所阐述和倡导的"天然蔬食"健康营养理论，堪称一次营养学界的哥白尼革命。

我与美国坎贝尔教授素昧平生。虽然我们同时各自从事医学健康方面的科学研究，但由于我们的具体研究专业方向不同，我对当年坎贝尔教授在中国主持开展的这项历时数十年的研究项目并不熟悉。直到这本书首次在中国翻译出版后，我才有机会读到他的中国健康调查项目的内容。我深感太晚了解坎贝尔教授的观点，因为我多年来在对医学和健康发展的反思和求索中得到的整体医学观，竟然与坎贝尔教授从中国健康调查项目中所得到的结论如此相似。我更是由衷地敬佩坎贝尔教授的严谨治学、忠于科学、坚持真理，敢于说真话，勇于为了大众的健康挑战西方社会的饮食传统、生活方式及其片面追求商业利益的精神！

在《救命饮食》中文版再版之际，我向广大读者郑重推荐此书，希望它能够对中国百姓改变膳食结构、促进身体健康，并进一步促进全社会健康观念的变革发挥重要作用。中国是人口大国，百姓膳食结构的优化所带来的健康面貌的改善，不但会大大降低全社会的医疗负担，而且必将对生态环境的改善起到重要作用。

中国工程院院士

序言（第1版）

柯林·坎贝尔骨子里其实仍是个来自弗吉尼亚州北部的农场男孩，我们在一起时，总免不了分享各自的农场故事，从施撒粪肥、开拖拉机到放牧牛群……我们之间永远有念不完的"农场经"。

虽然我们都有农场生活背景，但最后却从事了不一样的行业。让我心生仰慕的是柯林的其他职业成就。他参与发现了一种后来被称作二噁英的化学物质，而后亲身投入领导饮食和健康方面最重要的研究之一：中国健康调查。在此期间，他写了数百篇科学论文、加入许多政府专家小组，并协助成立美国国内与国际的饮食和健康组织，比如美国癌症研究院和世界癌症研究基金会等。身为科学家，柯林对于美国应如何看待饮食和健康，扮演着举足轻重的角色。

然而，在真正了解柯林这个人后，我佩服的就不只是他在专业上的成就了，还包括他的勇气和正直。

柯林对于一切现状都抱持怀疑的态度，而我们都知道，就算所有科学证据都支持他的观点，要与主流意见背道而驰也绝非易事。我很能理解这一点，因为我和知名脱口秀主持人奥普拉·温弗瑞就曾经被一群畜牧业者控告，当时奥普拉因为一席不吃牛肉的谈话引发畜牧业者不满，进而惹来官司。除此之外，我曾在华盛顿特区游说推动更好的农业耕作法，也为了改变美国的粮食培育和种植方式而努力。我还试着向美国国内一些最具影响力且资金雄厚的团体求助，而我知道这并不容易。

因为我们都走过相似的路，所以我对于柯林的故事感同身受。我们都来自农场，在小社区学习独立、诚信和正直等美德，而且后来都在各自的主流职场找到一片天。虽然我们都成功了（我仍然清楚地记得我在蒙大拿州签下第一张七位数支票并买了大批牲口那天的情景），但也都了解到：我们所处的体制可以再进步。

然而，要推翻这个让我们从中获利的体制，绝对需要钢铁一般的意志和坚贞不渝的正直。柯林正具有这两种美德，而这本书则是他漫长且颇有尊严的职业生涯中一个成就辉煌的巅峰。我们都应该多多效法柯林，因为他不仅在自己的专业领域精进，还因勇于寻求改变，成就事业的另一高峰。

不管你是关心个人健康，还是忧心全美糟糕透顶的健康环境，在读完这本书后，你都能收获良多。请一定要仔细阅读，吸取其中的信息，然后将其应用于你的生活中。

霍华·李曼
《红色牧人的绿色旅程》作者

前言（第1版）

如果你的生活和如今大部分的美国人差不多，这就表示你已被连锁快餐厅包围，并且被垃圾食品围攻。触目所及，所有减肥广告里列的瘦身计划都告诉你不用忌口、不必运动，就可以瘦身。在这里，要找士力架巧克力棒、巨无霸或可乐，都比找一个苹果容易。你的小孩在学校餐厅吃得到的蔬菜，就是汉堡里的番茄酱。

你向医生请教养生之道，却在候诊室发现一本厚达243页、外观精美的杂志《家庭医生：健康和福祉的重要指引》。这本杂志由美国家庭医师学会出版，并免费发放给全美5万个家庭医生的诊所。杂志中充斥着麦当劳、胡椒博士碳酸饮料、巧克力布丁和奥利奥饼干等产品精美的整版全彩广告。

你挑了一本国家地理学会专为6岁及以上儿童所出版的《美国国家地理（儿童版）》，原本期望会看到一些益于小朋友阅读的文章，但内页却都是奶油蛋糕、巧克力豆、霜麦片、果脆圈、杯子蛋糕，以及果冻布丁棒的广告。

这就是耶鲁大学科学家和饮食倡导者提出的所谓"有毒的食物环境"，也是我们大多数人现今身处的环境。

不争的事实是，目前的确有许多人靠着售卖不健康的食物大发横财，他们希望你继续吃他们卖的产品，就算吃了会让你发胖、没有活力、生活质量变差，甚至减短寿命；他们希望你听话、顺从且无知，而不要你知道太多、凡事积极且充满活力。为了达成目标，他们非常乐意每年花费数十亿美元。

你大可默默屈服于这一切，向售卖垃圾食品的商人让步。然而，你也可以选择替自己的身体和所吃的食物找到一种更健康且更能证明生命价值的互惠关系。你如果想要活得健康，拥有结实、洁净又有活力的身体，那么就必须在今天这样的环境中，找到并肩作战的伙伴。

幸运的是，你身边就有一位这样的伙伴——柯林·坎贝尔博士，他是一位广为人知的大学者、全情奉献的研究人员，以及伟大的慈善家。由于我有幸成为他的朋友，所以可以保证他的确是这样一个人。不仅如此，他既谦逊又有思想深度，而且所走的每一步都基于他对别人的关爱。

坎贝尔博士的《救命饮食》对于现今我们身处的黑暗时代来说，不啻一线曙光，清楚且彻底地照亮了当前饮食和健康环境的现状，让你不必再成为商人的猎物，让那些商人借着误导和混淆的伎俩蒙骗你去吃他们卖的食物。

我很欣赏这本书的一点是，坎贝尔博士不会只为读者提供结论，他不会摆出高高在上讲道理的姿态，把读者当作小孩，告诉他们哪些该吃、哪些不该吃。相反，他像是一个值得信赖的好朋友，这个好朋友在生活中学习、发现和实践过的事超乎我们的想象。他还以温和有礼、富于技巧的方式，清楚地告诉读者现今的饮食健康环境与必须充分了解的信息、资料，让读者能够做出聪明的选择。当然，坎贝尔博士也会提供很好的意见和建议，不过他都会明白地告诉读者他是如何得出这些结论的。他提供的资料和事实都相当重要，他唯一的使命就是帮助读者活得更健康、活得更有智慧。

我已经看了两遍《救命饮食》，每次读完后都觉得受益良多。这是一本具有胆识及智慧的书，文笔精妙且含意深远，让人获益匪浅。坎贝尔博士的作品深具革命性意义，而且言简意赅。

如果你想在早餐吃培根加蛋，然后服用降胆固醇药物，那是你自己的权利。不过，如果你真的想对自己的健康负责，那你就买本《救命饮食》来看看，并且立刻身体力行吧！如果你能听从这本书的忠告，那么，你的身体会在余生的每一天都感谢你。

约翰·罗宾斯

《新世纪饮食》《还我健康》《食物革命》作者

作者序（第 2 版中文版）

《救命饮食》于 2005 年首版，并于 2016 年增修，它让我有机会回顾 20 世纪 80 年代我和团队与在中国的同事们进行的具有非凡成果的合作。2022 年，我写下这些文字，不禁再次深深感怀，当年的那段经历在科学、社会、历史、经济，甚至政治方面是多么硕果累累。

我们的研究合作涉及对中国 130 个村庄进行的非常详尽的饮食和健康调查，人们的疾病死亡率在这些村庄所在的 65 个县之间往往存在着显著差异。这些差异让我们得以调查它们的起因，特别是在饮食方面。从整体上看，这些县的居民的饮食和健康特征与在美国等西方国家通常观察到的饮食与健康之间的关联有显著不同。

约 40 年后的今天，尤其令人珍视且难忘的是，由中国疾病预防控制中心营养与食品安全研究所高级研究教授陈君石博士领导的 24 个省级卫生团队非常专业的信息采集工作。这项工作是对 1974—1976 年所进行的特大规模疾病死亡率调查的后续调研，该调查由我们的同事黎均耀博士负责。英国牛津大学的理查德·皮托教授（现为理查德爵士）为我们提供了世界上最好的流行病学专业支持。因此，我们的调研项目拥有了一个领导团队，由陈君石、黎均耀、皮托和我总负责。后来，《纽约时报》称我们的项目为人类"流行病学大赏"。

我们当年在中国农村收集的饮食和健康研究数据的案例，从根本上挑战了已被广泛认可并几乎是完全基于西方研究的国际医学标准。这并不是说一个数据集是正确的，另一个是不正确的，然而，正是它们之间的比较使得这项研究具有如此独特的价值。

这项涉及人体研究的另一个特点是它与我在美国康奈尔大学的实验室进行的研究（主要是动物实验）的关系，这些研究发现在以下几个方面不同凡响。它们质疑了全世界对蛋白质，尤其是动物蛋白的普遍认知；质疑了人们普遍相信癌症是一种遗传病，其作用不能被食物中的营养控制的观点。但这些是基于实验动物研究的结果，因此，至关重要的是，需要确认这些发现能否同样体现在人类癌症及其他疾病上。基于此，我们能在中国农村进行此项调查的机会显得非常宝贵。

举例来说，在进行这项研究时，西方医学已确定血胆固醇的正常范围为150~274毫克/分升，该指标值越高，罹患心脏病风险就越大。有时比这个范围更高的指标仍被认为是正常的。反之，低于150毫克/分升的水平被认为是不健康的。而中国农村居民的指标质疑了这项西方医学标准。他们的血胆固醇范围为70~170毫克/分升，平均值为127毫克/分升。他们的低血胆固醇值使他们罹患心脏病、癌症、糖尿病等西方国家常见的非传染性疾病的概率低得多，心脏病死亡率也比西方国家的低得多。

中国女性的雌激素浓度仅为西方（英国）女性的50%左右，乳腺癌的发病率同样低得多。中国女性的生育期更短，这些都与她们的低动物蛋白膳食和低脂肪摄入量密切相关。也就是说，与西方国家相比，当时中国农村妇女罹患生殖系统癌症的概率小得多。

在西方国家，血液中较高的铁含量通常被认为是可取的，也许最好从动物性食物中摄入更多的"血红素铁"。然而，根据五个指标，当时中国农村人口的铁营养状况非常好，但他们很少或根本吃不到动物性食物，是植物性食物为他们提供了充足的铁元素。

最令人振奋的是由中国这项研究引发的对中西医不同哲学观的比较。我开始认识到，无论是在现代中国还是在美国，传统中医的地位遭到如此轻易的低估，西医则受到了偏爱，事实却应当恰恰相反。以草药来说，传统中医药凭借的是无数食材元素（通常是干燥的）的相互整合作用，即我们现在所发现的营养学的定义和作用。而西方医学却强调食物中单一营养素的作用，认为它们似乎是独立发生作用的。这种哲学观源于销售假设能够独立发挥作用的单一营养素产品的兴趣，它有利于商业价值的实现。

西方医学认为食材中非常特定的营养素能促进人类健康并预防疾病，也认为一些非常特定的合成药物能够治疗疾病。相比之下，几个世纪以来，中国传统医学更侧重于使用含有无数成分的全天然食材或部分天然食材（草药），以促进人类健康和预防疾病。西方医学模式更青睐商业价值而非人类健康，传统中医模式实际上更偏向于人类健康而不是商业。这就是为什么以西方医学为主导的医学院不教授营养学（其定义类似于中国整体哲学），因为它不利于谋取商业价值。

本书是 2005 年首次出版的《救命饮食》的增修版。我还于 2013 年出版了《救命饮食 2——全营养与全健康从哪里来？》，于 2020 年出版了《救命饮食 3——营养学的未来》。

本篇译者　周京
留美学人，协助作者推广"救命饮食"健康观十余年，
并从事脑卒中数字医疗开发工作

引　言

即使在我全力投入营养与健康领域的实验性研究之后，社会大众对营养信息的强烈求知欲仍然让我啧啧称奇。坊间的饮食书籍一直都是排行榜畅销书，几乎所有知名杂志都提供营养建议，报纸也定期刊登营养方面的文章，电视和广播节目更是经常讨论饮食和健康的相关话题。在网络上，你甚至可以获得任何合你心意的健康建议。

虽然信息源源不绝，但是你真的知道怎样做才能更健康吗？

你应该购买贴着有机标签的食物，以免吃到过多农药吗？环境中的化学物质就是致癌的主因吗？你的健康是生下来就由基因"预先决定"的吗？碳水化合物真的是造成肥胖的元凶吗？你应该更注意自己所摄取的总脂肪量，还是只注意饱和脂肪及反式脂肪的摄取量就够了呢？你应该摄取维生素吗，摄取哪些呢？你会购买高纤维食品吗？你应该吃鱼吗，如果应该，那么多久吃一次呢？吃大豆类食品可以预防心脏病吗？

我猜想你并不确定上述每一问的答案，如果真的是这样，那么你并不孤单。因为即使现今有那么多的信息和建议，仍然鲜少有人真正知道该怎么做才能让自己更健康。

然而，这并不是因为我们没有做好研究工作，事实上，我们知道营养和健康之间的诸多关联，但是真正的科学却隐藏在许多不相关，甚至是有害的信息下，这些信息包括"垃圾科学"、时尚饮食法，以及食品工业的宣传噱头。

我想要改变这一切！我想要介绍一种全新的组织架构，让你重新了解营养和健康，让你消除迷惑，可以预防及治疗疾病，并且让你活得更有意义。

我在某种体制下活了60多年，经常处于最高层，设计并指导大型研究项目，决定何种研究值得投注资金，并将广泛的科学研究转化成美国国内专家团队报告。

经过漫长的研究和决策生涯，面向广大公众及专业人士进行过那么多年的演讲，我终于领悟到为何美国人会如此困惑。身为替美国健康研究和政策买单的纳税人，民众有权利知道，许多关于食物、健康和疾病的"常识"其实是错误的，以下陈述才正确：

- 环境和食物中的合成化学物质并非致癌的主因。
- 基因并非决定你成为十大死因受害者的最重要因素。
- 不要指望基因研究能够发展出有效的药物疗法来对付疾病，应该把关注重心放在一些现今就能运用也更有力的方法上。
- 长期严格控制任何一种营养品的摄取，如碳水化合物、脂肪、胆固醇或ω-3脂肪酸，无法让你获得健康。
- 服用维生素和营养补充品，并不能保护你长期不生病。
- 药物和手术并不能治好害死大多数美国人的疾病。
- 你的医生恐怕不知道你该怎么做才能活得最健康。

我建议重新定义何谓真正的营养。40年来的实验研究（其中包括一项为期27年、由最具声望的基金会赞助的实验室项目）的结果证明，正确饮食可以救命。

然而，我并不会像某些受欢迎的作家一样，要求诸位相信我个人观察得出的结论。本书主要的资料来源涵盖了超过800条参考书目，其中包括其他研究人员所出版的数百本科学出版物，它们教导民众如何降低患癌症、心脏病、中风、肥胖、糖尿病、自身免疫病、骨质疏松症、阿尔茨海默病、肾结石和失明的概率。

其中一些刊登于知名科学期刊上的研究发现显示：

- 改变饮食可以让糖尿病患者摆脱药物治疗。
- 光靠饮食就能缓解心脏病症状。在这种做法中，减少动物蛋白摄入会比减少饱和脂肪摄入更重要。
- 乳腺癌的成因跟血液中的雌激素含量有关，而其含量的多寡则是由饮食决定的。
- 乳制品会增加罹患前列腺癌的风险。
- 蔬果内含的抗氧化剂，可以使老年人心理更健康。
- 饮食健康能预防肾结石。
- 孩童也可能罹患的 1 型糖尿病，据信与母亲哺育婴孩的方式（即以母乳或牛奶喂养）有密切关系。

这些发现显示，良好的饮食绝对是我们对抗病魔的一大利器。了解上述科学证据，不仅有助于我们保持身体健康，对整个社会也有深远影响。我们必须了解，为何现今社会充斥着关于饮食健康的错误信息？为什么我们在研究饮食和疾病的关系、提高身体健康水平和治疗疾病上，都犯了严重错误？

各种统计显示，美国人的健康状况正在每况愈下。全美民众平均花在医疗保健上的费用居全球之冠，但是仍有 2/3 的美国人超重、2 500 多万美国人罹患糖尿病，而且人数仍在蹿升。美国人患心脏病的概率仍跟 40 年前一样高，从 20 世纪 70 年代开始的"向癌症宣战"也宣告失败。半数美国人都有健康问题，需要每周服用处方药。尽管过去几十年来，胆固醇高的美国人有一种微妙的减少趋势，但仍然有 7 000 多万人胆固醇过高。

更糟糕的是，美国人正带领他们的下一代走上年纪轻轻就失去健康的道路。全美有 1/3 的年轻人超重或是临近超重，还有越来越多的青少年罹患一种以往只有成年人才会得的糖尿病。此外，这些年轻人吃的处方药也比以前多。

这些问题全都可以归结于三大因素：早餐、午餐和晚餐！

60多年前，也就是我的研究生涯刚开始时，我从未想到食物会和健康问题息息相关，也从未思考过吃哪些食物对人体最好，我吃的食物也跟其他人一样，都是别人推荐的"好食物"。我们吃进肚子的是美味或方便的食物，或是父母要我们吃的食物。然而，其实大多数人都活在一个替我们界定饮食偏好和习惯的文化框内！

我也是这样一路成长的：我在一个奶牛场长大，牛奶是生活中重要的食物来源；在学校时，老师也告诉我们，喝牛奶可以让骨骼和牙齿强壮又健康。牛奶是自然界中最完美的食物，而我所吃的食物，大部分来自自家菜园或牧场。

我是家族中第一个上大学的人，在宾夕法尼亚州攻读兽医学预科课程，然后到佐治亚大学攻读兽医。一年后，康奈尔大学为我提供奖学金，让我进行"动物营养学"的研究生研究，于是我选择转校。当然，其中部分原因是该校愿意出钱让我读书，不必自付学费。我在康奈尔大学获得硕士学位，也是克里夫·麦凯伊（Clive McCay）教授指导的最后一位研究生。这位教授闻名于世的研究，是减少大鼠的食物摄取量以延长它们的寿命。我的博士论文是找出让牛羊更快生长的方法，于是我试着提高人类生产动物蛋白的能力，因为它是众人所谓"好的营养"的基石。

我开始倡导人们多多摄取奶、蛋和肉类，以增进健康。很明显，这一点和我的农场生活背景有关，而且我乐意相信美国人的饮食是全球最健康的。在早期的研究岁月里，我遇见反复出现的同一个主题：我们应该吃对的食物，尤其是含有大量优质动物蛋白的食物。

起初，我用了大部分时间钻研迄今发现的最具毒性的两种化学物质：二噁英和黄曲霉毒素。最开始，我在麻省理工学院进行研究，负责关于有毒鸡饲料的棘手工作。当时有数百万只鸡在短短一年内，因为吃了饲料中一种不知名的有毒物质而陆续死亡，我就负责分离这种化学物质并确定它的结构。经过两年半的研究，我协助发现了二噁英——据信是迄今发现的最具毒性的化学物质。后来，二噁英获得广泛关注的原因之一是：越南战争时期，曾被用作森林落叶剂的"橙剂"就含有这种成分。

离开麻省理工学院之后，我到弗吉尼亚理工大学任教，并且开始为在菲律宾进行的一项全国性项目协调技术支援。这个项目的主要研究对象是营养不良的儿童，项目的一部分是调查为何菲律宾儿童罹患肝癌的比例超乎寻常地高，因为肝癌通常是成人才会患的疾病。研究结果认为，这是因为菲律宾儿童大量摄入了黄曲霉毒素。这种有毒霉菌存在于花生和玉米之中，目前已经被视为最主要的致癌物质之一。

那之后的十年里，我在菲律宾的首要目标就是改善菲律宾贫困地区儿童营养不良的状况。这个项目由美国国际开发署赞助，最后，我们在菲律宾境内成立了约110个营养"自助"教育中心。

我们在当地的努力目标相当简单，就是确保儿童能尽量多地摄取蛋白质。人们普遍相信，全球大部分儿童之所以会营养不良，多是因为缺乏动物蛋白。因此，全球各国的政府和大学，都致力于弥补发展中国家的"蛋白质短缺"。

然而，在这个项目中，我却发现了一个黑暗的秘密，那就是摄取最多蛋白质的儿童最容易罹患肝癌！而他们都是有钱人家的小孩。

我后来注意到印度的一份研究报告，里面也有一些引人深思的相关发现。印度研究人员曾经以两组大鼠做实验，他们在其中一组大鼠的饲料中添加黄曲霉毒素和含20%蛋白质的饮食，这种蛋白质的含量与西方饮食水平很接近；在另一组大鼠饲料中也添加了相同剂量的黄曲霉毒素，不过饮食中的蛋白质含量只有5%。结果非常惊人：摄取20%蛋白质的大鼠全组都有患肝癌的迹象，而摄取5%蛋白质的大鼠组则没有一只得肝癌。这项实验显示了100：0的患癌概率，也得出了一个重要的结论，那就是在控制癌症发展的道路上，食物营养的威力远胜致癌物质！

然而，这项信息却与我学过的东西背道而驰，如果我告诉大家蛋白质不健康，甚至可能致癌，一定会被人视为邪门歪道。这是我研究生涯中的关键时刻，对于我这个当时刚入行的研究人员来说，调查这种极富争议的问题似乎非常不明智。即使上述说法已有科学证据的支持，但是我若质疑蛋白质及动物性食物，仍会被贴上异端邪说的标签。

不过，我向来不是一个为遵从指示而遵从指示的人。我刚开始学会驱赶马匹牛羊、狩猎、钓鱼、在农场工作时，就接受了独立思考的观念，而且它一直伴随我到今天：若你在农场里遇到问题，那就表示你必须自己思考下一步该怎么做！任何一个在农场长大的孩子都认为农场是个很棒的学习环境。

因此，我在面对当时那种进退两难的状况时，决定展开深入的实验计划，调查营养成分（尤其是蛋白质）在癌症发展中扮演的角色。我们十分审慎地构设假设条件，讲究精确的研究方法，并且保守解释研究结果。我以一种非常基础的科学方法进行这项研究，调查引发癌症的生化细节，因为我们要了解蛋白质是否为导致癌症的因素，也必须查明蛋白质如何致癌。由于我们谨慎地遵守理性科学的原则，因此在研究这个具有争议的项目时，并未像其他争议性话题那样，立刻引发某些不当的反应。最后，我们这个项目计划连续 27 年得到一些知名机构的赞助［主要包括美国国立卫生研究院（NIH）、美国癌症协会和美国癌症研究院］，而我们的研究结果经过再次评议之后，也刊载在许多重要的科学期刊上。

我们得出一项非常惊人的发现：低蛋白质饮食能够抑制由黄曲霉毒素引发的癌症，不论这种致癌物质被摄取的比例有多高！更重要的是，即便已到癌症始发期，低蛋白质饮食同样能够阻断癌细胞的后续发展。换句话说，低蛋白质饮食能减少高致癌化学物质黄曲霉毒素所带来的致癌影响。

事实上，饮食中的蛋白质作用非常强大，我们只要改变蛋白质的摄取量，就能任意阻断或继续癌细胞的发展。

此外，我们在实验中所使用的蛋白质含量，跟人类一般摄取的蛋白质差不多，不像其他许多致癌物质的研究那样额外使用更多的蛋白质。

然而，研究结果不仅如此，我们还发现，并非所有的蛋白质都有这样的影响。哪种蛋白质能不断地引发癌症，且效力很强？是酪蛋白，它在牛奶蛋白质中占比87%，可促进任何阶段的癌细胞生长。哪种蛋白质不会促进癌症的发展，即使摄取量大？是来自小麦和大豆等植物的蛋白质。随着研究结果逐渐成形，我以往的一些宝贵假设开始遭到挑战，进而被摧毁殆尽。

这些实验性的动物研究并未到此结束，我接着开展了生物医学研究史上关于人类饮食、生活形态和疾病最广泛的一次研究。这项大型研究是由康奈尔大学、牛津大学和中国疾病预防控制中心共同组织的，《纽约时报》称这项研究是"流行病学大赏"。这个项目调查了中国大陆广大乡村居民的疾病、饮食和生活方式，后来调查的触角也深入了中国台湾，并在最后得出8 000多个饮食和疾病之间的重大关联数据。此项目被称为"中国健康调查"。

这个项目特别值得注意的一点在于，许多饮食和疾病的关联都有一个共通点：吃最多动物性食物的人最容易患慢性疾病，而且就算只摄取较少的动物性食物，对身体也会有不好的影响；反之，吃最多植物性食物的人最健康，而且较不容易得慢性疾病。这项研究的结果绝对不容忽视，因为从早期的动物蛋白之于动物的实验性研究到这项关于人类饮食模式的大型研究，都有一致的发现。也就是说，摄取动物性或植物性营养，对于健康所造成的影响大不相同。

除了动物研究和中国健康调查的结论，我还找出其他研究人员和临床医生的研究，这些人的部分研究可印证这一惊人发现。

本书的第二部分列出了这些人的研究发现，它们显示健康饮食可以治疗或预防心脏病、糖尿病、肥胖症。其他研究表明，多种癌症、自身免疫病、骨骼和肾脏健康、视力及老年人的脑部异常（比如认知障碍和阿尔茨海默病等）可被饮食影响，证据令人信服。最重要的是，这些"天然蔬食"（WFPB）全都以植物性食物为基础，这与我在实验室和中国健康调查中所得出的结论相同，再次证明了这些发现具有一致性。

然而，尽管这些信息威力强大，足以带给人们希望，而我们也迫切需要让人们了解营养和健康之间的关系，但大多数人还是不清楚。我有一些患心脏病的朋友，他们对这一无法避免的疾病的态度是逆来顺受且沮丧的。我和极度害怕患乳腺癌的女性交谈过，她们希望通过手术切除自己的乳房，甚至是她们女儿的乳房，就好像这是降低患病风险的唯一办法。至今仍有许多人对于自身健康状况和如何保持身体健康感到困惑且沮丧。

人们为什么会困惑？答案就在本书的第四部分。我将会探讨社会如何产生和传播健康方面的信息，以及由谁来执行这些工作，也会告诉你们"这个体制究竟出了什么错"。在现今这个体制中，政府、企业界、科学界和医学界的分界已经模糊，谋利和改善健康的界限也早就混淆不清。这个体制并非以好莱坞式的腐败出现问题，它的问题更细微，也更危险。这些问题所产生的后果，就是出现大量的错误情报，让一般美国消费者花两次冤枉钱——先缴税让我们进行研究，之后付钱看医生——去治疗大多数本可以预防的疾病。

从我的个人背景开始，一直到我对营养和健康有了全新的理解，是本书的主题。在麻省理工学院和弗吉尼亚理工大学度过几年光阴后，我在40多年前回到母校康奈尔大学任教。当时我负责整合一门营养生化高阶课程，主要围绕化学、生化、物理和毒物学方面的概念和原理展开。20年前，我在康奈尔大学开授了一门"蔬食营养"的选修课程，开创了美国大学的先例，这门课程着重于植物性饮食的健康价值，结果课程出乎我意料地成功。这门课程现在由我成立的一个非营利组织改为线上课程，它与康奈尔大学的教师在线课程项目合作，由我多年的同事珍妮·米勒领导，并且在我儿子暨本书共同作者托马斯·坎贝尔医学博士的指导下，从康奈尔在线集团所提供的200多种最受欢迎的课程中崭露头角。

由于在科学研究、教育和制定社会最高层级政策上已有多年经验，我自信有足够的能力将研究发现和经验整合成一个令人信服的故事。本书第一版的许多读者，以及以我们的研究为主线的三部特别成功的纪录片——美国的《餐叉胜于手术刀》和《纯植物饮食国度》（由我的儿子尼尔森执导），以及英国的《舌尖上的地球》——的观众告诉我，他们的生活变得更好了。

在许多案例中，病患的性命获得拯救，那便是我和汤姆想要在第二版中继续做的事情。我希望你的人生也能得到改变。

1

第一部分

中国健康调查及营养研究

第 1 章

什么问题？如何解答？

不懂食物的人，不可能了解疾病。

——希波克拉底，"医学之父"（公元前 460—前 370）

1946 年的某一个清晨，阳光金灿灿的，那时夏天正慢慢远离，秋天正悄悄接近。我家的农场一片静谧，没有汽车隆隆驶过，也没有飞机划过天际。鸟儿的啁啾应和着牛、鸡偶尔传来的叫声，宁静的四周显得安详却不孤寂。

当年我 12 岁，是个快乐的小孩。我站在谷仓的二楼，棕色的大门敞开，阳光洒了进来。那时我刚吃完妈妈做的一顿丰盛的乡村经典早餐，有鸡蛋、培根、香肠、炸马铃薯和火腿，还喝了几杯全脂牛奶。我的胃口大开，因为我 4：30 就起床了，和父亲汤姆、哥哥杰克一起挤牛奶。

45 岁的父亲和我站在宁静的阳光中，他松开一只大袋子，里面装着 50 磅①重的苜蓿种子。父亲把种子倒在面前的木地板上，然后打开一个盒子，里面是很细的黑色粉末，那是有助于苜蓿生长的细菌，它会附着到种子上，成为根须的一部分，帮助植物发育。父亲只上了两年学，但他知道细菌能帮助苜蓿

---

① 1 磅约为 0.45 千克。——编者注

把空气中的氮转化成蛋白质，也对自己知道这件事情很得意。他说，这些苜蓿最后会进入牛的肚子，里面的蛋白质对牛有好处。那天早上，我们把细菌与苜蓿种子混合，供日后播种之用。好奇的我追问父亲整个过程如何发生又为何有效，他很高兴地解释，而我很开心地听。对在农场长大的小孩来说，这个知识很重要。

17年后的1963年，62岁的父亲第一次心脏病发作。70岁的时候，他因为第二次心脏病发作而去世。我伤心极了。父亲在过去无数个日子里和我们几个孩子一起在宁静的乡村度过，他讲过许多事，至今我仍铭记在心，可他却已离我们远去。

到如今，经过几十年对饮食和健康的实验性研究，我知道害死父亲的元凶——心脏病——其实可以预防甚至逆转。要维持循环系统（心血管）的健康，并非一定要动危险的手术或服用可能危及生命的药物，只要正确的饮食就可以了。

食物能改变我们的生命。有些人就是无法维持健康，但有些人就和健康特别有缘，而我的工作就是针对这件复杂神秘的事情进行研究与教学，破解它的奥秘。现在，我已经确定，关键就在于食物。这个信息来得正是时候，因为我们的医疗系统太过昂贵，所以许多人都被排除在外，而且这套系统无法促进健康并预防疾病。很多出版物都谈及如何解决这个问题，但进展依然缓慢得令人痛苦。

有人生病吗？

美国癌症协会指出，美国男性罹患癌症的概率为47%，女性则幸运一点儿，但概率仍高达38%。[1] 美国人死于癌症的概率居全球之冠，而且形势每况愈下（见图1.1）。除了一些由于致癌物已知而可避免接触造成患癌率下降的情况[2]（戒烟以免患肺癌，不吃腌制食品以免患胃癌），过去47年间，美国虽然为了抗癌砸下大钱，但除了控制接触致癌物和找到治疗癌症更好的办法，收效甚微。

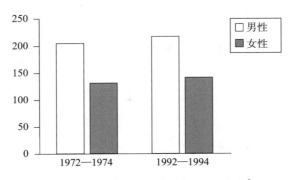

图 1.1 美国癌症死亡率（每 10 万人）[3]

和许多人的观念不同，癌症其实不是一个必然发生的自然进程，只要有健康的饮食及生活习惯，其实就能预防大部分的癌症，晚年也能过得有尊严且平静。

然而，癌症只是美国人的死因之一，若看看其他因素，便能更清楚地了解美国人健康问题的整体样貌。比如，美国人在很短的时间内就成为全球体重最重的群体，超重的人数已明显超过体重正常且健康的人数。从图 1.2 来看，过去几十年来，美国人肥胖的比例已大幅升高。[4]

肥胖是指一个人超过健康体重的 1/3，而美国国家卫生统计中心 2015 年的统计显示，20 岁以上的成年人的肥胖比例超过 1/3，就连两岁的幼儿竟也出现了这种可怕的情况。[5]

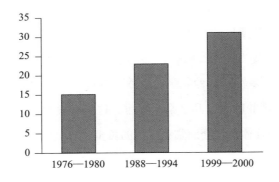

图 1.2 美国肥胖人口比例

表 1.1　什么是肥胖？（男女通用）

身高（英尺[①]与英寸[②]）	体重超过（磅）
5'0"	153
5'2"	164
5'4"	174
5'6"	185
5'8"	197
5'10"	209
6'0"	221
6'2"	233

　　造成美国人死亡的原因不只有肥胖与癌症。美国人罹患糖尿病的比例比以往高许多，每 11 人即有 1 人罹患，且比例持续攀升。假如再不留意饮食，还会有好几百万美国人成为糖尿病患者，承受失明、截肢、心血管疾病、肾病等痛苦，甚至早死。虽然如此，快餐馆仍然林立，贩卖没有营养的食品；我们下馆子的次数比以往都多[6]，追求的是方便省时，而非食物质量；我们花更多时间在看电视、打电子游戏及玩电脑上，身体却越来越少活动。

　　糖尿病与肥胖都只是大众健康状况不良的征兆，这些疾病很少单独出现，而且通常预警了更严重的健康问题，如心脏病、癌症与中风。有两项惊人的统计数据指出：30 多岁罹患糖尿病的人数，在过去不到 10 年间竟增长了 70%；过去 30 年里，肥胖的人数几乎翻了一番。这其实表示，未来几十年，美国已经非常吃紧的医疗体系将会面临更沉重的负担。

---

① 1 英尺约为 0.3 米。——编者注
② 1 英寸为 2.54 厘米。——编者注

表 1.2　美国糖尿病统计数据

1990—1998 年病例增长的比例[7]：30—38 岁（70%），40—48 岁（40%），50—58 岁（31%）
不知道自己罹患糖尿病的比例[8]：34%
糖尿病的后果[9]：心脏病与中风、失明、肾病、神经系统失调、牙齿疾病、截肢
治疗糖尿病每年所耗费的经济成本[10]：980 亿美元

　　美国糖尿病协会于 2012 年预测的一项数据显示，治疗糖尿病的总成本已高达 2 450 亿美元，有超过 20% 的医疗保健成本"直接归因于糖尿病"。[11] 2010—2012 年这短短的两年间，罹患糖尿病的人数提升了近 13%，从 2 580 万人增加到 2 910 万人。我们还在向大灾难前进。

　　然而，美国最常见的健康杀手并非肥胖、糖尿病或癌症，而是心脏病。有 1/3 的美国人死于心脏病：根据美国心脏协会的统计，全美目前有 6 000 万人罹患某种类型的心血管疾病，如高血压、中风或心脏病[12]，这表示你身边曾有亲友死于心脏病。从几十年前我患心脏病的父亲去世时起，许多能帮人了解心脏病的知识纷纷出现。近期研究中最引人注目的是，心脏病几乎可以 100% 地通过健康饮食预防，甚至病势也能扭转。[13]

　　因严重心绞痛而无法进行基本活动的人，只要改变饮食就能获得新生。若能接受这种革命性的新信息，我们就能击败 21 世纪最强劲的健康敌手。

哎呀，我们不是故意的！

　　美国慢性病患的人数逐渐增多，我们也希望医院及医生都能尽全力来帮助大家，可惜从近几十年的报道与法庭案件来看，不当的医疗行为反倒屡见不鲜。尽管如此，本书初版问世以来，我已经看到医学界对饮食和营养在医疗保健中可能扮演的角色越来越感兴趣。

　　比如《美国医学会杂志》就刊登了一篇由芭芭拉·斯塔菲尔德博士所写的文章，她指出由于错误治疗、错误用药及药物或手术不良反应，每年有

225 400 人死亡（见表 1.3）[14]，这使得医疗保健系统成为美国人第三大死因，仅次于癌症与心脏病（见表 1.4）[15]。

表 1.3 医疗系统造成的死亡

各种原因每年造成美国人死亡的人数	
错误用药 [16]	7 400
非必要手术 [17]	12 000
院内其他可预防的失误 [18]	20 000
院内感染 [19]	80 000
药物不良反应 [20]	106 000

表 1.4 美国重大死亡原因及人数

原因	死亡人数
心脏病	710 760
癌症（恶性肿瘤）	553 091
医疗失误	225 400
中风（脑血管疾病）	167 661
慢性下呼吸道疾病	122 009
意外事故	97 900
糖尿病	69 301
流行性感冒与肺炎	65 313
阿尔茨海默病	49 558

医疗所造成的死亡人数，以最后一项"药物不良反应"为最多，也就是在正常用药剂量下，发生的"有毒性、意料之外或不理想反应"。[21] 这表示，即便使用经核准的药物，并遵照正确的用药程序，这些原本用来恢复健康的药物仍可能出现预期外的反应，导致每年超过 10 万人死亡。[22] 此外，这份报告整理并分析了 39 项不同的研究，发现有 7% 的住院病人曾产生严重的药物不

良反应，导致"必须住院、住院时间延长、永久失能或死亡"。[23] 这还仅仅指依照指示用药的病患，不包括成千上万因错误用药而受苦的人，也不包括受到"可能产生"的副作用影响的人，或未能达成治疗目标的用药情况。换句话说，这只是一个保守估计。

过去 10 年有任何改变吗？没有。就算有，也只是变得更糟。2013 年，一项新的评估[24] 发现："每年至少有 21 万人的死亡与医院的可预防性伤害有关，但事实上，可预防性伤害导致的早发性死亡人数，估计每年超过 40 万。"评估报告还揭露："严重伤害似乎是致命伤害的 10~20 倍。"这项评估的依据是发表于 2008—2011 年的四大关键研究，其研究方法似乎比之前的报告更为周密可靠。

没有人会质疑医院在医疗保健方面每况愈下的趋势。事实上，近期的报告对"早该做出的改变和提高对医疗保健的警惕性"的说法表达了强烈的抗议[25]，特别是经过系统地倾听受害患者和幸免于难的患者的声音后做出的这一呼吁。有一点是肯定的：官方医疗机构继续充耳不闻。美国疾病控制与预防中心公布了政府调查的十大死亡原因，却没有列出医疗失误，更不用说它是美国第三大死因了。

大家若能更加了解营养学，医学界也广为推行预防医学和自然疗法，就能避免人们在病入膏肓时，还把那么多有毒甚至会要命的药物送进体内。我们也不必急着找出更多治标不治本的新药，不用为这些特效药花大笔的经费进行研发、申请专利并量产上市，结果却导致其他的健康问题。目前的医疗系统无法达成最初的希望，因此我们应该改变想法，以更广的视角来思考健康问题，了解什么是好的营养，并且善用这些知识。

当我回顾我所学到的知识时，我震惊地发现，造成美国人死亡的环境很早就出现了。这样的环境令人痛苦且代价昂贵，而它原本不必造成如此后果。

昂贵的坟墓

美国的医疗支出称得上全球最高（见图 1.3）。

1997 年，美国人在医疗保健上的花费超过了 1 万亿美元。[26] 当我们在 2005 年写这本书的时候，美国在"健康"上的花费已经急剧增加到失控的地步，以至于美国卫生保健财政管理局预估，美国的医疗体系到 2030 年将会花费 16 万亿美元。[27] 医疗支出的增长速度一直高于通货膨胀，以致每人每花费 7 美元，就有 1 美元用在医疗保健上（见图 1.4）。我们都看到了，在过去不到 40 年的时间里，医疗支出占美国国内生产总值（GDP）的比例，竟然增长了将近 300%！增加的这些钱都用到哪儿去了？促进健康吗？我说不是，许多忧心忡忡的学者和专家也同意我的看法。

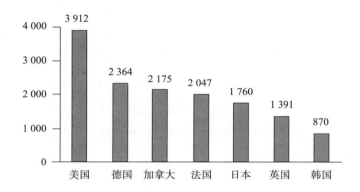

图 1.3　1997 年人均医疗支出（以美元计）

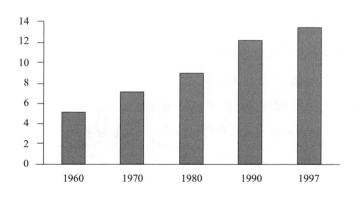

图 1.4　医疗费用占美国 GDP 的比例 [28]

2013 年，有项研究基于多种不同的医疗保健效能指标，比较了 34 个国家人们的健康状况，包括美国、加拿大、澳大利亚和一些西欧国家。[29] 其他国家每人花在医疗保健上的钱，是美国人的一半或不足一半——如果美国认为自己医疗体系的等级排在其他国家之上，那么这看来似乎是合理的。但遗憾的是，在这些国家中，美国一直是医疗体系表现最糟的国家之一。[30] 在另一项调查分析中，世界卫生组织将美国的医疗保健体系表现列为全球第 37 名。[31] 写作本书之时，美国人的预期寿命低于世界平均值——与瑞士相较，男性少活 4.2 岁，女性少活 4.8 岁。显然，美国的医疗保健体系并非全球最好的，即使每人在该体系上花了更多钱。

此外，在过去十年间，美国遭受了一次重大的经济衰退，在那段时期，我们激烈地讨论如何重建医疗保健体系。2013 年 10 月，平价医疗法案（又称奥巴马医改）开始实施，但它在医疗保健花费上会造成什么效应，目前尚未明朗。因此，我们很难预料未来几年会耗费多少经济成本。

然而，2013 年，在 34 个经济合作与发展组织（OECD）的成员国中，美国依旧"阔气地"在每个人身上花费更多钱。同时值得注意的是，除了希腊和波兰这两个遭遇经济困境的国家，其他 OECD 成员国都有全球性的医保保障范围——美国除外。美国在 2015 年的全民医保费用预算是 2.8 万亿美元，比 1997 年的预算多两倍以上。[32]

更令人担忧的是，美国医疗保健费用在可支配收入中所占的比例也越来越高。法国环保部部长德鲁吉表示："医疗支出占美国 GDP 的比重从 20 世纪 80 年代的 9% 增长到 2011 年的约 18%。"[33] 美国医疗保险和医疗补助服务中心估计，到 2022 年，医疗保健支出将占美国 GDP 总值的 19.9%。[34]

写作本书第一版时，我们为了医疗保健问题而花的钱已使人不堪重负，如今的情况尤甚当时，这种事在未来还能多离谱？

经济衰退对于近年来逐步增长的医疗保健支出有什么影响？专业的服务公司普华永道声称，医疗保健费用习惯性通胀的 5 年（2007—2011）放缓已结束，恢复了上升趋势。医疗保健成本通胀率在 2014 年是 6.5%，在 2015 年是 6.8%。相较之下，总体通货膨胀率在 2014 年只有 1.58%，在 2015 年是 −0.09%。[35]换句话说，2007—2015 年的费用占居民收入的比例越来越高，而且在持续增长，即使遇到总体经济紧缩的情况也一样。这真的不可持续！

我从这些趋势和估计中发现的奇特之处是，在更宏观的讨论被轻视时，医疗保健支出计划的细节却获得了不同寻常的关注，包括特殊药物的发展和成本趋势，医院内外的医师执业地点，行政事务的简化，更具经济效益的医疗保健计划中的顾客消费。[36]也就是说，政府为了谁该支付医疗保健服务费用这种细枝末节而争辩不休，却对已知将会大幅缩减人民所需的公共卫生、营养和生活方式等服务的议案闭口不提。这好比我们房子的地基起火了，我们不是去灭火，而是专注于为楼上的卧室购买防火材料。

在美国，医生往往基于医疗保险的报销金额而非基于怎么做对患者健康最有利来制订治疗方案，这在美国太常发生了。没有医疗保险的结果从来没有这么可怕过。在写本书第一版的时候，有将近 4 400 万美国人是没有医疗保险的。[37]这个数量一直在增加，直到 2013 年，没有医疗保险者占总人口的14.4%（4 540 万人）。其后，由于平价医疗法案的实施，比值在 2014 年降至11.5%（3 680 万人），在 2015 年降至 9.2%（2 940 万人）。[38]美国在医疗保健上的支出比世界上任何一个国家都要多，却仍有数千万人无法享受基本的医疗保健服务，这真让人无法接受！

从患病率、医疗保健效能和经济状况这三个方面来看，美国的医疗体系问题重重。我不想只靠着重复说些统计数据来评判这个问题，然而，的确有许多人都经历过到医院或"照护之家"，看着心爱的人受病魔折腾的糟糕经历。或许你也曾是个病人，因为亲身经历而知道这套体系有时候运作得很差。想想，原本用来治疗我们的医疗系统却常常伤害了我们，这难道不讽刺吗？

你真的了解吗？

我们必须让民众知道真相，让人们了解我们的研究成果揭露的事实，让大家知道为什么我们现在会苦于某些健康问题，而这些病痛其实都是可以避免的。我们也要让所有人知道，为什么我们砸下数十亿美元来做研究，却仍有许多人无法安享天年。讽刺的是，解决之道其实非常简单又便宜，解救美国健康危机的关键，就在于我们选择把什么食物放进嘴里。

许多人自认为非常了解营养知识，其实不然。我们跟随一波波饮食风潮，先是极力排斥饱和脂肪酸、黄油和碳水化合物，之后又追捧维生素 E、钙质补充品、阿司匹林和锌，还费尽心力着重摄取特定的几样食品成分，仿佛这就足以解开健康之谜。然而这些做法通常都不切实际。或许你还记得，20 世纪 70 年代晚期，蛋白质饮食法席卷美国，许多人相信，以高蛋白奶昔来取代真正的食物具有减肥功效。这股风潮的结果是，在极短的时间内，有近 60 名遵循这个饮食法的女性送命。后来，好几百万人因为看了《阿特金斯医生的新饮食习惯》《蛋白质的力量》《南滩饮食》《好卡路里，坏卡路里》《原始人饮食法》而采用高蛋白、高脂肪的饮食模式。然而，堆积如山的证据在证实，这些时髦的饮食风潮会严重危害健康。我们对营养的无知（或是误解）其实会伤害自身的健康。

过去 20 多年来，我一直与这种混淆大众视听的方法搏斗。1988 年，我应邀前往美国参议院，在参议员约翰·格伦主持的"政府事务委员会"发表我的观点，说明大众搞不清楚饮食和营养知识的主因是科学家通常太过注重细节而忽略更广大的整体脉络。我们把力量和希望只寄托在单一的个别营养素上，比如维生素 A 是否可预防癌症，维生素 E 是否能预防心脏病，这种做法实在过度简化，无视大自然的复杂。只研究食物中一小部分的生化成分，并试图从中推断出关于饮食或健康的结论，往往会得到矛盾的结果，这种结果不仅困扰着科学研究人员与政策制定者，更让大众一头雾水。

只顾赚钱的饮食风潮书

许多"营养学"畅销书的作者自称研究人员，但我并不认为他们的研究是经过有独创见解的专业实验得来的——他们并未在同事或者同侪的严密监督下设计或进行研究。他们很少甚至从未在通过同行评议的科学期刊上发表过文章，也可能根本没有受过营养科学的正规训练。他们不属于专业的研究机构，不参与其中的活动，也不是同行评议小组的成员。不过，他们常常能开发许多产品，大赚一笔，同时把短暂且无用的饮食风潮推给读者。

如果你很清楚附近书店都在卖什么"健康"书籍，那么，你很可能听过《阿特金斯医生的新饮食习惯》《南滩饮食》《打败糖罐子》《区域饮食法》《怎样吃最速配》或其他具有类似目的、推荐"低碳水化合物"饮食的书（不太巧妙地暗示着高蛋白质与高脂肪饮食）。这些图书把健康信息说得莫名其妙，晦涩难懂。你可能被这些速成计划搞得疲倦、便秘或饿得半死，满脑子都在计算热量，为衡量碳水化合物、蛋白质和脂肪到底有几克而晕头转向。问题到底出在哪里？脂肪？碳水化合物？营养素的比例究竟该是多少，才能达到最好的减肥效果？十字花科的蔬菜和我的血型合不合？我吃对补充剂了吗？每天究竟该摄取多少维生素 C？我有酮症吗？我需要几克蛋白质？终于，你明白了，这不是健康，而是饮食风潮，其背后隐藏着医学、科学与大众媒体最见不得人的一面。

若你只对为期两周的减肥食谱感兴趣，那这本书就不是为你而写的。我希望为你提供更有深度且更有意义的健康观，而且我的方式最健康，不仅简单、好遵循，还具有药物与手术都没有的好处，更没有任何副作用。我绝不是只规划菜单，也不要你整天画表格或计算热量，这套方式也绝不是用来让我发财的，因为我不售卖任何产品或服务。更重要的是，这套方式有强有力的证据支持，它会改变你的饮食与生活习惯，最后为你带来不可思议的健康状况。

简而言之，我提出的健康处方就是说明蔬食的种种健康益处，以及食用动物性食物（包括所有的肉类、乳制品与蛋类）的诸多危害，这些危害在之前大多不为人所知。我不会以哲学或其他先入为主的观念来证明蔬食的好处，毕竟我自己当初也位于光谱的另一端：我曾经是个酷爱吃肉的农场人，工作生涯之初也是个"体制内"的科学家，我甚至在给医学预科班的学生上营养生化学课程时，对素食者的观点表示痛心惋惜。

我现在关注的，只是把我观点中的科学基础，以最清楚的方式加以解释，因为唯有相信证据、体验好处，才可能改变饮食习惯，并持之以恒。吃东西的原因有很多，保持健康只是其中一种，而我的任务只是以浅显易懂的方式告诉大家这些科学证据。至于接下来该怎么做，则由你自己决定。

可以证明我的观点的科学证据多为实证性的，是经过观察与测量，并从正规研究的发现中得来的。这是大约 2 400 年前"医学之父"希波克拉底所倡导的科学："真正明白与自以为知，其实是两回事；真正明白是科学，自以为知则是无知。"

我的证据多经过人体试验，这些研究都是由我本人以及我研究团队中的学生和同事完成的，而且研究设计与目的各不相同，其中包括了研究菲律宾儿童罹患肝癌的原因是否与一种食用霉菌，即黄曲霉毒素有关[39]，还有一个在菲律宾开展的全国性项目，是为营养不良的学龄前儿童设立自助式营养中心。[40] 除此之外，我们在中国调查过 800 位女性的饮食习惯对骨骼密度与骨质疏松症的影响。[41] 我们也研究过乳腺癌发生的生化指标。[42] 我们还在中国的 130 个村庄研究饮食与生活方式对疾病死亡率所造成的影响，这项全国性的完整调查，生成了知名的"中国健康调查报告"。[43]

这些研究应对的疾病向来被认为与各种饮食方式有关，其涵盖领域非常多元，因此恰好可以让我们完整地研究饮食与疾病的关联。其中最重要的，就是我主持的中国健康调查，它开展于 1983 年，至今仍在持续。除人体试验外，我也在实验室进行一项为期 27 年的动物实验研究。这项计划始于 20 世纪 60 年代末期，由美国国立卫生研究院资助，它深入探究了饮食与癌症之间的关联。我们的研究成果曾在许多一流的科学期刊上发表，这些成果对致癌的核心原理提出了疑问与挑战。

我们的努力获得了相当于74个年度的研究资助，换句话说，由于我们同时不止进行一个研究项目，因此在不到35年的时间里所做的研究，相当于74年内都有资助。通过这些研究，我自己或与他人一起撰写的文章超过350篇，此外，我本人、我的学生与同事也因长期致力于这一系列研究与发表文章而获得许多奖项，比如1998年美国癌症研究院表扬我们"终身致力于饮食、营养与癌症的科学研究，获得重大成就"；同年，《悦己》杂志将我们列入"食品领域最具影响力的25人"。我也于2004年获得美国国家食品营养协会颁发的伯顿·卡尔曼科学奖。我还应邀到美国40多个州及海外几个国家的研究与医学机构演讲，这证明各专业社群对于我们的研究结果都相当感兴趣。我也曾进入美国国会的委员会、联邦与州政府机构演讲，这显示我们的研究成果攸关大众利益。此外，我曾接受包括《麦克尼尔-雷尔新闻时间》在内的超过25个电视节目的访谈邀约。另外，除了《今日美国》《纽约时报》《星期六晚邮报》的大幅报道，着力宣传我们研究项目的电视纪录片也成为我们公关活动的一部分。

自从本书第一版在2005年出版以来，我在美国境内外做过数百场演讲，多半是为了医疗机构及其所赞助的研讨会。汤姆已经完成为期七年的医学训练，包括住院实习，现在他是经权威认证的家庭医生。目前他在罗切斯特大学医学院临床家庭医学部担任讲师，并且是我们非营利组织"柯林·坎贝尔营养研究中心"的主任，也是"罗切斯特大学医学中心营养医学计划"的共同创立者兼临床主任。他为像我一样的专业听众授课，也出版了本书的使用指南《救命饮食人体重建手册》。

希望就在你的食物里

在研究过程中，我与汤姆都认识到蔬食的好处与效果远胜药物或手术。心脏病、癌症、糖尿病、中风、高血压、关节炎、白内障、阿尔茨海默病及阳痿等因为老化与组织退化而渐渐发生、使人们无法安享天年的慢性病，都可以借由蔬食而获得很好的预防效果。

此外，现在已经有很清楚的证据表明，即使是已到晚期的心脏病、糖尿病与几种癌症，以及其他几种退行性疾病，都能借由饮食扭转病情。现在，这个观念已经是不容忽视的了，若科学界或医学界的人还对此不闻不问，那么这些人不光是固执，更是不负责任。

良好的营养还能预防过去被认为是先天基因体质所造成的疾病。我们现在知道，即使身体里有致病的基因，这些"遗传"疾病也是可以避免的。然而，因为大家相信某种疾病是由特定的基因引发的，所以只顾着投入更多的经费来进行基因研究，希望哪天能够"清除"这些讨人厌的基因；医药公司的公关方案甚至宣称，未来每个人的身份证上都会记载好与不好的基因，我们只要拿着这种身份证去看医生，请他开一颗药丸，就能抑制我们体内不好的基因。我非常怀疑这类奇迹能实现，而且就算只是尝试去实现它，也可能会出现意料之外的严重后果。然而，眼下其实早就有一种立即可用、便宜且有效的方式解决健康问题，那就是营养。

我在实验中发现，动物即便有很明显的患癌基因体质，只要借由营养，都可促进或抑制癌细胞的生长。我们已经详细地研究了这些影响，并将我们的发现发表于一流期刊。正如你稍后会看到的，这些发现叹为观止，同样的效果已在人类身上一次又一次地显现。

正确的饮食方式不仅可预防疾病，还能给身心带来健康与幸福感。许多世界一流的运动员都发现，低脂的蔬食能为他们带来更出色的表现，这些人包括铁人大卫·斯科特、田径明星卡尔·刘易斯与埃德温·摩西、网球名将玛蒂娜·纳芙拉蒂洛娃、摔跤好手克里斯·坎贝尔（跟我家没关系），以及78岁的马拉松常青树露丝·海德利克等。

事实上，我们曾在实验室以不同的饮食来喂食两组大鼠，其中一组大鼠吃的和美国人类似，也就是含有许多动物蛋白的饮食，另一组则吃动物蛋白含量低的食物。结果，每当两组大鼠有机会跑滚轮的时候，食用低动物蛋白食物的大鼠的运动量就明显大了许多，也不容易疲倦。这种结果也可以从世界一流的运动员身上看到。

这个结果对医药体系来说应该已经不算新闻了，早在一个世纪以前，耶鲁大学医学院知名的营养学教授罗素·齐藤登便已经研究过蔬食是否会影响学生的体能。[44] 他让一些学生、教师（包括自己）都吃蔬食，并测试体能表现，其结果与我们在一个世纪后从大鼠身上所获得的成果不谋而合。

正确的饮食方式不但简单，也可大量减少用药支出，还能避免副作用。只要吃得对，就不必让那么多人晚年躺在医院中，与慢性病进行漫长又昂贵的斗争。医疗支出与医疗失误会随之减少，过早死亡的情形也会减少，这么一来，医疗保健体系就能符合最初的目标：保护并促进我们的健康。

简单的开始

回首往事时，我常思考过去在农场里的日子和农家生活是如何影响我的想法的。我家人只要醒着，就沉浸在大自然中。夏天，从日出到日落，我们都在户外耕种、收割作物，并照料牲口。家里的菜园在妈妈的打理下，成为最棒的一座绿色花园。她每天忙进忙出，用自家生产的新鲜食物让家人吃得饱饱的。

毫无疑问，我走的是一条神奇的漫漫长路，我一次又一次对自己的所学感到惊讶。我多么希望家人与周遭的其他亲友，能在20世纪中期就拥有我们现在关于食品与健康的信息，这样父亲的心脏病或许就能预防，甚至病情得到扭转，他或许能更健康地多活几年，并见到与我合著本书的小儿子汤姆（他与我父亲同名）。我在科学界待了60多年，相信当前的第一要务就是让大家知道这些悲剧是能避免的。我们拥有确凿的科学证据，我们一定要挑战现状，避免心爱的人承受不必要的痛苦。现在，是起身端正视听，并掌控我们健康的时候了！

/ 第 2 章 /

蛋白质王朝

　　我的整个生物医学研究生涯全都在绕着蛋白质打转。我在普通的研究室工作过，也曾前往菲律宾为营养不良的儿童提供饮食，甚至还进入拟定全美健康政策的政府会议室。无论走到哪里，蛋白质宛如一条联结过去与现在营养知识的纽带，因为长久以来，蛋白质一直有着不可逾越的崇高地位，其重要性已经渗透饮食和健康的实践，甚至在专业层面彻底影响了我们的生命存续。

　　关于蛋白质的描述，一部分是科学，一部分是文化，还有很大一部分是神话。我想起歌德的一段话，这是我的朋友霍华·李曼告诉我的，李曼是个优秀的讲师与作家，也曾自己经营牧牛场。歌德曾说："我们最擅长把显而易见的东西隐藏起来。"其实，蛋白质不为人知的故事就是这段话最好的写照。围绕蛋白质的教条几乎都直接或间接、批评或引导着生物医学研究的每种思想。

　　1839 年，荷兰化学家葛哈德·穆德勒发现了蛋白质这种含氮的化学物质[1]，从那以后，蛋白质俨然成为所有营养素中最神圣的一种。事实上，蛋白质（protein）这个词源于希腊文的 proteios，意思就是"最重要的"。

　　这引出一个问题：这种营养素到底为什么会受到人们一窝蜂的疯狂追捧，特别是使人深信蛋白质只出现在动物肉制品中？有人推测，那是因为人们相信吃下动物类食物，就能获得力量、耐力和敏捷性。这或许也与人类想控制其他有感知能力的生灵的欲望有关。但无论动机如何，在 19 世纪，蛋白质几乎是肉类的同义词，这个观念已与我们共存了一百多年，对我们的饮食观念和习惯产生了莫大影响。当我说到"蛋白质"时，第一个浮现在你脑海中的食物可能是牛肉。若真如此，让我告诉你，你绝不是唯一一个这样回答的人。

关于蛋白质，有许多最基本的问题是很多人都搞不清楚的，比如：

- 什么是良好的蛋白质来源？
- 一个人每天究竟该摄取多少蛋白质？
- 植物蛋白跟动物蛋白一样好吗？
- 需要在植物性食物中加肉才能获取完整的蛋白质吗？
- 该不该食用蛋白粉或氨基酸补充品，尤其是活动量大的人或运动员？
- 需不需要摄取蛋白质补充品，以促使肌肉生长？
- 素食者从哪里摄取蛋白质？
- 吃素的孩子没有摄取动物蛋白，能健康成长吗？

对于这些常见的问题或疑虑，许多人都有一个基本观念：肉就是蛋白质，蛋白质就是肉。这种观念起源于一个事实：动物性食物的"精髓"就是蛋白质。如果制造商把肉品与乳制品的脂肪去除，我们仍然会认得这些肉与乳制品——常见的瘦肉切片和脱脂乳品都是如此处理的。不过，假使我们把动物性食物中的蛋白质去除，那么剩下的东西就和原来的完全不同了，比如没了蛋白质的牛排，就只剩下一摊水、油脂与少量的微量营养素——这样的东西谁要吃呢？总之，若一种食物被认为是动物性食物，它就一定含有蛋白质。蛋白质是动物性食物的核心成分。

早期的许多科学家都是蛋白质的忠诚拥护者。例如，优秀的德国学者卡尔·沃伊特（1831—1908）知道男人每天只需要 48.5 克的蛋白质，但因为当时的文化偏好，他建议的每日摄取量竟高达 118 克。由于蛋白质等于肉，因此每个人都希望餐桌上能摆上许多肉。如同我们渴望拥有更大的房子或跑得更快的车子，沃伊特认为，好的东西永远不嫌多。

20 世纪初期，许多知名的营养研究者都是沃伊特的学生，比如马克斯·鲁伯纳与艾特瓦特，这两名学生都很遵行老师的教诲。鲁伯纳曾说，摄取蛋白质（也就是肉）是文明的象征："摄取大量的肉，是文明人的权利。"而艾特瓦特后来在美国农业部成立了第一个营养实验室，身为美国农业部的主管，他建议每天摄取 125 克蛋白质（现在的建议摄取量是 55 克）。我们之后会看到，这个数字对美国农业部有多么重要。

就这样，这个文化偏见根深蒂固地进入我们的生活。如果你是文明人，你就会吃大量的蛋白质；有钱人吃肉，穷人的主食则是植物性食物，如马铃薯和面包。有些人认为，社会阶级低的人之所以懒惰无能，就是因为吃的肉或蛋白质不够多。19 世纪蓬勃发展的营养学领域随处可见这种精英论与傲慢的观点，它们渗透每一场关于蛋白质的思考辩证，让所有人都认为越多越好、越文明，甚至越有灵性。

20 世纪初的英国知名医生马凯少校颇能道出这段可笑又不幸的历史。他曾在 1912 年驻扎于英国殖民地印度，负责辨认、挑选印度部落中优秀的战士。他曾说，摄取蛋白质较少的人"体格差，常常畏畏缩缩，带着娘娘腔"。

彩珠串与氨基酸

我们所摄取的热量大多来自蛋白质、脂肪和碳水化合物这几种常量营养素，再加上水分，差不多就是食物的全部重量。其中还包括少量的维生素与矿物质，即"微量营养素"。所有人都需要一点点微量营养素（毫克或微克）以维持最佳健康状态。

在这么多营养素中，蛋白质可说是最神圣的一种，它是我们身体中最重要的成分，种类多达数十万种，以酶、激素、结构组织及运输分子等形态运作，是维持生命所必需的。蛋白质是由数百或数千个氨基酸所组成的一串长链，而依据不同算法，氨基酸又可以分为 15~20 种。每隔一段时间，蛋白质就会老化而需要更替，因此我们要摄取含有蛋白质的食物来帮助蛋白质更新。经过消化，蛋白质能提供新的氨基酸基础材料来制造新的蛋白质。各种食物的蛋白质含量不同，取决于这些食物能提供多少必需氨基酸，以替代我们体内老化的蛋白质。

将组成蛋白质的氨基酸拆解与重组的过程，就像有人给了一串彩色珠子来替代我们遗失的一串旧珠子，但这串新珠子的排列方式并不同于遗失的那串，因此我们得弄断珠串，收集这些珠子，再重新组合，让彩色珠子的排列顺序和我们失去的那条一样。但若少了蓝色珠子，那么在编一条新串珠时，速度就会变慢或停滞，直到拿到更多蓝色的新珠子才会恢复。摄取营养来为身体组织制造新蛋白质、替代老化的蛋白质，概念大概就是如此。

人体组织所需要的氨基酸（彩色珠子）大约有 8 种必须从食物中摄取，这些人体无法自行制造的氨基酸，称为"必需氨基酸"。就像串珠子的比喻一样，如果我们所吃的食物中少了哪怕其中一种氨基酸，新蛋白质的合成就会减缓或停滞——此时，蛋白质质量优劣的概念就出现了。所谓最好的食物，只不过是指经过消化之后，能够提供正确种类与数量的氨基酸，以有效合成人体新组织的蛋白质。

那么，吃什么最能有效提供基础材料，帮人体的蛋白质更新代谢呢？答案是：人肉。人肉蛋白质含量恰到好处，最符合人体所需要的氨基酸。不过，我们的同胞可不是用来吃的，所以只好选择"次佳"的蛋白质：其他动物。其他动物和我们蛋白质的含量很相似，因为它们提供的每一种必需氨基酸的量非常接近我们所需要的量。这些蛋白质功效很强，因此被称为优质蛋白质。在动物性食物中，蛋奶类的氨基酸和人类蛋白质最为匹配，因此也被认为质量最好。"低质量"的植物蛋白可能会缺乏一种以上的必需氨基酸，但就整体植物蛋白而言，依然具备全部的必需氨基酸。

所谓的优质，是指食物中的蛋白质用来促进生长的效率。如果说最有效率的就是最健康的，那么上述的说法当然很对，但事实并非如此——"效率"及"优质"两个词是会误导人的。其实，有许多非常有说服力的研究指出，

"低质量"的植物蛋白虽然合成新蛋白质的速度较慢，但相对而言较稳定，可以说是最健康的蛋白质——稳扎稳打才是赢家。但是现在一般人的观念都是，某食物的蛋白质质量如何，取决于吃那种食物的动物成长多快，而的确有某些食物的蛋白质效率比值与价值都很高，这些食物就是动物性食物。[2]

若我们只注重身体发育的效率，认为长得越快就一定越健康，就会促使人们选择食用最"优质"的蛋白质。正如任何一个营销人员告诉你的那样，一款高质量的产品会立刻赢得消费者的信任。100多年来，我们一直被这种误导性的语言束缚，并常常不幸地落入陷阱：更高的质量意味着更健康。

这种蛋白质质量的观念源起，过去并不为大众所熟知，但至今仍影响深远。比如，许多选择蔬食的人到今天还会问："我要怎么获得蛋白质？"好像植物没有蛋白质似的。就算现在大家已知道植物也含有蛋白质，但是由于它常被认为质量不好，因此仍会被质疑，结果就是，大家每次用餐时，都得煞费苦心从各种不同的植物性食物中去拼凑蛋白质，来弥补彼此缺乏的氨基酸。这真是矫枉过正！我们都知道，人体其实能够借由极为复杂的新陈代谢系统，从每天所食用的各种天然植物蛋白中获得所有的必需氨基酸，因此根本不必刻意吃更多的植物蛋白，或是费尽心力规划每一餐。

蛋白质短缺

我刚开始工作时，最重要的营养与农业议题就是设法增加大家的蛋白质摄取量，并确定这些蛋白质都是最优质的，这是当时同事和我都深信不疑的共同目标。我从小就知道，所有农场饲料中最贵的，就是用来喂牛和猪的蛋白质补充剂，而我攻读博士学位时，有三年都在研究如何让牛羊更快地成长，好让人能多吃一点儿它们的肉，从而摄取更多优质蛋白质。[3]

我还是研究生的时候，坚信推广优质蛋白质（即动物性食物）是非常重要的任务，而且，当时致力于研究蛋白质的不光是我，还有许多团体。

20世纪六七十年代，我一再听到发展中国家有"蛋白质短缺"的情形。[4]

"蛋白质短缺"指出，全球饥荒与第三世界儿童营养不良的主要原因是蛋白质摄取不足，尤其是优质（动物）蛋白。[5] 为了解决这个问题，许多计划纷纷出台。麻省理工学院有一位知名的教授，曾经和年轻的同事在1976年提出以下论点："充足的蛋白质供应量是解决全球粮食问题的不二法门。"[6] 他们还说："除非补充适量的奶、蛋、鱼、肉，否则（贫穷国家）以谷类为主的食物，不足以提供儿童发育所需的蛋白质。"

为了解决这严重的问题，美国政府和一些大学有了如下举措：

- 麻省理工学院研发出一种富含蛋白质的食物补充品，就叫作"廉价蛋白食品"。
- 普渡大学培育出一种含有更多赖氨酸的玉米（赖氨酸是玉米蛋白质中"缺乏"的一种氨基酸）。
- 美国政府针对奶粉生产企业提供补助津贴，以期提供优质蛋白质给全球的贫穷人口。
- 康奈尔大学甚至派出许多研究人员，前往菲律宾培育具有丰富蛋白质的稻米，并发展畜牧业。
- 奥本大学与麻省理工学院合作研究，把鱼肉碾制成"鱼蛋白浓缩物"，给全球的穷人食用。

联合国及美国政府的"粮食换和平"计划、重量级的大学和其他许多组织及学校，都大声疾呼要以优质蛋白质来根除世界饥荒问题，而我通常都能获得这些计划的第一手消息，也认识组织和推动这些项目的负责人。

举例来说，联合国粮食及农业组织（FAO）的农业发展计划对发展中国家的影响就相当大。该组织的两名工作人员[7] 在1970年这样说："……就整体而言，蛋白质无疑是发展中国家最缺乏的营养素。这些国家的众多人口大多吃缺乏蛋白质的植物性食物，于是健康状况不佳，生产力低下。"奥特雷是FAO中的重要人物，他甚至说："（发展中国家）由于食物中动物蛋白的含量偏低，也缺乏多种食物来源，因此蛋白质的质量并不好。"[8] 他同时强调，食用动物性食物与年收入之间有很大的关联。他强力主张，应该增加动物蛋白的产量与摄取量，以弥补世界上"蛋白质短缺"日益严重的情形。他还提倡："应该动员所有科学与技术资源，制造出富含蛋白质的新食品，或从目前尚未充分利用的资源中，撷取最大的利益，让人类获得食物。"[9]

任职于马里兰大学与美国商务部的布鲁斯·斯蒂林斯也倡导摄取动物性食物，他在 1973 年承认："虽然饮食本身对动物蛋白没有要求，但动物蛋白的数量仍是整体饮食中蛋白质质量的指标。"[10] 他继续指出："供应充足的动物性食物是世界公认的增加全球蛋白质营养的良方。"

提供蛋白质确实是改善发展中国家民众营养状况的重要方式，对那些热量来源只有一种植物的人更是如此。但是，提供蛋白质却不是唯一的方法，甚至不一定能维持长期健康。

"育儿中心"

当年，我的立场也和大家一样。1965 年，我离开麻省理工学院，到弗吉尼亚理工大学任教。当时，生物化学与营养学系的系主任是查理·恩格尔，他十分关心世界上营养不良的儿童，并为他们拟订了一套营养计划。他热切地想在菲律宾推行一个叫作"育儿中心"的自助计划，这个计划的重点在于向母亲们倡导妥善利用当地生产的食物，帮助孩子健康成长，不必再倚赖极度匮乏的医药系统。恩格尔在 1967 年开展这项计划，并邀请我担任他的校园统筹，也希望我到菲律宾住得久一点儿，而他自己则已定居马尼拉。

我们理所当然地把重点放在蛋白质上，希望以之解决营养不良的问题，因而在各个"育儿中心"都特别强调蛋白质，并协助人们提高蛋白质的摄取量。与一般做法不同的是，我们倾向于借由花生来获取蛋白质，因为花生几乎到处都能生长，而且花生与苜蓿、黄豆、三叶草、豌豆及其他豆类一样是豆科作物，能吸收氮并将其固定在土壤中，还含有丰富的蛋白质。

只是花生也有个麻烦问题。许多证据——首先是英国[11]，而后还有麻省理工学院（我在同一个实验室工作过）[12]——显示，花生常会遭到霉菌产生的黄曲霉毒素的污染。这个问题需要好好注意，因为研究指出黄曲霉毒素会使大鼠患肝癌，而且据说它是当时发现的最强的致癌化学物质。

于是我们得处理两个与计划密切相关的问题：一是改善儿童营养不良状况，二是解决黄曲霉毒素的污染。

我到菲律宾之前，先到海地观察了几家实验性的"育儿中心"，这些机构是由肯·金与赖兰·韦伯两位教授组织的，两人都是我在弗吉尼亚理工大学的同事。这是我首次前往一个不发达国家，而海地绝对适合实行"育儿中心"计划。海地总统老杜瓦利埃竭力榨取国家资源以中饱私囊。当时，海地有54%的孩子活不到5岁，死亡原因多为营养不良。

之后，我前往菲律宾，发现情况也好不到哪儿去，因此我们决定把"育儿中心"设置在营养不良情形最严重的地方，并将力量集中在最需要的村子里。我们在每个村子进行调查，先为每个孩子量体重，并把他们的体重与西方同龄儿童的参考标准加以比较，再把营养不良的情形分成三个等级。第三级最严重，表示是位于65%之下的水平。请注意，就算是100%，也只达到和美国儿童平均体重一样的水平，如果低于65%，就表示情形已严重到近乎饿死。

即便在某些大城市的中心地区，3~6岁的儿童中，也有15%~20%营养不良的程度在第三级。当年，曾有个瘦得跟竹竿似的妈妈，抱着一对眼睛突出的3岁双胞胎过来，一个体重11磅，一个14磅，她得想尽办法才能让孩子张开嘴巴，吃点儿稀饭。有些比较大的孩子已经因为营养不良而失明，得靠着弟弟妹妹的引导才能找到一点儿食物。失去胳膊或腿的孩子们希望能吃上饭。

令人跌破眼镜的真相

这些景象给了我们非常大的动力，让我们致力于推进这些计划。前文提过，由于我们希望用花生来提供蛋白质，所以得先解决黄曲霉毒素污染的问题。

研究的第一步是收集一些基本信息，比如菲律宾有哪些人摄入了黄曲霉毒素？又有哪些人会罹患肝癌？为了寻找答案，我申请了NIH的经费，并成功获得补助。我们还采取了第二个策略，也就是提出另一个问题：黄曲霉毒素究竟如何导致肝癌？我们计划利用实验室的大鼠进行分子研究，而这项深度研究也获得NIH的经费补助。

有了经费，我们得以同时进行基础与应用两个层面的研究。这样，我不仅能得知食物或化学物质对健康的影响，而且能说明为什么会产生这些影响。如此，我们就能更好地了解食物与健康的生化原理，也能更清楚地知道这个原理和日常生活可能有什么关联。

研究以一系列的调查开始。我们发现花生与玉米受污染的情形最严重。我们从当地杂货店买的29罐花生酱全数受到黄曲霉毒素污染，含量为美国食品规定标准的300倍！整颗花生的污染情形则不那么严重，皆未超过美国所规定的标准。花生酱与整颗花生的差别是从工厂开始的：最好的花生在输送带上会先被手工挑选，装进广口瓶中零售；最差的发霉花生则会一路送到输送带末端，最后用来制作花生酱。

那么，哪些人最容易受到黄曲霉毒素及其致癌性的影响呢？答案是儿童。几乎所有含有黄曲霉毒素的花生酱都被孩子吃进肚子里。我们分析儿童尿液中黄曲霉毒素代谢所产生的排泄物，借以估计他们吃了多少黄曲霉毒素，而这些孩子的家中都有没吃完的花生酱。[13]

在我们所收集的资料中，出现了一个值得注意的模式：马尼拉和宿务是菲律宾肝癌发生率最高、黄曲霉毒素摄取量最多的地方。花生酱几乎都是马尼拉的居民食用的，而菲律宾第二大城市宿务的居民则主要吃玉米。

不过，问题并非那么简单。某次因缘际会，我认识了十分有名的医生何塞·凯杜，他是菲律宾总统马科斯的顾问。他告诉我，菲律宾肝癌问题之所以会这么恐怖，是因为10岁以下的儿童竟也会因肝癌丧命。在西方国家，肝癌多半只侵袭40岁以上的人，但是凯杜告诉我，他甚至曾经亲自帮还不到4岁的孩子们动肝癌手术！

这已经够不可思议的了，不过，凯杜还说了更惊人的事情：罹患肝癌的孩子都来自吃得最好的家庭。最有钱的家庭吃的都是我们认为最健康的食物，也就是类似美国人以肉类食物为主的饮食，他们是全菲律宾摄取蛋白质最多的人，而且那都是优质的动物蛋白，然而他们却是肝癌患者！

这怎么可能？全球肝癌发生率最高的几个国家都是蛋白质平均摄取量最低的国家，因此大家都认定肝癌是缺乏蛋白质的结果。我们到菲律宾的一大原因正是希望能解决蛋白质不足的问题，尽量让更多营养不良的儿童摄取更多蛋白质。然而，凯杜与他的同事竟然告诉我，摄取蛋白质最多的儿童罹患肝癌的比例也最高。

大约同一时期，印度一份不甚知名的医学期刊上登了一篇研究报告[14]，内容谈到两组实验大鼠的肝癌与蛋白质摄取量。研究人员为其中一组大鼠施与黄曲霉毒素后，喂给它们含有20%蛋白质的饮食；他们给另一组大鼠相同分量的黄曲霉毒素，不过给它们的饮食中仅有5%的蛋白质。结果发现，20%蛋白质的那组大鼠中，每一只都得了肝癌，或是表现出前期病变，但是蛋白质含量为5%的那组中没有一只患病。这个100%和0%的巨大差异与"最容易罹患肝癌的，正是饮食中蛋白质含量较高的族群"的观察相当吻合。

但似乎没有人愿意接受印度那份研究报告的结果。有一天，我从底特律开完会、搭机返家时，遇见曾任教于麻省理工学院的教授保罗·纽伯恩，虽然当时他已离职，不过他比我资深得多。那时，认真思考营养在癌症发展过程中扮演何种角色的人屈指可数，而纽伯恩正是其中之一。我告诉他我在菲律宾的感想与那篇印度研究报告，结果他说："他们一定是把关动物的笼子弄反了，高蛋白质饮食绝不可能促发癌症。"就这样，他立刻把这篇报告抛于脑后。

从那一刻起，我开始意识到自己已经在无意间卷入了一场争议，这一观点不仅让我的同事无法相信，甚至惹得他们不快。我该不该冒着被认为是傻瓜的风险，认真看待蛋白质可能促癌的说法？我该选择明哲保身、不予理会吗？

生命中发生的点点滴滴仿佛以某种方式预先告知了我事业中的这一刻。我5岁时，与我们一起生活的姑姑因癌症病逝。在她卧病时，姑父偶尔会带我和哥哥杰克一起去医院探望姑姑。虽然那时我太小，还不明白究竟发生了什么事情，却清楚地记得癌症那个词有多么吓人。我当时想："长大以后，我一定要找出治疗癌症的方法。"

在我婚后没几年，当我正开始在菲律宾工作时，我岳母死于结肠癌，才51岁。同一时间，我在初步研究中开始注意到饮食和癌症可能存在关联。我岳母的例子特别凄惨，她由于没有健康保险，未能获得妥善的医疗保健服务。我太太凯伦是独生女，因此母女俩很亲。经过这些事，该如何在职业生涯里做出选择，就简单得多了：我要跟着研究结果走，希望能更了解这种可怕的疾病。

回想起来，这就是我开始专心研究饮食与癌症关联的原因。决定研究蛋白质与癌症关系的那一刻是个重要的转折点。如果我想继续了解这件事情，就只有一个方法：开始从事最基本的实验研究，不光是研究食用更多蛋白质是否容易导致癌症，更要知道这是如何发生的。我就是这么做的。这让我到达了自己从未想过的深度。我和我的同事及学生的非凡发现可能会让你再三斟酌自己的饮食。但更重要的是，这些发现带来了更广泛的问题，而这些问题最终会动摇营养与健康的基础。

你不了解的科学本质

科学的证明并不容易获取，尤其是要在医学与健康的领域得出绝对的证据，这比在生物、化学、物理等核心科学领域难得多，几乎可以说是不可能的。所有相关学术研究调查的主要目标只能决定什么事"可能"为真，因为健康研究在本质上都是统计的结果。你向空中扔出一只球，它会落下吗？是的，每次都会落下。这是物理学。一天抽四包烟会不会得肺癌？可能会。我们知道你得肺癌的概率可能比不抽烟的人高许多，也能告诉你可能性（统计数字）有多大，但不确定你作为个人到底会不会得肺癌。

在营养学研究中，饮食与健康的关系有时并不那么简单，因为每个人的生活方式和遗传基因不同，吃的食物也五花八门。此外，实验有自身的限制，比如成本约束、时间有限，以及测量误差等，全都是值得注意的障碍。更重要的是，食物、生活方式与健康是在复杂和多面的系统中相互作用的，因此要将任何单一因素与疾病建立关联证据，几乎是天方夜谭，哪怕你拥有完美的研究对象、无限的时间和源源不断的资金。

有鉴于此，我们会采用不同策略来做研究。在某些情况之下，我们会观察并测量不同族群的人之间已存在的差异，以评估某个假设的原因是否导致某个假设的结果。举例来说，我们可能观察比较脂肪摄取量不同的社会，再观察摄取量的差异是否与乳腺癌、骨质疏松症或其他疾病的发生差异吻合；我们可能观察病患的饮食特征，再与未罹患这种疾病的比较组比较；我们可能先观察和比较 1950 年与 1990 年的患病比例，再观察患病比例的变化是否与饮食变化相符。

除了观察已经存在的现象，我们也会进行假设性实验，故意用假定的方式介入治疗，看看会发生什么事。比如，我们会在测试药品安全与效能时，进行介入性实验：给一组人药品，而给另一组人安慰剂（一种外观与药物一样却无活性成分的物质，只是让病人感觉好一些）。然而，介入饮食却困难得多，当我们无法将人们限制在某种临床背景中时，情况更是如此，因为在这种状况下，我们只能希望大家忠诚地吃特定饮食。

我们在从事观察性与介入性的研究之后，便开始积累研究成果，并权衡这个证据是支持还是否定某个假设。如果经过认真思考，我们发觉某个想法有某项证据的强力支持，因而无法否定其合理性，那我们就会把这个结论当作可能的事实。正是通过这种方式，我提出了"天然蔬食"的概念。当你继续阅读时，要意识到那些在一两项研究中寻求最佳营养绝对证据的人会感到失望和困惑。然而，我相信，那些通过审视现有研究中证据的分量来寻求有关饮食和健康真相的人将会感到惊讶，并获得极大的启发。不过，当你思考证据时，必须把以下四个重要观念谨记在心。

相关性与因果关系

你会在许多研究中看到"相关""联系"这样的词，它们用来表示两个因素之间的关系，有时甚至是指因果关系。在中国健康调查报告里，这个观念特别重要。我们调查了65个县、130座村庄与6 500名成人及其家庭成员，以观察不同的饮食、生活方式与疾病特征之间的关系是否有模式可循。如果蛋白质食用量较高的族群，肝癌的发生率也较高，那么我们就会说蛋白质与肝癌发生率出现正相关，即当一个变量上升时，另一个变量也会跟着上升。如果蛋白质摄取量较高的人，肝癌的发生率却较低，那么蛋白质与肝癌发生率就出现负相关，也就是两个因素往反方向前进，一个上升，另一个下降。

然而，不论蛋白质与肝癌是正相关还是负相关，都不能证明蛋白质会导致或预防肝癌。为什么呢？让我举个简单的例子来说明：电线杆多的国家，人们患心脏病与其他疾病的概率都较高，因此，电线杆与心脏病是正相关，但却不能因此证明电线杆会导致心脏病——相关并不代表因果关系。

然而，这绝非在说"相关"没有意义，事实上，经由适当的诠释，相关性能帮助有效研究营养与健康的关系。例如，在中国健康调查中，有超过8 000项在统计上极具意义的相关性，就有很大的价值。因为得到这么多类似的相关性资料，研究者就能看出饮食、生活方式与疾病之间关系的模式，而这些模式也能说明饮食与健康之间极其复杂的过程究竟是如何运作的。但若想证明某单一因素产生某单一结果，光靠相关性是不够的。

统计显著性

你或许会认为，要决定两项因素是否相关没什么了不起，反正它们要么就是相关，要么就是不相关，但实际上并非如此。当你在检视一大堆数据的时候，你必须进行统计分析，才能决定两项因素是否相关。这是一个概率，我们称之为"统计显著性"。统计显著性可以用来衡量所观察到的实验结果究竟是真的可靠，还是仅为巧合。若你掷一枚硬币 3 次，每次都正面朝上，这可能只是巧合。假使你掷 100 次，每次都正面朝上，那你就可以相当确定这枚硬币的两面都是正面。这就是统计显著性背后的概念，即说明相关性（或其他研究发现）有多大可能是真实的，而非偶然发生。

一项研究成果的巧合概率若低于 5%，就表示它具有统计显著性，这表明如果再进行一次研究，那么有 95% 的概率会得到一样的结果。这个 95% 的临界点虽然是任意界定的，不过已是个标准。另一个任意界定的临界点是 99%，若实验结果符合 99% 的检查标准，那这个实验就拥有高度的统计显著性。在本书关于饮食和疾病研究的讨论中，统计显著性不时出现，它可以用来帮助判断证据的可靠性或分量。

作用机制

如果有其他的研究也显示两个相关因素具有生物学上的关联，这个相关性就是更可靠的。比如电线杆与心脏病有正相关，但没有研究显示电线杆如何在生物层面影响心脏病，那么这个相关就只是相关。但若有研究指出蛋白质摄入与肝癌可能存在生物学与病因学的关联，这种相关就会被视为更可靠——因为知道某种东西在体内运作的过程，便表示知道其作用机制，也就能进一步强化证据。它的另一种说法是，两个因素"在生物学上具有合理的相关性"。一项关系如果具有生物上的合理性，就比较可靠。

整合分析

最后，我们要了解的概念叫作"整合分析"。整合分析把基于不同来源的数据整合制表，并把它当成一个数据集来分析。累积并分析大量的整合数据所获得的结果就显得更重要。整合分析的结果比单一的研究更有价值，不过难免有例外。

　　从不同研究中获得成果后，我们就能开始利用这些工具与观念来衡量证据的重要性。经过这番努力，我们可以逐渐了解哪些假设最可能是真的，并提出因应之道，而与之不同的假设当然也就不再具有合理性，而且我们对这个结果十分自信。就技术而言，绝对证据既无法取得，也不重要，但常理性的证据（有 99% 的确定性）是可以获得并非常重要的。比如，我们借由这个过程来诠释研究，进而获知吸烟与健康有关。吸烟从来就没有被 100% 证明会导致肺癌，但是吸烟与肺癌无关的概率非常低，因此我们对两者之间关系的看法就这样固定下来了。

第 3 章

癌症不要来

美国人最怕癌症了。癌症会在好几个月，甚至好几年的时间里慢慢折磨病人，使之痛苦不堪后，再夺其性命，这幅景象令人不寒而栗。癌症因此成为最可怕的一种疾病。

每当媒体报道发现什么新的化学致癌物质时，准会立刻引起大众的注意与反应，有些致癌物质甚至会引发极度的恐慌。几年前的"阿拉"（Alar，N-二甲氨基琥珀酸）便是一例，它是常用来喷洒在苹果上面的一种生长调节剂。1989 年 2 月，美国自然资源保护委员会发表了《不可容忍的风险：儿童食物中的杀虫剂》这篇报告 [1]，而哥伦比亚广播公司的《60 分钟》旋即制播了一集相关节目，委员会代表在节目中指出，"阿拉"是"食品中最强的致癌物" [2]。

消息一出，民众宛如惊弓之鸟，甚至有个母亲打电话给州警察局，要警察去拦下一辆校车，没收她孩子手上的苹果。[3] 从纽约、洛杉矶、亚特兰大到芝加哥，全美的学校都不再供应苹果与苹果制品，这个事件让美国苹果产业遭到严重的经济冲击，损失超过 2.5 亿美元。[4] "阿拉"自 1989 年 6 月停产停用。[5]

"阿拉"的情况并不是特例。在过去的几十年中，主流媒体认定致癌的几种化学品，你可能已有所耳闻：

- 氨基三唑（用于蔓越莓的除草剂，导致 1959 年"蔓越莓恐慌"）。

- DDT 杀虫剂（蕾切尔·卡森出版《寂静的春天》后，DDT 便广为人知）。
- 亚硝酸盐（热狗与培根所使用的防腐剂，也可增色提味）。
- 红色素 2 号。
- 人工甜味剂（包括有害的糖精）。
- 二噁英（工业制程及落叶剂"橙剂"含有这种污染物）。
- 黄曲霉毒素。

我很了解这些讨人厌的化学物质，因为在 1978—1979 年，美国食品药品监督管理局（FDA）曾提议禁用人工甜味剂，结果引发大众关切，于是美国国家科学院便成立糖精与食品安全政策专业小组，负责评估糖精潜在的危险，而我正是小组成员之一。此外，我是最早离析二噁英的科学研究人员之一；我从麻省理工学院进行亚硝酸盐研究的实验室获得许多第一手信息；这么多年来，我以黄曲霉毒素为题，发表了重要的研究成果——黄曲霉毒素是目前发现的最强的致癌物质，至少在大鼠身上如此。

上述化学物质的属性固然相差甚远，却都和癌症有关。每种研究都在显示，这些物质可能会提高实验动物患癌的概率。亚硝酸盐就是个很好的例子。

热狗飞弹

若你已届中年，或年纪更大一些，当你听到"亚硝酸盐、热狗与癌症"时，大概会跌坐回椅子上，点头说："哦，对，我记得这回事。"假使你的年纪没那么大，那么听好了，历史会以奇妙的方式重演。

事件发生的时间大约是在 20 世纪 70 年代初期，当时越南战争正接近尾声，尼克松总统将永远以"水门事件"留名，能源危机使加油站前大排长龙，以及亚硝酸盐登上报纸头条。

　　事情得从亚硝酸钠开始说起。亚硝酸钠是 20 世纪 20 年代以来就常使用于肉品中的防腐剂[6]，它能杀菌，使热狗、培根与罐头肉制品呈现漂亮的粉红色，并赋予其美味。

1970年，《自然》杂志报道说，亚硝酸盐可能与人体产生反应，进而形成亚硝胺。[7]

亚硝胺本身就是一系列可怕的化学物质，美国国家毒理学计划指出，至少有17种亚硝胺"经合理预测，将会导致人类罹患癌症"。[8]

等一下。为什么说这些可怕的化学物质"经合理预测，将会导致人类罹患癌症"？简要的回答是：动物实验的结果指出，接触越多化学物质，癌症的发生率越高。但这不够充分，我们需要更完整的回答。

让我们看看其中一种亚硝胺——N-亚硝基肌氨酸（简称NSAR）。曾有一项研究把20只大鼠分两组，每组NSAR的接触量不同，高剂量是低剂量的两倍。被施与低剂量NSAR的大鼠死于喉癌的比例约为35%，而被施与较多NSAR的大鼠在实验的第二年全死于癌症。[9]

那么，这些大鼠到底摄取了多少NSAR呢？其实两组大鼠的摄取剂量都很惊人。让我举例说明。假设你每顿饭都去你朋友家吃，朋友厌倦你了，想让你接触NSAR，罹患喉癌。他给你的剂量就和给大鼠的"低"剂量一样，那么，你朋友会请你吃熏香肠三明治，夹了整整1磅熏香肠。你高高兴兴地吃了。他又给你一份，一份接一份，一份接一份……你得吃下27万个熏香肠三明治。[10]你最好是喜欢吃这个，因为你朋友每天都给你这样吃，吃超过30年！这样一来，照体重比例来算，你吃进去的NSAR大概就和"低剂量"大鼠吃的一样多了。

研究人员运用一些方式让大鼠接触NSAR，最后大鼠患癌的概率较高，于是NSAR可"合理预测"会使人罹患癌症。虽然评估过程中并没有人体研究，但是像 NSAR 这种会导致大鼠和小鼠都罹患癌症的化学物，很可能在某种程度上也会导致人类罹患癌症。然而，我们还是不知道摄入到何种程度才会致癌，毕竟动物接受的剂量实在太大。尽管如此，研究人员还是通过动物实验提出 NSAR "经合理预测，将会导致人类罹患癌症" 的结论。[11]

于是极具声望的《自然》杂志在 1970 年刊登文章，断定亚硝酸盐会促进人体中亚硝胺的生成，进而可能致癌时，民众震惊了。文章说："应减少亚硝酸盐及某些二级胺的接触量，最好避免食用，如此可降低患癌的概率。"[12] 突然间，亚硝酸盐成了潜在的健康杀手。由于我们是在食用加工肉类（如热狗与培根）时接触亚硝酸盐的，所以某些产品就成了箭靶，以热狗为最，因为它不只含亚硝酸盐等添加剂，其材料还可能是磨碎的口、鼻、脾、舌头、咽喉与其他的 "可食用脏器"。[13] 亚硝酸盐的话题热度持续上升，而热狗却 "热" 不起来了。大力提倡消费者运动的拉尔夫·纳德曾说热狗是 "美国最致命的飞弹"[14]，有些消费者保护团体要求禁用亚硝酸盐添加剂，政府官员也开始严格检视亚硝酸盐带来的潜在的健康危机。[15]

1978 年，这个话题再度掀起风暴，因为麻省理工学院发现亚硝酸盐还会提高大鼠淋巴癌罹患率。这项研究于 1979 年刊载在《科学》杂志上[16]，研究发现，大鼠被施与亚硝酸盐后，患淋巴癌的概率平均为 10.2%，但是未被施与亚硝酸盐的大鼠仅有 5.4% 的患癌概率。这一发现足以引发公众的骚动。政府、工业界和研究界都展开了激烈的辩论。等风暴过去后，专业小组提出建议，业界也减少了亚硝酸盐的使用，这个话题就不再是关注焦点了。

简单来说，研究结果一旦和致癌化学物沾上边，就会在社会掀起大风暴。被喂食大量亚硝酸盐的大鼠的癌症发病率从 5.4% 上升至 10.2%，这引发了一场爆炸性的争议。毫无疑问，在麻省理工学院的研究之后，人们花了数百万美元调查和讨论这些发现。然而，亚硝酸盐可能形成的 NSAR "经合理预测，将会导致人类罹患癌症" 的说法是从实验动物身上得来的，而这些动物一生中有一半时间都被施与超高剂量的化学物质。

回到蛋白质的议题

我并不是主张亚硝酸盐安全无虞，只是想指出，导致大众恐慌的是亚硝酸盐致癌的概率，无论它是高还是低。但科学研究人员是否能够更深思熟虑，得出更有意义、更值得注意的研究成果？他们能否找出哪个化学物质，在实验上能够100%地引发实验动物的癌症，而当这个物质相对缺少时，又能把动物患癌的概率降低到0？更重要的是，这个化学物质是否能在一般的摄取范围内造成100%或0的结果，而不是像在NSAR实验中使用剂量那么高？这种物质就像是癌症研究的圣杯，对于人类健康的意义极为深远。人们会认为这种化学物质比亚硝酸盐和"阿拉"更受关注，甚至比强致癌物黄曲霉毒素更重要。

事实上，的确有这种化学物质存在，那就是蛋白质。证据就是我在菲律宾看到的那篇印度研究报告！[17] 它完全符合上述条件：施与大鼠的蛋白质剂量在一般食用量的范围内。这项研究的结果非常惊人，根据印度的研究报告，大鼠被施与黄曲霉毒素后，会比较容易得肝癌，但结果却只有食物中含有20%蛋白质的大鼠患肝癌，食物中含5%蛋白质的那组则安然无恙。

科学家可以说是一群最多疑的人，当他们看到令人跌破眼镜的研究成果时更是如此，我当然也不例外。其实，身为研究者，我们本来就有责任质疑、探索这些具有争议的研究结果。我们可以怀疑，这个研究结果只适用于接触黄曲霉毒素的大鼠，对其他种类的生物或人类其实不适用。我们也可以合理怀疑，是其他不知名的营养素影响了数据，或是如我的朋友所言，那份印度研究根本是把两组大鼠搞反了。

为了进一步研究这个问题，我申请并获得了NIH的经费，包括人体实验和动物实验。在这两项申请中，我都没有大喊蛋白质可能导致癌症，毕竟当个异议分子有百害而无一益，而且当时我不相信蛋白质有害。因此，在动物实验的研究项目中，我建议"调查黄曲霉毒素代谢作用的各种不同因子"；人体研究则多集中于在菲律宾调查黄曲霉毒素如何影响肝癌。我会在后文简短介绍这个耗时三年的研究调查的结果。这项研究后来不断更新，内容也更完整，最后发展成在中国的那项研究。

蛋白质如何影响肿瘤发展的研究必须非常审慎地进行，只要有任何不妥，就会失去说服力，尤其是无法说服未来要审查经费申请的同业。事后证明，我们的态度与策略是正确的，NIH 在接下来的 24 年都拨出经费，其他的研究机构，如美国癌症协会、美国癌症研究院及美国癌症研究基金会等，也在陆续跟进相关研究。仅根据这些实验动物的发现，这个项目就在一流期刊上发表了 100 多篇科学论文，研究人员做了许多场公开演讲，还受邀加入一些专家小组。

动物权利

本章接下来的部分会涉及动物实验，包括大鼠与小鼠。我知道许多人反对以动物实验进行研究，我也尊重他们的看法。但是，若非这些动物实验，我今天就不会倡导"天然蔬食"。这些从动物实验中得来的研究发现与原则，大大影响我日后对于研究的诠释，包括我主持的中国健康调查。

那么，是否真有其他方式能取代动物实验，又能获得相同的信息呢？老实说，到目前为止，即便征求最支持动物权利的同事的意见，我仍找不到答案。动物实验能详细说明癌症的因果关系中至为重要的许多原理，这些原理无法从人体实验中获得，但却很可能造福和我们一样的生物、环境，也包括我们自己。

癌症发展三阶段

癌症的发展一般会经过三个阶段：始发期、加速期、恶化期。打个简单的比方，癌症的发展就像种一块草皮，始发期是你在土里撒下种子，加速期是草开始成长，而恶化期就是草已经失控，入侵车道、灌木丛与人行道。

那么，究竟做了什么能把种子成功地植入土地？也就是说，容易患癌的细胞究竟是如何启动的？能够开启这个过程的化学物质被称作致癌物，这些物质虽然有少数是自然界形成的，比如黄曲霉毒素，但大部分是工业处理过程中的副产品。致癌物会让一般细胞的基因突变，变成易患癌的细胞，而突变就是细胞的 DNA（脱氧核糖核酸）受到伤害，造成基因永久改变。

癌症始发期（见图 3.1）的进行时间可能很短，甚至只有几分钟，这取决于化学致癌物需要多少时间被消化、吸收到血液中，送到细胞成为活性产物，连接 DNA，然后传递到子细胞。等到子细胞形成，始发期便宣告完成。这些子细胞及其所有子代的基因都有缺陷，因而更容易引发癌症。除了极少的例外，始发期一旦完成便无法逆转。

始发期结束之后，就进入了第二个阶段：加速期。就像准备抽芽的草种，新形成的易致癌细胞也在蓄势待发，即将繁殖成为看得见的癌细胞。这个阶段比始发期长得多，对于人类来说，通常需要好多年。这时，新形成的细胞群会繁殖成越来越大的肿块，即临床上可见的肿瘤。

不过，就像土里的种子，始发期的癌细胞若缺乏适当条件，是不会生长繁殖的。种子需要能维持健康的水分、阳光与其他营养素，才能生根发芽，若缺少任何一个因素，种子就不会成长。开始发育后，如果少了任何一个因素，那幼苗就会进入休眠状态，等待这个缺少的因素补齐。这就是加速期最具奥妙的地方：加速期是可以扭转的，关键在于始发期癌细胞是否获得适当的生长条件。正因如此，某些饮食因素就变得非常关键，有些饮食因素会促进癌细胞生长，它们被称为促癌物，有些饮食因素则可减缓癌细胞滋长，因而被称作抑癌物。如果促癌物多于抑癌物，癌症就会快速发展，但只要抑癌物多于促癌物，癌症就会减缓发展或者停止。整个过程就像拔河一样，因此，这个可逆性有多重要实在是再怎么强调也不为过。

癌症的第三个阶段被称作恶化期，最初是一群晚期癌细胞的成长出现进展，最后则会造成无法挽回的伤害。癌症肿瘤的发展会从最初原生部位侵袭到

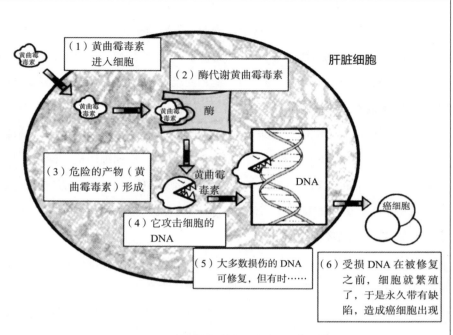

図（1）黄曲霉毒素进入细胞

（2）酶代谢黄曲霉毒素

肝脏细胞

黄曲霉毒素

酶

（3）危险的产物（黄曲霉毒素）形成

黄曲霉毒素

DNA

癌细胞

（4）它攻击细胞的DNA

（5）大多数损伤的DNA可修复，但有时……

（6）受损DNA在被修复之前，细胞就繁殖了，于是永久带有缺陷，造成癌细胞出现

图 3.1　肝脏细胞里的黄曲霉毒素引发肿瘤

癌症始发期

多数致癌物进入我们的细胞之后（步骤1），本身并不会致癌，而是得先经由极为重要的酶转变成更容易起反应的东西（步骤2、3）。这些致癌物的产物之后与细胞的DNA紧紧结合，形成致癌DNA复合体或加合物（步骤4）。

致癌DNA的加合物若未被修复或移除，就会通过细胞的遗传作用引发混乱。所幸，大自然是聪明的，这些致癌加合物可以被修复，速度甚至相当快（步骤5）。但如果这些加合物仍保持在原地，同时细胞又产生新的子细胞，基因损害就发生了。这些基因缺陷（或突变）就会传给之后形成的新细胞（步骤6）。[18]

附近组织，甚至更远的组织。一旦癌细胞具有这些致命的特性，就是恶性的，而当癌细胞开始离开原生部位并扩散时，就是转移。癌症进入晚期后，等待患者的往往就是死亡。

刚开始研究时，人们对癌症形成的几个阶段只略知一二，但我们对这些阶段的了解能让我们明智地组织研究。我们有很多疑问：能不能确认那个印度的研究发现，搞清楚低蛋白质饮食是否真能抑致癌症形成？更重要的是，蛋白质为什么能影响癌症进程？其中的机制是什么？蛋白质究竟如何运作？我们得一一审慎地进行深度实验，这样获得的成果才禁得起最严格的检验。

蛋白质与始发期

蛋白质的摄取如何影响癌症进程？我们的第一个实验就是看看蛋白质的摄取如何影响多功能氧化酶（MFO）。这种酶负责黄曲霉毒素的代谢，它非常复杂，可以代谢对人体有好有坏的药品与许多化学物质。吊诡的是，MFO可以清除黄曲霉毒素，也可以激活它们。它是一种拥有极强转化能力的物质。

我们开展研究时，假定所食用的蛋白质会使肝脏里负责将黄曲霉毒素解毒的酶产生转变，进而改变肿瘤的生长。因此，我们首先必须判定，蛋白质摄取量是否会改变酶的活动。在进行一连串的实验之后（见图 3.2）[19]，答案昭然若揭：只要调整蛋白质的摄取量，就能轻易改变酶的活动。[20]

正如印度那个最初的研究指出的，减少蛋白质摄取量（从 20% 降到 5%）能快速地大幅降低酶的活动。[21] 这暗示着，借由低蛋白质饮食降低酶的活动，可以让更少的黄曲霉毒素转化成可能与 DNA 结合并使之突变的危险代谢物。

我们决定验证这种关系：低蛋白质饮食是否真能减少黄曲霉毒素产物与 DNA 的结合，进而产生较少的加合物？我实验室里的本科学生蕾切尔·普雷斯顿做了实验（见图 3.3），从实验中可以看出，蛋白质摄取量越低，黄曲霉素与 DNA 的加合物也就越少。[22]

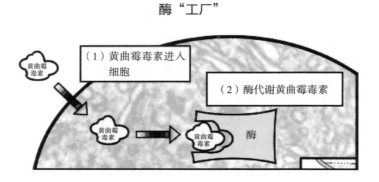

酶"工厂"

（1）黄曲霉毒素进入细胞

（2）酶代谢黄曲霉毒素

黄曲霉毒素

黄曲霉毒素

黄曲霉毒素

酶

　　简言之，我们可以把 MFO 系统想作细胞里不停运作的工厂，各种化学"原料"会被送进工厂，所有复杂的化学反应都在工厂里进行，以分解或组合各种原料。经过转化，原料的化学物质多半会变成正常且安全的产品，然后被送出工厂。但这个非常复杂的过程有时会产生非常危险的副产品。请想象一下，若有人要你把脸伸进烟囱深呼吸几个小时，你一定会拒绝，而在细胞中，危险的副产品如果没有经过控制，就会成为非常容易起反应的黄曲霉毒素代谢物，它们会攻击细胞的 DNA，破坏基因蓝图。

　　证据清楚地表明，减少蛋白质的摄取量可以明显降低酶的活性，进而预防危险致癌物与 DNA 结合。这些证据确实够有说服力，甚至足以解释为什么食用较少蛋白质的受测个体不太容易患癌症。但我们希望了解更多，并进一步确认这个效应，于是我们继续寻找其他解释。每当我们想找出蛋白质是如何运作并产生效应的方式或机制时，几乎都能找到解释。随着时间的推移，我们渐渐得知非常重要的事，比如，我们发现低蛋白质饮食（或意义相同的方式）能借由以下机制降低肿瘤发生率：

- 减少黄曲霉毒素进入细胞。[23]

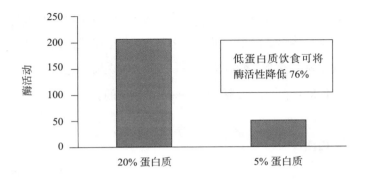

图 3.2　饮食中蛋白质的摄取量对酶活动的影响

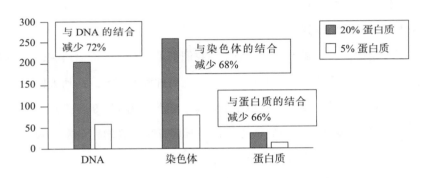

图 3.3　低蛋白质饮食对减少致癌物与细胞核成分结合的影响

- 细胞增殖较慢。[24]
- 酶复合体中所发生的许多变化，会降低其活性。[25]
- 相关酶的关键成分的数量减少。[26]
- 减少黄曲霉毒素与 DNA 的加合物形成。[27]

　　发现低蛋白质饮食的运作方式（机制）不止一种，实在令人大开眼界。这不仅大幅提高印度研究成果的重要性，也说明了生物效应通常有许多不同的反应同时发生，而且其模式很可能是高度整合且集中的。这是否表示，人体内其实有很多后备系统，以防其中一个失灵？在接下来的几年中，我们的研究陆续解开谜团，真相慢慢浮现。

从广泛的研究中，我们得出一个明确的观念：降低蛋白质的摄取可以大幅减少肿瘤的产生。尽管证据相当明确，这个发现仍极具挑战性，以至于几乎没有科学领域的专家愿意谈论或承认它——"提高蛋白质的摄取会引发癌症"的言论质疑了我们对蛋白质的崇敬，所以一定是错误的！

助纣为虐的蛋白质

现在再回到草皮的比喻，若始发期是在土里播下种子，那么在播种时，低蛋白质饮食可减少"癌症草坪"的种子数量。这个发现很重要，但我们还有很多事要做。我们想要知道：加速期究竟发生了什么？低蛋白质饮食在始发期所带来的好处能否延续到加速期？

就现实而言，受限于时间与金钱，我们很难针对加速期做研究，这是项耗资巨大的研究。我们必须让大鼠活到长出完整肿瘤的年岁，而从大鼠的平均寿命来看，这类实验都要花两年以上的时间，经费会超过 10 万美元（现在一定更多）。所以，要解答心中的疑惑，就不能从研究肿瘤的完全发展入手，否则 35 年过去了，今天的我还是只能待在实验室。

这时，我们得知了一个令人振奋的消息[28]：一份刚出炉的研究报告说明了如何测量加速期甫一完成时，类癌细胞所形成的细胞群。这些从显微镜里才看得到的小小细胞群叫作"病灶"。病灶是日后会变成肿瘤的前驱细胞群，虽然多数病灶不会发展为成熟的肿瘤细胞，但却能由此断定有肿瘤开始发展。透过观察病灶发展、测量病灶数量与大小变化[29]，我们可以间接得知肿瘤会如何发展，以及蛋白质可能具有的影响，而且不必花一辈子的时间和数百万美元的经费来做实验。

研究的结果很惊人，病灶发展几乎完全取决于摄取了多少蛋白质，而非摄取多少黄曲霉毒素！这一结果以多种有趣的方式被记录，最先是我的研究生斯科特·阿普顿[30]与乔治·杜奈伊夫[31]，他们的研究相当具有代表性（见图 3.4）。黄曲霉毒素致癌后，饮食中含有 20% 蛋白质的病灶带来的癌症发展远超饮食中仅含 5% 蛋白质的病灶。[32]

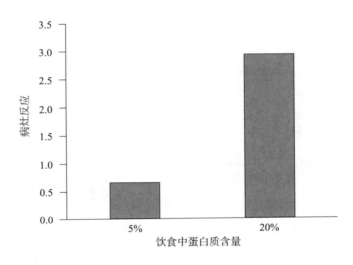

图 3.4　饮食中蛋白质含量与病灶形成

在这项研究中，每只动物所接触的黄曲霉毒素都是等量的。但是，如果一开始所接触的黄曲霉毒素的量不同呢？蛋白质还会不会有影响？我们用两组大鼠来研究这个问题。两组大鼠都吃标准基础饮食，但是我们给一组施与高剂量黄曲霉毒素，给另一组则施与低剂量，并分别启动了癌症进程。到了加速期，我们对之前施与高剂量黄曲霉毒素的那组大鼠，改施与低蛋白质饮食，而施与低剂量的那组则给予高蛋白质饮食，并观察一开始便有许多癌症"种子"的大鼠能否借由低蛋白质饮食克服危机。

值得注意的是，起初被施与高剂量黄曲霉毒素（有最多致癌因子）的大鼠在食用含 5% 蛋白质的饮食后，病灶的发展明显减缓。相较之下，一开始被施与低剂量黄曲霉毒素的大鼠在食用 20% 蛋白质的饮食后，反倒产生更多病灶（见图 3.5）。于是，机制原理确立了：病灶的发展最初由接触多少致癌物所决定，但到了加速期，则多由饮食中摄取的蛋白质含量来控制。无论一开始的接触量有多少，加速期蛋白质摄取量的影响都将超过致癌物的影响。

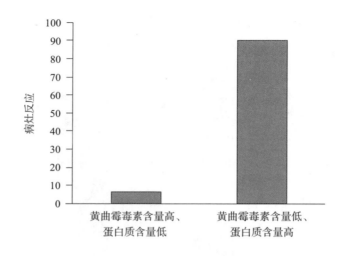

图 3.5　不同致癌物剂量与蛋白质摄取量的病灶反应

我们用这项背景信息设计了一个更重要的实验，并由我的研究生琳达·扬曼实施。[33] 实验的完整步骤包括：施与所有动物等量的致癌物，在 12 周的加速期，则以含 5% 与 20% 蛋白质的饮食交替喂食。此外，我们在这 12 周中，再以每三周为一期划分成四个阶段，第一阶段为 1~3 周，第二阶段为 4~6 周，以此类推。

在第一到第二阶段，我对所有受体皆投以 20% 蛋白质的饮食（20-20，数字表示每阶段蛋白质占饮食的百分比），于是动物的病灶都如预期中持续扩大。但是当我们在第三阶段转换为低蛋白质饮食（20-20-5）后，病灶的发展速度锐减。到了第四阶段，我们恢复给予 20% 蛋白质的饮食（20-20-5-20），病灶又会恢复之前的发展速度。

在另一个实验中，我们在第一阶段给予 20% 的蛋白质摄取量，第二阶段则变成 5%（20-5），于是病灶发展倏然减缓。但第三阶段一回到 20%（20-5-20）的水平，我们就会看到，饮食中的蛋白质又能很快促进病灶的发展。

结论是，调整蛋白质摄取量就能在各个阶段加速或减缓病灶的发展。实验也说明，虽然低蛋白质饮食能暂时让致癌物进入休眠状态，但身体会"记得"

致癌物先前的危害。[34] 也就是说,接触黄曲霉毒素会留下基因"印记",虽然低蛋白质饮食能让它暂时休眠,但日后只要营养摄取不当,仍会重新唤醒它。简单地说,身体会怀恨在心。

这些研究表明,适当调整蛋白质摄取量将能改变癌症的发展。不过,要如何定义蛋白质的多寡?在大鼠的研究中,饮食中蛋白质含量为 4%~24%(见图 3.6)[35],而病灶需要 10% 的蛋白质才会发展。然而,一旦超过了 10%,增加的蛋白质将会导致病灶急遽发展。我实验室里的日本访问学者崛尾教授后来再度验证了这个结果。[36]

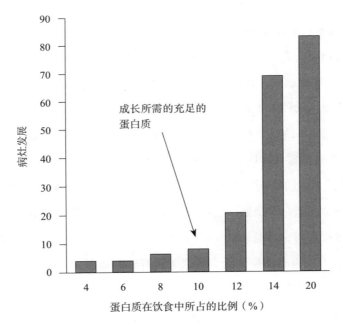

图 3.6　饮食蛋白质促进病灶发展情况

这项实验最有意义的发现是:动物成长所需的饮食蛋白质比例为 12%,唯有在达到或超过这个比例时,病灶才会发展。[37] 动物吃的蛋白质符合或超过需求,疾病就会发动攻势。

幼鼠和儿童发育，以及成鼠与成人维持健康所需的蛋白质，是非常类似的，所以这项发现和人类很有关系。[38] 根据蛋白质的"推荐每日膳食中营养素供给量"（RDA），人类有 10% 的能量来源应取自蛋白质，虽然这远超实际所需，但每个人的需求不同，因此 RDA 定为 10%，才能确保每个人都摄取充足的蛋白质（注意"所需"与"建议"之间的区别）。然而，人们每天食用的蛋白质多半都超过 10%：美国人的平均摄取量在 15%~16%，而政府建议水平为 17%~21%。如此是否会产生罹患癌症的风险？从对动物的研究结果来看，答案是肯定的——不见得只因为蛋白质的特殊效应，也由于被取代的是妨碍这种蛋白质产生效应的食物。

依据体重与总摄取热量估算，饮食中的蛋白质占 10%，表示每天会吃 50~60 克蛋白质。若美国人的平均摄取量为 15%~16%，就表示每人每天平均要吃 70~100 克蛋白质，其中男性吃得较多，女性吃得较少。如果以食物来说明，那么 100 卡的菠菜（15 盎司①）含 12 克蛋白质；100 卡的生鹰嘴豆（约两汤匙）含 5 克蛋白质；100 卡的上等牛腰肉排（约 1.5 盎司）含 13 克蛋白质。（后文会列出我们建议食用哪些蛋白质以及食用多少。）

这些信息带出了另外一个问题：黄曲霉毒素的剂量与病灶形成之间的重要关系，是否会受蛋白质摄取量变化而改变？一种化学物质唯有在剂量提高，致癌率也随之提高时，才能算是致癌物。例如，随着黄曲霉毒素剂量的增加，病灶和肿瘤的生长也会相应变大。如果某种有致癌嫌疑的化学物质并无这种作用，就该认真思考这种物质究竟是否为致癌物。

为了研究剂量所产生的反应，我们用了 10 组大鼠，让每一组接触黄曲霉毒素的分量依序递增，再于加速期以普通水平（20%）的蛋白质或低量蛋白质（5%~10%）来喂食（见图 3.7）。[39]

---

① 1 盎司为 29.57 毫升或立方厘米。——编者注

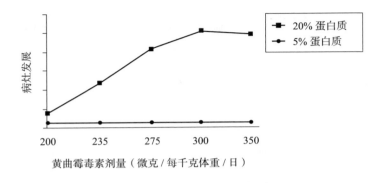

图 3.7　黄曲霉毒素剂量与病灶反应

结果正如预期，饮食中蛋白质摄取量为 20% 的大鼠，其病灶的数量与大小都会随着黄曲霉毒素剂量的增加而增加，剂量与反应的关系既强烈又清楚。然而，仅摄取 5% 蛋白质的大鼠，剂量与反应的相关曲线则完全消失——即便被施与最大耐受剂量的黄曲霉毒素，病灶依然没有反应。这项结果再度显示，低蛋白质饮食的影响可超越强力致癌物（黄曲霉毒素）的致癌效果。

照这样看来，人们可能会问：如果缺乏"适当"的营养条件，化学致癌物是不是就可能不会引发癌症？我们如果时常接触少量会致癌的化学物质，是否只要不食用促进并滋养肿瘤发展的食物，就可能不会患癌？我们能否通过营养控制癌症？

并非所有蛋白质都一样

通过营养控制癌症到现在都是很激进的观念，不过事情不仅如此，我们还有另一条更能产生争议性的信息：若是实验中所使用的蛋白质种类不同，是否会有差别？一般而言，我们在实验中都使用酪蛋白，它在牛奶中的占比是 80%~85%。所以，下一个问题理所当然是：如果以相同的方式来检验植物蛋白，那么其促癌效果是不是也和酪蛋白一样呢？答案非常惊人：不会！实验中，植物蛋白并不会促进肿瘤生长，即便摄取量很大也一样。一名在我的指导下获得荣誉学位的本科学生戴维·舒辛格进行了下面这项研究（见图 3.8）[40]，结果发现，即使以 20% 的水平喂食，谷蛋白（小麦蛋白）也不会产生和酪蛋白一样的促癌效果。

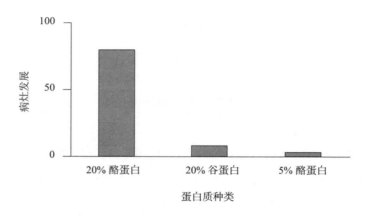

图 3.8　蛋白质种类与病灶反应

我们同时也检测了大豆蛋白对病灶的发展，想看看它是否和酪蛋白有相同的影响。结果，以 20% 大豆蛋白喂食的大鼠和摄取 20% 谷蛋白的大鼠，都没有形成始发期病灶。突然之间，牛奶蛋白看起来不再那么优秀了！我们发现，降低蛋白质摄取量可同时以多种方式避免引发癌症，而超过成长所需的高蛋白质摄取量则会使癌症在始发期之后继续发展。

不过，这里所说的会促癌的是牛奶蛋白！要同事们接受蛋白质会助长癌症发展的观念已经够困难了，更何况是牛奶蛋白？我疯了吗？

附加问题

若读者想要了解更多，我在附录 A 中添加了一些问题。

大结局

到目前为止，我们都是借助实验来测量肿瘤发展的始发期指标的，即始发期类癌的病灶。现在，研究的重头戏登场了，我们要对完整的肿瘤形成过程进行测试。我们安排了大型的研究，动用好几百只大鼠，并运用各种方式来检验其肿瘤的形成。[41]

摄取蛋白质对肿瘤发展的影响非常惊人，一般而言，大鼠的平均寿命为两年，故本研究为期 100 周。100 周后，所有被施与黄曲霉毒素并喂食 20% 酪蛋白的大鼠，全因肝癌死亡或奄奄一息 [42]，但是摄取 5% 低蛋白质饮食的大鼠都活着，而且活泼健康、皮毛光亮。

这个 100 : 0 的比例在研究上是破天荒的，也和那个印度的研究发现几乎一模一样（见图 3.9）。[43]

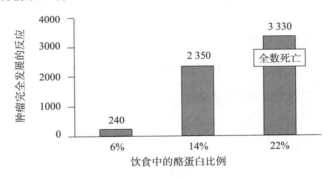

图 3.9　100 周肿瘤发展

在同个实验 [44] 中，我们在 40 或 60 周时，改变其中一些大鼠的饮食，以再次研究加速期的可逆性。结果发现，这些改吃低蛋白质饮食的大鼠，肿瘤成长明显比一直维持高蛋白质饮食的低了 35%~40%！而在实验中途才从低蛋白质饮食改为高蛋白质饮食的大鼠，肿瘤又会开始长大。这个实验结果再度确认了在始发期利用病灶所获得的结果：只要控制营养，就能"开启"或"关闭"癌症的发展。

此外，我们在大鼠的"终生"研究中测量始发期病灶，来观察其反应是否与肿瘤反应相同。结果显示，病灶与肿瘤生长的一致性非常高（见图3.10）[45]，由病灶的发展来预测晚期肿瘤的生长，这一点实在令人印象深刻。

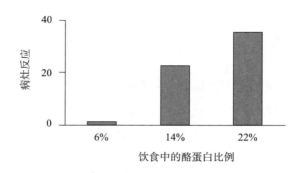

图 3.10 "终生"研究测量始发期病灶

没想到，我们的研究成果竟然有这么高的一致性、生物可能性及统计显著性，也完全确认了印度那个最初的研究。对被施与黄曲霉毒素的大鼠来说，牛奶蛋白是很强的促癌物，而蛋白质的促癌效应在摄取水平（10%~20%）内就会发生，这对啮齿类动物或是人类来说很普通，因此更显惊人！

其他癌症与致癌物

那这项研究要如何应用到人类的健康——尤其是防止肝癌——上呢？要研究这个问题，得先研究其他物种、致癌物与器官。若酪蛋白在这些范畴中会引起相同反应，那人类可要当心了。于是，我们扩大研究范围，想看看先前的发现是否站得住脚。

正当我们进行大鼠实验时，有些研究[46]指出，乙型肝炎病毒（HBV）的慢性感染是人类罹患肝癌的元凶，感染慢性乙型肝炎病毒的人罹患肝癌的概率为一般人的20~40倍。

这些年来，有许多研究讨论HBV如何导致肝癌。[47]在实验操作中，就是把病毒基因的一段插入小鼠肝脏的遗传物质中，进而引发肝癌。当这个被称作

"转染"的过程在实验中完成时，这些动物就被认为是转基因动物。

各个实验室进行的许多HBV基因转换小鼠研究，几乎都把重心放在HBV以什么分子机制运作上，没人注意到营养及其对肿瘤发展的影响。一群研究者认为黄曲霉毒素是导致肝癌的主因，另一群则主张HBV才是元凶，但没人敢提出营养与肝癌有什么关联。这种情况持续了几年，我看在眼里，觉得好笑。

我们想要找出，酪蛋白对因HBV罹患肝癌的小鼠有什么影响。这可是研究领域的一大步，它超越了黄曲霉毒素作为一种致癌物和大鼠作为一个物种的范围。我的研究团队有一个优秀的中国学生叫胡济繁，他率先着手研究，希望能回答这个问题，之后程志强博士也加入研究行列。

首先，我们需要一群转基因小鼠。一般而言，小鼠的"品种"有两种，一种来自加州拉荷亚，另一种来自马里兰州的罗克维尔。我们必须将不同段的HBV分别插入两种品种小鼠的肝脏基因，让它们都有高度患肝癌的倾向。[48]研究结果基本上和大鼠的一模一样。[49]

你可以自行查看结果。图3.11[50]是显微镜下小鼠肝脏的横切面，深色的东西就是癌症发展的指标（请忽略那些孔洞，那只是血管的横切面）。饮食中含有22%酪蛋白的小鼠（D）形成了强烈的始发期癌症，14%的（C）就少得多，而6%的（B）则几乎没有，剩下的（A）为控制组，肝脏里无病毒基因。

图3.12[51]则显示出会导致肝癌的HBV基因在插入小鼠肝脏之后的表现。我们发现，从这两张图都能得出相同的结果：饮食中含22%酪蛋白的小鼠，其导致肝癌的病毒基因表现得很明显，但饮食中含6%酪蛋白的小鼠则几乎没有表现。

这时候，我们已经拥有非常充分的信息可以得出结论：酪蛋白会在以下两种情形中大幅提升肝癌发展的概率：第一种是被施与黄曲霉毒素的大鼠，第二种是感染HBV的小鼠。

除了发现这些重要的影响，我们还发现了一个产生这些影响的互补机制网络。因此，接下来的问题是：这些发现能否推广到其他癌症与致癌物上？

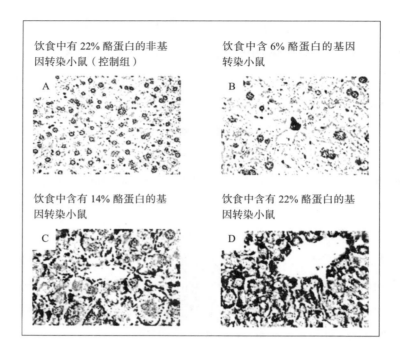

图 3.11　食用蛋白质对基因转染（如 HBV）引发小鼠肝癌的影响

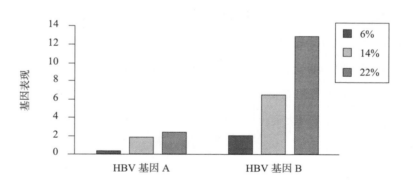

图 3.12　食用蛋白质对小鼠基因表现的影响

芝加哥伊利诺伊大学医学中心有个团队进行了大鼠乳腺癌的实验[52]，研究结果指出，增加酪蛋白的摄取量会促进乳腺癌发展。他们发现，若酪蛋白摄入量较高，将会发生下面三种状况：

- 酪蛋白会促使被施与两种实验性致癌物（7,12-二甲基苯并蒽和亚硝基甲脲）的大鼠患上乳腺癌。
- 有一连串的反应，加在一起会增加患癌概率。
- 运作方式与人类的雌激素系统相同。

更大的关联

于是，种种实验出现了非常统一的模式，酪蛋白都会以高度整合的机制系统促进癌症生长，这绝对是强有力且令人信服的一致反应。比如，酪蛋白会影响细胞与致癌物之间的互动方式、DNA 对致癌物的反应，以及癌细胞的生长，而这些发现的深度与一致性能说明与人类高度相关，有四个理由可以支持这个观点。第一，大鼠和人类对蛋白质的需求几乎相同；第二，蛋白质在人体的运作方式几乎与大鼠相同；第三，导致大鼠癌症生长的蛋白质摄取量和人类的食用量相同；第四，对于啮齿类动物与人类来说，癌症始发期远不如加速期重要，因为在日常生活中，我们很可能都被"施与"了某种程度的致癌物，但是否会发展成完整的肿瘤，则取决于加速期。

尽管我开始相信增加饮食中的酪蛋白会促进癌症发展，但我必须谨慎推广这一发现，因为我们的发现严重挑战了过去的观念，势必会引来强烈的怀疑。然而，这些发现也提供了线索，说明即将发生的事。我想获得更多的证据，想知道其他营养素对于癌症有何影响？它们又会如何与别的致癌物、器官互动？其他营养素、致癌物与器官的影响会不会彼此抵消？某些食物的营养素是否具有相同的影响？加速期是否一直可被逆转？若答案是肯定的，那么，只要我们减少会促进癌症的营养素摄取量或提高能抗癌的营养素摄取量，癌症或许能及时被控制，甚至反转。

于是，我们利用许多不同的营养素展开更多的研究，包括鱼蛋白、膳食脂肪和被称为类胡萝卜素的抗氧化物。我有两名杰出的研究生，汤姆·奥康纳与贺幼平，他们着手测试营养素对肝癌与胰腺癌的影响。他们的成果与其他的研究都发现：营养对促癌的控制远超过最初致癌物剂量的影响。现在，此发现慢慢成为营养与癌症之间关系的一般属性。《美国国家癌症研究所杂志》也注意到这些研究，甚至在封面上刊登了我们的一些发现。[53]

不仅如此，有一种模式也渐渐明朗：动物性食物的营养素会促进肿瘤产生，而植物性食物则能减少肿瘤产生。对被施与黄曲霉毒素而引发肿瘤的大鼠进行的研究就很符合这种模式；被 HBV 改变基因的小鼠实验也符合这种模式；研究乳腺癌与不同致癌物质的实验，研究胰腺癌和营养素的实验[54]，还有类胡萝卜素抗氧化剂及促癌的研究，也都出现了相同的模式[55]。从始发期到加速期的种种机制都出现了一样的模式。

自从这些研究成果于 20 世纪 70 年代至 90 年代在同行评议的顶级科学期刊上发表，其研究总结也出现在本书第一版中，我目睹了公众对这些信息的反应。毫无疑问，许多人（包括 100 多万名读者）都注意到了这一点。尽管大众反应的差异很大，但很明显，人们做出的反应是非常能代表个人的。

读到这一章时，有的人说："就是它了！"然后他们的饮食方式永远地改变了。这是因为他们最崇敬的营养在摄取过量时会促进他们最恐惧的疾病的发展，仅仅是这个想法就足以改变他们的饮食方式，无须进一步说明。有些深受饮食文化影响的人也会说："就是它！"但他们的反应是不再往下读，继之以激烈的攻击性发言表示一开始就不该做这种研究。然而，不管是哪一种反应，这项证据已经触动了人们热切秉持的信念。

实验结果如此一致，令人惊讶。不过，要注意的是，证据都来自动物研究。虽然有许多强有力的论据指出，这些研究结果在性质上和人类息息相关，但我们尚未看到量化的相关性。换句话说，这些动物蛋白与癌症发生的原理，究竟是在任何情况下都和人类息息相关，还是只在相当独特的情形下才对少数人稍显重要？和这些原理有关的癌症病患每年有 1 000 人、100 万人，还是更多？我们需要来自人类研究的直接证据，利用严谨的方法全面调查大样本的饮食模式，这些人的生活习惯与基因背景都必须非常相似，但却得了各种患病比例不同的疾病。

要从事这种研究的机会极少，不过我们非常幸运，机会竟从天而降！1980 年，我们很荣幸地把中国的陈君石博士邀请到我的实验室，他是一位和蔼可亲的专业科学研究人员。他的加入让我们得以把先前在实验室中发现的所有原理推向另一个层次，而这将是医学史上针对营养、生活方式与疾病之间的关系所进行的最完整的研究——我们要做中国健康调查了！

第 4 章

到中国取经

你是否曾经冲动地想将某一刻定格？大多数人无法忘记的时光都是生活中的点点滴滴。对一些人来说，这样的时刻聚焦于家人、密友或与之相关的活动上；对另一些人来说，这样的时刻是与自然、灵性和宗教相关的。我想，对大多数人来说，两种情况可能都有一些。无论悲喜，属于自己的时光都会形成记忆。在这些时光中，一切意义重大的事情仿佛都是在同一时间发生的。这就是时光的快照，它能为我们大半辈子的经历赋予意义。

时光快照对研究人员也很重要。为了让未来更加美好，我们安排实验，希望保存并分析某一刻的确切细节。我很幸运，能在 20 世纪 80 年代初期得到机会亲身参与一个重要时刻。那时，资深的中国科学家陈君石博士莅临康奈尔大学，来到我的实验室工作。他是中国预防医学科学院营养与食品卫生研究所的副所长，也是在中美两国建交后最早访问美国的学者之一。

癌症地图

20 世纪 70 年代，中国曾发起全国性的调查，收集当时大家仍不甚明了的疾病信息。这项调查囊括了 12 种癌症的死亡率，范围涵盖中国 2 400 个县及 8.8 亿人口（占全国人口的 96%），动员的工作人员多达 65 万名，堪称有史以来最雄心勃勃的生物医学研究项目。调查结果清晰地表明，某些癌症在东南沿海一些地区高发，在西北部却几乎不见踪影。[1]

在中国，癌症具有很明显的地理特性——某些癌症在部分地区特别常见。其实，更早期的研究就已出现过这个特征，即不同国家的癌症发生率差异很大。[2] 不过，中国的数据更引人注意，因为癌症发病率的地理差异更大（见表4.1），而且是发生在一个绝大多数人口同属汉族的国家。

表 4.1　中国各县患癌人口比例范围

癌症	男性	女性
所有癌症	35~721	35~491
鼻咽癌	0~75	0~26
食管癌	1~435	0~286
胃癌	6~386	2~141
肝癌	7~248	3~67
大肠癌	2~67	2~61
肺癌	3~59	0~26
乳腺癌	—	0~20

注：调整年龄后的死亡率，代表每年的病例数/10万人。

各县人民的基因背景都相同，为何癌症发病率的差异却如此大？难道癌症主要是由环境与生活方式造成的，而不是遗传因素所致？其实，有些科学家已得出这种结论。1981年，美国国会曾邀集科学家针对饮食与癌症做出评议，结果科学家估计，基因只占总患癌风险的2%~3%。[3] 如此看来，中国癌症研究背后的资料相当耐人寻味：部分癌症在某些县的发病比例很高，甚至比癌症比例最低的县高百余倍，这些数据相当值得注意。相比，美国人的癌症比例在某些地区顶多是其他地区的两三倍。

其实，癌症发病率微小和不重要的差异往往会变成大新闻，进而导致大量金钱浪费与政治动荡。以纽约州来说，长岛地区的乳腺癌发病率一直在上升，为了研究这项议题，人们已花费了约 3 000 万美元的巨资[4]，付出了年复一年的努力。然而这个引起轰动的比例到底是多少呢？其实长岛地区乳腺癌比例最高的两个郡，只比全纽约州平均值高 10%~20%。这种差异已足以成为头条新闻，吓坏民众，并促使政治人物采取行动。然而，中国的研究结果却显示，有些地方的癌症发病率为其他地方的 100 多倍（10 000%），这岂不更值得深入研究？

由于中国人的基因几乎相同，因此癌症比例差异显然可以由环境因素来解释，许多关键问题也应运而生：为什么有些县和乡的患癌比例极高，其他地区却非如此？为什么差异如此之大？为什么就总数而言，癌症在美国比在中国普遍？

与陈博士谈得越多，我们就越希望能够探究中国乡下人的生活，记录他们的饮食、生活方式，收集他们的血液样本和尿液样本，研究他们的死因。我们强烈地盼望能用前所未见的方式，清楚且详细地建构一个更广泛的图景，来说明他们的生活经验，以便在接下来的几年里继续研究，并且回答各式各样的"为什么"。

科学、政治与金融偶尔会以某种方式结合发挥作用，从而推动开展了不起的研究，我们恰恰碰上了这种好运，因而有机会针对饮食、生活方式与疾病，做出史上最全面的回顾。

万事俱备

我们组成了世界一流的科学团队，包括陈君石博士和黎均耀先生。黎先生曾与其他人共同编制了《中华人民共和国恶性肿瘤地图集》，他也是中国原卫生部直属的中国医学科学院的重要科学家。第三名成员则是牛津大学的理查德·皮托，他是全球知名的流行病学家，不仅受封为爵士，也因为癌症研究而获得众多奖项。我担任团队的项目总监。

接着，我们克服了经费方面的困难，经受住了中情局等机构的干预或冷待，最终着手进行中美两国间第一项大型研究。

我们认为，本研究必须尽量完整，从中国的《恶性肿瘤地图集》上，我们已经得知超过48种疾病及其死亡率。[5] 在研究中，我们收集了367个变量，再把每个变量与其他变量逐项比对。我们前往中国65个县，对6 500名成人进行问卷调查、验血、取尿，直接评估每个家庭3天内所吃的全部食物，并从全国各地的市场采集食品样本进行分析。

研究中所选的65个县都坐落于中国的农村与半农村地带，这是刻意安排的，因为我们希望受试者大半辈子都在同一个地区生活。这个策略很成功，因为有90%~94%的成人受试者在受试后仍住在自己的家乡。

调查完成之后，我们获得了生活方式、饮食与疾病变量之间8 000多种具有统计显著性的关联。这份研究的完整性、质量与独特性皆无与伦比，因而被《纽约时报》誉为"流行病学大赏"。简而言之，我们完成了一项创举，我们回溯了时间洪流中重要的时刻，并了解了其中的意义。

中国这项研究为我们提供了一个大好机会，可以验证先前在动物实验中所得出的结论。我们可以借此得知，之前实验室的结果是否适用于人类，从因黄曲霉毒素而患肝癌的大鼠身上所获得的发现，是否能应用到人类患的其他癌症与疾病上。

更多信息

我们对中国这项研究达到的全面性与高质量感到自豪。要了解原因，请阅读附录B，你会读到关于该研究的基本设计和特点的更完整的讨论。

中国饮食经验

此项研究的重要性在于，知道了中国农村居民以植物性食物为主的饮食结构对健康究竟有什么影响。

在美国，我们吸收的整体热量的15%~16%来自蛋白质，其中有高达81%来自动物性食物。[6]但在中国农村，总热量来自蛋白质的比例只有9%~10%，其中又只有10%来自动物性食物。[7]这显示中国人与美国人的饮食中的营养成分差异很大，如表4.2所示。

表4.2　中国与美国的膳食摄取量

营养素	中国	美国
热量（卡路里／日）[8]	2 641	1 989
总脂肪（占热量的百分比）	14.5	34~38
膳食纤维（克／日）	33	12
总蛋白质（克／日）	64	91
动物蛋白（占热量的百分比）	0.8	10~11
总铁量（毫克／日）	34	18

表4.2以受试为65千克体重为基准，中国官方皆以这种标准方式来记录此类信息，因此我们可以便捷地把不同人口加以比较。比如，体重为77千克的美国成年男性，每天的热量摄取约为2.4大卡，而一般体重为77千克的中国农村男性，每天摄取的热量则约为3大卡。

因此，就表上各类别而言，中国人与美国人的饮食习惯差别甚大：中国人摄取的总热量较高，但脂肪、蛋白质和动物性食物却少得多，膳食纤维与铁也多得多。这些差别非常重要。

中国人的饮食习惯固然与美国人有很大不同，但就算在中国国内本身也有较大差异。在我们调查饮食与健康的关联时，"实验变化"，比如一组数值的变化是非常重要的因素，幸运的是，在中国健康调查中，测量因子就具有相当可观的实验变化，比如患病比例就有很大的变化（见表4.1），而临床数据与饮食摄取量的变化也非常充分。比如，以县平均值来看，血胆固醇的差异范围最高者为最低者的两倍，血液中的β–胡萝卜素的差异约为9倍，血脂约为3倍，脂肪摄取量约为6倍，膳食纤维摄取量约为5倍。这很关键，因为我们最初也是最主要的目的，就是把中国境内各县的情况放在一起加以比较。

这是第一个调查各种饮食习惯与健康影响的大型研究项目。我们以中国为背景，调查以大量到极大量植物性食物为主的饮食，以往的研究则都是以西方国家为对象，观察以大量到极大量动物性食物为主的饮食。中国乡村与西方饮食及随之而来的疾病模式差异巨大，这也是这项研究如此重要的原因。

媒体把中国健康调查报告称作"科学研究的里程碑"，《星期六晚邮报》说这项计划"将会震撼全球的医学与营养研究者"[9]；医学界的某些人则说，这项研究空前绝后。对我来说，这项研究是个机会，能调查并验证我脑海中逐渐成形且极具争议的饮食与健康观。

现在，我想让你看看我们从这项研究中所得的，以及多年的研究、思考与经验，如何改变我对营养与健康及饮食方式的看法。

贫穷病和富贵病

我们就算不是科学家，也清楚地知道每个人死亡的概率是100%。人终有一死，因此，经常有人把此事当作理由，让自己不利于健康的行为合理化。但是，追求健康并非追求长生不老，而是为了尽情地享受我们拥有的时光，一辈子尽量让身体状况维持良好水平，避免痛苦地与疾病长期斗争。想要安享天年并活得更好，方式其实有很多。

由于中国的《恶性肿瘤地图集》罗列了超过48种疾病的死亡率，我们得以研究民众死亡的种种原因，并且能进一步建立假设：某些疾病是否集中于某些特定地区？例如，结肠癌是否与糖尿病发生在相同地区？若事实证明的确如此，那我们就能假设，糖尿病与结肠癌（或其他在同一地区发生的疾病）都有共同原因，这些原因包括地理、环境，甚至是生物因素等。然而，所有疾病都是生物过程出错的结果，因此我们可以推论，无论观察到什么"原因"，它们都会通过生物事件起作用。

当所有疾病以交叉方式排列，以便相互比较疾病发生概率[10]时，我们就会发现疾病可以分成两大类：富贵病多半出现在经济发达的地区，贫穷病则发生在农村。[11]

表4.3清楚地说明了两大类中的每一种疾病都和所属类别的其他疾病息息相关，却与另一类几乎完全无关。例如，在中国农村肺炎发病率高的区域，患寄生虫病的比值也会很高，但乳腺癌的发病率就不高。

表4.3　从中国农村观察到的疾病分类

富贵病 （营养过剩）	癌症（结肠癌、肺癌、乳腺癌、白血病、儿童脑癌、胃癌、肝癌）、糖尿病、冠心病
贫穷病 （营养缺乏或卫生条件差）	肺炎、肺结核、肠梗阻、消化性溃疡、消化系统疾病、寄生虫病、风湿性心脏病、新陈代谢与内分泌疾病（糖尿病除外）、妊娠期疾病与其他

至于造成许多西方人死亡的冠心病，则多出现在经常患乳腺癌的地方。此外，冠心病在发展中国家相当少见，但这并不是因为该地区的人寿命较短而避免了这种西方疾病——这些比例是以年龄为基准做出的比较，也就是同年龄段的人相互比较的结果。

我们对疾病之间的这种关联其实早有耳闻，但在中国的研究进一步增加了许多疾病死亡率的数据，而且是基于独特的饮食方式的。结果正如预期，某些病确实多发于同一地区，这意味着它们拥有共同的病因。

这两类疾病通常被称作"富贵病"与"贫穷病"。在发展中国家，随着人们的财富日益累积，其饮食习惯、生活方式与卫生系统也会跟着改变，死于"富贵病"的人数会慢慢超过死于"贫穷病"的人数。

由于在美国与其他西方国家，许多人都死于富贵病，因此这些疾病也常被称作"西方病",然而,由于富贵病和饮食习惯息息相关,因此或许称之为"营养过剩疾病"比较妥当。有些乡村的富贵病很少见,但是有些乡村却很常见,而此项研究的核心问题就是:这种现象是否为饮食习惯的差异所致?

统计显著性

在本章接下来的统计分析中,我会用罗马数字Ⅰ表示95%以上的确定性,Ⅱ表示99%以上的确定性,Ⅲ则表示99.9%以上的确定性。若没有罗马数字,则表示关联性低于95%。[12] 当然,这些概率也可以表示所观察事物为真的概率:95%的确定性表示20次观察中有19次为真;99%的确定性表示100次观察中有99次为真,99.9%的确定性表示1 000次观察中有999次为真。

我们以饮食与生活方式的变量来比较每个县的"西方病"发病率。[13] 出乎我们意料的是,最有力的一项"西方病"指标就是血胆固醇[Ⅲ]。

吃进肚子里,送到血液里

胆固醇可分为两种,第一种叫作"膳食胆固醇",它存在于我们所摄取的食物当中,也就是我们常见的食品包装上所标示的胆固醇。它是一种食物的成分,很像糖、脂肪、蛋白质、维生素和矿物质,而且只存在于动物性食物中。医生在测量你的胆固醇水平时,无法得知你吃了多少胆固醇,就像他无法知道你究竟吃了多少热狗或鸡胸肉一样。但是,他能测得你血液中的胆固醇含量,即你的肝脏所制造的"血胆固醇"。这就是第二种胆固醇。

血胆固醇和膳食胆固醇虽然有一样的化学成分,但实际上并非相同的东西。这种情形就和脂肪一样,膳食脂肪是你吃的东西,比如薯条上的油脂,但体脂肪却是另一回事,那是你的身体制造的物质,和你早上涂在吐司上的脂肪(黄油或人造黄油)并不相同。膳食脂肪与膳食胆固醇不一定会变成体内的脂肪与胆固醇，因为身体形成体脂肪或血胆固醇的方式非常复杂，涉及数百种化学反应和非常多的营养素。同样地，正因为这么复杂，吃进膳食脂肪和膳食胆固醇对健康的影响，与医生所测的高胆固醇、高体脂肪对健康的影响，也很可能有不一样的结果。

在中国农村的一些地区，血胆固醇数值正不断攀升，罹患"西方病"的概率也随之提高。这一事实之所以令人讶异，是因为中国人的血胆固醇水平比我们原先所想的还要低得多，平均为 127 毫克 / 分升，比美国人的平均值 215 毫克 / 分升 [14] 低了将近 100 毫克 / 分升！有些县的平均值甚至只有 94 毫克 / 分升。更不可思议的是，中国大陆有两组共计 50 名女性，血胆固醇的平均值竟然仅有 80 毫克 / 分升。

美国人的血胆固醇范围为 170~290 毫克 / 分升，即使是血胆固醇偏低的美国人，与中国乡村人口相比，仍算是含量很高的。在美国有一种迷思，认为血胆固醇若低于 150 毫克 / 分升可能会引发健康问题，如果此言为真，那么中国农村人口中，有 85% 都会出现健康问题才对，但事实却并非如此。即使血胆固醇水平远低于西方所谓的"安全范围"，中国乡村人口患心脏病、癌症与其他"西方病"的比值也较低。

我对于这些数字的正确性感到茫然又疑惑，因为现有的文献（根据我当时的知识）从未指出总胆固醇能低到 140~150 毫克 / 分升的程度。是我们的方法不太可靠吗？因此，我们用两个额外的测定方法来比较这些发现，然后探究样本中的某些胆固醇是否可能因为从溶液中被离析而没被注意到。但是，我们在中国农村发现的低胆固醇浓度并不是方法论问题的结果，它们真的那么低。这件事促使我们意识到，必须稍微改变关于血胆固醇的知识，尤其是它与疾病的关系。

在展开这项研究时，没有人预知胆固醇会与任何一种疾病患病率有关，因此我们得到这种结果时非常惊讶：若血胆固醇浓度从 170 毫克 / 分升下降到 90 毫克 / 分升，那么肝癌[II]、直肠癌[I]、结肠癌[II]、男性肺癌[I]、女性肺癌、乳腺癌、儿童白血病、成人白血病[I]、儿童脑癌、成人脑癌[I]、胃癌、食管癌与喉癌就会减少。瞧！这可是好长的一串病名啊！许多美国人知道胆固醇过高可能会导致心脏疾病，却不知道它会导致癌症。

此外，血胆固醇并不仅有一种，它分成低密度脂蛋白（LDL）和高密度脂蛋白（HDL），前者是不好的，后者是好的。在中国健康调查报告中，假使不好的胆固醇"低密度脂蛋白"浓度高，也会和"西方病"产生关联。

请记住，若以西方标准来看，这些疾病在中国都算是很少见的，而且中国人的血胆固醇水平大都是很低的。我们的研究明确指出，中国人因为血胆固醇低而获益匪浅，即使不到 170 毫克 / 分升的人们也一样。现在想象一下，如果有某个国家的人民的血胆固醇数值远超中国的平均值，那么你就可以知道，一些在中国很少见的疾病，如心脏病和某些癌症等，在那个国家一定相当盛行，甚至可能是头号杀手！

这正是西方国家的情形。就拿我们研究时出现的几个例子来说：美国男性死于冠心病的比例是中国男性的 18 倍[15]；美国人的乳腺癌死亡率是中国农村居民的 6 倍。

更值得注意的是，在中国西南的四川省与贵州省，死于冠心病的人非常少，从 1973 年到 1975 年，贵州一个县的 24.6 万名男性与四川一个县的 18.1 万名女性中，没有任何一个人在 64 岁之前死于冠心病！[16]

这些关于低胆固醇的数据公布后，我从 3 位知名的心脏病研究者与医生那儿得知了一件事。这 3 位分别是：比尔·卡斯泰利、比尔·罗伯茨与小卡德维尔·埃塞斯廷。卡斯泰利博士长期担任 NIH 弗雷明汉心脏研究机构的主任；埃塞斯廷博士是克利夫兰诊所的知名外科医师，对逆转心脏病的研究成果显著（我会在第 5 章再次提及），而罗伯茨博士则长期担任权威性医学期刊《美国心脏病学杂志》的编辑。在他们漫长的专业生涯中，从未见过哪个死于心脏病的病患的血胆固醇低于 150 毫克 / 分升。

吃肉等于增加血胆固醇

很显然，血胆固醇是疾病风险的重要指标，这就带出了一个重要的问题：食物如何影响血胆固醇水平？简单来说，动物性食物与提高血胆固醇水平相关（见表 4.4），而植物性食物则和降低血胆固醇水平有关，几乎没有例外。

表 4.4　与血胆固醇有关的食品

肉类 [I]、奶、蛋、鱼 [I、II]、脂肪 [I] 与动物蛋白的摄取量提高……	血胆固醇水平提高
植物性食物与营养素的摄取量提高，包括植物蛋白 [I]、膳食纤维 [II]、纤维素 [II]、半纤维素 [I]、可溶性碳水化合物 [II]、植物性的维生素 B 族 [I]（胡萝卜素、B_2、B_3）、豆类、浅色蔬菜、水果、胡萝卜、马铃薯，以及多种谷类……	血胆固醇水平下降

许多动物实验与人体研究都指出，食用动物蛋白会增加血胆固醇。[17] 当然，饱和脂肪与膳食胆固醇也会提高血胆固醇水平，只不过影响不如动物蛋白那么明显。[18] 相对地，植物性食物不仅不含胆固醇，而且会以许多方式降低身体制造的胆固醇。中国健康调查中的发现全都符合上述现象。

疾病与血胆固醇的关系相当值得注意。以美国标准来看，中国人血胆固醇含量与动物性食物的食用量都非常低，例如在中国农村，平均每人每天只摄取7.1 克的动物蛋白（大约是 3 块麦乐鸡块的摄取量），而美国人却高达 70 克。我们原本假设，只要把动物蛋白摄取量与血胆固醇降到像中国农村人那么低，应该就不会患"西方病"。但我们错了！即便在中国乡村，摄取少量的动物性食物仍会提高罹患"西方病"的风险。

我们研究了饮食对不同类型血胆固醇的影响，至此又出现了值得关注的结果：人类若食用动物蛋白，将会增加"不好"的血胆固醇 [III]；反之，若是食用植物蛋白，则会减少"不好"的血胆固醇 [II]。

大部分的医生会说，饱和脂肪与膳食胆固醇是最能影响血胆固醇含量的饮食因子。近几十年来，可能还会有人说大豆或其他高纤维的麸皮制品能降低胆固醇水平，但鲜少有医生会提及动物蛋白和血胆固醇的关系。

这种情形至今没有什么改变。

脂肪与乳腺癌

如果哪天来一场营养学大游行,每种营养素都有一辆花车,那么阵容最庞大的绝对会是脂肪!从研究人员到老师,从官方政策制定者到业界代表,有许多人长期研究脂肪或是对此发表看法。来自各个社群的众人在过去半个多世纪中,持续建构出"脂肪"这头巨兽。

假设这场奇特的游行在美国大街上行进,坐在街道两侧的每个人的目光都停驻在脂肪花车上,有可能被邀请尝上一口。大多数人看到这辆花车时会说:"我得离这辆车远一点儿!"之后却立刻爬上车吃下一大块脂肪;有些人会爬到花车上不饱和脂肪的那端,说这些脂肪是好的,只有饱和脂肪才是坏的;许多科学研究人员对着脂肪花车指指点点,说里面藏着心脏病与癌症小丑。同时,有些自称饮食大师的人,如已故的罗伯特·阿特金斯医生,若他还活着,可能会在花车的一角摆摊卖起书来。当游行将近尾声时,所有在车上暴饮暴食的人最后都会挠头,觉得满肚子油腻,搞不清楚自己究竟该做什么,也弄不清自己为什么要这么做。

难怪一般消费者会觉得困惑。40多年过去了,人们对于脂肪的疑问依旧没有答案。我们日常饮食中究竟可以有多少脂肪?都有哪些脂肪?多不饱和脂肪比饱和脂肪好吗?单不饱和脂肪是不是最好的?那么特殊的脂肪又是什么,比如 ω-3、ω-6、反式脂肪与 DHA[①]?是不是要少吃椰脂?鱼油呢?亚麻籽油有什么特别?到底什么是高脂饮食,什么又是低脂饮食?

就算是受过训练的科学研究人员也不一定能厘清头绪,因为如果单独思考脂肪问题的种种细节,结果一定会受到严重误导。所以,用化学品整体网络来思考,会比单一思考一个个独立的化学品更有意义。

---

① DHA,即二十二碳六烯酸,是人体必需的一种多不饱和脂肪酸。——编者注

然而，就某些方面来说，这种单独思考脂肪摄取的愚行也为我们上了最好的一课。让我们稍微回顾过去 40 多年来就脂肪发生的大小事，便可明白为什么大家对于脂肪乃至于整体饮食都相当困惑。

平均而言，我们总热量的 35%~40% 来自脂肪。[19] 事实上，我们从 19 世纪末就一直吃这种高脂肪饮食。随着收入越来越高，我们也开始食用更多高脂肪的肉类与乳制品，以展现我们的富裕程度。

一直到 20 世纪中叶，科学家才开始质疑脂肪含量这么高的饮食是否妥当，美国与国际上的饮食建议 [20] 逐渐改为，脂肪摄取量应降到总热量的 30% 以下，这个观念也维持了好几十年。但现在，高脂饮食引起的疑虑竟消失了。某些畅销书作者甚至倡导提高脂肪摄取量！还有些经验老到的研究人员认为根本不需要把脂肪摄取量降到 30% 以下，只要摄取正确的脂肪种类即可。

虽然无任何证据指出这是维生所必需的门槛，但 30% 的脂肪摄取量已经成为一个普遍的基准。现在，让我们先来看看几种食物的脂肪含量，再来思考这个数字背后的意义。

从表 4.5 可以看出，动物性食物的脂肪比植物性的高得多，仅有少数例外。[21] 从几个国家的膳食脂肪比较中也能清楚地看出这一点，而脂肪摄取量与动物蛋白摄取量有超过 90% 的相关性 [22]，这表示脂肪摄取量增加时，动物蛋白的摄取量同样会增加。换句话说，膳食脂肪就是饮食中动物性食物所占比例的指标，而且几乎能完全匹配。

表 4.5　各种食物的脂肪含量

食物	来自脂肪的热量百分比
黄油	100
麦当劳双层吉士汉堡	67
全脂牛奶	64
火腿	61

食物	来自脂肪的热量百分比
热狗	54
大豆	42
"低脂"（2%）牛奶	35
鸡肉	26
菠菜	14
早餐麦片	8
脱脂牛奶	5
豌豆	5
胡萝卜	4
青豆	3.5
烤全马铃薯	1

脂肪与癌症的焦点

1982 年，美国国家科学院发布了一份关于膳食、营养与癌症的报告，我也参与了撰写的工作。该报告是第一份深入考量膳食脂肪与癌症关联的专业报告，也是相关单位首度建议脂肪摄取量不应超过总热量的 30%，以预防癌症。在此之前，由参议员乔治·麦戈文[23]领导的参议院营养问题特别委员会，就曾举办知名的饮食与心脏病听证会，并建议膳食脂肪最高摄取量不应超过 30%。虽然麦戈文的报告引发了大众对于饮食与疾病的讨论，但是 1982 年美国国家科学院的这份报告才让议论更具爆发力。这份报告的焦点是癌症而不是心脏病，因而增加了大众的兴趣与关注，同时也激发更多的研究活动，让民众意识到饮食对预防疾病的重要性。

当时的许多报告都在讨论[24]，究竟摄取多少膳食脂肪对健康最有好处。脂肪会引来特别的关注，主因是国际研究发现，膳食脂肪含量和乳腺癌、大肠癌及心脏病的关系很密切，而这些疾病正是导致许多西方国家的人无法长寿的原因。显然，此相关性必然会引起大众的高度关注，而中国健康调查正是在这种背景下开展的。

在许多研究调查中，最知名的当数加拿大西安大略大学的教授肯·卡罗尔所公布的调查报告[25]，其研究成果指出膳食脂肪与乳腺癌之间存在明显关系（见图4.1）。

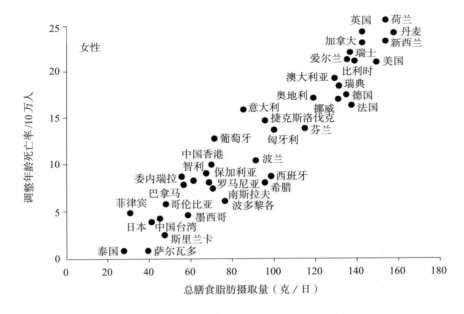

图4.1 脂肪总摄取量与乳腺癌的关系

卡罗尔教授的研究与先前一些人的报告不谋而合[26]，而且如果与迁徙研究做比较，还可看出更值得讨论的现象[27]。迁徙研究是指某些人从某地迁徙到另一个地区，并开始采取新居住地的典型饮食方式后，罹患某疾病的风险会和新迁入地的长期居民一样。这强烈暗示了饮食与生活方式是这些疾病的主因，也表示基因不一定那么重要。正如先前说过的，牛津大学的理查德·皮托爵士

（与理查德·多尔爵士）所指出的，所有癌症仅有 2%~3% 可以归咎于基因。[28]

来自国际研究与迁徙研究的数据是否表示，如果采取完美的生活方式，就能把患乳腺癌的概率降低到零？资料显然表达了这种可能性。考虑到图 4.1 中的证据，解决方案似乎是显而易见的：如果我们摄取更少的脂肪，那么我们就会降低患乳腺癌的风险。这就是大多数科学家的结论，其中一些人推断膳食脂肪能引发乳腺癌。当然，这样的诠释太过简单，卡罗尔教授其实还制作了其他的图，如图 4.2 与图 4.3，不过几乎都被忽略了。它们指出，乳腺癌其实和摄取动物脂肪有关，而不是植物脂肪。

在我们 1983 年的调查中，中国乡村居民的膳食脂肪摄取量和美国人有两大不同：第一，中国人总热量中仅有 14.5% 来自脂肪，美国人则为 36%；第二，中国乡村居民的脂肪摄取量几乎全来自食物中的动物性食物。在中国农村，膳食脂肪与动物蛋白的相关性高达 70%~84%[29]，接近其他国家的数值，即 93%。[30]

这一点很重要，因为在中国与国际营养研究中，脂肪摄取量仅是动物性食物摄取量的指标，因此，脂肪与乳腺癌的相关性可能真正告诉我们，若是动物性食物的摄取量提高，患乳腺癌的风险也会跟着增加。

但是，美国可就不同了！因为美国人会在饮食中选择性地增加或去除脂肪。美国人从植物性食物（如薯片、薯条）中所获得的脂肪，可能和加工过的动物性食物（脱脂牛奶、瘦肉）一样多，甚至可能更多。因此，中国人不像美国人一样，需要白费力气处理食物中的脂肪。

中国的膳食脂肪摄取范围只有 6%~24% 这么低，因此我原本认为他们的膳食脂肪与心脏病或各种癌症之间的关系，不会像西方这样密切而重要。在美国，科学与医学界的许多同事都认为，含有 30% 脂肪的饮食就叫作"低脂"饮食，因此，我们若能把饮食中的脂肪控制在 25%~30%，便已足够得到最大的健康好处。之后，就算我们摄取的脂肪再减少，也无法带来更多好处。结果，答案又出乎意料！

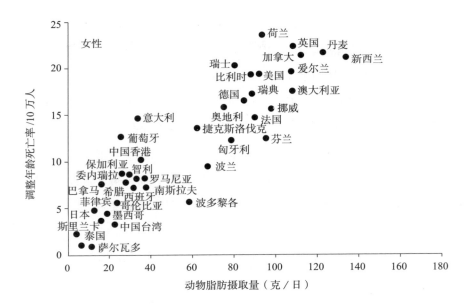

图 4.2　动物脂肪摄取量与乳腺癌的关系

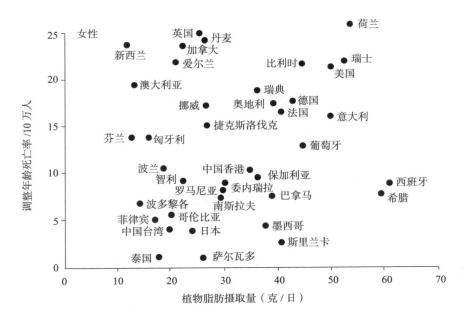

图 4.3　植物脂肪摄取量与乳腺癌的关系

从中国农村所得到的研究结果显示，如果膳食脂肪含量从 24% 降到 6%，将会与降低乳腺癌患病风险有密切的关联。然而，中国农村人的膳食脂肪较少，并不只表示他们摄取的脂肪量较少，更代表他们的动物性食物摄取量较少。

现在，我们把乳腺癌与动物性食物的这层关系与其他会导致女性罹患乳腺癌的危险因子——初潮年龄小、血胆固醇高、绝经年龄大及体内雌激素较高——放在一起，看看中国健康调查对这些危险因子有什么发现。

研究结果显示，高膳食脂肪与高血胆固醇有关[I]，而高膳食脂肪（及其存在所表明的动物蛋白水平）、高血胆固醇，再加上雌激素浓度高，将会提高乳腺癌发病率[I]，以及使初潮提前[I]。

中国乡村的女性初潮较晚。我们调查了 130 个村庄，每个村庄问及 25 名女性初潮年龄，平均为 17 岁，而美国女性却是平均 11 岁！

有许多研究显示，初潮较早将会导致较高的乳腺癌患病风险。[31]初潮由女孩子的发育速度决定，发育越快，初潮就越早。经证实，女孩若发育快，成年后身高会较高、体重较重，体脂肪水平也会较高，这都和高乳腺癌风险有关。在中国与美国，初潮较早也会导致血液中激素（如雌激素）浓度较高。若饮食中一直富含动物性食物，那么整个生育年龄段的激素含量都会很大，而更年期会延迟三四年[I]，生育年龄会整整多 9~10 年，即女性一生中处于雌激素浓度较高的时间会大大延长。许多研究都曾指出，生育年龄增长与乳腺癌风险提高有密切关系。[32]

这种种复杂的关系网络很引人注目。一位女性血液中雌激素浓度在 35~44 岁的关键年龄段偏高[III]，以及 55~64 岁的雌激素"催乳素"高[III]，都与高脂肪饮食有关。

这些激素和动物蛋白[III]、乳类[III]、肉类[II]高度相关，可是我们无法以中国的研究直接说明激素含量与乳腺癌的相关性，因为乳腺癌发病率在中国很低[33]，但我们还是能从旁推敲一些相关性，例如比较中国和英国女性的雌激素浓度[34]，中国女性的雌激素浓度只有英国女性的一半，美国女性则与英国女性相差无几。中国女性的生育年龄期为英美女性的 75%，这表示中国女性一生中的雌激素是英美女性的 35%~40%，这又和中国女性患乳腺癌概率是英国女性的 1/5 呼应。

高动物蛋白、高脂肪饮食与增加乳腺癌风险的生育激素及初潮年龄早有很大的关系，这清楚地说明了，我们不应该让孩子吃太多动物性食物。若你正好是位女性，相信你一定没想过，富含动物性食物的饮食竟会让你的生育年龄延长 9~10 年，正如《女士》杂志创刊人格洛丽亚·斯泰纳姆所言，这一结果说明，吃得正确可延后初潮年龄，进而避免少女怀孕。

除了针对激素的发现，我们是否能证明动物性食物的摄取与整体患癌比例有关？其实有点儿难，但我们衡量了一种因子：每个家庭的癌症病例。从中国这项研究来看，动物蛋白的摄取和家族患癌比值密切相关[III]。别忘了中国人动物蛋白的摄取量极低，这让这种关系更显重要且值得注意。

动物蛋白或患乳腺癌概率之类的饮食与疾病因子，会改变血液中某些化学物质的浓度，这些化学物质叫作"生物标志"。举例来说，心脏病的生物标志就是血胆固醇。我们测量了与动物蛋白有关的 6 种生物标志[35]，想要了解生物标志是否能够证实动物蛋白的摄取与家族癌症有关，答案是：绝对可以！每种和动物蛋白有关的血液生物标志都和家族中罹患癌症的人数有很明显的关联[II-III]。如此一来，这些观察就编成了一张紧密的网，显示动物性食物和乳腺癌的关系很大。这个结论之所以有力，主要是因为两项证据：第一，这张网的每个部分都有一致的相关性，且多半具有统计显著性；第二，这个结果是在动物蛋白摄取量非常低的情形下产生的。

我们对于乳腺癌的研究（更多细节详见第 8 章），是证明中国健康调查报告令人信服的绝佳范例。我们不只是建构脂肪与乳腺癌[I]之间单向的单纯关系，还打造了更大的信息网络，说明饮食如何影响乳腺癌患病风险。我们能以多种方式来检验饮食与胆固醇，还有初潮年龄与雌激素浓度究竟扮演什么角色，而这些全都是乳腺癌的风险因子。如果每个新发现都指向相同方向，那么我们的发现就具有很强的说服力与一致性，并具有生物合理性。

重要的膳食纤维

　　都柏林圣三一大学的教授丹尼斯·柏基特是个能言善辩的学者。当我在康奈尔大学的一场研讨会上初次见到他时，他的学识、科学可信度和幽默感给我留下了深刻的印象。他的研究主题是膳食纤维。他曾为了研究非洲人的饮食习惯，开着一辆吉普车，在非洲贫困的乡村行进了一万英里[①]。

　　柏基特教授认为，纤维虽不能被消化，却是保持健康所必需的物质。纤维可以把体内的水分推入肠道，让物质顺利移动，而且这些没有被消化的纤维就如同贴纸，可以吸附我们肠道里不好的甚至可能致癌的化学物质。若纤维摄取量不足，就容易便秘而引发各种疾病。他说，这些疾病包括大肠癌、憩室病、痔疮与静脉曲张。

　　1993年，柏基特教授被授予极负盛名的鲍尔奖，这是世界上含金量仅次于诺贝尔奖的重要奖项。他邀请我在费城的富兰克林研究所颁奖典礼现场发表演讲，仅仅两个月后，他就不幸去世了。他曾表示，中国健康调查是当时世界上关于饮食与健康的最有意义的工作。

　　膳食纤维只存在于植物性食物中，它可以让植物的细胞壁变坚固，而且具有成千上万种不同的化学种类。纤维多半由非常复杂的碳水化合物分子构成，几乎无法被人体消化，但是它本身的热量极低，甚至是零热量，因此能够稀释食物中的热量。最重要的是，它还能带来饱腹感而降低食欲，进而让我们在填饱肚子的同时，避免摄取过多的热量。

　　中国人的纤维摄取量平均为美国人的三倍多（见图4.4）[36]，差距相当大，何况还有许多县的平均值更高。

　　不过，美国一些"专家"主张，摄取过多的纤维可能会妨碍身体吸收铁质

---

① 1英里约为1.6千米。——编者注

及其他维持健康所必需的矿物质，因为纤维可能会和这些养分结合，并把它们带出我们的身体，让我们来不及吸收。他们认为，每天所摄取的纤维最大值应在 30~35 克。然而，这样的数值只不过是中国乡村地区的平均摄取值而已！

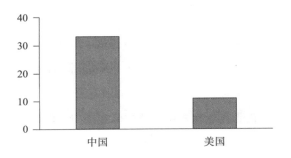

图 4.4　平均膳食纤维摄取量（克／日）

我们在中国健康调查中，很谨慎地研究铁质与纤维的问题，结果发现，纤维绝非阻碍铁质被吸收的敌人。我们用了 6 种方法，即 4 种血液中的生物标志和两种铁质摄取量的估计值，测量了中国人食用多少铁质，以及他们体内的铁含量。在我们比较测得结果与纤维摄取量时，发现并没有证据显示，提高纤维摄取量会破坏人体的铁质吸收。事实正好相反。在测量血液中含有多少铁质时，血红素是个很好的指标，在膳食纤维摄取量增加[I]时，血红素也会增加。

我们发现，小麦与玉米这类高纤维植物（精米不算在内）正好也富含铁质，这意味着摄取越多纤维，就能摄取越多的铁质[III]。中国农村居民的铁质平均摄取量为每天 34 毫克，远超出美国人的每天 18 毫克，这和中国人摄取的植物性食物远多于动物性食物大有关联。[37]

对于中国人膳食纤维与铁质的调查结果发现，食用较多植物性食物的人会摄入更多膳食纤维，因而会摄取较多铁质[III]，进而使血红素含量较高（且具有统计显著性）。可惜的是，在中国农村却仍有一些人（包括妇女与小孩）的铁含量偏低，尤其是在寄生虫病普遍的地区。在中国农村，寄生虫病较盛行的地方，人体内的铁含量也较低[1]。于是有人借机主张这些人应多吃点儿肉，但证据却显示，要解决这个问题，应从减少寄生虫病患病风险着手。

柏基特的非洲考察，以及他主张摄取高纤维饮食的人不太容易罹患大肠癌的观点，引起许多人开始关注膳食纤维。其实，这种观念固然是柏基特推广的，但其实已经至少流传了200年。在18世纪末到19世纪初，英国就有一些一流的医生说便秘和缺少纤维的饮食有关，也和较高的癌症风险有关（多指乳腺癌与肠道部位的癌症）。

在中国此项调查研究开始之初，纤维可能预防大肠癌的想法已经很普遍，然而1982年美国国家科学院的膳食、营养与癌症委员会却说："未发现确切的证据能说明膳食纤维具有保护之效，能避免人类罹患大肠癌。"而且报告的结论说道："……如果真有这种效果，那可能是纤维中的特定成分发挥效用，而不是整体膳食纤维的影响。"[38] 回顾起来，这应该是我们对于这个议题讨论不够充分所导致的结果。委员会提出的疑问、研究文献的探讨与证据诠释，都太过集中于将寻找纤维的特定成分当作主因，可惜找不到，于是把关于纤维的假设推翻了。

这真是一个大错特错的结果！中国健康调查便能提供证据，指出纤维和几种癌症确实有关——纤维摄取量高，向来与大肠癌患病概率较低有关；摄取高纤维也和降低血胆固醇水平有关[1-11]。当然，摄取高纤维势必表示你食用大量的植物性食物，因为豆类、叶菜与全谷类都富含纤维。

抗氧化剂——美丽的尖兵班

植物最明显的特征之一就是具有各种鲜艳的色彩。如果你很注重食物的外观，那你一定会觉得，没有什么能比一大盘五颜六色的蔬果，红色的、绿色的、黄色的、紫色的、橘色的……更秀色可餐又有益健康了。颜色漂亮的蔬果对身体非常有益，事实上，在颜色与健康的关系背后，的确藏着一个美丽的故事，而且有完整的科学根据。

蔬果的颜色来自各式各样被称为抗氧化剂的化学物质，这种化学物质只能在植物中找到，至于动物性食物里的抗氧化剂含量，则全来自其所吃的植物，并少量储存于组织内。

活生生的植物所具备的颜色与化学作用皆阐述了大自然之美。植物从阳光中获取能量，并借由光合作用将之转化为生命。通过光合作用，光能会先变成单糖，之后变成更复杂的碳水化合物、脂肪与蛋白质。

复杂的光合作用是植物内部能量转化的活动，完全由分子间的电子交换驱动。电子是能量交换的媒介，而光合作用的发生之处则有点儿类似核反应堆。在植物体内四处活跃的电子可以把阳光变成化学能量，但须小心管理这些电子，若它们在作用过程中偏离适当的位置，便会制造自由基，并造成破坏。这就好像核反应堆中间的反应器，如果发生辐射物质（自由基）外泄，就会严重危害周围环境。

那么，植物如何管理这些复杂的反应，避免迷途电子与自由基的危害呢？答案是：植物会在可能发生危险反应的周围建起防护罩，吸收这些非常活跃的物质。这层防护罩就由抗氧化剂构成，它可以拦截并搜寻电子，避免它偏离路径。

一般来说，抗氧化剂通常都有颜色，因为它们会吸收多余电子的化学物质，也会产生看得见的颜色。有些抗氧化剂叫作类胡萝卜素，其中又细分为数百种，缤纷的颜色包括β-胡萝卜素的黄色（南瓜）、番茄红素的红色（西红柿），以及橘色的隐藻黄素（橙子）等。其他抗氧化剂可能没有颜色，例如抗坏血酸（维生素 C）与维生素 E，这些无色的抗氧化剂会在植物其他需要保护之处发挥抗氧化的功效，以免植物因为电子乱闯而受伤。

这神奇的过程和我们有何关系？其实，我们的身体也会产生少量的自由基，只要暴露于阳光、接触某些工业污染物或营养摄取不均衡，就会使自由基伤害身体。自由基会让我们的组织变得僵硬、运作不佳，有点儿像上了年纪的人会感到身体脆弱、僵硬；不受控制的自由基造成的伤害会引发白内障、动脉粥样硬化、癌症、肺气肿、关节炎，以及其他随着年纪增长而逐渐普遍的病痛。

现在问题来了！我们不会自动建立防护罩，保护自己不受自由基的伤害，因为我们不是会进行光合作用的植物，无法自己生产抗氧化剂。幸好，抗氧化剂在人体内也和在植物体内一样能发挥功效。植物制造了抗氧化剂保护罩，同时也产生漂亮的颜色，看起来秀色可餐，这么一来，作为人类的我们就会被吸引，吃下它，并把抗氧化剂防护罩转移过来，以维持我们的健康——真是天衣无缝的搭配、大自然智慧的奇迹啊！

在中国这项研究中，我们记录了维生素 C 与 β-胡萝卜素的摄取量，并测量血液中维生素 C、维生素 E 与类胡萝卜素的含量，以评估抗氧化剂的水平。结果发现，在这些抗氧化剂的生物标志中，以维生素 C 的证据最为惊人。

维生素 C 与癌症最明显的关系，在于它与每个地区易患癌的家庭数量有关。[39] 血液中维生素 C 含量低的家庭较可能得癌症[III]。维生素 C 含量低与数种癌症高发生率的关系很清楚，包括食管癌[III]、白血病、鼻咽癌、乳腺癌、胃癌、肝癌、直肠癌、结肠癌与肺癌。最先注意到食管癌并对它产生兴趣的，是电视节目《新星》（NOVA）的制作人，他们报道了中国的癌症死亡率，我们则受到节目启发，决定调查食管癌背后的故事。维生素 C 主要来自水果，而吃水果也与食管癌呈负相关[II]。[40] 在水果摄取量最低的地区，人们的癌症发生率比其他地方高 5~8 倍。维生素 C 对癌症的影响同样适用于冠心病、高血压与中风[II]——水果中的维生素 C 显然非常有利于预防许多疾病。

至于其他的抗氧化剂、血液中 α-胡萝卜素与 β-胡萝卜素（维生素前体）、α-生育酚与 γ-生育酚（维生素 E）的测量方式，都不是测量抗氧化剂效果的良好指标。因为这些抗氧化剂在血液中靠脂蛋白传送，而脂蛋白是不好的胆固醇的载体，所以当我们测量这些抗氧化剂时，也会测到不健康的生物标志。实验无法两全其美，故我们不能查出类胡萝卜素与生育酚的优点[41]，但我们确实发现，血液中 β-胡萝卜素含量较低，患胃癌的概率也较高。[42]

然而，我们仍不能说，光靠着维生素 C、β-胡萝卜素与膳食纤维，就能预防癌症。要获得健康，不能光靠个别的营养素，而是需要含有这些营养素的完整食物，也就是植物性食物。比如，一碗菠菜沙拉就有纤维、抗氧化剂与数不清的其他养分，当它们在我们体内一起运作时，就能合奏出美妙的健康交响曲。因此，尽量多吃水果、蔬菜与全谷物，这么一来就能获得上述所有的健康益处，甚至更多。

自从市面上出现许多维生素补充品以来，我就不断提倡"天然蔬食"的健康价值。我沮丧地看到，行业和媒体是如何让这么多美国人相信，补充品和"天然蔬食"具有同等好的营养。我们在之后的章节将会看到，单一营养成分的补充品虽都宣称自己有益健康，但事实证明这些说法相当可疑。切记！若你想要获得维生素 C 或 β-胡萝卜素，就别碰药罐子，多吃水果和绿色蔬菜才对。

阿特金斯危机

如果你还没有发现，就让我来告诉你，在饮食领域有个庞然大物，即"低碳水化合物饮食"，它非常有名且风行。几乎所有书店架子上的瘦身书都是从这个主题演变而来的：你乐意吃多少蛋白质、肉类和脂肪都行，但千万别碰"肥死人"的碳水化合物。

时至今日，低碳水化合物现象仍占有一席之地，即使我在 2013 年所写的一本小书《低碳水化合物的骗局》驳斥了该现象[43]（在出版商决定将它当作一本独立的书出版前，它原是同样于 2013 年出版的《救命饮食 2》里的一章。[44]汤姆也在《救命饮食人体重建手册》中陈述过这些热门的饮食法。上述三本书均包含关于更多主题的讨论）。事实上，提倡极低碳水化合物总量饮食法的书在过去几十年间似乎越来越多。尽管它们的名称各异，如巴里·西尔斯的《区域饮食法》、亚瑟·盖斯顿的《南滩饮食》、威廉·戴维斯的《小麦肚》、盖里·陶比斯的《我们为什么会发胖》及《好卡路里，坏卡路里》、戴维·珀尔玛特的《谷物大脑》、洛伦·科代恩的《原始人饮食法》、妮娜·泰柯兹的《令人大感意外的脂肪》、埃里克·韦斯特曼的《新阿特金斯饮食，给新的你》等，不胜枚举。它们在信息上只有极小的表面上的差异，提倡的都是阿特金斯式的极低碳水化合物的饮食法。

你也许会问，其中有些人谈论的是精制碳水化合物，如糖和白面粉等，而非一般的碳水化合物，不是吗？如果是这样——将自己的评论限制在精制碳水化合物对健康的不良影响上——我们就会站在同一阵线了。然而，大多数的作者几乎没有做出这样的区别。戴维·珀尔玛特在《谷物大脑》中以很明确的主张总结说，他指的碳水化合物"不是精制的白面粉、面条和白米"，而是"被许多人奉为健康食物的所有谷物：全麦、全胚芽、杂粮、七谷、鲜谷、谷物磨粉等"。[45]

这些书的作者都提倡，在饮食上应维持低碳水化合物的比值在总热量的15%~20%。这表示他们提倡的是相当高脂肪、相当高蛋白质的饮食，因为补足另外80%~85%热量的唯一方法，就是通过摄取脂肪和蛋白质。美国标准饮食中50%的热量已经来自脂肪和蛋白质，而这些书的目的是要把那个比值提得更高。大部分作者对于蔬食只是嘴上说说而已（甚至很少或完全没有提到水果和全谷物），他们所规划的菜单都含有大量的脂肪和动物蛋白。

正如你在本书中看到的，我所有的研究成果与观点都指出，这种瘦身法是现今美国人的头号健康杀手。那么，这种瘦身法到底是怎么回事呢？

打开低碳水化合物、高蛋白饮食的瘦身书，你就会发现其基本论点为：过去20年来，美国人听从了专家的建议，于是陷入一股"低脂"饮食的迷障，但结果却是，大家比以前还要胖！这个论点乍听之下似乎很有吸引力，但却忽略了一项麻烦的事实：美国政府的粮食统计数字报告[46]指出，"从1970年到1997年，美国人脂肪与油脂的摄取增加了13磅，从52.6磅增加到65.6磅"。如果以百分比来看，脂肪占总热量的比例确实有降低的趋势，不过那是因为我们在减少脂肪摄入量的同时，把更多含糖的垃圾食物塞进了肚子，因此脂肪比例才会下降。事实上，美国人根本没有执行"低脂"模式。

低脂"洗脑"实验已经过测试并证明是失败的，这是目前许多瘦身书开宗明义提出的论据。然而，这些图书的作者严重无知，或者图书内容是投机者的骗局，因为这些作者完全没有受过营养学的训练，也从没进行过经同行评议的专业研究。为何这些图书还能大卖呢？那是因为遵循这些瘦身法的人确实瘦了，至少短期内如此。因此，要带领人们走出充斥错误信息的迷宫，并破除作者们的不实承诺，着实是件不容易的事。

"阿特金斯补充医学中心"曾经赞助了一项后来发表的研究[47]，研究人员让 51 名肥胖者采用阿特金斯饮食法[48]，其中有 41 名受试者在采用 6 个月的阿特金斯饮食法后，平均减了 20 磅，更重要的是，平均血胆固醇水平也降低了[49]。因为这两项结果，媒体就把该研究当成真实的科学证据，说阿特金斯饮食法既有效又安全……可惜，媒体没有深究。

要知道，一切没那么乐观。第一个迹象就是，肥胖的受试者在研究期间，热量摄取都受到严格限制。一般来说，美国人平均每天摄取 2 250 卡路里[50]，但参与这个研究的受试者都在节食，他们平均每天只摄取 1 450 卡路里，摄取的热量比平均值足足少了 35%。就算你每天吃的是虫子和硬纸板，只要每天少摄取 35% 的热量，就能在短期内减重，血胆固醇的水平也会改善[51]，但这不表示虫子和硬纸板就是健康饮食。

也许有人会说，1 450 卡路里足够了，因为他们在受试期间都觉得很饱。但是如果你把热量的摄取与支出加以比较，简单的算术就会告诉你，没有谁能够经年累月忍受这种热量限制。人们非常不擅于长时间限制能量摄取，正因为如此，从来就没有一项长期研究能指出"低碳水化合物节食法"会成功。然而，这只是问题的开始！

这份由阿特金斯集团所赞助的研究还指出："在 24 周的实验中，有 28 名受试者便秘（68%）、26 名口臭（63%）、21 名头痛（51%）、4 名掉发（10%），以及 1 名女性月经量增多。"[52] 这项研究也援引其他研究说："该饮食法对儿童的不良影响包括草酸钙结石与尿酸肾结石、呕吐、闭经（女性的月经周期停

止)、高胆固醇血症，以及……维生素缺乏病。"[53] 他们还发现采用该饮食法的人尿液中排出的钙竟增长了 53%[54]，严重危及骨骼健康。这种减重方式（其中有些只是最初的体液流失）[55] 代价实在太高了。

一项由澳大利亚研究人员发表的低碳水化合物饮食评论提出："诸如心律失常、心脏收缩功能损害、猝死、骨质疏松症、肾脏受损、癌症风险提高、身体活动障碍、血脂异常等并发症，都与饮食中长期限制碳水化合物有关。"[56] 此外，2002 年有个少女甚至在采用高蛋白饮食法后猝死。[57]

简而言之，多数人无法一生都采用该饮食法，即便坚持了也会面临严重的健康问题。事实上，我没听说过有任何饮食和人类疾病方面的证据，会比证明低碳水化合物饮食对人类健康有危害的发现更具说服力。我曾听一名医生称高蛋白、高脂肪、低碳水化合物的饮食为"求病"瘦身法，这个别名相当中肯。其实化疗或注射毒品都能瘦身，但我不推荐这样的做法。

到目前为止，没有一项研究直接且正确地将低碳水化合物饮食和"天然蔬食"进行比较。一项有潜力揭示高碳水化合物和低碳水化合物饮食对健康益处影响差异的研究，比较了极高蛋白质的原始人饮食法与标准美式饮食（脂肪与蛋白质的摄取量已算高）。[58] 从健康的视角来看，采用原始人饮食法的研究对象居于劣势，他们的血液总胆固醇（$p<0.05$）、低密度脂蛋白胆固醇（$p<0.01$）和甘油三酯（$p<0.05$）升高，而高密度脂蛋白胆固醇（$p<0.05$）降低。类似地，2013 年一份针对 17 项顺利开展的研究（总计 272 216 个研究对象）所做的整合分析得出结论：采用低碳水化合物饮食的人，总死亡率提升了 31%。[59]

值得注意的是，我们在检测这些数据的敏感性时，拿来比较的两种饮食法都含有大量蛋白质，这使得属于低碳水化合物饮食的原始人饮食法的各种负面效应没有统计显著性。要是将原始人饮食法或其他低碳水化合物饮食法直接与"天然蔬食"法进行比较，负面效应可能会更多、更显著。这是理所当然的，因为其他许多研究有大量的证据指出，终身摄取低碳水化合物加上高动物脂肪和高蛋白质饮食的人，更容易（而非不容易）患乳腺癌[60]、结肠癌[61]、心脏病[62]及许多西方社会中观察到的典型疾病。总之，我从这些发现中知道，绝对不会有证据指出，低碳水化合物饮食能像"天然蔬食"一样逆转疾病。

最后要补充的一点是：这样的饮食法并非全是阿特金斯医生推荐的。的确，大部分的瘦身书只不过是巨大食物与健康王国里的一部分。在阿特金斯医生饮食法的案例里，他主张许多病患增加营养补充剂，其中有些是用于应付"一般节食者的问题"。[63] 举例来说，他书中就有一个段落提到抗氧化剂补充品的功效，这段文字无凭无据，又与许多最新的研究结果背道而驰[64]，他在段落最后写道："补充抗氧化剂可有效解决病人面对的各种问题，因此你会看到，有许多人每天至少要服用 30 颗维生素药丸。"[65] 每天 30 颗？

有些人拿着江湖术士的万灵丹兜售，他们没有营养学的专业研究及培训，也没发表过专业文章。当然，也有些人是科学家，进行过正式培训和研究，并在专业论坛上发表了研究成果。然而，像阿特金斯医生这样患有心脏病与高血压的胖子[66]，靠着贩卖一套保证能减肥、维持心脏健康与血压正常的饮食法，成为史上最有钱的江湖术士，或许这正好证明了现代营销高手的超凡能力。

碳水化合物的真面貌

近十年来，瘦身书大行其道，最糟的结果就是大家更搞不清楚碳水化合物的健康价值了。其实，堆积如山的科学证据指出，最健康的饮食就是碳水化合物含量高的饮食，它可以扭转心脏病与糖尿病，预防许多慢性病，而且……没错，它通常具有明显的减肥效果。但事情并没有那么简单。

除非是萃取的、精制且放到糖罐子或面粉盒里的，不然我们所摄取的碳水化合物大部分都来自水果、蔬菜和谷物。这些天然的碳水化合物由长链的更简单的碳水化合物分子所组成，然后以受到控制与调节的方式被消化（分解）成更简单的分子（如食用糖中的蔗糖），再进入后续的代谢。复合碳水化合物包括许多形式的膳食纤维，它们几乎都不会被消化，但对健康有重要的益处。存在于全食中的碳水化合物也包含大量的维生素、矿物质和可使用的能量。水果、蔬菜及全谷物都是你能摄取的最健康的食物，而且它们主要是由碳水化合物组成。

与简单的碳水化合物相对的，则是高度加工、高度精制的碳水化合物，其纤维、维生素与矿物质都已在加工过程中被去除。食物中典型的单一碳水化合物包括白面包、用白面粉加工制成的饼干、薯片，以及酥皮点心、糖果、高糖分的软饮料等。这些高度精制的碳水化合物来自谷类或制糖植物（如甘蔗或甜菜），它们在消化过程中会立刻被分解成单一形式的碳水化合物，并且被人体吸收，成为血糖或葡萄糖。

糟糕的是，大多数美国人都摄取了大量的精制单一碳水化合物，但复合碳水化合物的摄取量却少得可怜。以 1996 年为例，42% 的美国人每天会吃蛋糕、饼干、酥皮点心或派，但是只有 10% 的人吃深绿色蔬菜。[67] 同年，还出现了另一个不好的现象，有三种蔬菜占了美国人总蔬菜摄取量的一半[68]：一是马铃薯，多半是以薯条或薯片的方式被食用；二是结球莴苣，这是营养成分最少的蔬菜之一；三是罐装西红柿，这很可能是以比萨和意大利面的方式进人们口中的。我们在本书第一版中提过，1996 年，美国人每天摄取 32 茶匙的添加糖[69]，但现在回想起来，很明显，这一数字不一定准确。

目前最可靠的估计值，似乎是 2007—2008 年的一天 19 茶匙，比 1999—2000 年的 25 茶匙少，这主要是因为汽水的摄取量减少了。[70] 这个最新的估计值也反映出美国农业部在 2000 年的一项决定：要将添加精制糖和天然糖区分开来。由于含有维生素、矿物质和膳食纤维，天然糖一般不会被认为能导致什么健康问题，除非它造成个人饮食中过多添加糖的负担。

我们毫无节制地摄取精制碳水化合物，这才是碳水化合物总的来说难辞其咎的原因。在美国，绝大部分碳水化合物的摄取都来自垃圾食物或精制谷物，为了说服消费者它们仍含有益于健康的成分，所以人们必须再补充维生素和矿物质，但补充形式的营养素根本比不上它们在天然食物中的效果。

你可以只吃一种低脂肪、高碳水化合物的饮食，如精制面粉做的面食、烤薯片、汽水、含糖谷物麦片和低脂糖果棒。但这么吃真不好，你不会从这些食物中获得健康益处，因为那些不是全食。在实验研究中，高碳水化合物饮食的益处来自摄取全谷物、水果和蔬菜中的复合碳水化合物。所以，还是吃个苹果、西葫芦或一碗配上豌豆和其他蔬菜的糙米饭吧！

重量级发现

说到减肥，中国健康调查中有一些惊人的发现，正好可为减肥带来全新的启发。刚开始进行研究时，我认为中国的问题跟美国的正好相反——听说中国人都吃不饱，容易发生饥荒，而由于粮食不足，中国人都长不高——看来事情很简单，就是热量不够。然而，我们后来发现，虽然中国人在过去的五六十年里确实有营养方面的问题，但我们对于他们热量摄取的观点却完全错了，而且错得一塌糊涂。

在这项研究中，我们想要比较中国人与美国人的热量摄取，但这中间却有一个陷阱：中国人的身体活动量比美国人大，乡村居民的体力劳动更是普遍。假使把活动量很高的劳动力与一般美国人进行比较，结果一定会使人误解：把干粗活的劳动力所消耗的能量与一名会计进行比较，两者之间的热量摄取一定天差地别，如此比较根本没有价值，只不过更加确定体力劳动者的活动量较大而已！

为了解决这个问题，我们依照身体活动量，把中国人分成五个等级，其中活动量最少的是在办公室上班的人。我们把他们的热量摄取算出来后，再与一般美国人比较，结果发现，就每千克体重的平均热量摄取而言，活动量最低的中国人比一般美国人高了30%，但体重却轻了20%（图4.5）。

这怎么可能呢？他们的秘诀是什么？

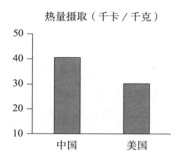
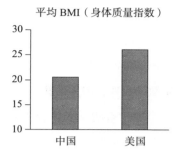

图 4.5　热量摄取（千卡／千克）与体重的对比

这个明显的矛盾存在可能的解释。即使是坐办公室的中国人，身体活动量也比一般美国人多。在我们的调查研究期间，中国许多乡镇的办公室员工几乎去任何地方都必须骑自行车，所以需要消耗更多的热量，以开展他们的日常工作并维持健康。即便如此，我们仍看不出来有多少额外的热量消耗是由于身体活动，又有多少是由于其他事情，例如食物摄取。

然而，我们的确知道，有些人的身体利用所摄取热量的方式与其他人不同，一般而言，我们会说"他们的新陈代谢快"，或是"基因使然"。你一定认识这样的人，他们想吃多少就吃多少，却从来不见体重增加，但是大多数人仍得小心地控制热量摄入，或者说，我们大多数人都是这么认为的。只不过，这又是太过简单的诠释。

根据我们自己与其他人的重要研究，我能做出更完整的诠释。事情是这样的，如果没有严格限制热量摄取，那么食用高脂肪、高蛋白饮食的人所摄取的热量一定会超出我们的身体所需。对于这些多出来的热量，我们的身体会把它们储存为体脂肪，并且可能将其塞进肌肉纤维间（即肉类的"油花"），或是比较明显的地方，比如臀部、腰部、脸和大腿。

关键来了！只要身体多保留一点点所需热量，体重变化就会很明显。若每天多摄取 50 卡路里，一年就可能会胖 10 磅。也许你一时不以为然，但是 5 年后可就胖了 50 磅。或许会有人在读了上面这段话以后，决定每天少摄取 50 卡路里。理论上来说，这样应该会带来很大的改变差异，然而，实际上这却完全不可行，因为要精准地追踪每天摄取的热量根本是不可能的事，在餐厅用餐就是一例。你知道自己吃的每顿饭有多少卡路里吗？你做的砂锅菜呢？你买的牛排呢？你知道它们有多少卡路里吗？当然不知道。

事实的真相是：虽然我们可以选择采用某种短期的热量控制饮食法，但人体却能通过许多机制自行选择最后摄取多少热量及如何利用它们。因此，限制热量很难长久维持，效果也绝不会好，无论是限制碳水化合物还是脂肪都一样。我们的身体会运用一套微妙的平衡活动与精密机制，来决定如何使用、储存或燃烧热量。若能吃得正确、善待身体，身体便会知道该如何以更理想的方式利用热量，比如维持体温、保持新陈代谢正常运作、支持身体活动，或抛弃过多热量，而非形成体脂肪。

现在重点来了！摄取高蛋白质、高脂肪的饮食，会导致热量无法转化成体热，反倒变成体脂肪储存起来（除非是严格限制热量来减重）。相反地，摄取低蛋白质、低脂肪的饮食，则会让热量以体热的方式"流失"。

我们在研究中发现，身体把更多热量变成脂肪储存起来，而流失较少热能，表示身体运作比较有效率。但我敢打赌，你宁愿不要那么有效率，反而会希望热量能转化成体热而非体脂肪。其实，若想要事如所愿，只要摄取低脂肪与低蛋白质的饮食就可以了。

这正是中国健康调查报告所公布的结果。中国人消耗较多的热量，是因为他们的身体活动量较大，也因为他们所摄取的低脂肪与低蛋白的饮食能把热量转化成体热，而非形成体脂肪——即便是身体活动量最小的中国人亦如此。记住，要想改变我们体脂肪的储存量，从而改变体重，每天 50 卡路里的摄取量变化就够了。[71]

我们在动物实验里也看到了相同的现象：被喂以低蛋白质饮食的实验动物，平常摄取的热量虽稍多些，但是体重却增加得很少，它们还会把额外的热量以体热的方式处理[72]，比较愿意运动[73]，与摄取标准饮食的动物相比，更不容易患癌。我们发现，随着耗氧量增加，脂肪燃烧的速度也较快，且会变成体热散失。[74]

饮食可以小幅改变身体对于热量的新陈代谢，进而引起体重的大幅变化，这是个重要又有用的概念。这表示我们可以按部就班地控制体重，长期坚持便能见效，同时也说明了为什么我们常看到采用全食及低脂肪、低蛋白质饮食的人明显不常会有超重问题（详见第 6 章），即便他们的热量摄取并没有不同，甚至更多。

饮食与身材

我们现在知道，吃低脂肪、低蛋白质的食物以及富含复合碳水化合物的蔬果，有助于减肥。那么，如果是希望个子变得高大一些呢？想要变得更高大，其实是很多文化中人们相当普遍的心愿，欧洲人在亚洲与非洲一些地区进行殖民统治时，甚至认为个子矮小的人文明程度较为落后，个子高大似乎代表了勇敢、男子气概与权力支配。

许多人认为，吃富含蛋白质的动物性食物，就可以变成强壮的大高个儿，这种想法来自"食用动物蛋白（也就是肉类）是维持体力所必需"这个盛行许久的观念。动物性食物含有较多蛋白质，并被认为是"优质"蛋白质，因此，动物蛋白在快速现代化的中国和在全球其他地方一样备受赞誉。

然而，摄取动物蛋白能让个子高大的观念其实暗藏着其他问题，因为吃最多动物蛋白的人也最容易罹患心脏病、癌症与糖尿病。在中国健康调查报告里，摄取动物蛋白固然会让人身材较高大[I]，但总胆固醇浓度与坏胆固醇的浓度也较高[II]。不仅如此，体重不只是和动物蛋白摄取量有关[I]，也和癌症[II-III]与冠心病[II]比例较高有关。个子高大看似好事，可惜代价实在太大了。有没有方法可以让我们完全发挥生长潜力，又能把患病风险降到最低呢？

中国健康调查虽未测量儿童的成长率，但却测量了成人的身高和体重，并有令人惊讶的发现：食用较多蛋白质的男性[III]及女性[II]个子高大的比例均较高。[75] 然而，这却应该归功于植物蛋白，因为中国人摄取的蛋白质中有90%都是植物性的。虽然动物蛋白确实与体重较重有关[1]，富含蛋白质的牛奶似乎也有效用[II]，但好消息是：植物蛋白摄取量越多，和身高越高[II]、体重越重[II]的关系十分密切。普遍而言，人体发育和蛋白质有关，而植物蛋白和动物蛋白一样有效！

这表示，摄取植物性食物也能让基因发挥生长潜能，进而让人长高大。那么，为什么较少摄取或甚至完全不摄取动物蛋白的发展中国家居民比西方人矮小？这是因为全球贫穷地区的植物性饮食通常种类不多且质量不佳，而且这些地方的公共卫生条件均不好，儿童疾病很盛行，这么一来就会出现发育迟缓的现象。在中国的研究发现，成人个子矮小与肺结核[III]、寄生虫病[III]、肺炎（与身高的相关性[III]）、肠梗阻[III]与消化性疾病[III]等死亡率高的地方均有关。

所以，身高和体重是可以借由低脂肪植物性食物来提升的，但前提是公共卫生条件要够好，能有效控制贫穷病发生，与此同时，心脏病、癌症、糖尿病等富贵病的发病风险也可以降到最低。因为低动物蛋白、低脂肪饮食，除了可让人完全发挥生长潜力，还能控制血胆固醇，减少心脏病与各种癌症的患病概率。

这么多支持植物性饮食的观点会不会只是巧合？保守来说，极不可能只是巧合，因为在科学研究中，各种关系间都出现这么一致的证据的情况很少。植物性饮食代表着新的世界观与饮食典范，它不仅挑战了现状，也保证能带来新的健康益处。

回归原点

我踏入职场之初，曾经倾全力于研究肝癌的生化过程，本书第3章描述了我们对实验动物进行的长达几十年的研究工作，这些实验绝对超越"精确科学"的要求。我们发现，酪蛋白，甚至所有的动物蛋白，或许是我们所吃的食物中致癌可能性最高的物质。只要调整饮食中酪蛋白的分量，就可以促使或阻断癌症发展，其影响甚至超过毒性很强的致癌物黄曲霉毒素。这些发现虽然大体上都已经确定，但仍只适用于实验动物，因此，我非常希望能深入中国这项研究，来找出导致人类患肝癌的证据。[76]

中国乡村居民患肝癌的比例很高，有些区域甚至特别高，为什么呢？元凶似乎是 HBV 慢性感染。平均而言，我们的受试者有 12%~13% 是慢性感染者，有些地区的比例更高达 50%。反观美国，则只有 0.2%~0.3% 的 HBV 慢性感染者。

不过，还有更值得注意的事情。中国人罹患肝癌的原因除了感染 HBV，饮食也扮演了关键角色，这从血胆固醇浓度中就可以找到线索。肝癌与血胆固醇浓度提高非常有关[III]，而我们也已经知道，动物性食物会导致胆固醇增加。

那么，HBV 是如何发威的？小鼠实验提供了很好的信息。在小鼠身上，HBV 会引发肝炎，不过却只有在喂食高剂量酪蛋白时才会促进癌症发展，同时血胆固醇也会增加。这些观察与人类的发现极为吻合：慢性感染 HBV 并食用动物蛋白的人，血胆固醇和罹患肝癌的比例都很高。简而言之，病毒是枪，而扣下扳机的则是不好的营养。

令人振奋的真相于是开始成形，这个真相含意深远，也指出了能应用到其他饮食与癌症关联的重要原理中。这是尚未公之于世的真相，它能挽救生命，最终也将形成一个重要的观念：对抗癌症最有力的武器，就是我们每天所吃的食物。

多年的动物实验阐明了深刻的生化原理和过程，极有助于解释营养对肝癌的影响。但现在，我们可以看到，这些过程在人类身上也适用。HBV 慢性感染者罹患肝癌的风险会增加，而我们的研究结果指出，对于同样感染病毒的人来说，吃较多动物性食物者的血胆固醇水平比不吃动物性食物者高，前者也较容易罹患肝癌。动物实验与人体研究的结果非常吻合。

小结

根据目前的饮食状况，几乎每个美国人都将死于富贵病。从中国这项研究中，我们发现营养对富贵病的影响很大：摄取植物性食物与降低血胆固醇水平有关，而动物性食物则和高血胆固醇水平有关。此外，食用动物性食物和患乳腺癌风险高有关，而食用植物性食物则和患乳腺癌概率较低有关。至于植物的纤维与抗氧化剂，则与消化道癌症的患病比例较低有关。吃植物性食物与保持运动，可以让体重保持健康水平，还能让身材更高大。我们的研究设计得很完整，研究结果也很全面，从弗吉尼亚理工大学与康奈尔大学的实验室，到遥远的中国，都渐渐勾画出了清楚一致的画面：吃正确的食物能降低罹患致命疾病的风险。

其实计划刚开始实行时，有一些人相当抗拒。曾参与中国此项研究早期规划的一名康奈尔大学同事，就在一次会议中表现得很激动。事情的起因是，我倡导调查已知的与许多未知的饮食因子是如何一起作用而导致疾病的，故我们得衡量许多因子，无论之前的研究是否调查过，结果那名同事说，若这就是我们想做的事，他绝对没有任何意愿和我们一起"乱枪打鸟"。

这名同事表达的观点和主流科学界一样，却和我的想法不同。他们认为，分别研究单一的（最知名的）因子才是最好的科学研究，并说如果诸多因子中多半是不特定的，那根本不能说明什么。若要测试特定的影响，比如硒对于乳腺癌的影响，那是没问题的，但如果要在同一个研究当中测试多种营养条件，并希望借此辨别重要的饮食模式则相当不妥。

然而，我希望看到更宽广的样貌，因为我们调查的是大自然本身超乎想象的复杂性与微妙的特性。我想调查的是饮食模式如何与疾病发生关联，食物中的一切因子如何一起运作将决定它会带来健康还是疾病。我们越把单一化学物质当完整食物来研究，就越会陷入无知的陷阱中。正如我们将在本书第四部分中看到的，这种思维方式产生了许多拙劣的科学。

因此我主张，我们更应采取"乱枪打鸟"的方式，而非避之唯恐不及。我们得思考整体的饮食模式和完整的食物。然而，这并非表示我认为"乱枪打鸟"是唯一的研究方式，也不是认为中国此项研究的结果能够形成绝对的科学证据，但是，此项研究绝对能提供充分的信息来影响实际的决策。

此研究中出现了一个令人难忘又能增长见闻的信息网络，但在这个庞大的研究中，是否每种潜在的线索或关联都能与这个信息网络完美吻合？答案是否定的。虽然大多数具有统计显著性的线索很容易纳入这个网络中，但仍有些出人意料的结果，其中有的已获得解释，有些尚待解答。

中国健康调查所发现的一些关联，乍看之下完全不符合西方人的经验。我须小心翼翼，才能区别哪些发现可能是概率或实验不当而造成的不寻常现象，哪些才能真正为我们旧有的思考方式带来新的洞见。前文提过，中国乡村居民的血胆固醇含量很让人惊讶，在这项研究刚开始时，一般认为200~300毫克/分升的血胆固醇属于正常范围，低于这个范围就应该小心，甚至还有些科学与医学团体认为，每分升低于150毫克的含量是很危险的。而我自己在20世纪70年代末的胆固醇水平为260毫克/分升，和家里其他成员并没有什么差别，医生也说："很好，在平均值范围之内。"

但我们在测量中国人的血胆固醇浓度后，感到非常震惊。他们的水平介于70~170毫克/分升，数值高的仅相当于美国人的低水平，而他们低水平的数值甚至都没在美国医生的表格里！显然我们对于"正常"值或正常范围的观念，只适用于采用西方饮食的西方受试者，而"正常"的胆固醇水平竟然代表了明显的心脏病风险——遗憾的是，罹患心脏病在美国也是"正常"的。过去这些年来所建立的标准，只是与我们在西方看到的情形一致，而我们常认为美国的数值就一定是"正常"的，因为我们往往相信西方的经验都是正确的。

最后，大部分证据的力度与一致性已足以归纳出有效的结论，也就是"天然蔬食"有极大好处，而动物性食物则没有。我很难找到其他的饮食方式具有这么多绝佳的效果，不仅好看，能让人长高，还能避免许多人过早患病。

中国健康调查是座重要的里程碑，虽然它本身无法证明饮食会导致疾病。

在科学领域，几乎无法找到绝对的证据，任何理论在被提出后都会引起争辩，直到证据非常明显，大家才会接受这个理论已非常接近真实的观点。就饮食与疾病而言，中国此项研究大幅增加了证据的重要性，而实验的特色（多种饮食、疾病与生活方式的特征，各类饮食经验与测量数据的方式极佳）提供了无与伦比的机会，以前所未见的方式拓展了我们对饮食与疾病的想法。

此项研究的结果，加上我从其他人的研究中找到的证据，让我改变了自己的饮食与生活方式。25 年前，我就不再吃肉了，而过去 16~18 年，我也几乎不再吃动物性食物，包括乳制品，只有极少数的场合例外。虽然上了年纪，但我的胆固醇水平却下降了，我现在的身材比 25 岁时还好，目前的体重比 30 岁时轻了 45 磅，我现在的身高与体重指标十分理想。我的家人，包括我的孩子和他们的另一半，以及我们的孙辈，都采用这种饮食方式。这多亏了我太太凯伦，她总是有办法创造出迷人、美味和健康的全新饮食生活方式。一如你将发现的，我们差不多都很接近"天然蔬食"饮食法。我敢向你保证，它的效果非常好。我们这种转变最初是出于健康原因，如我的研究结果显示的那样，但人们现在对食用植物性食物的伦理和环境原因越来越敏感，从每天喝至少两夸脱^①牛奶的童年到嘲笑素食者的早期职业生涯，我的生活发生了不同寻常的转变，我的家人也纷纷效仿。

不过我必须强调，改变我想法的不只是中国健康调查。本书第一版问世之后，有些自命不凡的"科学家"对本书所提结论的说法，好像我们的成果只来自在中国乡村的发现。真是胡说八道！陈述我们在中国乡村的发现只有这一章，本书的其他部分都来自我的实验室，以及其他许许多多的研究团体。正是这项证据的广度——来自从基础研究到应用研究，来自大范围的实验室研究，来自公共政策如何为科学报告制造困难的信息——为我诠释我们在中国的发现增加了分量。

---

① 1 夸脱约为 1 升。——编者注

这些批评当中最常被引用的抱怨是，我仅凭一个关联性就推出了原因，但那完全是一项错误的申述。我太清楚这种原理，并已在第 2 章讨论过。这项批评同时假设，科学假定应该把重点放在相当简单的因果关系上，在那种因果关系里，一个特定的实体会导致另一个特定的效果或结果，其中又牵涉了应该是独立行动的特定机制。但这不是营养（或我们的身体）运作的方式，营养的效应牵涉通过无数机制而行动一致的无数个营养"原因"（这在《救命饮食 2》中有说明 [77]）。

事实上，差不多所有关于饮食和营养如何发挥作用以产生健康或疾病的证据都是简化主义证据，因为简化主义是做这种研究的一般策略。我们多半以孤立的机制（把营养孤立于它们的自然脉络）来研究假说，好像它们是单一事件（见第 3 章），而且我们这样研究特定的疾病，好像那些疾病与其他健康结果少有或没有关系。这导致了一个结果：当用于建构整体的结构时，这些被简化的细节就变得相当重要，但当被孤立于整体（原本是其中一部分）进行阐释时，它们又是产生巨大困惑的源头。

多年来，我不断超越我们自己的研究范围，去看看其他研究学者在饮食和健康上有什么样的发现。当我们的研究发现从特定扩展到一般的时候，愿景也继续扩大，因为其他科学家的研究使我们能够寻找并更精确地检视更大的脉络。你会看到，已出现的健康愿景直教人赞叹不已。

2

第二部分
有钱人的富贵病

美国人过着富裕的生活，却也因为富贵病而死。美国人每天都像国王和王后般大吃大喝，然而这种生活方式却夺走了许多人的性命。你认识的人当中，可能就有人正受着心脏病、癌症、中风、阿尔茨海默病、肥胖症或糖尿病的折磨，或许你自己就是患者，或许这些疾病正在你的家族中蔓延开来。

不过，根据观察，上述疾病在某些主要以"天然蔬食"为主的传统文化社会中均相当少见，比如中国的乡村地区。然而，当传统地区逐渐富有，人们便会开始食用更多肉类、乳制品与精制的植物性食物（例如饼干、汽水），种种病痛也就接踵而至。

我在公开演讲中，大都会以自己的故事开头，就像本书一样；每当演讲完毕，也一定会有人想更进一步了解饮食与某种富贵病的关系。说不定，你自己就正对某种疾病满腹疑问，而且这种病正好就是富贵病，是美国人的重大死因。

说来也许令人惊讶，你所关心的疾病可能和其他的富贵病有着许多相同点，尤其是它们与营养的关联。比如，会导致癌症和心脏病的其实并非两种不同的饮食。从全球研究者所积累的证据来看，能预防癌症的饮食也能预防心脏病，以及肥胖症、糖尿病、白内障、黄斑变性、阿尔茨海默病、认知功能障碍、多发性硬化症、骨质疏松症和其他疾病，而且这种饮食对每个人都有好处，绝不受基因或个人体质影响。在我演讲结束之后，人们经常来告诉我他们患了某些罕见的疾病，但在采用"天然蔬食"饮食法后，问题就解决了。

简单说来，上述各种疾病其实都出于相同因素的影响——不健康、含有大量毒素的饮食，以及具有过多致病因素却缺乏健康因素的生活方式——换句话说，就是西式饮食。相对地，能够对抗所有疾病的饮食就是"天然蔬食"。

在接下来的几章，我会依照疾病或疾病类别来解释，每一章都将提出实验证据，以说明食物如何和每种疾病产生关联。读完每一章，你将会看到广度与深度兼具的惊人科学论点，来支持"天然蔬食"。对我而言，不同类别的疾病全都出现统一的证据，正好让"天然蔬食"论点更有说服力。如果食用"天然蔬食"确实能避免各种疾病，那么，还会有人想采用其他饮食方式吗？我相信没有，想必你也同意。

美国与西方许多国家关于饮食与健康的观念向来大错特错，因而付出了惨痛的代价——生病、超重、困惑，这些都是普遍现象。随着我从实验室研究进展到中国健康调查，再到本书第二部分所讨论的信息，我已经完全信服。我渐渐了解，过去我们最尊崇的习惯是错的，而真正的健康却全然遭到漠视，最糟的是，毫不起疑的大众多半已经付出最终的代价。我在本书将努力端正视听，并在接下来的几章里一一指出，不论是心脏病、癌症、肥胖症还是失明，要达到最佳健康状态，我们确实有一条更光明的坦途。

身为一名医生，汤姆见过这些疾病所造成的灾难。这些疾病是个人悲剧的前兆，许多人都经历过。除了个人代价，其所消耗的医疗保健经费足以对美国的经济产生威胁。这些疾病也加重了致力于救死扶伤的医疗专业人员的挫折感：这么努力去帮助患者，却常常看着他们的健康情况持续恶化，真是令人灰心丧志。

所有问题都在寻求一个新的解答，一种能指出我们疾病根源的解决方式。如同你将在后文中看到的，解决之道再明白不过了。

第 5 章

破碎的心脏

请把手放在胸口，感受一下自己的心跳，再把手放到脉搏处，静静感受一下……那些脉动是你活着的标记。为你创造这些脉动的是你的心脏。在你一生中的每一秒，心脏都在不停歇地为你工作。若你能活到统计数字上的平均年龄，你的心脏将为你跳动 30 亿次。[1]

现在，请你花一点点时间仔细思考一个事实：就在你阅读上面那段文字时，已经有 1 个美国人的心血管被完全堵塞，因此血流被阻断，组织与细胞快速死亡。这个过程当然有个广为人知的名字，那就是"心脏病发作"。等你看完这一页的时候，又会有 4 个美国人心脏病发作，还有另外 4 个人会中风或是心脏衰竭。[2] 而在接下来的 24 个小时里，又将有 3 000 个美国人心脏病发作[3]，相当于 2001 年"9·11"事件的罹难人数。

心脏是生命的中心，然而在美国，它也是造成死亡的主要原因。估计有40% 的美国人将死于心脏或是循环系统功能失调[4]，死亡人数远超过其他任何损害或病痛，包括癌症。近 100 年来，美国人的第一大死因几乎都是心脏病[5]，这个致命疾病没有性别或种族的差别，所有人都被笼罩在其阴影中。女性朋友可能会认为乳腺癌的威胁比心脏病大，但是她们错了。女性心脏病的死亡率比乳腺癌高 8 倍。[6] 我们甚至可以说，"最美国"的运动是棒球，"最美国"的点心是苹果派，而"最美国"的疾病是心脏病。

1950 年，茱蒂·霍利德登上银幕，本·霍根称霸高尔夫球界，而音乐剧《南太平洋》赢得了托尼奖。同年 6 月 25 日，朝鲜内战爆发，美国杜鲁门总统派军发动陆空攻势，以阻止朝鲜军队入韩。3 年后，即 1953 年 7 月，朝鲜与韩国正式签订停战协议。战争期间，共计超过 3 万名美国士兵牺牲。

朝鲜战争停战之时，《美国医学会杂志》报道了一项非常重要的科学调查。美军医疗调查员检验了 300 名因朝鲜战争捐躯的男性军人的心脏，这些军人平均年龄为 22 岁，先前从未被诊断出有心脏病。然而在解剖他们的心脏时，研究者却发现他们患病的证据非常惊人，且病例数奇高——77.3% 都显示了罹患心脏病的明显证据。[7]

这个数字真让人目瞪口呆。数字出现时，大家仍对这个头号死因不甚了解，而这份研究清楚地指出，心脏病会一辈子发展，每个人都有罹患的可能！这些军人可不是懒洋洋的"沙发土豆"，而是处于青春年华的黄金时期，状态极佳。从那时候起，其他研究也陆续确认心脏病的确在美国年轻人中普遍存在。[8]

心脏病解密

心脏病到底是什么呢？大体来说，心脏病的诱发因素之一就是斑块。斑块是一层油腻的蛋白质、脂肪（包括胆固醇）、免疫系统细胞和其他累积在冠状动脉内壁的物质。一名外科医生曾说，如果你用手抹过覆盖了斑块的动脉，那感觉就像是抹过一块温热的芝士蛋糕。如果你的冠状动脉有斑块凸起，那就表示你已经罹患了某种程度的心脏病。以朝鲜战争阵亡士兵的解剖报告来说，每20 个人中就有一个人动脉斑块的累积程度严重到 90% 的动脉都阻塞了。[9]这就好像花园里的水管缠结，只能靠着细细的水流浇灌干枯的花园。

那么，这些军人怎么没有心脏病发作呢？动脉只剩下 10% 畅通，怎么会够用呢？其实，如果动脉内壁的斑块是经过好几年慢慢累积的，那么血流就有时间慢慢调整。我们可以把流过动脉的血液想象成汹涌的河川，如果你每天在河边堆几块石头，堆了好几年，就像斑块在血管壁慢慢累积，如此，水流将会另外找路，形成小支流或小隧道，或许也会再汇聚成一条新河道，然后流向目的地。这些穿梭在附近或钻过石头的小通道就叫作"支系"。我们的心脏也一样，如果斑块是经过好几年慢慢累积而成的，那么血流就有时间发展支系，血液依然能流经心脏。然而，一旦斑块累积过多，就会导致血流严重受阻，这时你的胸口将会疼痛难耐，这就是心绞痛。不过，这种慢慢累积的斑块很少会导致心脏病发作。[10]

那么，究竟什么才会导致心脏病发作呢？其实，那些累积得不那么严重、阻塞不到50%动脉的斑块，反倒常常是心脏病发的主因。[11]事实上，所有的斑块外都包覆一层细胞（纤维帽），能够把斑块的核心与血流分开。然而，在这些危险的斑块里面，纤维帽却异常薄且脆弱（这无疑与营造一个不良组织环境的饮食方式有关——组织环境里有过量活性含氧物和不足量的抗氧化物，表示这种饮食中含有过量动物性食物和不足量的植物性食物）。[12]血液流经会对它们造成侵蚀，甚至使之破裂。一旦纤维帽破裂，斑块的主要内容物就会与血液混合，之后，破裂处附近的血液就会开始凝结，凝结会不断增加，也会很快地堵住整条动脉。动脉在这么短的时间内被堵住，血流旁支来不及发展，流经破裂处的血液就会因此大幅减少，心肌也无法获得所需氧气，进而导致心肌细胞死亡，心脏的泵血机制也逐渐失效。此时，患者可能感到胸口极其疼痛，上至颈部和下颚、下至手臂也可能产生剧痛，总之，患者这时已经面临生死大关。在美国，每年有110万人的心脏病发作过程都是如此，而每三个心脏病发作的患者中就有一名会死亡。[13]

我们知道最致命的其实是中低程度的斑块累积，即阻塞不到50%动脉的斑块[14]，那么，我们该怎么预测心脏病发作的时间？不幸的是，现有技术尚不足以做到这点。我们无法得知哪个斑块会破裂、何时破裂或严重程度如何。不过，我们能确切知道罹患心脏病的相对风险。过去夺走许多壮年人性命的心脏病非常神秘，但许多科学研究已经一步步解开其中的谜团。在这些科学研究中，影响最深远的就是"弗雷明汉心脏研究"。

弗雷明汉心脏研究

二战之后，美国国家心脏研究所[15]在经费有限[16]、任务艰巨的情况下成立。那时的科学家们已知道，不健康的心脏动脉内的那层斑块，由胆固醇、磷脂及脂肪酸所构成[17]，但却不知造成这种损害的起因、过程，以及导致心脏病发作的确切原因。为了寻找答案，该研究所决定以数年的时间追踪一个地区的人口，并详细记录其中每个人的病历，看看哪些人会罹患心脏病，而哪些人不会。最后，科学家们选择了马萨诸塞州的弗雷明汉市。

弗雷明汉位于波士顿郊外，见证了美国历史。17世纪的欧洲移民最开始是在这片土地上定居的。多年来，该地在独立战争、塞勒姆女巫审判案和废奴运动中扮演辅助性角色。1948年，这座城市一举成名，有5 000多名男女市民愿意担任科学家针筒下的研究对象，让大家更多了解心脏病。

科学家没有辜负这些志愿者，我们确实从研究中得到了许多信息。弗雷明汉心脏研究观察了哪些人罹患心脏病、哪些人不会罹患，并且比较其病历，终于了解到：心脏病的风险因子包括胆固醇、血压、身体活动量、吸烟与肥胖程度。许多年来，医生们都以弗雷明汉的预测模式来分辨哪些人容易罹患心脏病，哪些人不会。该研究已衍生出1 000多篇科学研究报告，该研究仍在持续，至今已研究了四代市民。

这项研究最宝贵耀眼的成果就是发现了血胆固醇。1961年，研究者提出非常有说服力的观点：血胆固醇高与心脏病间的相关性很大。男性的血胆固醇浓度"若每分升超过224毫克，那么这个人罹患冠心病的概率将是每分升低于210毫克者的3倍以上"。[18]血胆固醇浓度是否能预测心脏病，原本众说纷纭，但这时答案尘埃落定了——血胆固醇浓度确实会带来差异。这份报告同时证明，高血压是心脏病的重要风险因子。

强调风险因子的重要性是一个革命性的概念。弗雷明汉心脏研究开展之际，全球大多数医生都认为心脏病是身体必然出现的"耗损"情形，因此对它一筹莫展。他们认为心脏就像汽车引擎，随着年龄增长，零件会渐渐失灵，甚至失效。然而，一旦我们能证明可以从测量风险因子预知心脏病，预防心脏病的概念便应运而生。研究者写道："显然，预防方案绝对必要！"[19] 也就是说，只要减少风险因子，例如降低血胆固醇和血压水平，我们就能降低患心脏病的风险。

现在，胆固醇与血压已是家喻户晓的词语，美国每年投入 300 亿美元的医药费以控制心脏病与其他心血管疾病的风险因子。[20] 几乎每个人都知道，若能将危险因子控制在适当范围，就能积极预防心脏病。然而，这种认知却是在 50 年前才形成的，而且多半得归功于弗雷明汉心脏研究的研究者与受试者。

死亡，是食物造成的！

弗雷明汉心脏研究项目是史上最知名的一项研究，但美国在过去 60 年里还进行了许多其他研究。早期研究的结论都是：美国人罹患心脏病的比例居全球之冠，这点值得美国人提高警觉。20 世纪 50 年代的一项研究比较了 20 个国家冠心病的死亡率（见图 5.1）[21]，我们从中可看出这种现象。

这些研究的检验对象皆来自西方社会，但若与较传统的社会相比，我们就会发现心脏病发生率的差异更为惊人。比如在研究中，最引人瞩目的就是巴布亚新几内亚的高地人，因其心脏病病例非常少见。[22] 别忘了，中国乡村居民的心脏病患病比例也很低。美国男性死于心脏病的比例是中国男性的近 18 倍。[23]

为何在 20 世纪六七十年代，美国人容易罹患心脏病，但许多其他国家的人相对而言却安然无恙？答案很简单：食物是死亡的罪魁祸首。只要是饱和脂肪与动物蛋白的食用量较少而全谷物与蔬果的摄取量较高的社会，患心脏病的比例就会较低。这些社会多以植物性食物为主，而美国人则多以动物性食物

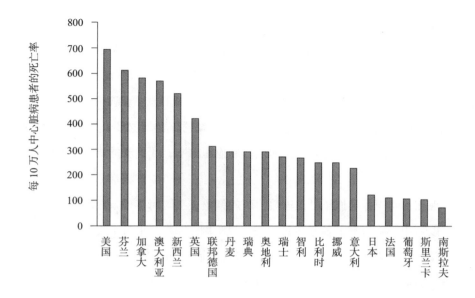

图 5.1　20 世纪 50 年代，55~59 岁男性心脏病死亡率

为主。

　　但是，会不会是基因作祟，导致某个族群比较容易罹患心脏病呢？实情并非如此，我们从一群遗传基因相同的人身上就能看出饮食与疾病的关联——和上述情形类似。比如，居住在夏威夷或加州的日本人，血胆固醇浓度与冠心病的比例，比住在日本本土的人高许多[24]，这显然是环境造成的，因为这些人大体上拥有一样的基因。

　　此外，烟瘾不是引发心脏病的原因，因为日本男性可能是全球最爱抽烟的人，但是他们患冠心病的概率仍比日裔美籍人低。[25] 研究者在报告中把矛头指向了饮食，他们写道，血胆固醇会随着"饮食中所摄取的饱和脂肪、动物蛋白与膳食胆固醇"增加，相对地，血胆固醇"与饮食中所摄取的复合碳水化合物呈负相关……"。[26] 简言之，动物性食物与血胆固醇浓度较高有关，植物性食物则与血胆固醇浓度较低有关。

　　这项研究意味着饮食可能导致心脏病。不仅如此，早期研究结果也得出一致的结论：吃进越多饱和脂肪与胆固醇（摄取动物性食物的指标），罹患心脏病的风险就越高。其他国家的饮食方式越美式，患心脏病的比例也就跟着蹿升。近来，已有几个国家报告显示心脏病死亡率高于美国。

超越时代的研究

我们现在已经知道什么是心脏病，也知道影响心脏病发作的因素为何，但是，罹患心脏病时该怎么办呢？弗雷明汉心脏研究初期，已有医生除了设法预防心脏病，还试着寻找治疗方式。他们以当时最具创新性、最成功的治疗方案来治疗心脏病。然而，他们采用的却是最原始简单的技术：刀与叉。

这群医生在密切关注当时持续进行的研究之余，也不忘联系常识。他们知道[27]：

- 在动物实验中，摄取过多脂肪与胆固醇会导致动脉粥样硬化（动脉变硬、斑块累积）。
- 食物中的胆固醇会造成血液中胆固醇浓度提高。
- 血胆固醇高可预警心脏病，或导致心脏病。
- 世界上大多数人皆未罹患心脏病，而这些不会罹患心脏病的饮食文化中，脂肪与胆固醇的摄取量都较少。

医生们决定让患者改变饮食，要他们少摄入脂肪及胆固醇。其中的一名先驱就是洛杉矶的莱斯特·莫里森医生。早在弗雷明汉研究开展的两年前（即1946年），他就先进行了一项研究，"以判断膳食脂肪的摄取和动脉粥样硬化发生率的关联"。[28] 在实验中，他让50名曾经心脏病发的患者维持一般饮食，而另外50名曾心脏病发的患者则采用实验饮食。莫里森医生减少了实验饮食组的脂肪与胆固醇摄取量，根据他所公布的样本菜单，病人一天只能吃两次少许的肉：中午是2盎司"冷的烤羊肉（瘦肉）配薄荷酱"，晚上也是同分量的"瘦肉"。[29] 就算再怎么爱吃冷的烤羊肉配薄荷酱，也不能多吃。事实上，实验饮食所禁止的食品有一大堆，包括奶油浓汤、猪肉、肥肉、动物脂肪、全脂牛奶、奶油、黄油、蛋黄、黄油制成的面包与甜点，以及全蛋。[30]

　　这种改进的饮食有什么成效呢？维持普通美式饮食的 50 名病人在研究开展 8 年后，只有 12 人还活着（24%），实验饮食组的病人则有 28 人还活着（56%），人数是控制组的两倍多。研究开展 12 年之后，控制组的病人已全数死亡，但是实验组却有 19 人还活着，存活率达 38%。[31] 实验饮食组有许多人死亡固然令人遗憾，但显然，他们因为适量减少动物性食物摄取，并多吃植物性食物而控制了病情（见图 5.2）。

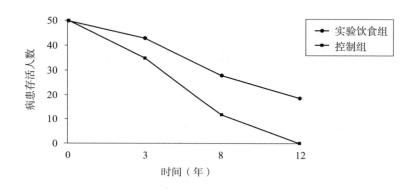

图 5.2　莫里森医生的病患存活率

　　莫里森医生是在 1946 年开始研究的，当时多数科学家都认为心脏病是不可避免的老化过程，并无挽救之道。虽然莫里森医生并未治疗心脏病，但是他证明了，以饮食这么简单的方式就能明显改变病程，即便疾病已经进展到曾发作的阶段。

　　约莫在同一时期，另一个研究团队也提出了类似的证明：一群来自北加州的医生让更多已进入晚期的心脏病患者采取低脂肪、低胆固醇的饮食，结果发现，这些患者的存活率为未采取者的 5 倍。[32]

　　希望显然出现了。心脏病不再是上了年纪之后无法避免的结果，即便疾病已经进入晚期，只要采用低脂肪、低胆固醇的饮食，仍可大幅延长病人的寿命。这是我们对美国头号杀手的理解的一大进步。不仅如此,这项新发现把饮食与其他环境因子都当成患心脏病的主因。在当时,所有关于饮食的讨论都只狭隘地聚焦于脂肪与胆固醇上,把这两种食物成分看作仅有的大坏蛋。然而我们现在知道,把注意力集中在脂肪与胆固醇上是错误的,因为脂肪与胆固醇只是摄取动物性食物的指标。我们从图 5.3 中即可看出动物蛋白摄取量与 55~59 岁男性死于心脏病之间的关系(20 个国家)。[33]

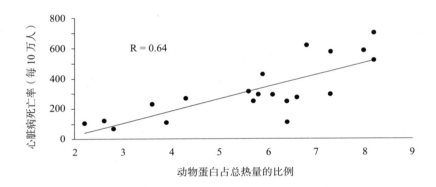

图 5.3　动物蛋白摄取量与 20 个国家 55~59 岁男性心脏病死亡率的关系

这项研究显示,你吃的动物蛋白越多,就越容易罹患心脏病。还有许多实验调查指出,若将动物蛋白(酪蛋白)喂食给大鼠、兔子与猪等,将会明显提高这些动物的胆固醇浓度,但植物蛋白(大豆蛋白)却能大幅降低胆固醇浓度。[34] 人体实验不仅印证了这些发现,更证明,若想降低胆固醇水平,与其少摄取脂肪或胆固醇,还不如多摄入植物蛋白。[35]

虽然一些有关动物蛋白的研究是在过去 30 年间做的,但早在 60 年前,当健康领域第一次讨论饮食和心脏疾病的关联时,就已经有相关的研究发表了。1941 年,利用兔子所做的实验结果证明,动物蛋白(酪蛋白)所引发的动脉粥样硬化是植物蛋白(大豆蛋白)的 6 倍。[36]

连 100 多年前调查心脏病饮食起因的实验研究都暗暗指出疾病与动物蛋白

有关。在当时，假设饮食起因的思想学派大致分为两派，一派关注饮食中的脂肪和胆固醇，另一派则关注蛋白质，尤其是动物蛋白。[37]虽然在兔子实验中，饮食中的脂肪被发现能引发动脉粥样硬化，但动物蛋白（酪蛋白）被证实更能导致动脉粥样硬化。早在1909年，亚历山大·伊格纳托夫斯基博士即把动脉粥样硬化的形成归因于动物蛋白。[38]对这些早期文献[39]重新探讨的研究报告指出，动物蛋白在引发心脏病上，比胆固醇更具效能。

只不过，当时只有脂肪与胆固醇被揪出来并遭到猛烈的批评，动物蛋白仍躲在背后。可是，脂肪、动物蛋白与胆固醇正是动物性食物的共同特征。那么，动物性食物会造成心脏病难道不是非常合理的怀疑？（如果在过去的一个世纪中，关于动物蛋白在心脏病形成过程中重要性的早期研究得到重视，那么了解心脏病的饮食原因的进展就会快得多，混淆和争议也会少得多！）

当然，没有人会全面抨击动物性食物，以免引来专业人士的孤立与嘲讽（本书第四部分会讨论原因）。在营养学界，曾发生许多极具争议的事件，通常都是因为出现了革命性的观念，而许多人不喜欢新观念。借助饮食来预防心脏病的想法宛如洪水猛兽，因为这表示以肉类为主的美国传统饮食方式虽然是我们的最爱，但却会损害心脏，对我们不好。安于现状的乖宝宝们讨厌这个观念。

一名支持现状的科学家就着重描绘了这些看似较不易罹患心脏病的人，言辞间大肆揶揄。1960年，他用以下"幽默"文字讽刺当时的新发现。[40]

最不容易罹患冠心病者的速写

娘娘腔的市政工作人员或防腐师的身心完全不具有警觉性，他们没有干劲、雄心壮志或是竞争精神，做什么都没有时限压力。这种男人食欲差，只靠淋了玉米油或鱼油的蔬果过活，禁烟，对于收音机、电视或汽车嗤之以鼻。他们头发茂密，瘦巴巴的，看起来不爱运动，却靠着健身来锻炼那看不太出来的肌肉。他们的收入、血压、血糖、尿酸与胆固醇水平都很低。结扎之后，他们就服用烟酸、维生素B_6，长期采用抗凝血疗法。

这篇文章的作者大可说："只有真正的男人才会得心脏病。"虽然他说蔬菜水果是最不容易罹患心脏病的人吃的，但这种饮食还是被描述成"粗劣贫乏"。因为很不幸地，我们的文化把肉与体力、男子气概、性别认同和经济财富画上了等号，也因此蒙蔽了主张维持现状的科学家们，让他们无视许多健康的证据，并一直坚持这种观念。

也许那位作者该和我朋友克里斯·坎贝尔见个面。克里斯曾两次获得美国全国大学体育协会甲组的摔跤冠军、三次高级摔跤全美冠军，参加过两届奥运会，也是康奈尔大学法学院的毕业生。37岁时，他以198磅的体重成为美国奥运摔跤项目年纪最大的得奖者。克里斯是素食者，还有更多运动员开始远离动物性食物，包括好几位美式足球职业选手和终极格斗选手，我相信他们不太能苟同被描述为"娘娘腔的市政工作人员或防腐师"。

主张安于现状与饮食预防的两个阵营的论战一直十分激烈。20世纪50年代末，我曾于康奈尔大学听到知名研究者安塞·基斯的演讲，内容是如何以饮食来预防心脏病，而台下一些科学家听众则不相信地摇摇头，并表示饮食不可能影响心脏病。研究心脏病的最初几十年，出现了许多针锋相对的个人，而这场论战中最初的"伤亡者"都是思想开放的人。

近期历史（情况）

主张维持现状与提倡改善饮食的两派现在依然战火激烈。本书第一版发行以来，在网络和媒体上引发热烈的讨论，其中普遍的看法是，血胆固醇是导致心脏病的因素，而反对者（多半是那些否认动物性食物——胆固醇的膳食来源——也许会造成健康问题的人）的主张并非如此（从技术上看，两者都不对。血胆固醇只是疾病风险的指标或评估项，面对整体而言时最为有效，但它对个人来说，只是疾病风险的一个估计）。

尽管我们仍忙于应付同样的争论，但心脏病的应对情况已改变许多。我们对抗心脏病的方式与进展究竟如何？事实是，主张维护现状的人多半仍受到保护。虽然大家已经知道饮食有预防疾病的潜力，但对于晚期病患，人们仍把注意力集中在手术与药物的介入上，饮食则被抛于脑后。手术、药物、电子医疗设备与新的诊断工具已成为焦点。

要想治疗心脏病，现在可施行冠状动脉搭桥手术，即将一条健康的动脉"黏"到有问题的动脉上，绕过动脉上最危险的斑块。最大的手术当属心脏移植，有时甚至会动用人工心脏。还有一种手术不必打开胸腔，叫作冠状动脉成形术，也就是在狭窄、有问题的动脉里放进小小的气球，给它充气，将斑块挤向血管壁，使得通道打开，让更多血液通过。我们现在还有除颤器来使心脏复苏，还有心脏起搏器及精准的造影技术，让我们不必直接碰到心脏，就能观察到每一条动脉的状况。

过去 60 年来，相对于饮食与预防，化学药品与技术的进步确实令人赞赏。有一名医生在总结初期广泛的心脏病研究之时，特别提到了医疗器械：

> 大家曾希望，二战之后科学与工程的发展和优势能应用到（治疗心脏病的）这场战争中……受战争刺激而出现巨大进步的机械工程与电子技术，似乎对心血管系统的研究特别有用……[41]

我们确实已经取得了一些重大进展，证据是今天的心脏病死亡率比 1950 年足足下降了 58%。[42] 死亡率下降 58% 看起来是化学药品与技术的一大胜利，然而其中很重要的一部分，应该归功于急诊室对于心脏病突发病患的治疗。在 1970 年，年纪超过 65 岁的人如果突发心脏病，就算能活着进医院，仍有 38% 的概率死亡。但是今天，病患若能活着被送进医院，死亡率只有 15%，这是因为医院急救的反应迅速多了。[43]

此外，抽烟人数持续减少[44]，继而降低了心脏病的死亡率。总体而言，医院与机械设备取得进展，新医药的发现，加上吸烟率降低和更多手术选择，值得喝彩的事情还真不少。我们进步了，看起来正是如此！

但我们真的进步了吗？

不管怎么说，现今心脏病仍是美国的头号健康杀手，每 24 个小时，就有将近 2 000 名美国人因心脏病死亡。[45] 虽然我们有上述种种进步，然而每年死于心脏病的人仍不计其数。

事实上，心脏病的发生率（不是死亡率）[46] 大约与 20 世纪 70 年代初期一样。[47] 换句话说，虽然我们死于心脏病的比值没那么高，但我们罹患心脏病的比值还跟以前一样。一项近期的研究发现，罹患心脏病的患者比以前更年轻了。[48] 看来，我们似乎只是将心脏病的死期稍微延后了些，但对于阻止心脏病的发生，我们仍一无所获。

手术——虚幻的救星

其实，器械治疗的效果远比我们认为的差得多。在搭桥手术变得特别普遍的 1990 年，全美范围内进行了 38 万次搭桥手术[49]，也就是每 750 个美国人中就有 1 人动过这种大手术。手术时，病人的胸腔会被切开，血流则是借由一组手术钳、血泵与机器导入新的路线，医生从病人身上切下一段腿部血管或胸部动脉，缝合到心脏病灶部位，这么一来，血流就可绕过阻塞的动脉。

心脏搭桥手术的花费相当可观，根据美国心脏协会在 2011 年的报告，一项最新的估计指出，手术费用在 7 万 ~20 万美元，而在做这种选择性手术（相对于紧急手术而言）的病患中，每 50 名就有至少 1 名会在手术过程中死于并发症。[50]

手术的副作用包括心脏病发、感染、呼吸道并发症、出血并发症、高血压与中风。在手术过程中，必须把心脏附近的血管钳住，这时斑块会从血管内壁脱落，而血液会把这些碎块带往脑部，导致许多"小"中风。研究者比较过病人在术前与术后的智力，结果竟然发现，有 79% 的病人在手术 7 天之后"出现某方面的认知功能障碍"。[51]

那人们为什么还要自讨苦吃呢？因为心脏搭桥手术最广为人知的好处，就是减少心绞痛，或称胸痛。接受手术的病人有 70%~80% 在一年内不会再出现难耐的剧烈胸痛[52]，但这项好处却无法持久。有多达 1/3 的病人在手术后的 3 年之内再度发生胸痛[53]，而 10 年之内，有一半的病人会死亡、心脏病发或胸痛复发。[54] 长期研究显示，因为心脏搭桥手术而延长生命的病人其实寥寥可数。[55] 这些研究甚至指出，接受过心脏搭桥手术的病人，心脏病发作的次数不亚于未接受手术的病人。[56]

还记得哪种斑块的累积会导致心脏病发作吗？是那些较小、较不稳定、容易破裂的斑块。然而心脏搭桥手术锁定的目标，却是最大、最明显的斑块，这些斑块或许会导致胸痛，却不会导致心脏病发作。

血管成形术的情况也差不多，这项昂贵且风险高的手术，是先辨识出冠状动脉阻塞之处，然后插入气球充气，这样可以把硬块推回血管壁，让更多血液流通。这种手术往往要放置支架，方法是把一种网状结构的金属管状物放入动脉狭窄的部位，将血管撑大，能坚持很长一段时间。这已经变成一种很普遍的手术，因为它能够减缓胸痛。

2003—2013 年，约有 700 万美国人做过支架植入术，费用超过 1 100 亿美元。[57] 遗憾的是，即使有最新的药剂涂层支架（可使动脉扩张得更久），仍有 5%~10% 的支架会"堵塞"，一年仍有 20 万台为了让血液再次流通而重新做的手术。[58] 更糟的是，鲜少或几乎没有证据指出，当疾病稳定时（相对于发作中的心脏病患者而言，那时支架可用来救命），这些支架能够延长寿命。[59] 毫不意外，由于这种手术的滥用，已经出现了关于手术的诉讼案。[60]

用先进的机器治疗心脏病看似成效很好，其实相当令人失望。用于稳定病症时，心脏搭桥手术、血管成形术和支架植入术不仅无法解决心脏病的根本病因，更无法预防心脏病。最糟糕的是，除了危在旦夕的心脏病患者，没有人的寿命因而延长。

这到底是怎么回事呢？虽然过去60年来的心脏病研究似乎为大众带来了许多好处，但我们还是得扪心自问：我们真的赢了这场战争吗？我们是否能有一些不同的做法？比如，50年前从饮食中吸取的教训？先前提过的莫里森医生发现的饮食治疗法，后来怎么样了？

那些发现后来多半销声匿迹了，我是近些年才知道20世纪四五十年代这些研究已存在。真不明白，我在五六十年代初读研究生时，为什么专家不肯承认有这类研究，或是有人在认真思考这些调查。与此同时，美国人的饮食习惯却是每况愈下。美国农业部指出，大家比30年前吃了更多的肉和脂肪[61]——显然，我们走错方向了。

过去20年，这些已被大家遗忘的信息再度浮上水面，于是，反对现状的争战再次升温。几位极为优秀的医生证明，要对抗心脏病，其实有更好的方法。他们以最简单的治疗展现出突破性的成功，再度显示最好的药物就是食物！

勇于挑战的埃塞斯廷医生

猜猜看，全美甚至全球最好的心脏护理中心在哪里？纽约？洛杉矶？芝加哥？或是佛罗里达州某个住着许多老人的城市？根据《美国新闻与世界报道》的报告，答案是：俄亥俄州的克利夫兰。来自全球的病人纷纷搭机前往克利夫兰诊所，请最好的医生实行最先进的心脏护理治疗。

在这家诊所中，有位大有来历的医生——小卡德维尔·埃塞斯廷。耶鲁大学毕业的他于1956年获得奥运会划艇项目的金牌。他在克利夫兰诊所受训后，曾到越南担任军医，因此获颁铜星勋章。之后，埃塞斯廷医生在这家全球一流的医疗机构成为一名非常成功的医生，并担任该院的院长、理事会成员、乳腺癌工作小组组长、甲状腺与甲状旁腺科主任。发表过百余篇科学报告的他也曾获得1994—1995年"美国最佳医生"提名。[62]我与埃塞斯廷医生有私交，我觉得他一生中做的所有事情都很出色，他在职业生涯和个人生活中都达到了成功的顶峰，并且为人一向谦虚、优雅。

我最欣赏埃塞斯廷医生的一点，并不是他的资历或所获得的奖项，而是他能坚持原则、寻找真相。勇于挑战体制的埃塞斯廷医生曾邀我参加他所筹备的"第二届消除与预防冠心病中的脂质的全国会议"，并为这次会议写了下面这段文字：

> 我担任外科医生已有 11 年，对于美国医学界癌症与心脏病的治疗模式所抱的希望已完全幻灭。这百年来，癌症管理几乎没有改变，也没有人认真地在预防心脏病与癌症。然而，我发现这些疾病的流行病学很值得讨论：全球有 3/4 的人并未罹患心脏病，而这项事实与饮食密切相关。[63]

埃塞斯廷医生开始重新审视医疗实践："我发觉医疗、血管造影、手术介入都只能治标；心脏病需要不同的方式，才能治本。"他决定测试"天然蔬食"对已确诊冠心病的患者有何影响[64]，于是开始使用最少量的降胆固醇药和脂肪含量极低的植物性食物来治疗心脏病，并获得极为亮眼的成果。[65]

1985 年，埃塞斯廷医生开展研究，目标是将病人的血胆固醇降到每分升 150 毫克以下，他要每个病人在饮食日志中记录自己吃的每种东西。接下来的 5 年里，他每两周与病人会面一次，讨论疗程、验血、记录血压与体重。他白天与病人见面后，晚上会打电话告知病人验血结果，并进一步讨论饮食的效果。此外，病人们每年都会见几次面，彼此谈谈饮食计划与社交，也交流有用的信息。埃塞斯廷医生不仅勤奋研究，也给病人坚定的支持与关怀。

此外，埃塞斯廷医生与妻子安和病人执行一样的饮食方式，吃的食物完全不含额外脂肪，也几乎不含动物性食物。他与同事报告："（参加者）要避免油脂、鱼、家禽、其他肉类与乳制品，脱脂牛奶与脱脂酸奶除外。"[66]计划进行到大约第 5 年时，埃塞斯廷医生更是建议病人连脱脂牛奶与酸奶也别碰了。

有 5 名病人于头两年退出研究，于是剩下 18 名受试者。这 18 名病人来找埃塞斯廷医生的时候，原本病情都相当严重，在研究开展之前的 8 年，这 18 个人曾经历共 49 次因心血管出问题而引起的痛苦体验，包括心绞痛、搭桥手术、心力衰竭、中风，以及血管成形术。他们的心脏都非常不健康，我们甚至可以想见，有些人是因为担心自己即将面临死亡而在惊恐之余参加了这项研究。[67]

结果，这 18 名病人获得了意想不到的成功。研究刚开始的时候，病人的平均胆固醇水平为 246 毫克 / 分升。在研究过程中，胆固醇的平均值下降到 132 毫克 / 分升，比 150 毫克 / 分升的目标还低。[68] "不好"的胆固醇，即低密度脂蛋白水平固然大幅下降[69]，然而，最令人印象深刻的倒不是血胆固醇浓度，而是研究开展之后患者冠状动脉的状况。

在接下来的 11 年里，遵行此饮食法的 18 个病人中，仅有一位出现过一次心血管病症，而那名病人两年未采用该饮食法。自从不采用该饮食法，那名病人又出现了心绞痛，于是决定恢复"天然蔬食"饮食法，之后该病人的心绞痛就消失了，也没有再次发作。[70]

患者的病情不仅得到控制，甚至出现好转：七成病人原本阻塞的动脉后来都畅通了。[71]有 11 个病人愿意接受心血管造影，即帮心脏的某些动脉照 X 光片，结果显示，这 11 个人原本动脉阻塞的情形在研究的最初 5 年里平均减少了 7%。这听起来或许算不上大变化，但如果血管的直径增粗 7%，就表示血流量增加至少 30%。[72]更重要的是，这表示心绞痛一般不会再出现，实际上是生与死的区别。该研究为期 5 年，研究者指出："这是以脂肪最少的饮食搭配降胆固醇药的研究中，期限最长的一次，而病患动脉狭窄（阻塞）平均减少 7%，更超越先前的所有报告。"[73]

有一名医生对埃塞斯廷的研究格外关注，因为他发现，自己虽然看似健康，但却心脏病发作，那时他才 44 岁。他罹患的是特殊的心脏病，任何传统药物都无法保证安全。于是他找到埃塞斯廷医生，决定投身这项饮食计划。32 个月之后，虽然未服用任何降胆固醇的药物，但是他的病情却逆转了，而且血胆固醇竟然降低到 89 毫克 / 分升。图 5.4 的 A 和 B 分别是他接受埃塞斯廷医生饮食建议之前与之后的动脉造影对比图[74]，显然非常令人惊讶。在图片中，亮的部分是流经动脉的血，图 A 中以圆弧标示的地方显示严重的冠状动脉疾病导致血流减少。但是在采取"天然蔬食"之后，同一条动脉畅通了，更多血流可以通过，逆转了原本危急的心脏病（图 B）。

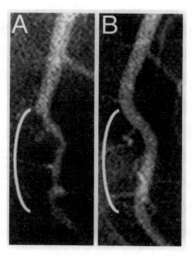

图 5.4 采用植物性饮食之前与之后的冠状动脉

那么，埃塞斯廷医生是否找到了特别幸运的一群病患呢？并非如此。心脏病严重到这种程度时，并不会自动痊愈。我们再来看看放弃这种饮食计划、恢复标准医疗方式的那 5 名患者：1995 年，这 5 人分别因为 10 次冠状动脉疾病发作，而逐一过世了。[75] 相较之下，到 2003 年，即研究的第 18 年，所有采取埃塞斯廷医生饮食法的病患，只有一人病逝[76]，而他们都七八十岁了。26 年后，到 2011 年，该研究原来的 18 名病患只有 5 名过世，而且不是死于冠心病。[77]

脑筋清楚的人都不会再质疑这项发现！那些病患在遵循"天然蔬食"前，心血管共出了 49 次状况，但之后却完全没有发生过。

如果这项研究还不够令人信服，那么就想想埃塞斯廷医生近年来的贡献吧，其研究结果发表于 2014 年 7 月。[78] 在接受心脏病患者的咨询长达 7 年后，他决定进行随访，以确定他们的状况。在最初的 198 名患者中，他了解到 177 名（89.3%）患者在咨询会（只开一次，时长为 5 小时）后，遵行了他给的建议。该建议包括如何坚持"天然蔬食"饮食法，而非初级保健医生建议的药物采用方案。患者参加咨询会议时的平均年龄为 62.9 岁，遵行埃塞斯廷医生的建议又经过了 3.7 年。

该组患者的疾病进展导致的主要心脏病发案例 <1%（177 名患者中有 1 例中风）。在 21 名不坚持"天然蔬食"饮食法的患者中，62% 发生了此类情况。对比数据确实很显著，大大超过了任何其他"营养"干预的结果。（值得注意的是，以往的研究表明，不坚持"天然蔬食"饮食法的患者的疾病复发率为 20%~25% 可能符合传统观点。）

埃塞斯廷医生做到了"伟大科学"花了 65 年、竭尽全力却无法达成的目标：他打败心脏病了。

心脏权威——奥尼什医生

除了埃塞斯廷医生，过去 25 年里，心脏病领域还出了另一个权威——迪安·奥尼什医生，他一直致力于把饮食疗法带到医学思想的最前线。毕业于哈佛大学医学院的他写过许多畅销书，知名媒体经常报道他，许多保险业者都会提到他的心脏病治疗计划。如果你曾经听说饮食与心脏病的关联，可能多半得归功于奥尼什医生的作品。

奥尼什医生最知名的研究就是"生活方式心脏试验"，也就是只靠改变生活方式来治疗 28 名心脏病患者。[79] 他让这群病患进行实验治疗，另外 20 名病患则采用一般的治疗方案。他很仔细地追踪两组病患，并衡量几项健康指标，包括动脉阻塞、胆固醇浓度与体重。

奥尼什医生的治疗计划与讲究高科技的现代医学标准大相径庭。他让 28

名病患在治疗的第一周住到饭店，并告诉他们该做些什么以维持健康。他要求病患食用低脂肪的植物性饮食至少一年，饮食中只有 10% 的热量来自脂肪。他们可以随心所欲地多吃，只要在合格的食物列表之中即可，而这些食物都是蔬果与谷物。研究者写道："不准吃任何动物性食物，除了蛋白，以及每天 1 杯脱脂牛奶或脱脂酸奶。"[80] 除了饮食，实验组还实行各种压力管理法，包括每天至少进行 1 小时的冥想、呼吸练习与放松。病患每周运动 3 个小时，运动量依照疾病的严重程度而定。为了帮助病人改变生活方式，研究者要求实验组成员每周聚会两次（每次 4 小时），为彼此打气。奥尼什医生与研究小组不使用任何药物、手术或科技方法来治疗这群病患。[81]

参加实验的病患都相当遵守研究者的规定，当然他们的健康得以改善、活力得以提高。平均而言，他们的总胆固醇浓度从 227 毫克 / 分升降到 172 毫克 / 分升，而低密度脂蛋白的浓度也从 152 毫克 / 分升降到 95 毫克 / 分升。一年后，他们胸痛的频率与严重程度皆大幅降低，持续时间也大大缩短。不仅如此，越是遵守生活方式建议的病人，心脏痊愈的程度就越好：一年来最遵守新生活方式的病人，动脉阻塞程度减少 4%。这看似没什么大不了的，但请别忘记，心脏病可是累积了一辈子的，因此一年能减少 4%，可以说成效显著。总体而言，实验组里有 82% 的病人在一年后都出现心脏病康复的情形。

控制组的病患就没那么好，虽然他们也接受一般照护。从频率、持续期间与严重程度来看，他们的胸痛都更为严重：在实验组的胸痛频率减少 91% 时，控制组却提高了 165%，胆固醇浓度明显偏高，血管阻塞程度也更严重。最不注重饮食与生活方式变化的病患，一年后血管阻塞体积增加 8%。[82]

从奥尼什医生、埃塞斯廷医生与莫里森医生等前辈的研究中，我们已经找到一种有效的对策来向心脏病宣战。这些医生的饮食治疗法不仅能缓解胸痛，更能除去导致心脏病的根本原因，并消除日后冠状动脉疾病的症状。无论是在克利夫兰诊所还是其他地方，没有任何手术或化学药物能和饮食一样，对心脏病的治疗成效这么令人印象深刻。

展望未来

未来仍是充满希望的，我们现在知道的信息几乎足以消灭心脏病。我们知道该如何预防心脏病，也知道如何成功地治疗：只要吃得正确，就能保持心脏健康，不必再切开胸腔以改变动脉路线或一辈子接受强力的药物注射。

下一步是大规模推行这种饮食方式，这正是奥尼什医生已进行的计划。他开展"多中心生活方式示范计划"，该计划的团队分散在 8 个不同地点，其健康专业人员受训以奥尼什医生的生活方式介入计划，来医治心脏病患者。有资格参加计划的病患的病情已严重到该动手术的程度。但是，他们并未选择手术，而是报名了为期 1 年的生活方式改变计划。这项计划开始于 1993 年，到 1998 年，已有 40 种保险方案为入选的病患支付费用。[83] 而在同一年里，参与计划的病患约 200 人，而且成效卓越：经过 1 年的治疗，65% 的病患胸痛消失，且效果能维持很久；3 年之后，超过六成的病患未再出现胸痛[84]；截至 2011 年，近 4 000 名病患受惠于该计划。

此外，这项计划的经济效益显著。美国每年要进行 100 万台以上的心脏病手术[85]，以 2002 年为例，心脏病患共花费了 781 亿美元在医生与医院照护上，这还不包括药费、居家照护或看护中心的费用。[86] 20 世纪 90 年代，光是做一次血管成形术就要花 3.1 万美元，冠状动脉搭桥手术则要 4.6 万美元，现在价格又上升了。[87] 但在明显的对照之下，为期 1 年的生活方式介入计划却只需要 7 000 美元。在比较采用生活方式介入计划的病人和采用传统手术的病人后，奥尼什医生和他的同事证实了，生活方式介入计划平均为每位病人节省了 3 万美元[88]——美国联邦医疗保险在 2011 年 1 月认同其成就，现在也为采用奥尼什医生计划的病人支付医疗费用。

然而，在写本书第二版时，治疗心脏病的一些信息又更新了。虽然心脏病手术的总数已稍微减少[89]，但执行手术的种类却改变了。2001—2002 年，以及 2007—2008 年[90]，更具侵入性的搭桥手术减少了 38%，但血管成形术和支架植入术仍是差不多的数量。

关于哪一种心脏手术最适合心脏病患者，虽然有大量的讨论[91]——其中花了大笔经费去比较各种手术干预——但在研究心脏疾病的团体中，几乎没有人认真地讨论使用饮食介入法。

这真是十分明显的疏忽，而且——考虑到支架与搭桥手术的副作用和花费——对美国民众而言，这是个无可否认的悲剧。每年有成千上万的美国人在接受这些手术期间遭受摧残，结果糟糕，甚至会死亡。一场支架植入术要1.1万~4.1万美元，甚至更多[92]，搭桥手术要11.7万美元，还不包括医生费用（根据美国心脏协会的资料）。[93]

把这一切与埃塞斯廷的饮食建议相比较，后者也许只要花短短5小时，就能得到很好的结果：每阶段人次只要900美元。[94]

但放眼全美，手术费仍在持续上涨。《电讯报》指出，根据艾美仕市场研究公司的资料，"胆固醇治疗药物（包括他汀类药物）"在2010年的花费估计为350亿美元。[95]根据美国心脏协会的资料，治疗心脏病的计划总花费已从2011年的2 730亿美元提高到2030年的8 180亿美元（尽管大部分是因为越来越多的人到了心脏病较常见的年龄）。[96]如果心脏病治疗团体是一个国家，那么这个数字会让它成为世界上将近200个国家里排名第27富有的国家。[97]

要注意的是，对于这项迅速成长的事业，美国心脏协会的这份报告根本没有提出或许能通过饮食生活方式来反转的新见解——只提倡很世俗化、大众化的预防方法，如"减少膳食脂肪的摄取和改善血脂浓度"或"个人化的预防方法，包括评估遗传变异、生物标志和成像技术"[98]。几乎没有或根本没有证据显示，这些方法有重大的意义或能够造成任何有意义的改变。

很显然，许多未竟之事有待努力。比如，医疗体系的结构是以化学药物与手术介入的方式获利的，饮食完全无法与之分庭抗礼；饮食治疗常常招来一种批评，那就是病人根本不肯做出重大的改变。曾有一名医生指责，病患之所以改变饮食习惯，只是因为埃塞斯廷"一头热的信仰"。[99]这种批评不光是错误，更是侮辱医患、自欺欺人。如果医生不相信病人能够改变饮食，那么他们根本就不会去讨论饮食，只会以草率了事的方式看待饮食治疗。事实上，预设病人根本不想改变生活方式，因而隐瞒了可能救命的信息，乃是对病人最严重的不敬。

有些机构虽然立意良善，却仍无法摆脱封闭的思想。美国心脏协会所建议的饮食只是支持饮食节制，称不上有科学根据的事实，"美国国家胆固醇教育计划"也一样。这些机构所倡导的饮食节制方式只有细微的变化，却被奉为健康生活方式的"目标"。若你罹患心脏病的风险很高或已是心脏病患者，他们建议你应该控制饮食，使之"只有"30%的热量来自脂肪（饱和脂肪占 7%），每天的膳食胆固醇不要超过 200 毫克 [100]，还说血胆固醇的总值应维持在 200毫克 / 分升以下才"理想"。[101]

这些声望卓越的机构并未提供最新的科学信息，它们表示，200 毫克 / 分升的血胆固醇总值"理想的"，但我们知道在心脏病发作的美国人当中，有35% 的人血胆固醇总值介于 150 和 200 毫克 / 分升 [102]（真正安全的血胆固醇浓度应该是低于 150 毫克 / 分升）。然而，想要逆转心脏病病势，最明显的效果就是使脂肪只占总热量摄取的 10%。许多研究已经清楚地指出，那些遵循政府饮食节制建议的病患，心脏病还是继续发展。[103] 这些无辜的受害者都是注重健康的人，他们听从建议，把血胆固醇总值维持在 180 或 190 毫克 / 分升，最后却落得心脏病发作，甚至英年早逝。

最过分的是，"美国国家胆固醇教育计划"竟然写着如此危险的字句："要减少冠心病的风险，最具成本效益的方式是改变生活方式。然而，为达到最大的成效，许多人还是需要服用降低低密度脂蛋白（胆固醇）的药物。"[104] 难怪美国人的健康状况不合格。大家认为声望最好的机构，结果竟只提出这么委婉的饮食建议给最严重的心脏病患，最后警告我们还是一辈子吃药比较安全。

这些最知名的机构担心，若它们倡导大幅度改变，根本没有人会听。体制内所建议的饮食的健康价值远逊于埃塞斯廷和奥尼什医生的饮食法。200 毫克 / 分升的血胆固醇水平绝对称不上安全，含 30% 脂肪的饮食也绝对算不上

"低脂"，食物中的胆固醇只要超过零毫克，就会危害健康。然而健康机构却以"适度节制饮食"之名，有意误导大众对于心脏病的观念。

无论科学研究人员、医生和制定政策的官员怎么说，你一定要知道，"天然蔬食"绝对是最健康的饮食。奥尼什医生与同事在讨论划时代的"生活方式心脏试验"的研究报告中写道："我们研究的重点在于决定谁为真，而不是谁方便！"[105]

我们现在知道，事实证明"天然蔬食"不但可以预防，甚至能够治疗心脏病，只要吃正确的蔬食，每年几十万人就能被拯救。

长期担任弗雷明汉心脏研究机构主任的卡斯泰利医生堪称心脏病研究的巨擘，他支持"天然蔬食"。埃塞斯廷医生擅长逆转各种心脏病患的病势，他提倡"天然蔬食"。奥尼什医生也是逆转心脏病病势的先锋，他不仅不使用药物或手术，还确实为病人带来许多经济效益，他也拥护"天然蔬食"。

自从写了本书第一版，我遇到几十名医生建议他们的心脏病患者采取"天然蔬食"饮食法，他们就跟埃塞斯廷博士与奥尼什医生一样，都看到了特殊的效果。尽管与整个心脏病学领域相比，这样的医生人数很少，但在我不认识的人中，还有很多持有这样观念的医生，而且人数在增加。

现在是希望最大、最具挑战的年代，也是每个人都能掌控自己健康的时代。在我所认识的医生中，最优秀、最有爱心的小卡德维尔·埃塞斯廷医生说得最好：

> 我们这一行的集体意识，现在面临前所未见的考验。该是鼓起勇气开创传奇的时候了！[106]

/ 第 6 章 /

吸金黑洞：肥胖症

或许你已经听过这个消息。

也许你看过一些可怕的统计数字，知道美国人肥胖的问题；或许你只是单纯地发现，在杂货店购物的体态肥硕的人越来越多；或许你曾在教室、游乐场或日托中心注意到，许多小孩深受超重之苦，没跑几步就气喘如牛……

现在很难不注意到大家的"体重之战"，翻开报纸杂志、打开广播电视，都可以看到美国人面临超重的问题。事实上，每三个美国人中就有两个人超重，而在成年人中，肥胖人口占了 1/3，这些数字不仅很高，而且上升的速度快得令人担忧。[1]

到底怎么样叫"超重"？怎么样才是"肥胖"？BMI 是相对于身高的体重的衡量指标，即体重（千克）除以身高（米）的平方。根据官方标准，BMI 超过 25 表示超重，超过 30 就表示肥胖，男女的衡量标准相同。想知道自己的 BMI，参看表 6.1。

表 6.1　BMI 对照表

BMI	正常						超重					肥胖		
BMI	19	20	21	22	23	24	25	26	27	28	29	30	35	40
身高（厘米）	体重（千克）													
147	41	43.5	45	48	50	52	54	56	58.5	61	63	65	76	87
150	43	45	47	49	52	54	56	58	60	63	65	67	78	90
152	44	46	48.5	51	53.5	56	58	60	63	65	67	69	81	92.5
155	45	48	50	53	55	58	60	62	65	67	69	72	84	96
157	47	49	52	54	57	59	62	64	67	69	72	74	87	99
160	48.5	51	53.5	56	59	61	64	66	69	72	74	77	89	102
163	50	53	55	58	61	63.5	66	68.5	71	74	77	79	92.5	105
165	52	54	57	60	62.5	65	68	71	73	76	79	82	95	109
168	53.5	56	59	62	64	67	70	73	76	78.5	81	84	98	112
170	55	58	61	63.5	66	69	72	75	78	81	84	87	101	116
173	57	59	62.5	65	68.5	72	74	77.5	80	83	86	89	104	119
175	58	61	64	67.5	70	73.5	77	80	82.5	86	89	92	107	122
178	60	63	66	69	72.5	76	79	82	85	88	92	95	110	126
180	62	65	68	71	75	78	81	84	87.5	91	94	97.5	113	130
183	63.5	67	70	73	77	80	83	87	90	93	97	100	117	133
185	65	68.5	72	75	79	82.5	86	89	92.5	96	99	103	120	137
188	67	70	74	77.5	81	84	88	92	95	99	102	106	123	141
190	69	72.5	76	80	83	87	91	94	98	102	105	109	126.5	145
193	71	74	78	82	86	89	93	97	100	104	108	111.5	130	149

儿童肥胖的后果

在超重的美国人中，最令人沮丧的事情也许就是超重的儿童和青少年越来越多了。美国大约有 18% 的 6~11 岁少年儿童和 21% 的 12~19 岁青少年超重。[2] 另外，有 15% 的孩子有陷入肥胖的危机。[3]

超重的孩子会面临许多心理与社会方面的挑战。如你所知，孩子们有自己的一套公开且直白的行事方式，有时，操场会是一个无情的地方。超重的孩子不容易交到朋友，也常被认为好吃懒做，进而较容易出现行为与学习困难，而青春期可能会出现自尊心较低的问题，影响甚至相当长远。[4]

超重的年轻人常需要面对各种健康问题。他们的胆固醇浓度通常较高，而这正是许多致命疾病的指标。此外，他们较容易出现葡萄糖不耐受，因此糖尿病接踵而至。2 型糖尿病原是成年人的专利，但现在青少年的罹患比例却急速蹿升。（关于儿童患糖尿病的更深入的讨论，参见本书第 7 章和第 9 章。）肥胖孩子高血压的概率是正常孩子的 10 倍，而每 10 个肥胖的孩子就有一个会发生睡眠呼吸暂停综合征，这种疾病会导致神经认知系统发生问题。最后，肥胖孩子的身上也不难发现各种骨骼问题。更糟的是，小时候胖，长大后较可能成为肥胖的成人 [5]，因此更有可能会遭遇伴其一生的健康问题。

成人肥胖的后果

肥胖的人可能很多事情都没办法做，因此无法好好地享受生活。比如，他们没办法尽情和儿孙做游戏，不能走太远，不能运动，在电影院或飞机上也不可能坐得舒舒服服，当然也无法拥有高质量的性生活。事实上，对他们来说，可能连好好地坐在椅子上、不要腰酸背痛都是奢望。对许多肥胖的人来说，站着会让膝盖很吃力，而超重也会严重影响身体活动、工作、心理健康、自我认知与社交生活。这些事情虽无关生死，却会让人错失生命中许多值得好好享受的东西。[6]

当然，没有人愿意变成胖子，那么，为什么 2/3 的美国人超重？ 1/3 的美国人肥胖？

问题不在于缺钱。

1999 年，光是与肥胖有关的医疗花费，估计就用了 700 亿美元。[7] 仅仅 3 年后的 2002 年，美国肥胖协会所列出的相关花费已是 1 000 亿美元。[8] 到 2006 年，与肥胖有关的医疗花费更达到 1 470 亿~2 100 亿美元。[9] 但这并不是全部，还要加上另外的 600 亿美元，或更多我们先自行掏腰包用来减肥的钱。[10] 人们花大钱参加特殊的瘦身饮食计划，吞下能抑制食欲或调整新陈代谢的药丸，这基本上已经成了全民运动。

这类瘦身计划宛如经济黑洞，吸走大把金钱，却什么回报也没有。想象一下，你花费 40 美元请一个水管工修理你家漏水的厨房水槽。两周后，水槽管道爆炸，淹没了厨房，修理费要 500 美元。我敢说你不会再让同一个水管工来修理了！那么，为什么我们要无休止地尝试那些减肥计划、看减肥书、喝减肥饮料、吃能量棒，落入各种根本无法兑现承诺的陷阱呢？

我绝对赞成大家努力达到健康体重的目标，并非是质疑超重者的价值与尊严，就像我对待癌症患者的态度一样。但我想批评的是，我们的社会竟容许甚至鼓励这种欺瞒大众的方法。我相信大家已沉没在错误信息的大海之中，这些信息只是某些人的敛财手段。然而，我们真正需要的是新的解决方式，这种方式不仅可以把正确的信息带给每个人，而且每个人都负担得起。

拒当胖子靠蔬食

想瘦身，就得吃"天然蔬食"，再加上适量的运动。这是长期生活方式的改变，而不是讲求速成的短期风潮，它不仅能长久瘦身，同时也能把患慢性病的风险降到最低。

你是否认识一些常吃新鲜蔬果与全谷物，而极少吃肉类、薯片、薯条或糖果的人？他们的体重怎么样？如果你认识许多这样的人，你可能已注意到他们的体重大多在健康范围内。

现在，请想想世界上过着传统生活的人们：亚洲传统国家（中国、日本、印度）的数十亿人口几千年来皆以植物性食物维生，而这些国家的人向来身材苗条，直到最近才开始有了变化。

再想象一下在棒球场上，有个男人买了两个热狗，现在又要买第二罐啤酒；附近便宜的快餐店里，有个女人点了芝士汉堡和薯条。他们的样子和瘦瘦的亚洲人看起来很不一样。不幸的是，这个大吃热狗、畅饮啤酒的男子，其样貌俨然已成为标准美国人的代表。有些从国外来的朋友踏进这个丰饶的国度时，注意到的第一件事竟是：胖子怎么那么多？

解决这个问题并不需要那些与血型、碳水化合物计算，或者与深切反省有关的神奇方法或复杂的方程式。只要看看哪些人苗条、健康有活力，哪些人并非如此，然后相信自己的观察就行了。或者去相信那些令人眼睛一亮的研究发现，因为这些研究无论规模大小，均一再地指出，素食者比荤食者更苗条。参与这些研究的素食者，不管怎么样，就是比荤食者瘦了 5~30 磅。[11]

曾经有一项干预性研究，是让超重的受试者吃低脂肪的"天然蔬食"，而且可以随心所欲地多吃。3 周后，受试者平均减少了将近 17 磅的体重。[12]

此外，普里蒂金中心的 4 500 名病患在采用 3 周的健康饮食方案后，也获得了类似成果。该中心提供的饮食以植物性食物为主，并鼓励病患多运动，之后发现他们的体重在 3 周之后减少了 5.5%。[13]

许多干预性研究都让受试者吃低脂肪、全食及以蔬食为主的饮食，而这些研究所得到的结果包括：

- 12 天之后减重 2~5 磅。[14]
- 3 周之后减重 10 磅。[15]
- 12 周之后减重 16 磅。[16]
- 1 年之后减重 24 磅。[17]

这些研究结果指出，采用"天然蔬食"饮食法不仅有助于瘦身，而且能快速见效。多数研究指出，原本超重的程度越严重，能减掉的体重就越多。[18] 一旦瘦下来后，只要继续采用这种饮食法就不会反弹，更重要的是，以此方式减重能常保健康。

当然，的确有人吃植物性饮食却不见瘦身。事出必有因，第一，饮食中若含有过多精制碳水化合物，就不具有瘦身效果。光吃糖果、酥皮点心与面食是没有用的，这类食物含有许多易消化的糖与淀粉，而酥皮点心常含有大量脂肪，这类高度加工的非天然食品并不算具有减重效果、能促进健康的植物性食物。这是我通常把最佳饮食称为"天然蔬食"的主要原因之一。

请注意，素食并不一定代表"天然蔬食"。有些素食者以乳制品取代肉类，也吃油脂与精制碳水化合物，诸如以精制谷物制成的面食、糖果与酥皮点心。我认为这些人是"垃圾食物"素食者，因为他们的饮食并不营养。

瘦不下来的第二个原因，就是不运动。记住：持续、适量的运动，可以带来极佳的回报。

第三，有些人因家族体质而超重，因此他们面临的挑战也更严苛，这种人可能得更严格地控制饮食并多运动。在中国乡村，根本找不到一个胖子，然而移民到西方国家的中国人却还是会发胖。此外，中国人的饮食与生活习惯现在越来越美国化，事实上，中国的肥胖人口已仅次于美国，而且这样的变化用时很短。[19] 对于有遗传倾向的中国人来说，一旦采用新的西式饮食方式，吃进一些不好的食物，麻烦很快就会出现。

持续稳定的减重必须是长期生活方式的一部分，凡是标榜能快速大幅减重的花招都不具有长期的功效。短期的瘦身成果并不应该造成长期病痛，但是这些只风行一时的节食风潮却会引发许多问题，例如肾病、心脏病、癌症、骨骼与关节疾病等。

体重是经年累月慢慢增加的，怎能期望在几周内就能轻松减肥，还能保持健康？把减肥当作一场比赛是行不通的，这只会让节食者放弃目前的饮食法，回到让他们需要减肥的饮食习惯。一项以 21 105 名素食者为对象的调查 [20] 显示，若与吃素不到 5 年的人相比，"遵循素食 5 年以上的人，BMI 都较低"。

为什么会对你有效？

从上文来看，体重增加的问题绝对有解决之道，但要怎么做才能把它应用在自己的日常生活中呢？

首先，把计算热量的想法抛于脑后。一般来说，你可以一边随心所欲地吃，一边瘦身——只要你吃的食物是正确的。（本书第12章会有更多讨论。）

其次，没有必要牺牲自己、饿肚子或吃淡而无味的食物。肚子饿就表示不对劲，而长期饥饿会启动身体的防卫机制，导致整体新陈代谢率降低。

最后，人体机制会自然而然地从正确的植物性食物中获取营养，我们没有必要为吃什么而费神。这是一种无忧无虑的饮食方式，只要给身体正确的食物，身体就会做正确的事。

有些研究指出，遵行"天然蔬食"饮食法的人所摄取的热量比较少，但这并不表示必须饿肚子。事实上，他们比荤食者花更多时间吃东西，吃得也更多[21]，但蔬果与谷类等全食的能量密度不如动物性食物与添加脂肪那么高，因此每一汤匙或一杯全食的热量都比较低。别忘了，每克脂肪含有9卡路里，而每克碳水化合物与蛋白质只有4卡路里。此外，完整的蔬果与谷物都富含纤维，可以让人产生饱足感[22]，却几乎不增加热量。就算你吃得比较多，但只要是健康的饮食，就能减少你所摄取与消化吸收的热量。

不过，上述观点还不足以说明"天然蔬食"的优点。我之前对阿特金斯饮食法与其他低碳水化合物流行饮食的批评，也可以在一些短期实验中看出。在这些实验中，受试者在采用"天然蔬食"饮食法的时候，还同时摄取较少热量。就长期来看，这些受试者会发现，持续采取热量过低的饮食方式并不可行，而靠着限制热量摄取所得到的减肥效果也很少能长期维持。正因如此，能够解释"天然蔬食"优点的研究就更显重要了，因为这些研究证明，减肥不能光靠限制热量达成。

这些研究记载：素食者与荤食者摄取的热量相同，甚至多得多，但前者仍比较苗条。[23]中国健康调查报告证明，就相同的体重比例而言，以植物性饮食为主的中国乡村居民所摄取的热量，其实比美国人高许多，但他们却仍然比较瘦。这无疑应归功于他们的身体活动量较大，问题是，这项研究的比较基准是一般美国人与活动量最小的中国人，也就是坐办公室的中国人。不仅如此，在以色列[24]与英国[25]进行的研究也指出，素食者所摄取的热量与荤食者相同，甚至更多，但前者体重仍然较轻，而以、英两国都不是农业大国。

这个现象隐藏的奥秘之一就是"产热效应"，即人体会借由新陈代谢产生体热，而素食者静止时的新陈代谢率稍高[26]，也就是说，他们会把较多未消化的热量转化成体热，而非储存为体脂[27]，所以只要新陈代谢率稍微加快，一天之内所燃烧的脂肪就会大幅增加。关于这种现象重要性的大部分科学基础在本书第4章和我的一些研究出版物中有所体现。[28]

对的饮食会让你更爱活动

体能活动可以带来明显的瘦身效果，并且早有科学证据支持这个观点。近来有一项评议把许多可靠的研究加以比较，发现身体活动量较大的人，体重均较轻。[29]另一组研究则指出，运动有助于减重，而持续运动也能维持瘦身效果。不过，无法持之以恒的运动并非好事，最好的方式就是把运动当成生活的一部分，这么一来除了燃烧热量，还能让身材更为健美。

要做多少运动才能减重呢？根据某项可靠评议[30]的粗略估计，每天运动15~45分钟，就会比不运动时减轻11~18磅；做家务事也能消耗100~800卡路里[31]，因此常忙进忙出者，会比静止生活状态的人轻盈许多。

我是因为简单的动物实验才完全了解饮食与运动结合具有控制体重之效的。我们之前用20%酪蛋白的一般饮食喂食一组大鼠，另一组的饮食中酪蛋白则仅有5%，结果后者的罹癌比例少得令人讶异，且血胆固醇较低，寿命也较长。最有趣的是，它们摄取的热量稍微多些，但皆以体热的方式燃烧了。

在实验过程中，有人发现吃5%酪蛋白的动物似乎比20%的好动。为了验证这个想法，我们把两组大鼠分别放进装有运动滚轮的笼子，滚轮上设有仪表，记录轮子滚动的次数。实验的第一天，喂以 5% 酪蛋白的动物自发滚轮子的次数，就比喂以 20% 酪蛋白的高了一倍。[32] 为期两周的实验中，喂以 5% 酪蛋白的动物运动量，一直都比另一组高得多。

总结以上观察，植物性食物以两种方式维持热量平衡，进而控制体重：第一，它以体热的方式消耗热量，而不是把热量储存为体脂，一年下来，就算热量摄取的变化不大，但是体重差异却很明显。第二，植物性饮食能鼓励身体多多活动，一旦体重减轻，身体活动起来就更方便了。饮食加运动不仅能减轻体重，还能全面改善健康。

往正确的方向前进

西方国家目前所面临最严重的健康警告就是肥胖。好几千万人会因此失能，让医疗体系承担前所未有的沉重压力。

许多个人与机构都想努力解决肥胖问题，然而他们批判的重点却完全不合逻辑，甚至错误百出。

第一，现在出现太多快速瘦身的承诺与花招，但肥胖可不是几周甚至几个月就能摆平的问题。对于那些会让人快速减重，却无法保证未来健康的节食法与药方，大家更应该提高警觉。能让人短期瘦下来的饮食一定要能维持长期健康，这样才能算是正途。

第二，大家常把肥胖看成单一独立的疾病[33]，这是错误的。以这种方式来思考肥胖，会让我们的注意力转移到某些特定疗法上，而忽略许多与肥胖关系密切的疾病，也就是说，我们忽略了从全局思考并解决问题。

第三，有人认为我们应该了解导致肥胖的基因，借此来控制肥胖——千万不要理会这种想法！几年前[34]，"肥胖基因"的发现被大肆宣传，之后出现第二种和肥胖有关的基因，当然，第三、第四种也接踵而至。寻找肥胖基因的目的是希望研究人员能够研发出药物，以阻断肥胖的潜在原因。这是短视且徒劳的想法，而且，认为导致肥胖的是一个个可辨识的基因（即家族遗传），也让我们不切实际地怪罪于无法控制的东西。

尽管我们研究了那么久肥胖问题，所得到的解释却依然那么不切实际，我觉得这真的很悲哀。美国国家医学图书馆的搜索引擎 PubMed 显示，大约有 3 700 篇肥胖研究论文和 246 000 篇个人研究文章。对于这个疾病的每种可想象到的观点，似乎都被研究过，从它的生物原因到遗传基础、全球普遍性、社会成本、可逆性，以及与个人行为的关系等。尽管在这方面的研究数不胜数，但我们努力想让这种"疾病"获得控制的目标却没有多大的进展。这些研究似乎并未随着时间推移而成功阻碍肥胖症的发展，对于采取西式饮食的社会也没多大贡献。

这些研究多出自"肥胖是一种独立性质的疾病"的概念，肥胖症还有其专属的医学编码——一种分类选择，这个主题曾在 20 多年前被大量讨论。支持者的论点是，赋予肥胖症一个具体特性，将有助于疾病的诊断与治疗，以及保险赔付。反对者的论点是，肥胖主要是从摄取西式饮食的人身上观察到，并与退行性疾病和病痛等高度相关的一系列症状。独立治疗肥胖症就表示忽略了基于同样的饮食原因而产生的相关疾病。

科学也许很复杂，但实际的答案很简单。我们绝对可以掌控肥胖，答案就在于我们用餐具夹起了什么！

第 7 章

老少通吃：糖尿病

2 型糖尿病是最常见的糖尿病，往往伴随着肥胖产生。以一个国家而言，当我们继续增加体重时，糖尿病罹患率就会失控。1990—1998 这 8 年，糖尿病发生率增长了 33%。[1] 而在 1998 年，有超过 8% 的美国成年人是糖尿病患者。到 2012 年，有 9.3% 的成年人罹患糖尿病，20 岁以下的糖尿病患者多达 20 万人以上（虽然后者的数字包含 1 型与 2 型糖尿病）。[2] 也就是说，在美国有超过 2 910 万名糖尿病患者。更可怕的是，糖尿病患者中有将近 1/3 的人不知道自己患病。[3]

你知道问题变得严重了，因为我们的孩子刚进入青春期，就已经是糖尿病——本该 40 岁以上的人才会罹患——的目标了。最近有份报纸为了说明糖尿病盛行之势，还提到有个 15 岁的女孩罹患成年型糖尿病，体重 350 磅的她一天得注射三次胰岛素。[4]

那么，究竟什么是糖尿病？为什么我们要警惕它？我们怎么做才能避免患上该病？

双面恶魔

几乎所有的糖尿病病例都是 1 型或 2 型。1 型糖尿病多见于儿童或青少年，占所有病例的 5%~10%。2 型糖尿病占总病例的 90%~95%，通常发生在 40 岁以上的成年人身上 [5]，不过，现在儿童患者中却有 45% 属于 2 型糖尿病 [6]，因此以年龄来区分糖尿病的方式已不再适用，只简单分为 1 型与 2 型。[7]

两种糖尿病的起因都是葡萄糖代谢失调。正常的新陈代谢程序应为：

- 吃东西。
- 食物经过消化之后，碳水化合物多分解成简单的糖类，主要是葡萄糖。
- 葡萄糖（血糖）进入血液，胰脏分泌的胰岛素负责把血糖送到全身。
- 胰岛素就好像接待员，帮血糖开不同的门，让它进入不同的细胞，发挥各种功能。有些葡萄糖会变成短期能量，供细胞立即使用，有些则储存为长期能量（脂肪），供日后使用。

一旦罹患糖尿病，上述的新陈代谢过程便失灵了。1 型糖尿病患者胰脏中负责制造胰岛素的细胞坏死了，无法制造足够的胰岛素，这是因为人体受到自身攻击，因此 1 型糖尿病可被视为自身免疫病。（1 型糖尿病和其他自身免疫病会在第 9 章讨论。）2 型糖尿病患者仍会制造胰岛素，但胰岛素却无法发挥功用，这叫胰岛素抵抗，也就是当胰岛素发布命令分配血糖时，身体不予理会。一旦胰岛素失效，血糖当然就无法正常代谢。

把你的身体想象成一个机场，它配有巨大的停车场。你的每一个血糖单位都是一个单独的旅行者。在你吃完饭后，你的血糖就会上升。用我们的类比来说，这意味着很多旅客会开始到达机场。人们会开车进去，停车，然后走到摆渡车可以接他们的车站。随着你的血糖持续上升，所有的停车场都会挤满人，所有的人都会聚集在车站。当然，摆渡车代表胰岛素。不幸的是，在患有糖尿病的机场，摆渡车有各种各样的问题。在 1 型糖尿病机场，摆渡车根本不存在，因为制造摆渡车的公司被关闭了。在 2 型糖尿病机场，有一些摆渡车，但运行不是很顺利。

在这两种情况下，旅行者都不会到达他们想去的地方。机场系统崩溃了，混乱随之而来。在这两种情况下，血糖就会上升到危险的程度。其实，一旦诊断出糖尿病，就是病患的血糖浓度过高，即糖"溢"到尿液里了。

长期的葡萄糖代谢失调会出现什么健康危机？表 7.1 的摘要撷取自美国疾病控制与预防中心的报告。[8]

现代的药物与手术无法治疗糖尿病，目前的药物顶多让糖尿病患者的生活维持适度功能，但仍无法根治。因此，糖尿病患得一辈子吃药治疗，也因此耗费许多金钱。2013 年，美国在治疗糖尿病上的花费已超过 2 450 亿美元[9]，比 2000 年的 1 300 亿美元增长不少。[10]

然而，要根除糖尿病也是有可能的，而且可能性非常大。饮食对糖尿病的影响深远，正确的饮食不仅能预防糖尿病，甚至能产生治疗之效。那么，正确的饮食是什么呢？你可能已猜到我要说什么了，但我们还是先来看看研究结果吧。

表 7.1　糖尿病并发症

心脏病	死于心脏病的风险为 2~4 倍。 罹患心脏病风险为 1.8 倍。（更新的数据）
中风	中风的风险为 2~4 倍。 中风的风险为 1.5 倍。（更新的数据）
高血压	糖尿病患者超过七成有高血压。
失明	糖尿病是成人失明的主因。 有 28.5% 的糖尿病患者可能因视网膜病变而导致失明。（更新的数据）
肾病	糖尿病是导致终末期肾病的主因。 1999 年，美国有超过 10 万名糖尿病患接受肾透析与肾移植。 2011 年，慢性透析患者或肾脏移植患者发生糖尿病肾衰竭的有 228 924 个案例。（更新的数据）
神经系统疾病	60%~70% 的糖尿病患有轻到重度的神经系统受损问题。
截肢	逾 60% 的下肢截肢是因为糖尿病。
牙齿疾病	增加牙周病的患病概率与严重度，甚至使牙齿脱落。
妊娠并发症	
容易罹患其他疾病	
死亡	

如你所见

糖尿病在某些地方比其他地方更常见，而且糖尿病比例较低的族群与较高者的饮食不同，都已有明文记载。这是巧合还是有其他因素的作用？

大约 90 年前，H. P. 希姆斯沃思医生把当时所有的研究统整成一篇报告，来比较 6 个国家和地区的饮食与糖尿病比例：有些地区摄取高脂肪饮食，有些则吃富含碳水化合物的饮食，而脂肪与碳水化合物摄取量的对比，正是源自动物性食物与植物性食物。图 7.1 记录了这些国家和地区在 20 世纪早期的饮食与疾病情况。[11]

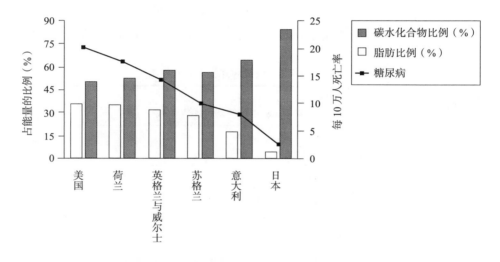

图 7.1　1925 年左右，饮食与糖尿病比例

随着碳水化合物摄取量的增加与脂肪摄取量的下降，每 10 万人的糖尿病死亡率也从 20.4 锐减为 2.9，这表明碳水化合物含量高、脂肪含量低的饮食（以植物为主的饮食）可能有助于预防糖尿病。

30 年后，这个问题又被拿出来探讨。研究者们检验了东南亚与南美洲的 4 个国家后，再度发现富含碳水化合物的饮食与糖尿病比例低密切有关。他们指出，在这些国家中，乌拉圭的糖尿病比例最高，该国"饮食相当西化，热量、动物蛋白、总脂肪与动物脂肪含量都偏高"。至于糖尿病比例低的国家,饮食方式则是"蛋白质(尤其是动物蛋白)、脂肪与动物脂肪含量皆较低,其热量多来自碳水化合物,尤其是大米"。[12]

同一批研究者把调查对象扩大到中南美及亚洲共 11 个国家,发现与糖尿病关系最大的因素是超重。[13]饮食方式最西化的地区,居民胆固醇浓度最高,与糖尿病的关系也最大。[14]

看看特定族群

这些过时的跨区调查可能很粗糙,结论也许不全然可靠;或许上述研究中,糖尿病的比例跟饮食无关,而和基因有关;或许其他可能更相关的因素未被考虑,例如身体活动量。因此,更好的测试方法就是锁定并研究一个特定族群的糖尿病比例。

基督复临安息日会的成员就是一个非常好的实例。他们因为宗教的关系,所以饮食中很少有鱼、肉、蛋、咖啡、酒精,也很少吸烟。该教会的信徒大半是素食者,但其中有九成吃奶蛋素,所以从动物性食物所摄取的热量仍然可观。此外,即使是荤食的信徒,也绝非那些最爱吃肉的族群,他们一周约吃 3 次牛肉,而鱼类和家禽吃不到 1 次。[15]我知道许多人两天所食用的肉(包括鱼和家禽)就比这些信徒一周食用的还多。

在一项针对基督复临安息日会成员的饮食研究中,研究者比较了"中等"素食者与"中等"荤食者。这两者的饮食差别不算太大,但吃素的就是比吃肉的健康得多。[16]那些"放弃"吃肉的教徒,也同时"抛开"了糖尿病之苦,其罹患糖尿病的比例仅有荤食者的一半[17],肥胖的比例亦如此。[18]

另一项研究的研究人员比较了华盛顿州日裔美籍男性的饮食与糖尿病比例。[19]这些男性为日本移民的第二代,然而他们罹患糖尿病的比例,竟然是居住在日本的同龄人的 4 倍多。这是怎么回事?

就日裔美籍人士而言,罹患糖尿病的人摄取了最多的动物蛋白、动物脂肪与膳食胆固醇，这些成分来自动物性食物[20]，而他们的脂肪总摄取量也较高，并导致超重。日裔美籍的第二代与日本本地居民相比，吃更多肉类，但摄取的植物性食物却较少。研究者写道："显然，居住在美国的日本人，其饮食习惯较偏美式，而非日式。"这种饮食的后果就是糖尿病的罹患比例是日本本土人士的4倍。[21]

再看看其他的研究结果吧！

- 科罗拉多州圣路易斯山谷的1 300名研究对象当中，脂肪摄取量的增加与2型糖尿病比例提高极为相关。研究者说："这项发现支持以下假设：高脂肪、低碳水化合物的饮食与人类的非胰岛素依赖型（2型）糖尿病有关。"[22]

- 过去25年来，日本儿童罹患2型糖尿病的比例提高了两倍。研究者指出，过去50年来，日本人所摄取的动物蛋白与动物脂肪急速增加，饮食习惯的改变与活动量减少，都可能导致糖尿病病例暴增。[23]

- 1940—1950年，英格兰与威尔士的糖尿病比例大幅滑落，尤其是在二战期间，那时民众的食物摄取模式出现极大的变化。在战争期间与战争刚结束时，纤维与谷物的摄取量都大幅提高，脂肪的摄取量则降低了，这是为了共克时艰，民众的饮食接近食物链的"较低层"。但在1950年左右，民众饮食就不再以谷物为主，而恢复为脂肪和糖较多、纤维较少的饮食，此时的糖尿病比例当然也就跟着上升了。[24]

- 还有些研究者花了6年时间调查艾奥瓦州36 000名女性。起初这些女性全都没有糖尿病，但是6年后，超过1 100名女性得了糖尿病。其中，最不易得糖尿病的人都是饮食中含谷类与纤维最多的[25]，即饮食中碳水化合物比例最高的（此处指全食的复合碳水化合物）。

无论是跨区还是单一地区，种种研究都支持高纤维"天然蔬食"能避免糖尿病，而高脂肪、高蛋白的动物性饮食会促成糖尿病。

治疗绝症

上述研究都是观察的结果，而这些观察得来的关联，就算再怎么常见，仍有可能只是巧合，进而掩盖了环境（包括饮食）与疾病真正的因果关系。但是，有些研究成立了控制组，或以干预性方式进行，这类研究是让已罹患1型或2型糖尿病的患者，或是有轻微糖尿病症状者改变饮食习惯。

詹姆斯·安德森医生是当今饮食与糖尿病研究的权威，他曾经仅靠饮食，便收集到引人注目的研究成果。他在医院进行过一项研究，检验高纤维、高碳水化合物、低脂肪的饮食对25名1型糖尿病与25名2型糖尿病病患的影响。[26] 这50名病患皆未超重，而且全都倚赖注射胰岛素来控制血糖浓度。

研究的实验饮食以植物性饮食为主，只能吃少许冷肉片。他先让病人听从美国糖尿病协会的建议，采取传统美式饮食，一周后再转换到为期三周的"蔬食"。之后，安德森医生测量病人的血糖值、胆固醇浓度、体重与医疗需求，结果令人印象深刻。

1型糖尿病病患无法制造胰岛素，想必改变饮食也无法解决他们的困境。但事实上，三周后，他们对胰岛素药物治疗的需求降低了40%，血糖指标也大幅改善，就连胆固醇浓度也减少了30%！[27] 别忘了，糖尿病之所以危险，是因为它能引起许多并发症，因此通过改善血胆固醇浓度而降低糖尿病并发症发作率也很重要。2型糖尿病比1型"可治疗"，因为患者胰脏的损害情形不那么严重。因此，2型糖尿病患者吃了高纤维、低脂肪的饮食后，结果更显著。25名2型糖尿病患者当中，有24名不必再接受胰岛素药物治疗。我重复一遍。区区几周的饮食改变之后，除了一位患者，其余所有人都不必接受胰岛素药物治疗了！[28]

有一名已有21年糖尿病病史的男性病患，每天都得接受35个单位的胰岛素注射，但经过3周密集的饮食治疗后，他所需的胰岛素剂量已降低为每天8个单位，而在家治疗8个星期后，便已无须再注射胰岛素。[29] 图7.2即说明了植物性饮食降低病人胰岛素治疗需求的情形，可看出效果非常明显。

另一项研究的对象则为 14 名清瘦的糖尿病病患，安德森发现，仅靠饮食就能在两周内让总胆固醇浓度下降 32%[30]，部分结果如图 7.3 所示，血胆固醇浓度从每分升 206 毫克降到每分升 141 毫克。安德森发现，病患只要能持续采用这种饮食，胆固醇浓度便会降低，而且能在 4 年内都维持低浓度。[31]

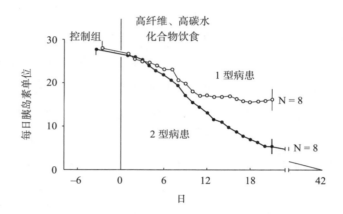

图 7.2　饮食对病患所需胰岛素剂量的影响

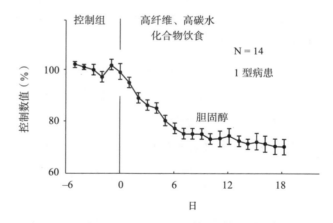

图 7.3　高纤维、高碳水化合物饮食对血胆固醇的影响

另一组在普里蒂金中心的科学研究者也得出了同样的结果。他们让一组糖尿病患采用低脂肪植物性饮食，并多运动。实验计划之初，原本需要药物治疗

的病患有 40 名，但才经过 26 天，其中 34 名就不再需要任何药物治疗。[32] 研究小组也证明，只要持续吃植物性饮食，好处就能常年维持。[33]

这些都是非常具有戏剧性的研究，但它们仅仅触及所有已完成的支持性研究的表层。许多研究都支持植物性饮食对糖尿病病患有好处，有一项科学报告评论了 11 种对糖尿病患者进行的治疗方式，其中 9 种坚持吃高纤维、高碳水化合物的饮食，另外两种则是高纤维但碳水化合物含量为一般水平。[34] 11 项研究都显示血糖与胆固醇水平明显改善（顺带一提，虽然膳食纤维补充品也有好处，但是仍无法与"天然蔬食"媲美）。[35]

本书第一版问世后，研究学者做了更多关于"天然蔬食"对糖尿病患者影响的实验。其中最引人注目的发现，也许是尼尔·巴纳德医生及其同事共同发表的一篇同行评议报告。[36] 相较于一般进行两三个月的研究，在他们长达 74 周的研究中，采取蔬食饮食的研究对象的进展比采取美国糖尿病协会推荐饮食的对象要好，其中的一些差异在统计学上意义重大。使这项发现更值得关注的是，遵循蔬食饮食的参与者并未采取严格的全食蔬食，因此他们的饮食在营养功效上并未呈现原本该有的样子（见表 7.2）。

表 7.2　素食、"天然蔬食"饮食和美国糖尿病协会饮食的营养成分

	"天然蔬食"	蔬食（巴纳德的研究）[37]	美国糖尿病协会（巴纳德的研究）[38]	美国糖尿病协会（推荐的）
脂肪（卡路里百分比）	＜ 10	22.3	33.7	＜ 25~30
碳水化合物（卡路里百分比）	＜ 80	66.3	46.5	45~60
蛋白质（卡路里百分比）	＜ 10	14.8	21.1	15~20
胆固醇（毫克 / 天）	0	50	242	＜ 200
总纤维量（克 / 天）	50+	29.6	19	25~30

这个实验让参与者在真实生活中做出了饮食改变，并把病患的配合度、挑战态度等因素计入，所以在营养成分上并未达到"天然蔬食"的标准。实验中的膳食脂肪较高（22.3% vs.~10%）、膳食蛋白质较高（14.8% vs.~10%），膳食碳水化合物较低（66.3% vs.~80%）。膳食纤维的总摄取量（近 30 克 / 天）比"天然蔬食"饮食法中可能达到的一天 50 克以上要低很多，而中国人的摄取量一天可以高达 77 克。还有，蔬食组的参与者仍摄取了少量的动物性食物，这点可由记录上的胆固醇摄取量看出来（蔬食不含胆固醇）。

有鉴于这些差异和基于其他临床医生的经验与之前的研究，我推测，假如饮食的改变能够更彻底，其所带来的健康益处一定更多、更好。举例来说，一项 1976 年的研究证实，较高（75%）"复杂度"（也就是全食）碳水化合物饮食能使 13 名糖尿病男性患者中的 9 名完全终止之前所需要的胰岛素治疗，还有两名则剂量减半。从前他们所摄取的饮食，是碳水化合物复杂度 43% 的美国糖尿病协会推荐饮食。[39]

巴纳德医生研究中的美国糖尿病协会推荐饮食，很接近美国糖尿病协会建议的极限——低蔬食碳水化合物与膳食纤维、高蛋白质与脂肪，以及高动物性胆固醇。假如这是 2 型糖尿病患者对美国糖尿病协会指南的解读，显然除了通过药物和手术对症状的外周管理，不可能有其他针对疾病本身的解决方式。

研究中，2 型糖尿病患者的"蔬食"饮食虽然比美国糖尿病协会推荐饮食好，但远不如早期研究中呈现的饮食效果。在此实验中，"蔬食"饮食的方向是正确的，只是显效不够快。在此期间，我们已经花了超过 2 500 万美元（2012 年）[40] 去假装治疗一项已经可以治愈（名列第四大死因）的疾病。

好习惯要持之以恒

这些研究结果一再显示，我们可以战胜糖尿病。21 世纪初，有两项研究则在思考：饮食结合运动将对糖尿病有何影响。[41] 其中一项研究是把 3 234 人分成 3 组，他们虽非糖尿病患者，但患病风险颇高（血糖浓度高）。[42] 第一组为控制组，采用普通饮食，服用不具效用的安慰剂；第二组采用普通饮食并服用糖尿病药物二甲双胍，第三组则接受密集的生活方式干预实验，包括中度的低脂肪饮食与运动计划，以减轻 7% 以上的体重。3 年后，生活方式改变的那组，罹患糖尿病的人数比控制组少 58%，而使用药物的那组只比控制组少 31%。由此看来，两种疗法都有用，但生活方式的改变显然比光吃药有效且更安全。更何况，生活方式的改变对解决其他健康问题也有效，而药物做不到这一点。

另一项研究也表明，只要多运动、减重与采用适量的低脂肪饮食，患糖尿病的概率就能降低 58%。[43] 若完全采用"天然蔬食"，成效必定更为斐然，我估计所有的 2 型糖尿病都能得到有效预防。

不幸的是，由于信息错误，加上积习难改，我们的健康受到严重的损害。我们吃热狗、汉堡和薯条的习惯正带领我们走向毁灭。就连詹姆斯·安德森医生都免不了常提这老掉牙的建议："就理想状况来说，七成热量来自碳水化合物的饮食，且每天纤维摄取量达 70 克，就能为糖尿病患带来最大助益。然而，这种饮食法每天只能吃 1~2 盎司肉类，对许多在家治疗的病患而言并不可行。"[44] 为什么连安德森医生这样优秀的研究者都说这种饮食方式"不可行"，因而让他的听众受到偏见的影响，甚至不去考虑支持证据？

改变生活方式看似很困难，放弃肉类与高脂肪食物听起来行不通，但是让 15 岁的孩子罹患 2 型糖尿病难道就行得通？难道罹患一辈子无法治愈的疾病就比较可行？出现导致心脏病、中风、失明或截肢的问题就是可接受的？你余生的每一天都要接受胰岛素注射就是可以的？

完全改变我们的饮食或许"不可行"，但绝对值得一试！

第 8 章

常见的癌症：乳腺癌、前列腺癌、大肠癌（结肠癌和直肠癌）

我的工作有很大一部分是研究癌症，举凡肝癌、乳腺癌与胰腺癌，都是我的实验重心。此外，我曾参与中国健康调查，里面最令人印象深刻的数据皆与癌症有关。美国癌症研究院为此在 1998 年授予我"研究成就奖"。

许多书籍都曾提供证据说明营养对癌症的影响，而且每种论点都有其特性。然而，我发现，无论是何种因素诱发、发生在身体哪一个部位的各种癌症，营养对它们的影响力几乎都是一样的。

有鉴于此，我把讨论范围缩小到三种癌症，如此，本书便能有更多篇幅讨论其他疾病，并有更多证据说明饮食与众多健康问题的关系。

最后，我选择了波及数十万美国人的三大代表性癌症来讨论，其中两种是引起许多人注意的生殖系统癌症，即乳腺癌与前列腺癌，第三种则是消化道癌症——大肠癌，这是死亡人数仅次于肺癌的第二大癌症。

乳腺癌：要不要留乳房？

大约 20 年前的春天，我正坐在康奈尔大学的办公室里，突然有位女士打电话找我，询问关于乳腺癌的事。

"我家族有很明显的乳腺癌史，"这位名叫贝蒂的女士这样说，"我妈妈和外婆都死于乳腺癌，而45岁的姐姐最近也被诊断出乳腺癌，因此，我实在担心我9岁的女儿。她快要初潮了，我真担心她罹患乳腺癌的风险。"她的声音充满恐惧。"我看很多研究报告都写着家族病史非常重要，我很害怕女儿也难逃一劫，甚至想要她接受乳房切除术，把两边的乳房都拿掉。不知道你有什么建议？"

这位女士陷入一种困境：是让女儿走上绝路还是让她没有乳房？虽然看似相当夸张，但全世界成千上万的女性每天都面临着类似的问题。

在先前一些发现乳腺癌1号基因（BRCA-1）的研究报告出炉之后，情况变得更加严重。《纽约时报》等各种报纸杂志都把这项发现当作头条新闻，并誉之为一大进步，而BRCA-1连同后来发现的BRCA-2所引的骚动，都在强调乳腺癌是基因所致，故有乳腺癌家族病史者人人自危。相反，科学家与制药公司倒是大为振奋，因为这表示新的基因检验技术可能有效评估女性罹患乳腺癌的概率，而他们希望能操控基因，进而预防或治疗乳腺癌。另外，记者们忙着把一些相关信息转告读者，这些看法具有浓厚的基因宿命色彩，难怪像贝蒂这样的妈妈会如此忧心忡忡。

我跟她说："嗯，首先我得告诉你，我不是医生，没办法给你诊断或治疗建议，这得交给你的医生去做。但是我可以用简单的方式告诉你目前的研究发现，希望对你有所帮助。"

"好，"她说，"正合我意！"

于是我告诉她中国健康调查报告的一些发现和营养所扮演的重要角色，并告诉她基因不足以决定一个人是否会患癌，许多重要的研究都指出，能完全归咎于基因的癌症仅是少数。

在讨论的过程中，我发现她的营养知识相当浅薄。她以为癌症全由基因决定，却不知食物亦是导致乳腺癌的重要因子。

这么重要的事，我们只用了20~30分钟讨论。对话结束时，我觉得她似乎不满意我们这次谈话，或许是因为我的话比较谨慎，又带着科学色彩，也可能是我不能给她建议的缘故。我猜想说不定她早已打定主意要让女儿动手术了。最后，她谢谢我花时间与她谈话，我也祝福她。我当时在想，人们总在问我关于特定健康状况的问题，而那是最不寻常的情形之一。

贝蒂并不孤单，另一名女性也曾和我讨论该不该让她年幼的女儿切除双乳，也有已切除一边乳房的女性未雨绸缪，考虑拿掉另一边乳房。

显然，乳腺癌已成为美国社会的一大烦恼：每 8 名女性就有 1 名会被诊断出乳腺癌，比例高居全球前几位。乳腺癌民间机构为数众多且势力庞大，与其他卫生活动组织相比，更为活跃。比起其他疾病，乳腺癌或许最能引发女性恐慌。

回想起与贝蒂的对话，我意识到我更应强调营养对乳腺癌的影响。我仍然不会给她临床建议，但我现在知道的信息或许对她更有用。

雌激素的威胁

乳腺癌的风险因子中至少有 4 项是与营养相关的，如表 8.1 所示，而且许多研究都已经确立了这些关系，并在中国健康调查报告中有进一步的确认。

表 8.1　乳腺癌风险与营养的影响

会增加女性罹患乳腺癌的风险	动物性食物与精制碳水化合物的影响
初潮年龄早	初潮年龄提早
停经年龄晚	停经年龄延后
血液中雌激素浓度高	增加雌激素浓度
血胆固醇高	增加血胆固醇浓度

除了血胆固醇浓度，造成乳腺癌风险的因子大同小异：雌激素过高（包括雌激素与孕酮），患病的概率就会提高。若女性饮食中动物性食物摄取量大，且植物性食物的摄取量大幅降低，就会导致青春期提前与更年期延后，进而延长生育年龄。所以，有这种饮食习惯的女性，一生中雌激素浓度也会较高，如图 8.1 所示。

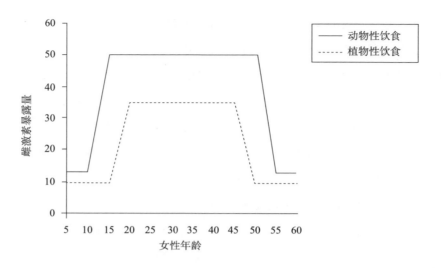

图 8.1　饮食对女性一生雌激素的影响（图示）

中国健康调查报告的资料显示，西方女性一生中的雌激素浓度[1]为中国乡村女性的 3.5~4 倍，由于雌激素是影响乳腺癌的关键，所以这样的差距非常可观。[2] 全球知名的乳腺癌研究机构表明[3]，"有明确的证据指出，雌激素浓度是决定乳腺癌风险的关键因素"。[4] 雌激素不仅直接参与癌症进程[5]，通常也能表明其他相关激素的存在[6]，而这些雌激素都会提高乳腺癌风险[7]。雌激素浓度和其他相关激素的增加，是因为典型西方饮食是脂肪与动物蛋白含量高、膳食纤维含量低的饮食。[8]

曾经有研究指出，比较各国情形之后会发现，只要降低 17% 的雌激素，乳腺癌比例便会大幅改变，因此中国与西方女性雌激素浓度的差异[9]更值得注意。中国健康调查发现，相比西方女性，中国女性血液中的雌激素浓度低了26%~63%、生育年龄减少八九年，可以想见，这会带来多大的差异。

雌激素浓度为乳腺癌的关键[10]，而饮食能决定雌激素的暴露量，若借由饮食把雌激素降到可控制范围，就能进一步降低患乳腺癌的风险。不过，遗憾的是，许多女性根本不知道这些信息。如果负责可信的公共卫生机构能妥善告知民众，相信更多年轻女性会采取切实、有效的措施，以避免可怕的乳腺癌。

常见的问题

基因

很容易理解，最害怕乳腺癌的想必是那些有家族病史的女性。家族病史的存在意味着基因的确会影响乳腺癌的发展，但太多人以"我家就是这样"的说法而否认有自救能力——宿命论的态度卸除了一个人的责任感，也严重局限了可能的选择。

如有乳腺癌家族病史，罹患乳腺癌的概率可能较高的确是事实。[11] 然而，有研究机构指出，所有乳腺癌病例中只有不到 3% 可归咎于基因。[12] 虽然其他研究机构认为有家族病史的影响力较大[13]，但美国绝大多数罹患乳腺癌的妇女都与家族病史或基因无关，可惜美国人的心态仍停留于基因宿命论。

在影响乳腺癌风险的基因当中，BRCA-1 和 BRCA-2 是自 1994 年被发现后最受瞩目的两个。[14] 一旦 BRCA-1 和 BRCA-2 发生突变，就会提高患乳腺癌和卵巢癌的风险[15]，而且这些突变的基因也许会一代一代地传下去，也就是说，它们具有遗传性。

这些发现固然令人振奋，但其他信息却被忽略了。第一，一般人当中只有 0.2% 带有这两种突变基因[16]，由于基因突变非常少见，故一般乳腺癌当中，只有少数是由 BRCA-1 或 BRCA-2 基因突变造成的[17]。第二，导致乳腺癌的基因不止这两种[18]，以后一定会陆续发现许多种基因。第三，光有 BRCA-1 与 BRCA-2 或其他乳腺癌基因的人并不一定会发病，倒是环境与饮食因素扮演着举足轻重的角色，因为它们会决定基因是否显现。

近期有一项报告[19]评论了 22 项研究，这些研究评估 BRCA-1 与 BRCA-2 基因突变的女性罹患乳腺癌与卵巢癌的风险。总体而言，BRCA-1 基因突变的 70 岁女性罹患乳腺癌和卵巢癌的风险分别为 65% 和 39%；BRCA-2 突变的女性患乳腺癌与卵巢癌的风险分别为 45% 与 11%。这两种基因突变的女性罹患乳腺癌的风险虽高，但高风险的女性仍应相信，注重饮食能带来莫大好处，毕竟带有这种稀少而危险基因的女性，约有一半未罹患乳腺癌。

简言之，虽然发现 BRCA-1 与 BRCA-2 对了解乳腺癌真相很重要，但是对于这两种特殊基因及因果关系的过分强调是缺乏根据的。

虽然带有这些突变基因的女性不多，但我不认为透彻了解这些基因不重要。我们只是应该提醒自己，这些基因要能"显现"，才会参与癌症的形成过程，而营养对于基因显现与否的影响很大——含大量动物蛋白的饮食会改变基因的显现。

筛查和非营养预防

基因与家族病史相关的新信息促使女性接受乳腺癌筛查。筛查是合理的步骤，BRCA 基因检测为阳性的女性更是如此。但是别忘了，光靠乳腺 X 射线摄影或基因检测来确定是否带有 BRCA 突变基因是无法预防乳腺癌的。筛查只是一种观察，看疾病是否已发展到可观察的状态。有些研究发现 [20]，定期接受乳腺 X 射线摄影的女性组别，比未定期接受乳腺 X 射线摄影的组别死亡率稍低，这表示若早发现癌症，治愈的机会较大。事情可能确实如此，但研究中统计数字的运用方式却不无可议之处。

用来支持"早发现，早治疗"的数字指出，一旦诊断出乳腺癌，5 年以上的存活率就比以往高。[21] 但这里真正传达的是，许多女性因为在始发期就发现自己罹患乳腺癌，接下来，无论是否进行治疗，只要能及早发现疾病，就有很大可能再活至少 5 年，于是 5 年存活率就一定会提高。由此可知，5 年存活率之所以提高，可能只是因为在疾病发展期及早发现，并非因为治疗方式随着时间而有所改善。[22]

此外，目前尚有其他非营养类预防方式在推广，包括服用他莫昔芬等药物或乳房切除术。这对具有家族病史或出现 BRCA 基因的乳腺癌高风险女性来说，特别值得注意。

他莫昔芬是预防乳腺癌最知名的药物[23]，不过长期效果仍不明显。美国一项大型的调查发现，经过 4 年的他莫昔芬控制，女性罹患乳腺癌的概率降低了49%。[24] 然而，这种好处似乎只出现在雌激素浓度很高的女性身上，故这项结果促使美国食品药品监督管理局核准他莫昔芬被符合某些规定的女性使用。[25] 不过，其他研究则显示，其实没有任何根据支持使用这种药物：欧洲两项较小型的试验[26] 并未显示他莫昔芬的优点具有统计显著性。不仅如此，虽然整体而言，以药物预防乳腺癌仍利大于弊，但他莫昔芬却可能提高中风、子宫癌、白内障、深静脉血栓形成、肺栓塞等疾病的风险。[27] 目前，仍有许多研究在不断进行，希望能找到可取代他莫昔芬的药物，只不过替代药物要么疗效有限，要么具有相同的副作用。[28]

他莫昔芬与类似的新药都是"抗雌激素"药物。雌激素和提高乳腺癌风险有关，因此这些药物是以降低雌激素的活动来发挥效用的。[29]

在这里，我想提出一个简单的疑问：何不先思考雌激素的浓度为什么过高？一旦了解起因是营养造成的，不就可以对症下药吗？现在已有充分的信息显示，动物蛋白与脂肪含量皆低的全植物饮食可降低雌激素的浓度，但大家却不以调整饮食来解决问题，反而花好几亿美元研发，并为这些可能有效也可能无效、免不了有副作用的药物打广告。

饮食因素能控制雌激素的浓度早已不是新闻，不过，近期有项研究特别值得注意。[30] 光是让 8~10 岁的女孩子摄取脂肪和动物性食物含量较低的饮食，7 年后，便能降低数种会在青春期提高的雌激素浓度，幅度可达 20%~30%（孕酮甚至减少 50%）。[31] 这表示只要稍微调整饮食，就能在女性一生中最关键的时期，也就是播下最早的乳腺癌种子时，获得卓越的成效。这些女孩每天的饮食中脂肪含量不超过 28%、胆固醇不超过 150 毫克，是较偏向植物性的饮食。我认为这些女孩若能完全不碰动物性食物，并更早吃全植物饮食，就一定能获得更好的效果，包括青春期延后，甚至大幅降低日后罹患乳腺癌的概率。

乳腺癌风险高的女性有三种选择：静观其变，终身服用他莫昔芬，进行乳房切除术。但应该有第四种选择：除了对高风险者定期监测，还要摄取不含动物性食物、精制碳水化合物和添加脂肪的饮食，戒酒（酒精会提高患乳腺癌风险），并且尽量多运动（能大大降低风险）。我支持第四种方式，它对即使已做过一次乳房切除术的女性来说同样有效。许多关于晚期心脏病[32]、临床证实的2型糖尿病、始发期前列腺癌[33]、晚期黑色素瘤（一种致命的皮肤癌）[34]的人体研究已有清楚的记载，饮食确实可以有效治疗确诊的疾病。动物实验[35]也证实，饮食可以治疗肝癌。

环境激素

另一项关于乳腺癌的讨论已经持续好几年，它在本书第一版发行时就被人们广泛关注，那就是环境激素。虽然还不清楚哪些激素会受到干扰，但这些分布甚广的化学物质的确会干扰人体激素，进而可能导致生殖系统异常、新生儿缺陷与2型糖尿病。

会引发问题的化学物质很多，通常都与工业污染有关。其中一类包括二噁英与多氯联苯（PCBs），这类化学物质无法通过新陈代谢排出体外，所以一旦摄入，就会累积在体脂与哺乳期母亲的乳汁里。在这类化学物质中，有些会促进癌细胞生长，但除非食用过量的肉、奶、鱼类，否则对人体不会造成严重危害。的确，我们会接触这类有毒的化学物质，90%~95%是因为吃了动物性产品——动物性食物的另一项风险。

另一类环境激素——多环芳烃（PAHs）也很可能导致乳腺癌[36]与其他癌症，汽车排气、工厂烟囱、石油焦油产物、香烟及其他工业社会常见的制造流程中，都找得到PAHs。不同于多氯联苯与二噁英的是，人体从食物与水中摄取的PAHs，能通过新陈代谢排出体外，但这个过程其实有潜藏的危险：人体在代谢PAHs时会产生中间物，并与DNA紧紧结合成化合物，即加成物，此为致癌的第一步。但最近的研究发现，PAHs不利于实验室中乳腺癌细胞的

BRCA-1 与 BRCA-2 基因成长。[37]

第 3 章曾提到，实验研究发现，强烈致癌物质进入人体之后，其引发问题的速度主要由营养控制，因此 PAHs 会以多快的速度代谢，并和 DNA 结合成加成物，主要由我们吃进的东西控制。摄取西方饮食会导致 PAHs 之类的致癌物质更快与 DNA 结合，形成会导致癌症的加成物。

2002 年的研究发现，在纽约州长岛地区，乳腺癌女性患者体内 PAHs 与DNA 加成物浓度较高 [38]，可能是因为她们饮食中肉类较多，因而增加了 PAHs 与 DNA 的结合物。PAHs 的摄取量极可能与乳腺癌风险提高完全无关，因为该研究指出，女性体内的 PAHs 与 DNA 加成物含量，似乎与她们接触多少PAHs 无关。[39] 那么为什么有些人的加成物浓度较高？这项研究中的女性或许全都摄取相当低量的 PAHs，但只有饮食中含有大量脂肪与动物蛋白，因而导致 PAHs 消化后与 DNA 结合的人，才会罹患乳腺癌。

这项研究也发现，乳腺癌与人体无法代谢的多氯联苯和二噁英无关。[40] 这项研究与其他发现皆指出，环境激素对乳腺癌的影响力，似乎远不及我们所选择的食物种类。

自 2005 年本书第一版问世，围绕这个主题开展的许多研究也发表了很多报告，但这些报告几乎一致假设，环境激素是引发乳腺癌的主要因素，几乎没有给营养任何余地，甚至根本不讨论。人们顶多敷衍地提及肥胖或热量的摄取与乳腺癌有关，却不说明肥胖的成因或它与热量摄取和消耗的已知关系。

在这类文献中，最具代表性，同时也一直被大量引用的，是一项加拿大的病例对照研究，其中调查了 1 005 个乳腺癌病例，以及 1 146 个职业涉及环境激素的暴露，而可能有患乳腺癌风险的社区控制对象。[41] 在 29 类职业中，只有 5 类（农业、酒吧 / 赌博、汽车塑料制造业、罐头食品业、金属制造业 [42]）在统计数据上显示与乳腺癌风险有重大相关性，还有 4 类几乎没有关系。对我来说，这个证明环境激素与乳腺癌有关的统计数据说服力不强，但这些研究学者仍然主张他们的发现"支持了乳腺癌风险和暴露环境有关的假说，而暴露的环境可能包含扰乱内分泌活动的致癌物和化学物质"。

因职业关系而暴露于环境激素下的这个因素，在癌症的发展中似乎有某种程度的影响力。与此同时，将乳腺癌与饮食之间的关系归咎于饮食中的环境激素，长久以来是人们用来避免使食物营养成分变成致癌因素的重点。我们会思考以下两大研究，用来判定何为饮食与乳腺癌之间关系的最佳解释。

首先是一份2005年后对439个针对乳腺癌与环境激素关系研究的回溯性研究。[43]那些作者强调了乳腺癌成因的巨大复杂性，并提到被认为会提高乳腺癌风险的多种化学物质来阐明这种复杂性。但接下来，他们却没有把营养作为乳腺癌风险因素之一："饮食、压力或肥胖和乳腺癌风险之间关系的文献，往往具有复杂性与不确定性，因此我们不予讨论。"

在仔细审视一系列关于饮食与乳腺癌研究的所有结论后，第二大研究报告做了总结："除了酒精的摄取、超重和增加体重，（饮食与乳腺癌发生率之间）并没有一致、强烈和具有统计显著性的关系。"[44]但他们也明确指出，这种缺乏影响性的结果也许是由于，相较于在跨国研究中能看到较多的饮食变化，在一国之内的研究中所能看到的饮食变化较为有限。

结论是，这些研究报告倾向于支持环境激素是饮食与乳腺癌关系这个令人震撼议题的较为可靠的解释。但这个带偏见的结论是推论，而不是根据实证发现的。在评估营养是否为饮食与乳腺癌关系的症结时，摘要报告引用的是涵盖不充分饮食变化的国内研究，而非涵盖较多饮食变化的跨国研究，这样反映出他们缺乏知识或足够的实验力量，去察觉营养效应可能存在的事实。

环境激素一旦被摄入体内，就像化学药物一样，会被主要的肝脏酶系统——多功能氧化酶——分解并去除毒性（有时是使之活化）。营养可以迅速地调节这种酶活动，我在40多年前就已经探讨了这个事实。[45]举例来说，我们证实膳食中蛋白质的适度改变即可以大幅改变下列物质的毒性，比如杀虫剂（如七氯）[46]、巴比妥酸盐（如苯巴比妥）[47]，甚至是毒性最强的化学致癌物（黄曲霉毒素）的致癌性，每一种都可以被称为环境激素。这些研究从环境激素上观察到的影响，也许本质上是营养影响疾病结果的事实呈现——不管有没有环境激素的干预。

与"内分泌干扰物"中的化学物质有关的观察研究也一样，这些化学物质会干扰雌激素等激素的活动，而激素对许多生物系统都有影响。接触较多雌激素会提高患乳腺癌风险，但可靠的证据指出，营养（尤其是膳食蛋白质[48]、膳食纤维[49]和膳食脂肪[50]）能改变血液中雌激素的浓度，因而产生类似破坏雌激素的活动。

文献中关于环境激素与疾病关系的报告，有多少是由于接触化学物质，又有多少是由于对这些影响进行营养方面的修正？有没有可能，那项加拿大研究中显示较高乳腺癌风险与环境激素有关的 5 个职业类别，其实是因为人们摄取了较不营养的食物？当科学家画地自限、不从饮食中获取数据时，我们就不会知道答案。我的结论和写本书第一版时一样：乳腺癌主要由提高癌症风险的营养所造成，即缺乏"天然蔬食"的饮食。

我要极力澄清，我坚决反对将自己暴露在非自然的环境激素中，尤其是那些已被证实有毒性的化学物质中。但我们不该只局限在环境激素负面影响的狭隘世界，而忽略了减少疾病发生的真正重要的方法："天然蔬食"饮食法。

激素替代治疗

最后一项关于乳腺癌的议题是：激素替代治疗（HRT）究竟能不能用，毕竟它会增加罹患乳腺癌的风险。许多女性采用激素替代治疗来减轻更年期不适、确保骨骼健康，并预防冠心病。[51] 然而，现在大家发现激素替代治疗不如预期中有效，甚至会带来某些严重的副作用。

在我写作本书第一版时，几项大型的激素替代治疗试验正好在前一年公布结果[52]，其中最值得注意的是两项随机介入的治疗试验："妇女健康倡议"（WHI）[53] 以及"心脏与雌激素 / 孕酮替代研究"（HERS）[54]。妇女健康倡议在经历 5 年多的试验后，发现采取激素替代治疗的女性的乳腺癌病例增加 26%，而在心脏与雌激素／孕酮替代研究中更是高达 30%。[55] 研究结果一致指出，激素替代治疗会使雌激素浓度增加，也确实更容易导致乳腺癌。

一般认为，激素替代治疗与降低冠心病比例有关[56]，但是这种观点也值得推敲。

在妇女健康倡议所做的大型试验中，每 1 万名采取激素替代治疗的健康的停经妇女中，罹患心脏病的女性就多了 7 名、中风者多了 8 名、肺栓塞者多了 8 名[57]，全与预期效果相反。激素替代治疗使得心血管疾病的风险增加了，但该治疗方法确实能降低大肠癌与骨折的比例。每 1 万名女性中，患大肠癌的人数减少了 6 名，而骨折则少了 5 名。[58]

本书第一版问世后，有研究报告指出，"相较于 2002 年，乳腺癌发生率在 2003 年锐减（6.7%）"，2004 年则呈平稳状态。[59] 这种下跌的规模与同一时期里激素替代治疗的减少使用密切呼应，进一步支持了"雌激素会促进乳腺癌的发生"的观点，也显示出终止激素替代治疗后的迅速反应。

光是把数字加加减减，我们就会发现激素替代治疗弊大于利。我们或许可询问女性最怕的疾病和不适是什么，再决定该怎么做，而且许多医生的做法都是如此。但对于正承受更年期之苦的女性来说，要做决定是很困难的。这些女性只有两种选择：一是无奈地忍受更年期的身心症状，以保持较低的乳腺癌风险；二是采取激素替代治疗，以控制更年期不适，但罹患乳腺癌甚至心血管疾病的风险都可能提高。这种情形不只让我苦恼，而且劳民伤财，因为研发激素替代治疗的药物配制已耗费了数十亿美元，最后的结果却是得不偿失，这可不是"苦恼"两个字就足以形容的。

我认为应该用食物来取代激素替代治疗，理由如下：

- 在生育年龄内，激素浓度会提高，但是食用植物性饮食的女性，激素浓度并不会那么高。
- 生育年龄将结束时，所有女性的生殖激素都会下降到"基础"低浓度，这是完全自然的现象。

- 生育年龄结束时，素食者激素浓度下滑的幅度不会像荤食者那么剧烈，若以假设性的数字来说明这个概念，素食者的激素浓度可能从 40 下降到 15，荤食者则从 60 下降到 15。
- 更年期体内激素的剧烈改变会导致更年期综合征。
- 植物性饮食可以让激素不那么剧烈地下降，也可以帮助妇女较安然地度过更年期。

根据目前所知，上述是很合理的推论，若有更多研究支持更好。即便未来的研究无法确认上述细节，但毋庸置疑的是，植物性食物仍然可以借由各种因素，把乳腺癌与心脏病的风险降到最低。植物性饮食的好处绝非药物可以替代。

使用他莫昔芬、采用激素替代治疗、暴露于环境激素、接受预防性的乳房切除术等，的确与乳腺癌风险有关，并让我们忘了思考更安全、更有用的营养策略。就算如此，我们也要改变对乳腺癌的思考方式，更要把这一信息告诉有需要的妇女。

大肠癌：受瞩目的大肠镜

2002 年 6 月底，小布什让切尼暂代总统约两个小时，因为他要做大肠镜检查。由于这件事和全球政治沾上边，因此变成全美新闻，大肠镜检查一时成为聚光灯的焦点。顿时，全美上下突然讨论起大肠镜及其功用，喜剧演员有时会拿它来开玩笑，新闻主播也述说着这段好戏。难得这种极为常见的健康杀手引起举国关切。

由于结肠癌与直肠癌都属于大肠癌，加上相似之处多，因此常合称为结肠直肠癌。若以总体死亡率而言，结肠直肠癌是第四大癌症 [60]，而在美国则是第二常见的癌症，有 6% 的美国人会罹患 [61]。有些人甚至声称，一半的西方人到 70 岁的时候，大肠会长出肿瘤，其中有 10% 会演变为恶性的。[62]

地理差异

北美、欧洲、澳大利亚及亚洲富裕国家（日本、新加坡）的结肠直肠癌比例很高，但是非洲、亚洲其他国家与中南美洲多数国家的比例却很低。比如，捷克共和国每 10 万名男性当中，有超过 34 人会死于结肠直肠癌，但是孟加拉国对应的数字却只有 0.63。[63] 图 8.2 是发展水平较高与较低国家的结肠直肠癌死亡率比较，数据皆已经过年龄调整。

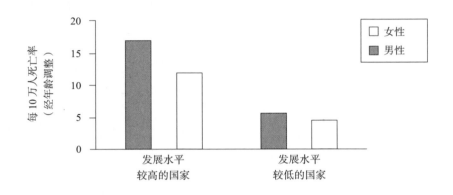

图 8.2　发展水平较高与较低国家的结肠直肠癌死亡率比较

各国结肠直肠癌比例悬殊的事实，数十年来已经是众所周知之事，然而这种差距究竟是源于基因还是环境？答案是：饮食等环境因素在罹患结肠直肠癌上似乎扮演了最重要的角色。

根据迁徙研究的显示，当居民从低癌症风险地区迁徙到高癌症风险地区时，患癌风险的概率在两个世代内就会提高[64]，这表示饮食与生活习惯是导致结肠直肠癌的重要原因。其他研究也发现，同一地区的居民，结肠直肠癌的比例也会随着饮食或生活习惯差异而大有不同。[65]

我们不能把同一地区居民癌症比例的急遽改变解释为遗传基因的不同所致，因为就人类社群而言，遗传基因变异需要数千年时间一代传一代，才会广为分布、永久改变。所以，环境或生活方式中，一定存在着可预防或促进罹患结肠直肠癌的因素。

在约40年前发表的一项划时代的报告中，研究者比较了全球32个国家中环境因素与癌症的关系，而在癌症与饮食中，关系最密切的就是结肠癌与肉类摄取。[66] 图8.3说明23个国家中，女性结肠癌发生率与肉类摄取量的关系。在这份报告中，肉类、动物蛋白与糖摄取量较高，而谷物摄取量较低的国家，结肠癌的发生率比较高。研究者丹尼斯·柏基特曾假设：摄取膳食纤维是维持消化系统健康所不可或缺的。他采样非洲人与欧洲人的粪便后与纤维摄取量相比，认为结肠直肠癌主要源自膳食纤维摄取量低。[67] 别忘了，纤维只存在于植物性食物中，而且我们的身体消化不了这部分物质。

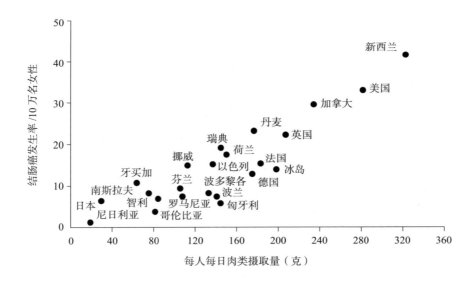

图8.3　女性结肠癌发生率与每日肉类摄取量

研究者也通过另一份知名报告比较了7个国家人们的饮食，结果发现，每天若额外摄取10克膳食纤维，长期下来可以降低33%患结肠癌的风险。[68] 10克膳食纤维相当于一小碗蔓越莓、一颗水梨或一小碗豌豆，而且一小碗任何豆荚类的豆子，纤维都会超过10克。

从所有研究中，似乎都可清楚地看出饮食对结肠直肠癌的影响重大。然而，究竟什么东西能够避免结肠直肠癌？纤维？蔬果？碳水化合物？牛奶？每种食物或营养素似乎都扮演了某种角色，这是争议不断的问题，而答案莫衷一是。

寻找"万灵丹"

过去 35 年来关于膳食纤维与大肠癌的争辩，皆由柏基特的非洲研究促成，许多人认为纤维有益于大肠的健康，或许你听过纤维能预防结肠直肠癌的说法，至少应该知道纤维可以让你"保持顺畅"。那不正是西梅干广为人知的特点吗？

然而，没有人能够证明纤维是预防结肠直肠癌的"万灵丹"。一些重大的技术原因使我们不容易获取跟纤维有关的明确定论[69]，这些原因或多或少和"膳食纤维并非一种单纯物质，也不光具有一种单纯的优点"有关。纤维其实是数百种物质，优点也须经过非常复杂的生化与生理过程才能展现。科学家如果想评估摄取膳食纤维的优点，往往得先从数百种纤维素的子分类中，决定要衡量哪些种类，以及该使用什么方式。由此可知，建立标准流程几乎是不可能的，因为我们根本无法得知究竟是哪种纤维素在体内如何运作。

由于缺乏确切的标准流程，我们在中国进行研究的时候，用了许多方式来测量纤维。几乎各种纤维摄取量都提高之时，结肠直肠癌的比例就会下降[70]，但是，我们无法明确解释[71]，究竟是哪种纤维最重要。

虽存在不确定的因素，但柏基特[72]认为含纤维的食物能预防结肠直肠癌是正确的假设，会有如此效果，则是各类纤维加总后的结果。事实上，膳食纤维能预防大肠癌的假设的说服力与日俱增。

1990 年，一群研究者评论了 60 项纤维与结肠癌的研究[73]，发现这些研究都支持纤维有助于预防结肠癌的观点。他们汇总结果后发现，摄取最多纤维的人，患结肠癌的风险比纤维摄取量最低者低 43%，而蔬菜食用量最多者的癌症风险，则比食用量最少者低52%。[74] 不过，在这项大型的评论中，研究者仍说："从这些数据中，我们仍无法分辨哪些效果来自蔬菜中的纤维，哪些效果来自非纤维的因素。"[75] 那么，纤维本身究竟是不是我们所寻找的"万灵丹"呢？1990年的时候，我们还不知道。

两年之后，另一群研究者评议了结肠直肠癌患者与非患者的13项研究比较（即病例对照研究）。[76] 他们发现，摄取最多纤维者罹患结肠直肠癌的风险比摄取最低者低47%。[77] 如果美国人每天可从食物（而非补充品）中多摄取13克纤维，那么有1/3的结肠直肠癌其实都是可避免的。[78] 要知道任何一碗豆子都含有至少13克纤维。

更新的大型报告是"欧洲癌症与营养前瞻性调查"（EPIC），研究中搜集51.9万名欧洲人的纤维摄取量与结肠直肠癌数据。[79] 调查发现，纤维摄取量最高的前20%的人口（约每天34克）患结肠直肠癌的风险比摄取量最低的20%的人口（约每天13克）低42%。[80]

请务必注意，这些研究中的膳食纤维都来自食物，而非补充品。所以我们只能说，"含有纤维的饮食"似乎能大幅降低结肠直肠癌的风险，但若是在食品中加入单独的纤维素，可能无法产生类似的效果。食用富含纤维的天然食物显然很有好处，这些食物包括蔬菜（不含根部）、水果与全谷物。

事实上，我们甚至无法确定结肠直肠癌的预防效果究竟是来自富含纤维的食物，还是因为通常多吃这类食物的人的动物性食物的摄取量也比较少。换句话说，究竟是蔬菜、水果与全谷物具有保护效果，还是肉类有危险？或是两者皆然？

1985年在南非进行的调查或许能回答这个问题。南非白人罹患大肠癌的比例是黑人的18倍，大家原以为这是因为黑人从非精制的玉米中摄取了大量膳食纤维。[81] 不过，近年来南非黑人越来越多地从市面上购买已经去除纤维的精制玉米，现在他们的纤维摄取量甚至比白人的还要低。然而，黑人罹患结肠癌的比例仍然很低[82]，这不免令人怀疑，光靠膳食纤维能获得多少防癌效果？

更新的研究[83]则指出，南非白人患结肠癌比例较高，可能是因为他们摄取了较多的动物蛋白（每天 77 克相对于 25 克）、总脂肪（每天 115 克相对于 71 克）与胆固醇（每天 408 毫克相对于 211 毫克），如图 8.4 所示。

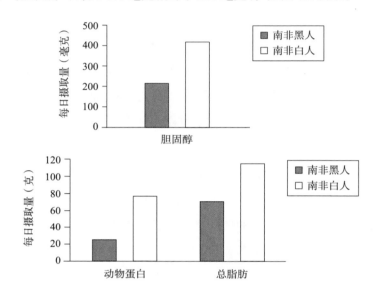

图 8.4　南非黑人与南非白人的动物蛋白、总脂肪、胆固醇摄取量

研究者认为，南非白人结肠癌比例高许多，可能与饮食中动物蛋白与脂肪的含量更有关，而非饮食中缺乏具有保护效果的膳食纤维。[84]

显然，纤维含量高、动物性食物含量低的天然饮食，可预防结肠直肠癌。即使没有更具体的细节，我们仍然可以提出重要的公共卫生建议。数据明显指出，"天然蔬食"可大幅降低结肠直肠癌比例，我们无须知道究竟是哪种纤维、哪种机制在发挥作用，甚至无须知道纤维本身究竟有多少防癌成效。

蔬食多运动，直肠癌不来

20 世纪 90 年代的研究指出，蔬果含量低、动物性食物与精制碳水化合物含量高的饮食，不仅是促成结肠直肠癌的风险因素，也会加重胰岛素抵抗综合征。[85] 有鉴于此，科学家怀疑胰岛素抵抗可能会造成结肠癌[86]，而有助于控制胰岛素抵抗的方式，也有助于预防结肠癌，这种方式就是"天然蔬食"。

然而，"天然蔬食"恰好含有大量碳水化合物，因而成为目前市场上大力抨击的目标。事实上，碳水化合物有两种，一种是精制碳水化合物，另一种是复合碳水化合物。前者以机械除去植物的外皮，制成淀粉与糖，而植物维生素、矿物质、蛋白质与纤维却多存在于外皮中。这类食品（一般砂糖、白面粉等）的营养价值很低，故应尽量避免用精制面粉做成的面食、含糖麦片、糖果与含糖软饮料。但是富含复合碳水化合物的全食则要多吃，例如非精制的新鲜蔬果、糙米与燕麦等全谷物产品，这些食物非常有益健康，其中蔬果的效果更好。

或许你听说过钙质可以帮助对抗结肠癌，这种说法容易被推论为牛奶可以对抗结肠癌。高钙饮食能预防结肠癌的假设主要基于两个理由：第一，钙质可以阻碍结肠关键细胞的生长[87]；第二，钙质可与肠道中的胆汁酸结合。胆汁酸是肝脏分泌的，之后流向肠道，因此会进入大肠而促发结肠癌。钙质能够结合胆汁酸，因此据信可预防结肠癌。

研究团体证实高钙饮食（一般是指富含乳制品的饮食）会阻碍结肠中某些细胞的生长[88]，然而各种细胞生长的指标并非能出现一致的反应。不仅如此，这种看似有益健康的生化反应是否真能减少癌细胞生长，其实并不清楚。[89] 另一研究团体则证明，钙质确实能减少可能有害的胆汁酸，不过研究人员也观察到富含小麦的饮食更能减少胆汁酸。[90] 奇怪的是，若同时采用高钙与富含小麦的饮食，结合胆汁酸的效果反而不如分别服用补充品的效果。[91] 这只能表示，把分别观察到的营养影响结合时，结果可能出人意料，饮食的情况便是如此。

我怀疑，通过钙质补充品或富含钙质的牛奶而摄取大量钙质的饮食或许无法有效抵抗结肠癌。中国乡村居民的钙质摄取量不多，几乎不吃任何乳制品[92]，但结肠癌发生率不高，甚至比美国低得多。全球钙质摄取量最高的欧洲和北美反倒是结肠直肠癌比例最高的地区。

另一项对结肠直肠癌非常重要的因素就是多运动的生活方式。一般认为，多运动会降低罹患结肠直肠癌的概率。世界癌症研究基金会与美国癌症研究院曾针对 20 项研究进行总结，这些研究中有 17 项指出，运动有助于预防结肠癌。[93]

不只是基因的错

　　说到运动的好处，又得回到小布什总统。大家都知道他有慢跑的习惯，因此保有健康的身体，而大肠镜的检查报告也说他健康无虞。然而，究竟什么是大肠镜？是不是真的值得检查？所谓大肠镜检查，是医生用直肠探头去检查大肠，看组织生长情况是否异常，其中，最常见的异常现象就是息肉。虽然肿瘤与息肉的关联目前仍不确定，但多数科学研究人员相信[94]，两者和饮食的关系与基因特征十分相似，即如果大肠有非癌症问题（例如息肉），日后也可能生成癌症肿瘤。

　　因此，针对息肉与其他问题的检查是一种合理的方式，以避免日后罹患大肠癌。但如果你长了息肉怎么办？动手术摘除息肉会不会降低癌症风险？一项全美研究显示，如果能摘除息肉，原本预期患结肠癌的比例将会下降76%~90%[95]，这项调查结果支持定期检查[96]。一般建议，50 岁以上的成人应该每 10 年进行一次大肠镜检查，若你患结肠直肠癌的风险较高，则建议从 40 岁开始进行，并提高检查频率。

　　以下几种方式可估算个人罹患结肠直肠癌的基因风险，例如从家族中已罹患结肠癌的近亲人数来推测自己患癌的风险；可做息肉检查；可以运用临床检验。[97]

　　这个例子充分说明，基因研究可以让我们更了解复杂的疾病，但在热衷于研究结肠直肠癌的基因缘由时，有两件事情常被忽略：第一，结肠癌病例中能归咎于已知遗传基因的，仅占 1%~3%。[98] 第二，10%~30% 的病例[99]多发生在某些家庭（这种现象被称为"家族聚集性"），也可能反映出这种疾病显然受遗传影响。但这些数字都夸大了"基因"的影响。

结肠癌风险可归咎于遗传基因者只是极少数（1%~3%），大部分与家族有关的结肠癌病例（即另外的 10%~30%）仍取决于环境与饮食因素，因为家族成员的居住地与饮食习惯通常是相同的。

即便遗传风险高，健康的植物性饮食也能控制基因影响，就算不能完全消除，也能大幅降低患癌风险。高纤维饮食可预防结肠癌，摄取再多也绝不会引发癌症。

前列腺癌：男人的隐疾

前列腺是男性的生殖器官，大小如核桃一般，位于膀胱与结肠中间，负责生产体液，有助于精子和女性的卵子结合成受精卵。

前列腺虽不大，但引起的麻烦倒是不少。我有一些朋友就患了前列腺癌或有类似的症状，而这样的人不在少数。1998 年的一项报告指出："前列腺癌是美国男性最常见的一种癌症，约占所有肿瘤的 25%。"[100] 70 岁以上的男性约半数都有前列腺潜伏癌[101]，那是一种不会引起任何不适的癌症形态。前列腺癌很常见，而且发展速度缓慢，诊断出罹患前列腺癌的病患，只有 7% 会在 5 年内死亡[102]，因此大家不太知道该如何治疗前列腺癌，甚至该不该治疗。病人与医生的主要问题在于，相较于其他因素，前列腺癌对生命造成的威胁大不大？

决定前列腺癌是否会演变成可能威胁生命的一个指标，就是前列腺特异性抗原（PSA）的血液浓度。若男性经诊断后，发现 PSA 指数高于 4，则表示有前列腺的问题。然而，光靠这项检验不足以断定罹患前列腺癌，尤其 PSA 指数刚刚超过 4 时。由于 PSA 检验的不确定性，要做决定特别困难。朋友们偶尔会征询我的建议。他们应该做一场小手术还是很多次手术？PSA 指数为 6 是一个严重的问题还是一记警钟？如果是警钟，那么他们必须做什么才能降低这个指数？虽然我现在无法针对每种临床情况一一解释，但我能提及一些研究结果，这些研究都指出，饮食在是否患前列腺癌上扮演了重要的角色。

虽然饮食与前列腺癌的细节仍有争议，但我们可以先看看研究团体早已接受、没有争议的一些假设：

- 各国前列腺癌的比例差异甚至比乳腺癌悬殊。
- 前列腺癌比例高的地区多在饮食与生活方式西化之国。
- 发展中国家的男性如果采取西式饮食方式，或迁居西方国家，罹患前列腺的比例会增加。

上述前列腺癌的引发模式与其他富贵病模式并无二致，主要说明虽然前列腺癌会受基因左右，但环境因素才是重要角色。接着，你一定猜到我要说植物性饮食好、动物性饮食不好吧！若更具体一点儿说，饮食与前列腺癌之间最一致、最特殊的关系之一，就是乳制品的摄取量。

2001 年，哈佛大学发表了一项很有说服力的研究评论：

　　14 项病例对照研究的 12 项，以及 9 项世代研究中的 7 项皆表明：乳制品与前列腺癌在某种程度上呈正相关。这是已发表的文献中，提及前列腺癌与饮食的关系时最一致的指标。在研究中，乳制品摄取量最高的男性罹患前列腺癌的风险为其他人的两倍，存在转移性或致命性前列腺癌的风险是摄取量低者的 4 倍。[103]

这件事值得再三深思，"这是已发表的文献中，提及前列腺癌与饮食的关系时最一致的指标"，以及乳制品摄取量最高的男性，罹患前列腺癌的风险为其他人的 2~4 倍。

另一项于 1998 年发表的研究也提出了类似的结论：

　　从生态资料来看，有一项研究指出，每人的肉类和乳制品摄取量与前列腺癌死亡率呈相关性。在病例对照研究与前瞻性研究中，有 23 项研究指出，动物蛋白、肉、乳制品、蛋等主要促成因素与提高前列腺癌风险相关。值得注意的是，有6项研究都在年长的男性身上发现上述结果，虽然还有12项研究并未指出这种关系……前列腺癌与乳制品的关系，或多或少来自乳制品中的钙与磷。[104]

许多证据都显示动物性食物与前列腺癌有关。以乳制品而言，摄取其中的钙与磷可能会有致癌影响。

这个研究结论几乎没有留下提出异议的空间。上述每项研究都涵盖了对十几项单独研究的分析，提供了令人印象深刻且可信度很高的文献。

会促癌的激素

许多大型研究都观察到前列腺癌与动物性饮食的关系，尤其是含大量乳制品的饮食，若能了解二者关系的作用机制，论点会更清晰有力。

第一种作用机制和"胰岛素样生长因子-1"（IGF-1）有关，它是一种会增进癌细胞生长的激素，也会随身体需求而分泌。它是癌症指标，就像胆固醇是心脏病的指标一样。在正常情况下，这种激素能有效控制细胞的"生长"，即控制自身的繁殖并淘汰老旧细胞，以确保人体健康。

然而，有7项研究[105]指出，在不健康的情况下，IGF-1会更加活跃，除了会导致更多新细胞出现、生长加速，同时也会阻碍旧细胞的移除——这两项因素都有利于癌症发展。那么，这和我们吃的食物有何关系？原来，食用动物性食物会使血液中的IGF-1浓度提高。[106]

就前列腺癌而言，血液中IGF-1浓度高于正常值者，罹患晚期前列腺癌的风险为其他人的5.1倍。[107]不仅如此，若此时男性血液中会结合或钝化IGF-1活动的蛋白质含量偏低[108]，那么罹患晚期前列腺癌的概率为其他人的9.5倍。[109]数字大得惊人。而食用诸如肉类与乳制品等动物性食物，则会制造更多的IGF-1。[110]

第二种作用机制则和维生素 D 的新陈代谢有关。维生素 D 并不需要从食物中摄取，只要每隔几天晒 15~30 分钟太阳，人体就能自行制造。除了阳光，我们所吃的食物也会影响维生素 D 的制造。最活跃的维生素 D 形成时会受到人体严密监控，而此过程能清楚显示人体有平衡的能力，不仅影响前列腺癌，还会影响乳腺癌、结肠癌、骨质疏松症与 1 型糖尿病等自身免疫病。本书附录 C 附有简图，以说明维生素 D 的运作方式。这个反应网络说明了许多类似的和高度整合的反应网络，它们展现了食物是如何控制健康的。

这个过程中的要素是身体把从食物或阳光中获取的维生素 D 变成活性维生素 D。活性维生素 D 能为全身带来许多好处，比如预防癌症、自身免疫病与骨质疏松症等疾病。不过，活性维生素 D 却无法从食物或药物中获得，若把它单独制成药品，效力会过强而不适合医疗使用。但是，你的身体却能以一系列经过仔细调节与感应的方式，制造恰到好处的活性维生素 D，适时发挥最优效用。

研究发现，饮食会影响活性维生素 D 的制造，以及之后的使用方式。食用动物蛋白常常会阻碍活性维生素 D 的制造，导致人体血液中活性维生素 D 的浓度过低。如果浓度一直过低，就会导致前列腺癌。同样地，钙质摄取量若持续偏高，其营造的体内环境也容易使活性维生素 D 减少，致使问题变得更严重。

牛奶与其他乳制品含有动物蛋白和大量钙质，这说明乳制品摄取量与前列腺为何相关，也证明了生物合理性，说明观察到的数据彼此吻合的原因。我们对该作用机制做一下回顾：

- 动物蛋白导致人体产生更多 IGF-1，使得细胞的成长与移除失常，并促进癌症发展。
- 动物蛋白会抑制活性维生素 D 的产生。
- 过多钙质（如牛奶）也会抑制活性维生素 D 的制造。
- 活性维生素 D 对人体具有多种健康益处，若它的浓度持续过低，体内环境将会有利于各种癌症、自身免疫病、骨质疏松症和其他疾病的发展。

这段重要的内容主要在说明食物各种好与不好的影响，在经过协调的反应后会产生预防前列腺癌等疾病的效果。在探寻反应网络如何运作时，我们会关注各种反应发生的先后顺序，倾向于认为各种反应在网络内是单独作用的，而我们显然错了。令我印象深刻的是，多种反应会一起发生作用，它们会以众多不同的方式产生相同的结果：预防癌症。没有任何一种单独的作用机制能充分解释癌症起因，但我确切地知道，大量、广泛的证据以高度协调的网络方式运作，还能支持食用乳制品与肉类会带来高前列腺癌风险的结论。

奥尼什医生对前列腺癌的研究

本书第一版发行之后，在蔬食对前列腺可能会有的影响方面，出现了一些值得注意的新研究。从一项随机控制试验中证明晚期心脏病能通过蔬食改善的奥尼什医生，也在一些始发期前列腺癌患者身上使用了同样的干预方法。这些患者舍弃手术、放疗或化疗，选择了"观察性等待"，也就是说，只监视癌症发展的迹象。如同之前提过的，前列腺癌发展得很缓慢，而一般所使用的疗法都具有永久性的副作用，所以有些始发期前列腺癌的患者会选择先观察，而不是立即接受干预治疗。

奥尼什医生让一组人参与一项包含减轻压力、团体支持及运动的"天然蔬食"疗程，为另一组人开标准医疗药方。相较于标准医疗组，饮食与生活方式组的 PSA 指数在经过 12 个月的疗程后下降了。他们在细胞培养中的血液压抑癌细胞生长的能力远远超过控制组病患。[111] 3 个月后，实验人员更发现，这些人在超过 500 种基因表现上有重大的改变，已知能促进癌细胞发展的基因也受到了抑制。[112] 在两年的疗程中，标准医疗组里有 27% 需要传统治疗（手术、放疗或化疗），而饮食与生活方式组里只有 5% 的人需要传统治疗。[113] 总的来说，奥尼什医生在始发期前列腺癌上验证了他在晚期心脏病方面证实过的观点：光靠饮食与生活方式的改变，就能抑制甚至逆转这种可怕的疾病。

就这一点而言，近期的研究发现，被诊断出罹患前列腺癌且饮食偏向西式（较多加工肉类及红肉、高脂肪乳制品和精制谷物）的人，在 10 年内死于癌症的风险是其他人的 2.5 倍[114]，这应该也没什么好惊讶的。相较于平均每天摄取不到一份乳制品的前列腺癌患者，摄取三份及以上乳制品的患者，在 10 年内死于癌症的风险则提升了 141%。[115]

从奥尼什医生有力的干预研究和之前的观察研究可知，我们很难否认饮食和生活方式在前列腺癌的预防和治疗上有强烈的影响。就汤姆身为一名执业医生的观点来看，我们所拥有的是如此确切的证据——包括观察性、机械性和干预性的资料——所以每位医生都应该告诉前列腺癌患者，应该立即停止摄取乳制品，并且采用"天然蔬食"饮食法。

最佳抗癌药物

2016 年，有超过 50 万美国人在就医时被告知罹患乳腺癌、前列腺癌或大肠癌，这三种癌症占了所有新病患的四成，不仅摧残病患的生命，也危害其家人与朋友。

过去，我们都对营养认知不多，也不知道营养对于健康的影响。然而，数十年过去了，情况并没有什么改变。很少有人会考虑采用"天然蔬食"改善自己的健康，或许是他们根本不知道这样的信息。

事实上，美国机构与能提供信息的人不太愿意讨论关于饮食的证据，甚至嗤之以鼻，因为把食物视为恢复身体健康的关键，严重挑战了以药物、放疗与手术为本的传统医学（详见本书第四部分）。营养学专家、研究者与医生们要么就是不知道证据，要么就是不愿意分享，这使得美国民众都被蒙在鼓里，无法得知能挽救性命的信息。

现在，已有充分的证据显示，医生应讨论以改变饮食方式为预防与治疗癌症的可能途径，美国政府也应讨论饮食毒性就是致癌的最大原因。此外，这些证据明白地证实，各地乳腺癌协会、前列腺与大肠癌相关机构，应提供充足的信息，让各地的美国人都知道"天然蔬食"是效果极佳的抗癌药物。

若能如此，明年求医时得知自己患乳腺癌、前列腺癌与大肠癌的人，将不到50万名。后年，就不会有那么多朋友、同事与家人得到最可怕的诊断，之后也会逐年减少。

未来癌症人数减少的希望，确实可以成真。能保证大家健康的未来，绝对值得追求。

第 9 章

自身免疫病

自身免疫病是所有疾病中危害更大的一类，不仅治疗不易，而且病患将逐渐丧失身心功能。和心脏病、癌症、肥胖症与 2 型糖尿病不同的是，自身免疫病患者是人体系统性地攻击自身，最终患者几乎必败无疑。

美国每年有 25 万人被诊断出患有 80 多种不同自身免疫病中的一种[1]，女性比男性更容易"中招儿"，是男性的 2.7 倍。全世界有 7%~10% 的人患自身免疫病，仅在美国，这样的患者就有数千万名。[2]

最常见的免疫疾病如表 9.1 所示[3]，前 9 种占了 97%[4]，其中被研究最多的是多发性硬化症、类风湿性关节炎、狼疮、1 型糖尿病[5]，而这些疾病与饮食相关性的研究也最多。其他未列出的疾病还有风湿性心脏病、炎性肠病[6]、克罗恩病[7]，还可能包括帕金森病[8]。

虽然每种疾病的名字听起来很不相同，但近来评论指出[9]："……把这些疾病视为同一类别非常重要。"这些疾病往往会有相似的临床背景[10]：有时候，一名病患不止罹患一种自身免疫病，而从与病患居住于同一地区的人中，也能找到其他病例。[11] 以多发性硬化症与 1 型糖尿病为例，"种族与地理分布几乎相同"。[12] 大体而言，距离赤道越远的地区，自身免疫病也越常见。这种现象在 1922 年就已为人所知[13]，例如，北半球高纬度地区的多发性硬化症发生率

表 9.1　常见自身免疫病（按常见程度排序）

1. 格雷夫斯病（甲状腺功能亢进症）	10. 干燥综合征
2. 类风湿性关节炎	11. 重症肌无力
3. 甲状腺炎（甲状腺功能减退）	12. 多发性肌炎／皮肌炎
4. 白癜风	13. 艾迪生病（原发性肾上腺皮质功能减退症）
5. 恶性贫血	14. 硬皮病
6. 肾小球肾炎	15. 原发性胆汁性肝硬化
7. 多发性硬化症	16. 葡萄膜炎
8. 1 型糖尿病	17. 慢性活动性肝炎
9. 系统性红斑狼疮	

为赤道地区的 100 多倍。[14]

这些疾病有一些共同特征，因此把自身免疫病看成同一类重大疾病其实并不离谱，只不过，我们一般会因其发生在身体不同部位而给它们取不同的名称（癌症也以发生的部位来命名）。

和癌症十分类似的是，所有自身免疫病都是因为一组生理机能出了问题，其作用机制就是免疫系统误伤了自己体内的细胞，无论是 1 型糖尿病中的胰腺、多发性硬化症中的髓鞘，还是关节炎中的关节组织，所有自身免疫病都与免疫系统"造反"有关——我们的体内发生了严重的叛变，身体成了自己最大的敌人。

对抗入侵者

免疫系统异常复杂。我常听到别人把免疫系统当成一个可辨识的器官，像肺那样，真是离谱至极！免疫系统是一套系统，而不是一个器官。

免疫系统的设计基本就像军事网络，用来抵抗外来入侵者。这套系统的"士兵"就是白细胞，而白细胞又分好几种，以完成不同任务，就好像陆、海、空军，各有专长、各司其职。

免疫系统的"征兵中心"位于骨骼中的骨髓，骨髓会生产一种特化的"干细胞"，其中有些细胞会被释放到循环系统，供全身各处利用，这些细胞叫 B

细胞（B 代表骨骼）；骨髓所形成的其他细胞则会移动到位于心脏上方的胸腺，继续发育特化，这些细胞则称作 T 细胞（T 代表胸腺）。这些"士兵"细胞会和其他特化细胞联合，制订缜密的防御计划，在体内各个重要交叉口集结，例如脾（左下胸腔内）与淋巴结。这些集结点就好像指挥控制中心，"士兵"细胞在此重新编队，攻击外来的入侵者。

这些细胞的编制非常灵活，能应对不同的环境及外来物质，即便这些情况先前并未发生过。免疫系统对于外来者的反应非常有创意，堪称大自然（人体）真正的奇迹。

外来入侵者是被称作"抗原"的蛋白质分子，这些外来细胞可能是细菌或病毒，企图破坏健全的人体，因此免疫系统注意到这些外来细胞或抗原时，就会予以摧毁。外来抗原是以不同的氨基酸排序所组成的蛋白质，各有不同身份，就像每个人的面孔都不同一样，这是因为能够制造蛋白质的氨基酸种类繁多，所以形成不同的"面孔"。

为对抗这些抗原，我们的免疫系统必须"量身定制"每次攻击，其对策是制作每个攻击者的"镜像"蛋白质，它能与抗原完全相合并摧毁之。基本上，免疫系统为每张要对付的"脸"制造出一个模型。在第一次见过敌人之后，免疫系统就用这种特制的模型逮住入侵者，把它消灭。这些模型可能是 B 细胞抗体，或是以 T 细胞为基础的受体蛋白质。

当身体记住了每次对付外来者的防御工事，自然就能获得免疫。比如，首次接触水痘时是一场硬仗，但是第二次面对时，身体就知道该如何应付，于是战争能缩短，让人不那么痛苦，且更容易打胜仗，甚至根本不会生病。

免疫系统的自杀行动

免疫系统固然可以帮助人体抵抗外来蛋白质，但是也会攻击原本的保护对象，即人体组织。我们从所有的自身免疫病中都可看到这种自我毁灭的过程，看起来就像人体在自杀。

在自我毁灭的行为当中，有一项叫"分子模拟"的重要机制，即体内细胞兵团想摧毁的外来入侵者看起来和我们自身的细胞一样，于是免疫系统做出的"模型"不仅适合入侵者，也适合我们自身的细胞。在某些情况下，免疫系统会摧毁适合该模型的一切，包括我们自己的细胞。自我毁灭的过程极为复杂，涉及免疫系统许多不同的策略，这些策略都有相同的致命缺陷：无法辨别蛋白质是外来入侵者还是自身细胞。

然而，在我们吃的食物中，可能会有欺骗人体、让人体攻击自身细胞的抗原。比如，在消化过程中，有些蛋白质还没在肠道完全分解成氨基酸就进入血液，而免疫系统会把这些尚未完全消化的蛋白质当成外来入侵者，于是开始制作模型来摧毁它们，却同时引发了自我毁灭的自身免疫过程。

许多食物中存在着会模拟人体蛋白质的外来蛋白质，牛奶就是其中一种。一般而言，我们的免疫系统大多时候都相当聪明，会安排预防措施，避免攻击原本要保护的身体，即使外来的抗原看似我们自身的细胞，免疫系统也能分辨。事实上，免疫系统还会利用我们自身的细胞来练习制作模型，以对抗外来的入侵抗原，却不会真正伤害"自己人"。

这个过程可用备战时的训练营来比拟。当免疫系统运作适当时，可用人体中看似抗原的细胞来练兵，但并不会真正伤害这些细胞，这样细胞兵团便可随时准备好击退入侵的抗原。这是大自然调节自身能力异常优雅的另一个例子。[15]

免疫系统运用一套极为精密的流程，以决定该攻击哪些蛋白质，又该放过哪些蛋白质。[16] 这套流程非常复杂，它为什么会失灵而导致自身免疫病，原因还不明朗。我们只知道免疫系统无法分辨身体细胞与入侵抗原，此时，自身的细胞不是被拿来"练兵"的，而是和入侵者一起被消灭了。

儿童梦魇：1型糖尿病

就1型糖尿病而言，免疫系统会攻击负责制造胰岛素的胰脏细胞。这种无法治愈的严重疾病发生在儿童身上，使得许多有小孩的家庭陷入痛苦。但多数人都不知道，1型糖尿病与饮食有关，尤其是乳制品。文献清楚记载，牛奶蛋白会引发1型糖尿病[17]，其发生过程可能如下所述：

- 母乳哺育的时间不够长，就改喂婴儿奶粉，里面可能含有牛奶蛋白。

- 牛奶到了小肠之后被消化分解成氨基酸。

- 有些小孩无法完全消化牛奶，于是原来蛋白质的氨基酸链或碎片仍留在肠道里。

- 未被完全消化的蛋白质碎片也许会被血液吸收。

- 免疫系统认为碎片是外来入侵者，便动手消灭它们。

- 不幸的是，有些碎片看起来和负责产生胰岛素的胰脏细胞一模一样。

- 免疫系统无法辨识牛奶蛋白碎片与胰脏细胞，把它们一同消灭，孩子因而无法产生胰岛素。

- 孩子罹患了1型糖尿病，成为终身患者。

若把这个过程总结一下，则非常值得注意：1型糖尿病是一种发生在孩子身上的重大疾病，而导致该疾病的罪魁祸首可能就是牛奶。因为种种显而易见的因素，这也成为今天营养学领域最具争议的问题之一。

关于牛奶的影响，另一项更令人印象深刻的报告是在1992年发表的。《新英格兰医学杂志》[18]刊载，芬兰研究者从4~12岁的1型糖尿病儿童身上采血，再测量血液中一种抗体的浓度，该抗体用来对抗牛奶中未能被完全消化的蛋白质"牛血清白蛋白"（BSA）。研究人员也以同样的方式来检验非糖尿病儿童，并把两组加以比较（记住，所有抗体都是外来抗原的"镜像"或"模型"）。具有牛奶蛋白抗体的儿童一定喝过牛奶，这也表示，牛奶蛋白中未完全消化的蛋白质碎片进入了婴儿的循环系统，才会先产生抗体。

研究者的发现确实令人惊讶，在所测量的142名糖尿病儿童当中，每个孩子的抗体浓度都大于3.55；79个正常儿童身上，每个孩子的抗体浓度都小于3.55。

换句话说，糖尿病儿童与正常儿童之间的抗体浓度并没有重叠的地方。所有糖尿病儿童的牛奶蛋白抗体浓度都比正常儿童的高，这意味着两件事情：

第一，抗体多的孩子喝了较多牛奶。

第二，抗体增加可能会导致 1 型糖尿病。

这样的研究结果在学术界引起轩然大波，而其之所以引人注意，就在于抗体反应完全不同。此报告[19]加上先前的其他研究[20]引发了多年来大规模的相关调查，至今仍在继续。[21]

其中有些研究调查了牛奶对于牛血清白蛋白抗体浓度的影响，结果，除了一项研究，其他研究都指出牛奶会增加 1 型糖尿病儿童体内的牛血清白蛋白抗体[22]，虽然其反应强度各有不同。

过去数十年来，科学家研究的不只是牛血清白蛋白抗体，我们对 1 型糖尿病的认知也逐渐明朗。简言之，这种病大约是如此发展的[23]：有些基因较特殊的婴幼儿[24]可能太早从喝母乳转换到喝牛奶[25]，假使又感染上一种会破坏肠道免疫系统的病毒[26]，那罹患 1 型糖尿病的风险就高。

智利的一项研究[27]考量了牛奶与基因这两种因素：有些基因特殊的孩童如果太早从母乳转换为以牛奶为主成分的婴儿配方奶，罹患 1 型糖尿病的风险为不具有此特殊基因及至少以母乳哺育 3 个月的婴儿（牛奶的接触量降到最低）的 14.1 倍。另一项在美国开展的研究则指出，若有此基因倾向的儿童在婴儿时期喝牛奶，则罹患 1 型糖尿病的风险为不具有特殊基因和至少以母乳哺育 3 个月的儿童的 12.3 倍。[28]12~14 倍是极大的风险，因为三四倍就算是重大的风险了。更具体地说，吸烟者罹患肺癌的风险大约是正常人的 11 倍，而高血压和血胆固醇高的人罹患心脏病的风险为 3.5~4 倍，它们都少于 12~14 倍（见图 9.1）。[29]

那么，12~14 倍的 1 型糖尿病风险中，究竟有多少可归咎于摄取的牛奶或基因呢？现在流行的看法是，1 型糖尿病是基因造成的，连医生也多半这样想。不过，仅因为基因而患病的人占比实在微不足道，事实上，基因不会单独

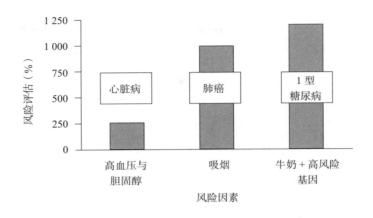

图 9.1　各种因素对于各种疾病的相对风险

起作用，而是需要其他因素的促发才会产生影响。根据观察，同卵双胞胎中，虽然两个人的基因一样，但若有一人罹患 1 型糖尿病，另一人罹患的概率只有 13%~33%[30]，要是将罪魁祸首全归咎于基因，那么同卵双胞胎同时罹患的概率应该接近 100%。事实上，双胞胎中另一人患病的概率之所以有 13%~33%，可能是因为同时影响两人的环境与饮食。

我们再看看图 9.2，这项观察凸显了环境、牛奶摄取量与 1 型糖尿病的关联。在 12 个国家[31] 中，0~14 岁少年儿童的牛奶摄取量与 1 型糖尿病几乎呈现完全相关性。[32] 牛奶摄取量越多，1 型糖尿病越普遍。芬兰人食用大量乳制品，但日本人食用得极少[33]，而芬兰 1 型糖尿病是日本的 37 倍。[34]

正如其他富贵病，当人们从疾病发生率低的地方迁徙到疾病发生率高的地方时，随着饮食与生活方式的改变，罹患疾病的概率也会提高。[35] 这表示虽然有些人身上带着致病的基因，但只有在符合某些饮食或环境的条件时，疾病才会产生。

我们从长时间的疾病趋势也可看出上述情形。全球 1 型糖尿病的发病率正以每年 3% 的惊人速度增加[36]，各地人口无一幸免，只不过各地的发病率仍有明显不同。疾病增加得相当快，但我们无法将其归因于基因易感性，在广大人

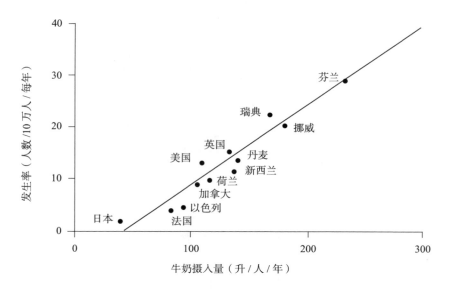

图 9.2　各国牛奶摄取量与 1 型糖尿病发生率的关联

群中，任何基因就长时间而言是相对稳定的，除非环境压力发生改变，导致一个族群的繁衍比另一族群成功。换句话说，有 1 型糖尿病患者的家族生下了许多孩子，而没有该病的家族又相继死去，才会使得 1 型糖尿病的基因在人群中更为普遍。当然，这种情况并未发生，而 1 型糖尿病每年增长 3% 更能说明基因并非造成该病的唯一原因。

　　然而，证据清楚地指出，牛奶可能是造成 1 型糖尿病的元凶。把所有研究结合起来（包括基因易感性与无易感性），我们会发现太早停止吃母乳而改喝牛奶的孩子，平均得 1 型糖尿病的风险提高了 50%~60%。[37]

　　早期关于 1 型糖尿病与饮食的信息不仅让人印象深刻，也推动了两项重要的发展：1994 年，美国儿科学会"热切鼓励"家族中若糖尿病患者较多，那么这些家族的婴儿在两岁之前不要喝牛奶。许多研究者[38] 开展了前瞻性研究，也就是未来持续追踪受试者，看看若小心监控饮食与生活方式是否能影响 1 型糖尿病的发作。

较为知名的两项研究是在芬兰进行的，一项始于 20 世纪 80 年代晚期[39]，另一项则始于 20 世纪 90 年代中期[40]。其中一项研究显示，摄取牛奶会使 1 型糖尿病风险增加五六倍[41]，而另一项研究[42]则认为，摄取牛奶除了会增加先前提过的抗体，还有三四种抗体浓度也会提高。还有一项研究则发现，以牛奶哺育的婴儿，体内 β-酪蛋白（牛奶中另一种蛋白）抗体远高于母乳喂养的婴儿，而 1 型糖尿病的孩子，β-酪蛋白抗体的浓度也较高。[43] 简言之，所有已经发表结果的研究都明确了牛奶的风险，对具有基因易感性的孩童来说更是如此。

不过，决定牛奶与 1 型糖尿病有关程度的评估仍然很难开展，因为牛奶的摄取太普遍，而我们只做了很小范围的实验研究。本书第一版发行后进行的研究已经证明，1 型糖尿病和饮食因素（比如牛奶）之间的关系甚至更为复杂[44]——这一点儿也不意外！

近期的研究已证实，儿童糖尿病通常发生于疑似有基因问题的婴儿和幼童身上[45]，但基因不是唯一的因素，因为基因上有阳性反应的婴儿，实际上发病的概率不到 10%——1 型糖尿病的发展还需要更多其他因素，而牛奶，尤其是取代母乳或断奶后摄取的牛奶，似乎仍是最大的饮食因素。有些证据指出，维生素 D 补充剂[46]有可能降低疾病的发生概率，但这些证据不完全一致[47]。

关于牛奶的争议

假设报纸出现了《牛奶可能引发致命的 1 型糖尿病》这样一则头条新闻，恐怕会引发轩然大波与严重的经济冲击，因此就算科学证据确凿，短期之内，报纸上仍不会出现这种标题。为了掩盖这种标题，最好的做法就是把它贴上"具争议性"这个大标签，因为这样的事实攸关许多人的利益，而且没几个人了解这么多的信息，所以要把这种观点变成争议性的，并且维持这种局势，其实易如反掌。争议在科学界原本是很自然的一部分，只是某些争议常常不是在辩论科学的正当性，而是延迟或是扭曲研究结果。

比如，我给了你大量的证据来说明香烟对人有害，这时，烟草公司可能会挑出尚未解答的细节，并在之后表示，"吸烟不健康"具争议性，并把我的结论一笔勾销。要这么做并不难，因为科学一定有未解决的细节，科学的本质就是如此，而有些团体会利用争议性来对抗某些观点，阻碍有建设性的研究，让大众一头雾水，也导致公共政策变得模糊，这实在是科学界的一大罪行。

对于外行人来说，评估高技术性的争议是否合理可不是简单的事情，即便对喜欢阅读科学文章的人也一样。举例来说，1999年有一份牛奶与1型糖尿病关系的科学评议[48]，在这份概括10项人类研究（都是病例对照研究）并被列为"争议性话题系列"[49]之一的报告中，作者们得出的结论是：10项研究中有5项显示，牛奶与1型糖尿病之间在统计数据上有重大的正相关，而另外5项没有。这似乎呈现了很大的不确定性，足以令人怀疑假说的可信度。

然而，被列入"否认"两者关系的5项研究，并未指出牛奶会减少1型糖尿病，也无任何统计显著性。相对地，具有统计显著性的研究有5项，且全都指出相同结果：过早开始喝牛奶和1型糖尿病的风险提高有关，若硬要说此一致性是随机或巧合，其概率只有1/64。

在实验中，就算找不到两种因素之间具有统计显著性，也不一定表示两种因素无关。找不到的原因有很多，有些看得出来，有些看不出来：也许是实验样本不够多，使研究的敏感度降低，不易察觉一项真正存在的效应；或许所有的受试者都以类似的方式哺育，导致难以测出不同的关系；或许几年前尝试检测婴儿哺育方式不够准确，因而掩盖了确实存在的关系；或许研究者在婴儿生命中的检测时机不对。

重点是，10项研究中有5项具有统计显著性，5项全都指出喝牛奶与增加1型糖尿病有关，而无任何一项研究指出喝牛奶可减少1型糖尿病，因此，我不认为牛奶与1型糖尿病有关的假设因"文献出现不一致而无法确定"。[50]

在同一份评议报告中[51]，作者们还总结了其他的研究，那些研究间接比较了母乳和牛奶结合的哺育方式与1型糖尿病之间的关系。该评议综合了52项可能性比较，其中 20 项具有统计显著性，而这 20 项研究中，有 19 项支持牛奶与 1 型糖尿病有关，只有一项不支持。这又一次强烈支持了牛奶与 1 型糖尿病有关的假设。

我举这个例子，不只在说明牛奶对 1 型糖尿病的影响，更要指出让原本不具争议性的问题变成有争议的策略，而这种情形比想象中更常见，也导致许多不必要的混淆。当研究者使用这种策略时（即便是无意的），通常是对假设已存有严重偏见。事实上，在我写作本节后不久，我听到了一段美国国家公共广播电台关于 1 型糖尿病问题的采访，受访者是这篇综述论文的资深作者。[52] 我只想说，那些作者并没有承认牛奶假说的证据。

牛奶与 1 型糖尿病的议题会给美国农业带来巨大的经济冲击，加上许多个人强烈的偏见，因此相关研究不太可能很快引起美国媒体注意。然而，牛奶能导致 1 型糖尿病的证据广度和深度兼具，又有说服力，虽然其复杂机制还有待了解。这些证据不仅指出牛奶有危险，甚至足以说明两者之间的关联具有生物合理性——母乳是最好的婴儿食品，而妈妈犯的最严重的错误就是以牛奶替代母乳。

1 型糖尿病的发生率在世界上许多地方正以每年 3%~5% 的速度迅速攀升[53]，是时候积极向大众分享我们在牛奶及其产品上所发现的证据了。等待完美证据出现（永远不可能）是不可行的策略，尤其是牛奶蛋白长久以来被证实具有其他严重的健康影响，包括提高血胆固醇水平[54]、始发期动脉粥样硬化的形成（心血管疾病[55]），以及在实验中促进癌症的发展[56] 等。

可怕的多发性硬化症

多发性硬化症是一种非常严重的疾病，不仅患者痛苦，就连照料者也不好受。患者终身都得与不可预测的严重障碍斗争，除了常面临急性发作，最后还会慢慢丧失行走能力或视觉，10~15 年后，病患就只能以轮椅代步，最后在病床上度过余生。

根据美国国家多发性硬化症协会的统计，仅美国就有 40 万人患此疾病。[57]病患通常在 20~40 岁时被初次诊断出多发性硬化症，而女性患者为男性的4 倍。

虽然多发性硬化症引起了医学与科学界的广泛关注，但是，多数专家仍然表示，他们对于此病病因与治疗知之甚少。大多数相关网站上都写着，这种疾病是一个谜，也把基因、病毒与环境列为可能影响该疾病发展的因素，却完全忽略饮食可能扮演的角色[58]，更不用说提及牛奶在其中所扮演的重要的角色了。

多发性硬化症之所以症状会多，表示神经系统出了问题，使得中枢神经系统（大脑和脊椎）与末梢神经系统之间往来的电子信号无法顺畅地得到协调与控制。这是因为覆盖在神经纤维周围的"绝缘体"或"护套"髓鞘质遭到自身免疫反应的破坏。这就像你家电线的绝缘体变薄或脱落了，导致电线外露，电子信号也许就会短路。不规则的电子信号可能会破坏细胞，并"灼伤"周围组织区域，形成小小的疤痕或一块块硬化的组织。这些"灼伤"可能非常严重，最后会毁灭身体。

最早提到饮食对多发性硬化症影响的是半个多世纪前的罗伊·斯旺克博士。20 世纪 40 年代，他开始在挪威工作，日后则到蒙特利尔神经病学研究所，之后担任俄勒冈大学医学院神经学系的主任。[59]

斯旺克博士关心这种疾病与饮食之间的关联，是因为他知道多发性硬化症多发生于北半球气候带[60]，离赤道越远，多发性硬化症越盛行：在高纬度地区，多发性硬化症的发病率为赤道地区的 100 多倍[61]，而较靠近南极的澳大利亚南部，则是该国北部的 8 倍[62]。该病的分布情形与其他自身免疫病类似，如1 型糖尿病与类风湿性关节炎。[63]

虽然有些科学家猜测，多发性硬化症可能是磁场造成的，但是斯旺克博士却认为与饮食有很大关系，尤其是饱和脂肪含量高的动物性食物。[64]他发现，在食用乳制品的挪威内陆，多发性硬化症的比例比吃鱼的海岸地区高。

斯旺克博士在蒙特利尔神经病学研究所针对144名多发性硬化症病患试验，建议病人摄取饱和脂肪含量低的饮食，一部分的人听从了，但未听从建议者也不少。他以每天20克的饱和脂肪摄取量为标准，低于20克者为饮食良好组，超出的为饮食不良组（一个含有调味料的培根芝士汉堡约有16克饱和脂肪；一小块鸡肉派则约有10克饱和脂肪），持续记录这些病人的情况达34年。[65] 在试验持续进行的过程中，斯旺克博士发现，饱和脂肪含量低的饮食能大幅减缓疾病的进展，即便一开始病情就已经进入晚期，也能出现功效。他在1990年总结这项试验的时候[66]指出，在疾病始发期就采用低饱和脂肪饮食的那组病患，"约95%……在接下来30年左右只出现轻微障碍"，只有5%的病患死亡。相对地，另一组饮食不良（饱和脂肪含量较高）的始发期病患，有80%都死于多发性硬化症。这144名病患的追踪成果如图9.3所示，其中包括一开始就已经进入晚期的病患。

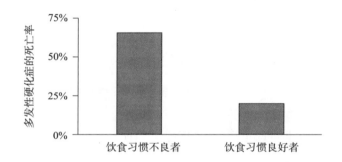

图 9.3　144 名多发性硬化症病患接受饮食试验后 34 年的死亡率

这项工作是非凡的。追踪受试者长达34年是毅力和奉献精神的非凡体现。此外，如果这是一项测试潜在药物的研究，这些发现足以让任何制药商赚得盆满钵满。斯旺克博士的第一个研究成果在半个世纪前发表[67]，接着一次又一次、再一次在接下来的年度发表[68]。

更多新研究[69]确认了斯旺克博士的观察结果，也基于其观察做了延伸，渐渐开始强调牛奶的重要性。新的研究指出，从各国与美国各州[70]的比较来看，牛奶的摄取量与多发性硬化症的关系甚为密切。[71] 图 9.4 显示的是法国研究者调查的 24 个国家的 26 个族群的牛奶食用量与多发性硬化症的关系。[72] 值得注意的是，牛奶与多发性硬化症的关系和 1 型糖尿病几乎一模一样，并非由医疗服务或地理纬度的因素造成。[73] 部分报告 [74] 指出，鲜奶之所以具有这么强的相关性，是因为牛奶中存在病毒。

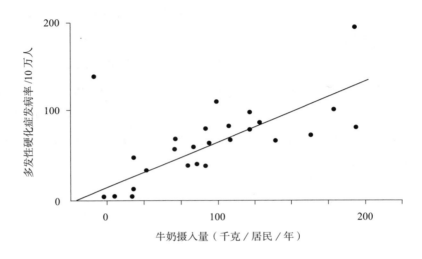

图 9.4　牛奶摄取量与多发性硬化症的关系

这些较新的报告同时也指出，饱和脂肪可能不足以完全说明斯旺克博士的研究结果。在多国研究中，摄取饱和脂肪含量高的肉类或牛奶与多发性硬化症有关 [75]，而摄取富含 ω-3 脂肪的鱼类，则与多发性硬化症比例低有关。[76]

图 9.4 中牛奶与多发性硬化症的关系虽值得注意，但不足以构成证据，例如基因与病毒在哪里发挥作用。就理论而言，基因与病毒都能造成此病特殊的地理分布。

关于病毒，目前众说纷纭，并无定论，毕竟许多种病毒都可能致病，何况还涉及对免疫系统的众多影响。然而，没有任何一种说法经过证明而具说服力，有些证据来自多发性硬化症患者的病毒抗体比控制组的多，有些来自个别社群中零星出现的病例，还有些则是病例中有类似病毒的基因。[77]

至于基因，我们同样可以发现：和癌症、心脏病与 2 型糖尿病的情形相同，人们罹患多发性硬化症的风险会和迁入地区的人口一样，尤其是进入青少年阶段前就迁移到新地区[78]，因此，多发性硬化症应该和环境因素的关系较大，而非基因。[79]

可能会导致多发性硬化症的特殊基因已被辨识，但根据 2001 年的一项报告，这类基因可能多达 25 种。[80] 所以，还需走上一段漫漫长路，才能确切得知究竟是何种基因或组合导致容易罹患多发性硬化症的体质。遗传体质固然会使一些人容易罹患多发性硬化症，但基因顶多占总患病风险的 1/4。[81]

多发性硬化症和 1 型糖尿病在病毒、基因和免疫系统上有着某些同样得不到答案的问题，此外，它们在饮食方面有着同样令人警觉的惊人证据。就这两种疾病而言，西式饮食都与疾病的发生率有着强烈的关联。不过，并非所有的研究都证实健康的饮食法能促使疾病改善。一项为期一年的小型实验[82] 便显示蔬食在减少短期多发性硬化症的症状或失能上并没有显著的益处，尽管实验对象的代谢情况获得了改善。这个实验结果说明，西式饮食在代谢和某些癌症问题上是促进疾病的强大因素，因此我们有充分的证据证明，"天然蔬食"可以预防和治疗这些疾病。

自身免疫病的共性

那么，其他自身免疫病的情况又是如何呢？该类疾病有数十种，而我在上文仅仅提及两种最突出的病。我们能将其视为一个整体来讨论吗？

想要回答这个问题，我们先得厘清各种自身免疫病的共性程度——共性程度越高，具有共同病因的概率自然也越高。这就好像你看到两个不认识的人，他们有着相似的体形、发色和眼睛颜色、面部特征、声音、举止，年龄相仿，于是得出结论：他们同父同母。这就好像我们假设癌症、心脏病之类的富贵病具有共同的病因，是因为它们的地理特性相同，生化生物标志也类似。同样，如果多发性硬化症、1型糖尿病、类风湿性关节炎、狼疮，以及其他免疫系统疾病都具有类似的特征，我们也可以假设其病因相同。

第一，就定义而言，每一种自身免疫病都和免疫系统出错有关，也就是它会攻击看似外来蛋白质的"自身"蛋白质。

第二，目前所研究的自身免疫病，在日照较少的高纬度地区比较常见。[83]

第三，有几种自身免疫病似乎好发于同一种人身上，比如，多发性硬化症与1型糖尿病常常会发生在同一个人身上。[84]此外，虽然帕金森病不是自身免疫病，却有自身免疫病的特征，而且常与多发性硬化症发生于相同地区[85]，甚至同一人身上。[86]从地理区域与病患个人上看，多发性硬化症也和其他自身免疫病有关，诸如狼疮、重症肌无力、格雷夫斯病及嗜酸性粒细胞性血管炎。[87]幼年型类风湿性关节炎则是另一种免疫性疾病，通常和桥本甲状腺炎的关联非常大。[88]

第四，就疾病与营养关系的研究来看，食用动物性食物（尤其是牛奶）和疾病风险较高有关。

第五，证据显示，一种或多种病毒可能会导致多种自身免疫病。

第六项能把这些疾病联系起来的特征最为重要，也就是能指出其"作用机制"雷同的证据，这个术语是用来描述疾病如何形成的。在思考作用机制时，可先从日光曝晒量谈起，因为它似乎和自身免疫病有某种关系。随纬度提高而减少的日光照射量可能非常重要，当然还有其他因素，而动物性食物（尤其是牛奶）的食用量也随着纬度增加。事实上，另一项更广泛的研究显示，从牛奶摄取量来预估多发性硬化症的发生率，效果和从纬度（阳光照射量）预估一样好。[89]斯旺克医生在挪威的研究显示，在食用鱼类较普遍的滨海乡村，多发性硬化症较不常见，但这并不完全表示鱼类 ω-3 脂肪具有保护作用。其实，在这些鱼肉食用量高的地方，乳制品（及饱和脂肪）摄入量也低得多。有没有可能，牛奶和缺乏阳光对多发性硬化症和其他自身免疫病也有类似的影响，因为它们通过相似的机制运作？如果这是真的，那就有问题了。

事实证明，这个想法并非无稽之谈，这种机制再次涉及维生素 D。

在狼疮、多发性硬化症、类风湿性关节炎和炎性肠病（如克罗恩病、溃疡性结肠炎）等自身免疫病的动物实验中[90]，可看见维生素 D 以类似的机制预防疾病在实验动物身上发展。若还要考虑食物对维生素 D 的影响，那么这个现象就更值得注意。

获取维生素 D 的第一步就是在阳光明媚的日子多待在室外，当你的皮肤曝晒于阳光下，就会生产维生素 D，之后须经过肾脏的活化，才会变成能抑制自身免疫病的形式，但钙质含量高及产酸的动物蛋白，如牛奶（注意！有些谷物也会产生过多的酸），会阻碍这个非常重要的过程。

在实验中，活性维生素 D 以两种方式运作：它会抑制某些 T 细胞的发展，避免 T 细胞产生会启动自身免疫反应的活性因子——细胞因子，并鼓励其他 T 细胞来抑制这种反应。[91] 就目前的研究来看，所有自身免疫病都具有这种阻碍维生素 D 活化的作用机制。

如果有证据明确指出，动物性食物（尤其是牛奶）非常不利于阻碍多发性硬化症及 1 型糖尿病，又知道所有免疫性疾病的共性，我们就能合理地推测食物和更多自身免疫病的关系。当然，我们必须十分小心，因为还需要更多研究才能确定各种免疫性疾病的相似性。不过，我们现在所掌握的证据已相当明显了。

饮食与自身免疫病的关联看起来仍未引起大众的注意。举例来说，多发性硬化症国际联合会的网站上写着："没有可信的证据指出，多发性硬化症和饮食不佳或饮食缺乏有关。"该联合会甚至提出警告，任何饮食疗法可能代价"昂贵"，并且"会改变正常的营养均衡状态"。[92] 这个说法有待商榷。假使改变饮食叫作昂贵，那又该怎么称呼卧病在床、无法行动？改变"正常的营养均衡状态"，试问什么叫正常？我们现在的饮食方式会导致瘫痪，每年让数百万不幸的美国人丧命，难道心脏病、癌症、自身免疫病、肥胖症及糖尿病的比例奇高，就是所谓的"正常"？如果这堪称正常，那我倒建议大家别那么

"正常"！

多发性硬化症国际联合会的网站现在已没有这段极尽挑拨又不负责任的文字了，但该联合会仍推断造成多发性硬化症的因素是环境和遗传，压根儿不提饮食。它提到免疫系统的角色、改善多发性硬化症与维生素 D 的关系，以及多发性硬化症不是单纯的遗传性疾病，却完全避谈营养才是这三项因素背后的可能原因。难道这就是进步？我不能苟同。

罹患多发性硬化症的美国人多达 40 万，还有好几百万人正在遭受自身免疫病的折磨。而我对饮食与疾病的讨论虽着重在统计数字、研究结果及临床叙述上，但这些信息却与每个人切身相关，因为本章谈的任何一种疾病都会永远改变任何人的生命——家人、朋友、邻居、同事和你自己。

应该打破原本崇高的迷思，而且其中的理由也一定要让大家知道，专业协会、医生与政府机关也该起身负责了，这样一来，今天出生的孩子就不用面对原本可以预防的悲剧。

第 10 章

植物性饮食可预防多种疾病

说到植物性饮食的好处，最有说服力的证据是这类饮食可预防各式各样的疾病。不过，如果我告诉某人，有研究表明蔬果具有预防心脏病的功效，他可能会同意蔬果的好处，可是回到家之后，却照吃肉卷不误。不管研究规模多大、研究结果多有说服力，或是做研究的科学家多么受人敬重，都不会改变这些人的态度。事实上，大部分人对于单一的健康研究都存着疑心，而这种心态其实也是应该的。

不过，如果我告诉他们许多研究都显示，心脏病罹患率低的国家，国民摄取的动物性食物含量较低，摄取越多天然植物性食物的人罹患心脏病的概率越低，并继续提供更多研究，证明饮食中的动物性食物含量越低、未加工的植物性食物含量越高，越能减缓或扭转心脏病发作，那么一般人可能就愿意多加注意了。

如果我重复上述过程，继续说下去，但不是只说关于心脏病的研究，还包括肥胖症、2 型糖尿病、乳腺癌、直肠癌、结肠癌、前列腺癌、多发性硬化症和其他自身免疫病，那么大家可能就不会再吃肉卷了。

健康饮食的功效之所以有说服力，原因就在于证据广泛。对于天底下任何事情来说，要找到一项证据支持很容易，但成百上千的不同研究都指向植物性食物有益、动物性食物有害，这种概率可就微乎其微了。我们不能说这是因为巧合、资料不实、研究有偏差、数据解读错误，或是"操控数字"造成的。这是货真价实的。

至今，我提出的支持植物性饮食的证据只是冰山一角，为了表示证据有多广泛，我可以指出5种在美国的常见疾病，它们看似毫不相关：骨质疏松症、肾结石、失明、认知功能障碍和阿尔茨海默病。这些疾病往往并不致命，而且通常被视为衰老的必然结果，然而，就连这些疾病也都和饮食有关。

骨质疏松症：牛奶的迷信

小学老师有没有告诉过你，若是没有骨头，你可能只是地上软趴趴的一团东西？或者你也听过那首关于人类骷髅的流行歌曲："踝骨与胫骨相连，胫骨与膝盖骨相连。"总之，你小时候可能听过喝牛奶有助于强健骨骼和牙齿的说法，因为我们都不想变成没有骨头的一团东西，而且很多名人都拍过宣传喝牛奶有益处的广告，所以我们才喝牛奶。牛奶之于骨骼健康，就像蜜蜂之于蜂蜜。

既然每位美国人消耗的牛奶和乳制品都居全球之冠，那么美国人的骨骼应该非常强健才对，但是近期一项研究却显示，50岁以上的美国女性髋骨骨折的比例居全球前列[1]，而其他高比例的国家则在欧洲和南太平洋（澳大利亚和新西兰）[2]，这些国家的人喝的牛奶比美国人喝的还多。

频繁发生髋骨骨折通常可以作为衡量骨质疏松症的一项可靠指标，这种疾病通常是钙质摄取不足导致的，尤其常发生在更年期后的妇女身上。因此，负责拟定健康政策的人士往往会建议民众多摄取钙质。由于乳制品含有丰富的钙质，所以乳品业者无不极力支持因这项政策而做的相关努力（政治部分将在本书第四部分有所体现）。

某些地方显然出了错，因为这些摄取最多牛奶和乳制品的国家的民众，不但骨折率最高，骨骼状况也最差。在一项报告中找到的可能解释是，即使是不同国家的妇女，动物蛋白摄取越多，骨折概率也越高，两者间具有显著相关。[3]

耶鲁大学医学院的研究人员在 1992 年做了一份关于蛋白质摄取和骨折率的报告，资料来源是 16 个国家的 34 项独立调查（散见于 29 种经过同行评议的刊物），而所有研究对象都是 50 岁以上的妇女，结果发现：70% 的骨折皆与摄取动物蛋白有关。研究人员的解释是，动物蛋白与植物蛋白不同，会增加身体的酸负荷，导致人体的血液和组织酸性更浓。[4] 人体不喜欢酸性环境，于是开始利用钙这种强效成分去中和酸。但是，钙一定要来自身体某处，因此就从骨骼中获取钙。少了钙质的骨骼逐渐脆弱，就变得很容易折断。

早在 100 多年前，就有证据显示动物蛋白会损害骨骼健康。举例来说，最早在 19 世纪 80 年代就有人提出动物蛋白会产生过量代谢酸[5]，而且到 1920 年就有文件佐证此论点[6]。此外，我们知道动物蛋白比植物蛋白更会增加体内代谢酸负荷。[7]

一旦动物蛋白增加代谢酸并吸走骨骼中的钙质，尿液中的钙浓度就会增加，而上述的因果关系早在 80 多年前就已得到确认[8]，并从 20 世纪 70 年代就开始进行细化研究。这些研究摘要分别刊载于 1974 年[9]、1981 年[10] 和 1990 年[11]，而各项摘要皆显示许多人所摄取的动物蛋白足以增加尿液中的钙含量。图 10.1 来自 1981 年的出版物[12]，如果每日摄取的蛋白质含量（以动物蛋白为主）从 35 克增至 78 克，尿液中的钙含量就会增长 50%。

大多数人摄取的动物蛋白量都足以产生这种效果，因为美国人平均每日的摄取量在 70~100 克。附带一提，由阿特金斯补充医学中心出资的一项为期 6 个月的研究显示，只吃动物性食物（阿特金斯饮食法）的人在坚持半年食疗后，尿液中的钙含量多了 50%。[13]

关于动物蛋白摄取量和骨折率之间的关联，初期的观察结果相当惊人，而我们现在要提出一个合理的解释，说明两者间的作用机制。

疾病的生成过程鲜少简单到"由一种机制完成"，但是，我们现在研究的

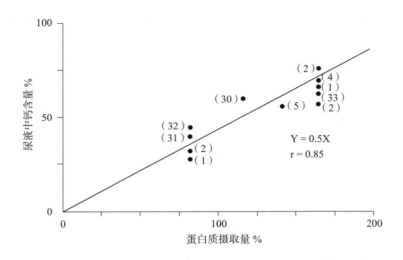

图 10.1　尿液中钙含量与蛋白质摄取量之间的关系

这个问题却以这种方式得到了有力佐证。加州大学旧金山分校医学院最近一项研究，通过对 33 个国家做的 87 项调查，比较了动植物蛋白摄取比例与骨折率之间的相关性[14]（见图 10.2），结果发现植物蛋白的摄取量越高于动物蛋白，就越不会出现骨折。这些研究引人注目。它们皆刊登于重要的研究期刊，主持研究的作者对于资料的分析和阐释都十分谨慎，而且研究内容包含大量的个体研究报告。此外，研究中关于骨折率和动物蛋白摄取量的关联，的确非同寻常。因此，我们不能把它们看作另外几项研究而不予理会，事实上，这项研究是 87 项个体研究的总结！

加州大学旧金山分校"骨质疏松症骨折研究团队"公布了一项调查研究，涉及 1 000 多名 65 岁以上的妇女。[15]与上述跨国研究一样，研究人员依照妇女摄取动物蛋白和植物蛋白的比例，归纳她们的饮食。结果发现，饮食中动物 / 植物蛋白摄取比例最高的妇女，骨折的概率是动物 / 植物蛋白摄取比例最低妇女的 4.7 倍，而且骨质流失的速度是后者的 4 倍。

从实验角度来说，这项研究的质量很高，因为它比较的是相同实验对象的蛋白质摄取量、骨质流失和骨折比例。4.7 倍既显著又重要，因为这些骨折率

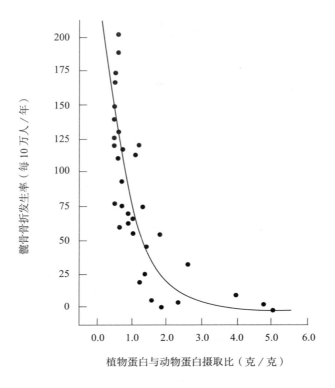

图 10.2 不同国家间动植物蛋白摄取与骨折率的关系

最低的妇女的总蛋白质摄取量平均有一半仍来自动物蛋白。我不禁好奇，如果她们摄取的动物蛋白不是 50%，而是 0%~10%，结果又会如何呢？在我们进行的中国乡村营养研究中发现，当地的动植物蛋白摄入比例约为 1∶10，而骨折比例只有美国的 1/5。尼日利亚人摄取的动植物蛋白比例只有德国人的 10%，而前者髋骨骨折的发生率相对减少 99%！[16]

　　时下许多广告都大肆宣传富含蛋白质的乳制品可以保护骨骼，上述发现是对这些广告的严肃质疑。此外，虽然有大量评论分析警告大多数人并未拥有人体所需的充足钙质，尤其是孕期或哺乳期妇女，但钙质的好处其实尚未得到证实。一项针对 10 个国家的研究[17]显示，钙质摄取量越高，骨折比值越高。如图 10.3 所示，许多钙质的摄取来源（尤其是在钙摄取量高的国家）都是乳制品，而非钙质补充品或其他非乳制品来源。

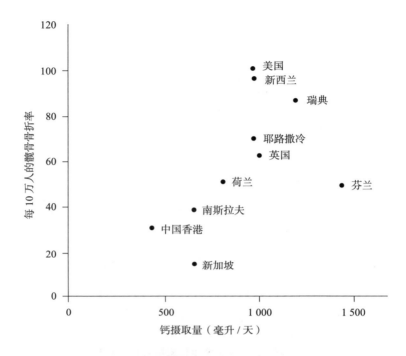

图 10.3　不同国家髋骨骨折率和钙摄取量的关联

得出图 10.3 结果的马克·赫格斯是哈佛大学的资深教授，他从 20 世纪 50 年代初期开始研究钙。他是 1980 年美国第一个饮食方针的主要创建者，并于 1986 年发表前述图表。赫格斯教授相信长期过度摄取钙质有损身体控制钙的摄取量，以及何时摄取钙的能力。在健康的状况下，人体会使用活性维生素 D 调节从食物中摄取的钙量，以及应该分泌和分配到骨骼中的含量。活性维生素 D 是种激素，体内需要较多钙时，它就会提高钙的吸收量，并限制钙的分泌。但是，如果长期摄取太多的钙质，体内可能就会失去调节活性维生素 D 的能力，而永久或是暂时性地破坏钙质的吸收和分泌。

假使以这种方式破坏调节机制，就会造成更年期和更年期后的妇女出现骨质疏松的症状。这个时期的妇女必须适时增加对钙质的利用，尤其是她们想要继续以高动物蛋白为主食。但当人体因此丧失控制调节机制的能力时，就会滥用该机制，这是生物学上一种根深蒂固的现象。

综观上述发现，如果人类过度消耗动物蛋白和钙质，则会增加患骨质疏松症的危险。不幸的是，乳制品是唯一一种富含这些营养物的食品。基于钙的大量研究证据，赫格斯于 1986 年发表论文指出："……髋骨骨折通常出现在乳制品消耗最普遍且钙摄取量相当高的国家。"

几年后，乳品业者竟然仍建议我们多摄取乳制品，以强健骨骼和牙齿。这个领域的研究充满混淆、冲突和争议，因此每人都能畅所欲言、抒发一己之见。当然，这件事攸关经济利益，其中一位由乳品业资助的知名骨质疏松症专家曾义愤填膺地撰文[18]表示：支持以植物蛋白饮食取代动物蛋白饮食的研究发现，在某种程度上可能受到了"社会上的趋势"影响，此趋势是指动物保护人士反对食用乳制品。

这些关于骨质疏松症的争论无论完整与否，都存在于探讨细节的研究中，正所谓"魔鬼隐藏在细节中"，而最主要的细节与"骨密度"（BMD）有关。许多科学家已调查过不同的饮食和生活方式如何影响 BMD。这是一种测量骨骼密度的方法，通常用于诊断骨骼是否健康。假使你的骨密度跌至某种水平以下，你就有骨质疏松的危险，实际上，若你的 BMD 值很低，则骨折的概率更高。[19]不过，在这个领域，仍有一些互相矛盾和让人困惑的小细节。试举例如下：

- BMD 值越高，罹患骨关节炎的风险越高。[20]
- BMD 值越高，罹患乳腺癌的风险越高。[21]
- 虽然高 BMD 值会增加罹患乳腺癌的风险，并且降低骨质疏松症的风险，不过，这两种疾病仍然会在同一个区域群聚出现，甚至连同一个人都有可能同时患上这两种疾病。[22]
- 骨质流失的速度跟整体 BMD 值一样重要。[23]

- 有些地方人口的骨密度比西方国家的低，但是他们的骨折率也较低，跟我们一般了解的"强健骨骼"的认知不同。[24]
- 肥胖和高 BMD 值有关，但是有一些地区虽然肥胖率高，罹患骨骼疏松症的比例也更高。[25]

将 BMD 值作为衡量骨质疏松症的标准，并由此推断何种饮食可以降低骨折率，是错误的观念。

相较之下，利用动物蛋白和植物蛋白的饮食比值来判断有无罹患骨质疏松症[26]，是比较好的预测方法，也就是说，两者比值越高，患病概率也越高。

结果你猜怎样？

BMD 值跟动植物蛋白比例并无显著关联。[27]

很显然，传统上关于动物性食物、乳制品和骨密度的建议，多是受到乳品业影响和宣传的产物。以下是我对于如何降低骨质疏松症风险的相关建议：

- 保持身体活动。走楼梯，不要乘电梯；多走路、慢跑、骑脚踏车；每隔两三天就去游泳或做瑜伽，并放胆去买一对杠铃，有空拿来锻炼身体。你也可以选择一项运动来做，或参加提供健身活动的社交团体。可以做的事情有很多，趣味十足。做完运动后，你会觉得比较舒服，骨骼也会更强健。
- 摄取不同种类的全植物性食物，并避免动物性食物，连乳制品都不要碰。事实上，豆类和叶菜类等植物性食物都含有大量的钙质，而且只要你远离精制碳水化合物，应该就不会缺钙。
- 食盐摄取量保持在最低限度。避免复杂加工及包装食品，因为这些食物都含有大量的盐。部分研究显示，一旦过量摄取食盐，身体就会出问题。

肾结石：永生难忘的痛

你可以从加州大学洛杉矶分校肾结石治疗中心网站[28]了解肾结石可能会

引起哪些症状：

- 恶心、呕吐

- 坐立难安（想要找到最舒服的姿势以减轻痛苦）

- 隐隐作痛（位置不明确，腰、腹部间歇性疼痛）

- 尿急（急着想小便）

- 尿频（小便次数频繁）

- 尿血且伴疼痛（肉眼血尿）

- 发烧（由感染导致的并发症）

- 急性肾绞痛（严重侧腹绞痛，扩及腹股沟、阴囊、阴唇）

之所以出现急性肾绞痛，是因为肾结石想要穿过从肾脏传输尿液至膀胱的输尿管，网站上这样描述急性肾绞痛："这大概是人类经历的最难受的痛苦之一，只要有过一次经历，则永生难忘……需要强效止痛药才能缓解肾绞痛，不要奢望阿司匹林就能止痛。万一你真的痛起来，去看医生或挂急诊吧！"[29]

光想到这些事情，我就心惊肉跳。遗憾的是，多达 15% 的美国人（男性多于女性）都检查出有肾结石。[30]

肾结石分成几种，第一种跟基因异常有关[31]，第二种则是尿路感染引起的，其中大多数仍是钙质和草酸盐组成的结石。这种草酸钙结石在发达国家相当普遍，相比之下，在发展中国家则较少见[32]，而这再次证明，肾结石跟其他西方疾病一样，都落入了同一种发展模式。

我第一次得知这种疾病与饮食习惯有关，是在多伦多大学医学院，当时我受邀出席一场研讨会，公布中国健康调查报告的相关发现。我在那里结识了来自英国利兹大学医学研究委员会的罗伯逊（W. G. Robertson）教授。他是全球探讨饮食和肾结石关系的专家，他的研究团队深入探讨二者的关联，不论是在理论还是在实务方面都有广泛研究。他们从 30 多年前就开展调查工作，至今未停止。若搜寻由罗伯逊教授撰写或参与撰写的科学出版物，从 20 世纪 60 年代中期开始至少有 100 篇论文。

他发表的其中一幅图，显示出动物蛋白和肾结石存在的关系（见图10.4）。[33]

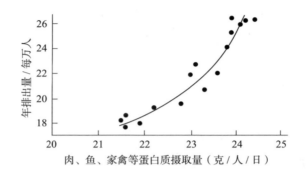

图 10.4　摄取动物蛋白和形成尿路结石间的关联

研究人员在 1968—1973 年研究英国人的饮食习惯，发现若每人每日摄取的动物蛋白量超过 21 克，则与每年每万人中的肾结石的人数密切相关，即摄取量越多，形成肾结石的数目越多，两者关系惊人。

其他研究团队所进行的研究几乎都不如罗伯逊彻底，他的团队创建了一个模型来评估罹患肾结石的风险，而且准确度相当高。[34] 在目前已确定的六大风险因素中[35]，摄取动物蛋白是最大元凶。其中很值得注意的是，富裕国家的动物蛋白摄取量会导致这六大风险因素中的四种。[36]

动物蛋白不只与肾结石的形成有关，还会导致结石复发。罗伯逊发表过的研究显示，有肾结石复发毛病的病患只要改变饮食习惯，不吃动物蛋白，就能不吃药而自愈。[37] 这是因为一旦人们摄取足够多的动物蛋白，尿液中的钙质和草酸盐往往在数小时内急遽增加。图 10.5 就是罗伯逊团队发表的结果，其内容反映出这些惊人的变化。[38]

受试对象每日只摄取 55 克动物蛋白（陆地动物），而后以摄取金枪鱼的方式每日增加 34 克动物蛋白。一般男士每日蛋白质的摄取量在 90~100 克，大部分来自动物性食物，而女士每日食用 70~90 克。不过，即使如此，他们所吃的

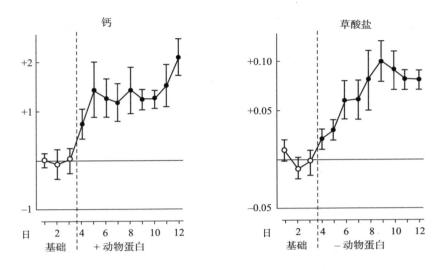

图 10.5　摄取动物蛋白对尿液中钙质和草酸盐的影响

动物蛋白量仍比大多数美国人少。

肾脏若长期受到钙质和草酸盐增加的攻击，可能就会产生结石。[39] 以下节选自 1987 年罗伯逊所做的一篇评议 [40]，内容强调饮食，尤其是含动物蛋白的食品所扮演的角色：

> 尿路结石是全球性的问题，而且显然会因大多数工业化国家消耗的高乳制品、高能量及低纤维饮食更趋恶化……证据显示，高肉类蛋白质的摄取是导致结石的主要因素……根据流行病学和生物化学的研究，如果改为摄取低能量的植物性饮食，可望降低患肾结石的风险。

事实证明，动物性食物容易导致肾结石。近来许多研究也显示，自由基的活动可能会导致肾结石的产生 [41]，而在许多情况下，可以借由摄取含有抗氧化剂的植物性食物加以预防。至此，我们又看到动物性和植物性食物对疾病产生的不同影响。

肾结石的发病率正在急遽攀升，截至 2012 年，美国有 10.6% 的男性和 7.1% 的女性患有肾结石，自 1994 年来增长了 70%。[42] 多喝水有助于减少肾结石 [43]，而动物蛋白仍是导致肾结石的重要因素之一。[44]

眼疾

视力好的人通常会认为看得清楚是理所当然的事。其实，我们并没有把自己的眼睛当作身体器官来看待，反而比较像是对待一种技术，而我们也都愿意相信，激光手术是维持眼睛健康的最佳疗法。

然而，过去数十年的研究都显示，这种所谓的"技术"其实会受到我们所吃食物的影响，也就是说，三餐对数百万美国老年人常见的白内障和黄斑变性有着特定的影响。

是的，没错！我现在要告诉你们，如果只吃动物性食物，不吃植物性食物，可能会失明。

黄斑变性是造成 65 岁以上老人产生不可逆性失明的主要原因。超过 160 万美国人得这种疾病，其中有许多人后来失明了。[45] 顾名思义，这种眼疾与黄斑受损有关。黄斑是眼睛中的"生化交叉口"，即进入其中的光线能量会转变成神经信号，而黄斑位居中心，因此对于视觉成形很有帮助。

黄斑周围有脂肪酸，会与外部进入的光线产生相互作用，产生少量的高反应性自由基。[46] 这些自由基会破坏包括黄斑在内的周围组织，幸好，这些自由基的伤害可以被蔬果中的抗氧化剂抑制。

20 年前出版的两份研究报告都提供了可靠证据，表示食物能有效防止黄斑变性，而两项研究皆由知名机构的研究团队所做，具有一定公信力。其中一项研究是评估饮食 [47]，另一项则评定血液中的营养物 [48]，两者的研究结果均表示，在由黄斑变性引起的失明病例中，多达 70%~88% 的病例可借由正确饮食预防。

在评估饮食摄取的研究 [49] 中，研究人员比较了 365 名 55~80 岁黄斑变性病患（实验组）与 520 名患其他眼疾的患者（对照组），此研究由 5 家眼科医学中心合作完成。

研究人员发现，摄取较多胡萝卜素者患黄斑变性的概率较低。胡萝卜素是在有色蔬果中找得到的一组抗氧化剂，若评定胡萝卜素的摄取量，则摄取最多的人比摄取最少的人得黄斑变性的概率少 43%。不只胡萝卜素，5/6 的蔬食在经过测量后，也都跟患黄斑变性的概率较低有关，这些食物包括西蓝花、胡萝卜、菠菜或羽衣甘蓝、南瓜和番薯，其中以菠菜或羽衣甘蓝的保护作用为最大。若人们每周吃 5 次以上这些蔬菜，患病概率会比一个月吃不到一次的人减少 88%。唯一未提供保护功效的蔬食群组是卷心菜 / 菜花 / 球芽甘蓝，它们是 6 组蔬食中颜色最不鲜艳的。[50]

研究人员也测试了在这些食物中能摄取的 5 种胡萝卜素对黄斑变性是否具有潜在抵抗功效，结果只有一种显示出显著的功效，尤其是在深绿色蔬菜中蕴含的胡萝卜素。反观一些维生素补充品，如维生素 A、维生素 C、维生素 E，只具有极少功效，或是根本没有功效。我们再次看到，补充剂能给制造商带来巨额财富，却不能给你我带来健康。

总归一句话，研究发现，只要吃对食物，就能将黄斑变性概率减少 88%。[51]

此时你可能想知道要从何处摄取这些胡萝卜素——绿色叶菜、胡萝卜和柑橘类水果都是很好的来源。但这里有个问题：在这些食物含有的成百甚至上千种胡萝卜素中，只有十多种胡萝卜素的生物功效经过研究证实，同时确定能够清除和减少体内自由基的破坏，而且个别胡萝卜素的功效会因饮食和生活方式的不同而出现巨大差异。正因为这些差异，要预测个别胡萝卜素会产生好或坏的效果是不可能的，所以将这些营养素拿来制成补充品，可就太片面和肤浅了。这种做法忽略了大自然的机能，因为从深色蔬果中摄取这些胡萝卜素要安全得多。

另一项研究[52]则比较了 421 名黄斑变性患者以及 615 名对照组成员的血液。这项研究是由 5 家知名眼科临床中心和旗下研究人员共同合作的，他们测量的是患者血液中的抗氧化剂含量，而不是摄取的抗氧化剂。研究人员共测量 4 种抗氧化剂，包括胡萝卜素、维生素 C、硒和维生素 E。除了硒，其他营养物群组都只跟少数黄斑变性案例有关，其中又以胡萝卜素对预防黄斑变性的功效最显著。与最低者相比，血液中胡萝卜素含量最高者，可减少 2/3 的患病概率。

这项研究提出的减少 65%~70% 的患病概率，与前项研究减少 88% 的结果相仿，两项研究皆显示，从食物中摄取的胡萝卜素具有显著功效。由于实验受限，我们只能估计出不良饮食习惯导致的黄斑变性比例，无法得知哪些抗氧化剂具有功效，但多吃含有抗氧化剂的食物，尤其是富含胡萝卜素的食物，能预防大部分黄斑变性。这本身就是一项引人注目的声明。

比起黄斑变性，白内障没那么严重，因为现在有很多有效的外科手术可以恢复由白内障引起的视力损失。但是若你看到白内障病患人数，就会发现白内障对社会而言是一项更大的负担。几乎半数到 80 岁的美国人都会得白内障[53]，目前约有 2 000 万名 40 岁以上的美国人得白内障。

白内障的形成与眼球晶体混浊有关，目前的矫治手术是将混浊晶体摘除，换上人工晶体。这种包括黄斑变性在内的视力模糊情况及体内其他疾病，都跟活性自由基过多造成的损害有关[54]，而多吃富含抗氧化剂的食物应该有助于改善状况。

威斯康星州的研究人员从 1988 年起，对 1 300 多人的眼睛健康和饮食摄取的关系进行研究。10 年后，他们发现[55]，摄取最多叶黄素的人，患白内障的概率是摄取最少者的一半。叶黄素是一种特殊的抗氧化剂，是组成晶体组织不可或缺的成分，可直接从菠菜等深绿色叶菜中摄取。[56] 摄取最多菠菜的人，患白内障的概率减少了四成。2014 年，中国科学家报告，摄取叶黄素及另一种大量存在于绿叶蔬菜中的抗氧化剂玉米黄素，能大幅改善黄斑变性。这虽然只能被当作一个开端，但它所带来的启发是，抗氧化剂具有阻碍这种顽疾发展的作用。

患上黄斑变性和白内障这两种眼疾都是因为我们未能摄取足够的深绿色叶

菜。在这两种情况下，因为摄取动物性食物而增加的过量自由基（反之，摄取植物性食物则会减少自由基的形成）是造成这两种眼疾的元凶。

饮食回春术

十多年前，当这本书的第一版出版发行时，我已经 70 岁了。书快写完时，我参加了高中同学 50 周年聚会，听到许多同学过世的消息。那时，我会收到美国退休人员协会的杂志，买许多东西都享有老人优惠折扣，而且每个月都能收到社会福利金。有人会委婉地称呼我为"成熟男人"，但我会自称老人。"老"是什么意思？ 70 岁时，我每天早晨都会去跑步，有时一天跑 10 千米。如今我 80 多岁了，仍然每天运动：一天跑或走 5~8 千米，夏天打高尔夫球，冬天去玩自由式滑雪。此外，我照常从事我热爱的休闲活动，照看孙子孙女、跟朋友吃饭、修草坪、外出旅行、打高尔夫球、到学校讲课，或是做些修筑篱笆等户外粗活，甚至东修西补，就像我以前在农场生活一样。不过，有些事情还是不一样了……毕竟 80 多岁的我跟 20 岁的我不同，我的动作变慢了，没以前那么强壮，每天工作时长短了，连小睡片刻的频率也比以前高了。

我们都知道随着年事渐高，能力大不如前，但是可信的科学证据显示，上了年纪并不代表得放弃清晰的思考能力，年老也不一定就会记忆力衰退、搞不清楚方向和思想混沌。然而，所有问题的关键都在于饮食。

这里有一些有用的饮食信息，可供我们参考两项与智力衰退有关的主要症状。先从较轻微的"认知障碍"或"认知失调"讲起，这通常是指人的记忆或思考能力衰退，其代表的是疾病的一连串变化，从暗示能力衰退的征兆到比较明显且可以轻易诊断的病例。

随着"认知障碍"变得严重，甚至危及生命，这些情况便称为痴呆。目前，我们熟悉的痴呆主要有两种，一种是血管性痴呆，另一种是阿尔茨海默病。血管性痴呆主要是脑部血管破裂，导致多次中风引起的。对于老年人来说，在晚年常有无症状性卒中的现象，所谓"无症状性"，则表示这种中风往往不被察觉，而且尚未被诊断。然而，每一次轻微中风都会造成脑部部分失能。

另一种痴呆——阿尔茨海默病，则因为淀粉样蛋白在大脑的关键区域形成斑块，跟心血管疾病中形成的含胆固醇斑块一样，堵塞血管而成。

阿尔茨海默病非常普遍，据说在 65 岁的年龄层中，1% 的人会出现阿尔茨海默病的症状，而且往后每隔 5 年，数字还会加倍。[57] 超过 500 万人与此疾病为伍，而且每年有 50 万人因此疾病而亡。它被列为美国第六大死因。预计到 2050 年，患此疾病的人数将达到 1 400 万。[58] 我想这就是为什么我们温和地接受"老迈"作为衰老过程的一部分。

根据估计，10%~12% 有轻微认知障碍的人会发展为较严重的痴呆，只有 1%~2% 的人从没有认知障碍直接发展为痴呆。[59] 也就是说，有认知障碍的人得阿尔茨海默病的风险是没有认知障碍者的 10 倍。

不只认知障碍常演变成更严重的痴呆，其他如心血管疾病[60]、中风[61]及 2 型糖尿病[62]，也跟痴呆有关。这些疾病都在特定人口中群聚出现，甚至时常发生在同一人身上，这代表他们可能共有一些危险因素，如高血压[63]和高血胆固醇[64]，而这两种因素都能通过饮食来控制。

第三个风险因素是相当棘手的自由基含量，它常会破坏我们晚年的脑部功能。自由基对于形成认知障碍和痴呆影响重大，因此研究人员相信若从饮食中获取抗氧化剂，就能保护脑部免于受到损害。动物性食物缺乏抗氧化剂，无法提供脑部屏障，而且容易活化自由基，造成细胞损害。相比之下，植物性食物则富含抗氧化剂，可保护脑部免于受到损害。

当然，基因也扮演了重要角色，目前已确认特定基因可能会增加认知障碍的风险[65]，不过环境因素也是关键，而且可能是最主要的决定因素。

有一项研究就指出，住在夏威夷的日裔美国人比土生土长的日本人患阿尔茨海默病的比例高[66]；另一项研究则指出，土生土长的非洲人比住在美国印第安纳州的非裔美国人患痴呆和阿尔茨海默病的比例都低[67]。这些研究明显支持

"环境在认知障碍中扮演关键角色"的理论。

全球认知障碍病例的分布似乎跟其他"西方病"类似。也就是在不那么发达的国家中，患阿尔茨海默病的比例较低。[68] 一项研究比较了 11 个国家的饮食习惯和阿尔茨海默病的关系，结果发现摄取高脂肪、低五谷杂粮的国家，患病概率较高。[69]

我们似乎有点儿头绪了。显然，饮食对于迈入老年期的人的思考能力具有非常重要的影响。但是，到底要吃什么才对我们有好处呢？

以症状较轻微的认知障碍来说，研究显示，血液中的维生素 E 含量高，可以减缓记忆力衰退。[70] 维生素 C 和硒对于减缓记忆力衰退也都有帮助，并能减少自由基的活动。[71] 基本上，维生素 E 和维生素 C 抗氧化剂只有在植物性食物中才有，而硒则在动物性食物和植物性食物中都可找到。

一项针对 260 名 65~90 岁老人的研究显示，"饮食若含低脂肪、低饱和脂肪和低胆固醇，以及较多碳水化合物、纤维、维生素（尤其是叶酸、维生素 C、维生素 E、β-胡萝卜素）和矿物质（铁、锌），可能才合乎适当标准。因为这样不仅能促进老年人的健康，也能改善其认知功能"。[72] 这项研究认为植物性食物好处多，同时批判动物性食物，认为吃素才能维持最理想的脑部功能。另一项针对数百名老年人的研究显示，在智力测验中表现较好的老人摄取最多维生素 C 和 β-胡萝卜素。[73] 其他研究也发现，若老年人血液中的维生素 C 含量较低，则认知功能表现也较差。[74] 有些研究指出，包括 β-胡萝卜素 [75] 在内的 B 族维生素，与认知功能表现较好有关。

上述 7 项研究皆显示，几乎只能在植物身上找到的一种及以上的营养物，有助于老年人减少认知障碍的风险。实验性的动物研究不只证实植物性食物对脑部有益，而且提出植物性食物运作的机制。[76] 虽然部分研究出现重大出入，比如有的研究发现维生素 C 有益于脑部，有的却只发现 β-胡萝卜素有好处，却不包括维生素 C，但是我们不该为了一两棵树而忽略了整个森林。因为没有一项研究显示，从饮食中多摄取抗氧化剂，会加重记忆力衰退。一旦观察到事物有关联，上述发现就会重现。

就算我们仍需进行更多实质研究，才能确定认知障碍在多大程度上与饮食相关，但可以确定的是，两者关联十分显著。

至于由中风引起的更严重的痴呆（血管性痴呆）和阿尔茨海默病，又是什么情况呢？饮食如何影响这些疾病的发展？

由血管问题导致中风而引起的痴呆，很明显受到饮食的影响。美国弗雷明汉心脏研究机构公布的报告指出，每日多吃 3 份蔬果，将减少 22% 的中风概率。[77] 3 份蔬果的量其实比你想象的少：半杯水蜜桃、1/4 杯番茄酱、半杯西蓝花或一个土豆，都是一份。[78] 半杯的量并不多，事实上，参与研究的男士每日最多摄取的蔬果量可多达 19 份。若每多吃 3 份蔬果就可减少 22% 的中风概率，那么蔬果的好处可以迅速累积（可减少将近 100% 的患病风险，但不可能超过 100%）。

这项研究提供的证据显示，负责传输脑部血液的动脉和血管必须靠正确饮食来维持健康。以此类推，我们可以合理地假设，多吃蔬果可能让我们免于血管不健康而导致的痴呆。有研究似乎再次证实这个论点，科学家针对 5 000 多名老年人的心智健康做了研究，从中检视并评估他们在过去两年的饮食习惯和身体健康，结果发现摄取最多脂肪和胞和脂肪的人，最容易得血管性痴呆。[79]

阿尔茨海默病也跟饮食有关，而且通常跟心脏病有关联[80]，这表示阿尔茨海默病和心脏病有相同的发病原因，若想要预防心脏病或扭转病情，就要从"饮食"下手。动物实验证明，高胆固醇饮食会增加淀粉样蛋白的含量，而这种蛋白跟阿尔茨海默病的成因有关。[81] 一项针对 5 000 多人的研究证实了上述动物实验结果，指出人们摄取过多膳食脂肪和胆固醇，容易增加得各种痴呆的概率[82]，尤其是阿尔茨海默病[83]。

另一项关于阿尔茨海默病的研究[84] 显示，血液中叶酸含量在最低 1/3 范围的人，患病概率是其他人的 4.3 倍，而血液中高半胱氨酸含量在最高 1/3 范围的人，患病概率则是其他人的 5.5 倍。叶酸和高半胱氨酸是什么呢？叶酸是一种只在绿色叶菜等植物中才萃取得到的复合物，而高半胱氨酸则是主要来自动物蛋白的一种氨基酸。[85] 因此，这项研究告诉我们，若摄取较多动物性食物、较少植物性食物，就会增加患阿尔茨海默病的风险。[86]

在本书第一版发行时，阿尔茨海默病起因的证据只是推测性的，尽管它的确指出了因果途径和解决之道，而且类似于其他"西方病"的因果途径。

近来人们对阿尔茨海默病的兴趣极大，因此对这种疾病的相关研究有90%是过去十几年里做的。大部分研究都是为了更好地了解使大脑记忆中枢神经纤维扭曲缠结的某些基本细胞机制。我必须承认我觉得没什么突破之处。这种破坏力极大的疾病正在向我们靠近，但几乎没有任何（如果有）重要的研究可以告诉人们该如何预防这种疾病。唯一正在推动的饮食建议也是支持心脏健康的饮食方式，它的假设基础是：西式饮食在大脑中引发淀粉样蛋白斑块形成的原因和胆固醇在动脉中形成斑块的原因一样。更特别的是，美国阿尔茨海默病协会建议采取地中海式饮食与得舒饮食法（DASH，终止高血压的饮食法），但这两者的成效，尤其是后者，只比标准的美式饮食好一些。"天然蔬食"在逆转心脏病方面，远比地中海式饮食和得舒饮食法有效，这个道理也适用于阿尔茨海默病。

轻微认知障碍患者仍然可以维持基本的独立生活，但是严重的痴呆和阿尔茨海默病患者就很凄惨了，这对他们本身和挚爱的人都会造成几乎承受不起的负担。从保持思绪清晰的小问题到严重的退行性问题，你所吃的食物对于心智退化与否，都会产生巨大的影响。

本章所谈及的疾病让许多人在步入晚年后成为受害者，虽然不一定致命，但生活质量却会一直下降，直到最后必须依赖别人才能活下去，而且大部分身体机能都无法正常运作，这可能会让我们后半辈子的幸福大打折扣。

3

第三部分
最佳营养指南

有一次，我到餐厅吃饭，发现菜单上有一道特殊的餐点，即"低碳水化合物"餐：一大盘意大利面配大量蔬菜，也就是所谓的"蔬菜意大利面"。但是餐品中最主要的卡路里来源就是碳水化合物，又怎么能是"低碳水化合物"呢？这是印错字了吗？我觉得不是。还有很多次，我注意到沙拉、面包，甚至肉桂面包都标记着"低碳水化合物"，尽管它们的成分清单表明，大部分卡路里实际上是由碳水化合物提供的。这是怎么回事呢？

其实，这股"低碳水化合物风潮"主要是由已故的阿特金斯医生和他推广的饮食法带动的。后来，《南滩饮食》已经取代他的畅销书《阿特金斯医生的新饮食习惯》，成为饮食书籍的教主。《南滩饮食》的卖点确实比阿特金斯饮食法温和、容易遵循且安全，但这对我和汤姆来说，只不过是宣扬减肥的"狼"披了不一样的"羊皮"罢了。两种饮食法都分为三个阶段，在第一阶段都严格限制碳水化合物的摄取量，同时皆以肉类、乳制品和蛋为主要食物。比如，《南滩饮食》在头两周禁止吃碳水化合物，甚至水果，但两周之后就可以开始吃，然后慢慢恢复到最标准的美国人饮食。也许这就是《南滩饮食》会成为排行榜畅销书的原因，《新闻周刊》对它的评价是："这本书真正的价值在于提供了完美的营养建议，除了保有阿特金斯饮食法的精华——肉类，还允许摄取一部分碳水化合物。"[1]

然而，若你采用的是阿特金斯饮食法加上一些碳水化合物，那么你的饮食跟标准美国人吃的有毒饮食——会导致我们发胖、得心脏病、肾脏受损、失明、得阿尔茨海默病、患癌等一堆身体毛病——又有什么两样呢？

这只是反映出美国人现在营养意识在增强，每天都有人提醒我，我们正淹没在一堆可怕的营养信息中。几十年前有一句格言：美国人喜欢废话。还有一句：美国人喜欢听关于他们坏毛病的好消息。乍一看，这两句话很对。是吗？

我们对普通美国人更有信心。美国人并非真的喜欢废话，而是那些废话淹没了美国人，不管他们是否想听！一些美国人想要知道真相，他们只是无法找到真相，因为它被废话淹没了。大众所接收的营养信息鲜少有科学根据，有可能今天说橄榄油很不健康，隔天又说橄榄油有益心脏健康；今天说吃蛋会让你的动脉阻塞，隔天又说鸡蛋是蛋白质的最佳来源；今天说马铃薯和米饭很有营养，隔天又说它们是造成肥胖的致命杀手。而我们也因此付出惨重代价。

然而，我的目标是重新界定我们对于营养信息的观点，减少似是而非的困惑，让健康变得简单可得，并且让我的主张言之有据——有经过同行评议的营养研究报告佐证，这些报告都刊登在专业刊物上，具有质量保证。到目前为止，你已经看到，大量的科学证据都支持同一论点，也就是最理想的饮食即为"天然蔬食"。

我把自己过去 40 多年来积累的营养知识和广泛的证据浓缩成一份简单的营养指南，并从这些知识中提出几个中心原则，使人了解何谓真正的营养和健康。

此外，我已将科学原则转化成你在日常生活就可以实行的饮食建议，日后，你不仅能够对营养有一层新体认，还能真正了解哪些食物该吃、哪些食物不该吃。至于要如何处理这些信息，全凭你自己决定，但是至少现在终于有人跟你说实话了，而非谎言。

第 11 章

正确饮食：食品与健康的八大原则

一个人如果活得健康，会有很多好处。要知道，基于本书所提供的信息，你可以：

- 活得久
- 心理和外表都年轻
- 比较有活力
- 体重正常
- 降低血胆固醇水平
- 预防甚至扭转心脏病病情
- 减少患前列腺癌、乳腺癌和其他癌症的风险
- 维持晚年视力
- 预防并易于治疗糖尿病
- 在许多情况下避免动手术
- 大大减少对药物的需求
- 维持骨骼强健
- 避免阳痿
- 避免中风

- 预防肾结石

- 防止宝宝得 1 型糖尿病

- 减轻便秘问题

- 降低血压

- 避免得阿尔茨海默病

- 预防关节炎

上述只是其中一部分好处。你大可以拥有这些好处，而且一分钱都不必花，只要改变你的饮食就好了。

现在，我把这一路关于食物、健康和疾病的经验谈，归纳成八大原则——包括我们做研究的方法，如何治疗疾病和正确摄取饮食，以及我们对于健康的思考和看待世界的方式。

原则 1：食物营养素团结力量大

营养就是无数的食物营养素聚在一起活动，而且团结起来力量更大。

我只需要从生物化学角度帮你了解食物，就能说明这一原则。假设你准备做姜丝炒菠菜，搭配奶油南瓜加香料的意大利方形饺，并淋上核桃番茄酱。

光是菠菜就由多种化学成分组成，表 11.1 所列的只代表你吃进嘴里的一口菠菜其中的一部分成分罢了！

表 11.1　菠菜的营养成分

常量营养素	
水	脂肪（多种）
热量（卡路里）	碳水化合物
蛋白质（多种）	纤维
矿物质	
钙	钠

铁	锌
镁	铜
磷	锰
钾	硒
维生素	
C（抗坏血酸）	B₆（吡哆醇）
B₁（硫胺素）	叶酸
B₂（核黄素）	A（类胡萝卜素）
B₃（烟酸）	E（生育酚）
泛酸	
脂肪酸	
14：0（豆蔻酸）	18：1（油酸）
16：0（棕榈酸）	20：1（二十碳烯酸）
18：0（硬脂酸）	18：2（亚油酸）
16：1（棕榈油酸）	18：3（亚油酸）
氨基酸	
色氨酸	缬氨酸
苏氨酸	精氨酸
异亮氨酸	组氨酸
亮氨酸	丙氨酸
赖氨酸	天冬氨酸
蛋氨酸	谷氨酸
胱氨酸	甘氨酸
苯丙氨酸	脯氨酸
酪氨酸	丝氨酸
植物固醇（多种）	

瞧，你吃进身体里的养分有这么多！除了菠菜带来的诸多营养成分，你咬一口淋上核桃番茄酱的奶油南瓜馅意大利方形饺，又吃进数千种化学成分。这些成分在不同的食物中以不同方式结合，可以说是不折不扣的生物化学成分宝库。

当食物接触你的唾液时，消化过程就开始了。每种食物的化学成分相互作用，并以特定方式与你体内的化学成分发生作用。这是个非常复杂的过程，我们不可能确切地了解各项成分间如何相互作用，也永远找不出这些化学成分共存的秘密。

我想要传达的主要信息是：我们从食物中摄取的化学物质在进行一连串反应后，互相配合从而保持身体的健康。这些化学物质由人体细胞和整个身体精密的控制精心安排，决定各种营养物质该去哪儿、需要多少，以及何时该发生反应。这是人体天然的工作。

我们的身体随着这个极度复杂的反应网络进化，只为从全食中获取最大好处。因此，鼓吹某种特定营养物或化学物质的好处的想法太过简单，因为我们的身体已经学会如何从食物中获益，也就是它们会自动筛选适合的化学物质，利用好的、剔除坏的。这正是了解何谓好营养的基本原则。

原则 2：膳食补充品并非健康"万灵丹"

先来定义一下"膳食补充品"。美国食品药品监督管理局声明，作为口服的膳食补充品，可以是"药片、胶囊、软胶体、软胶囊、液体或粉末形式"。[1]这可能包括维生素、矿物质、草药或其他植物性药物、氨基酸或浓缩物、代谢物、组成物或萃取物。此定义非常广泛。当我们在此使用"膳食补充品"一词时，我们指的是由营养素（维生素、矿物质、氨基酸）所组成的产品，而不一定是草药和其他类似的产品，那些东西可能由全食的复杂浓缩成分所组成（例如，在中国，西瓜是一种草药）。

营养是一个复杂的生化运作系统，包括数千种化学物质和效用，它们都和你的健康有关，因此若要以某些特定的营养补充品去代替全食，是没有道理的。这些补充品并不会帮助你获得永久健康，还可能带来无法预见的副作用。对于那些依赖补充品的人来说，有益且可持续的饮食改变甚至因此被推迟了。另外，西式饮食的害处绝非光靠摄取营养药丸就可以规避。

自现代营养补充品买卖在 20 世纪 80 年代中期发迹开始，我就一直注意着它的发展，到现在，它已摇身一变，成了年营收 320 亿美元的行业。[2]

两项美国国会立法为这种爆发性的成长铺好了道路。第一项是 1976 年针对政府的官方粮食和药品管理的《普罗克斯迈尔修正案》，它允许企业不必经医生处方而自行出售营养补充品。第二项是 1994 年的《美国膳食补充剂健康与教育法》（DSHEA）[3] 获得通过，这项法案为这些产品制定了标准，等于在市场上帮它们增加一些信用度。在这段过渡时期，因 1982 年美国国家科学院在膳食、营养和癌症方面的研究报告（我参与撰写）得以广为宣传，该行业也获得了科学层面的认可与发展，尽管这种宣传是无意的。

我们建议增加对水果、蔬菜和全谷物的摄取，因为它们含有某些益于健康的营养素，但我们同时也明确指出，这不能被诠释为要以服用膳食补充品的方式摄取某种单独的营养素。尽管美国联邦贸易委员会认为企业所做的健康声明不恰当，但企业仍积极争辩，并且持续推进。[4] 这种侵略性的行为终于得逞，成为有史以来最大的健康骗局：营养补充品行业。

这一规模庞大的行业之所以出现是因为能获得巨大的利益。再者，消费者希望继续吃他们常吃的食物，营养补充品的出现让他们对饮食可能造成的负面健康影响松了一口气。人们欣然接受补充品，意味着媒体可以告诉人们他们想听的，医生也能为病人提供药物以外的东西。结果，数十亿美元的营养补充品行业成了营养愿景的一部分，而大多数消费者轻易被愚弄，相信花钱就买得到健康。这就是已故的阿特金斯医生的一贯主张，他提倡高蛋白质、高脂肪饮食——为了短期利益而牺牲长期健康——然后提倡服用补充品来应对所谓的"常见节食者的问题"，包括便秘、对糖的渴望、饥饿、体液潴留、疲倦、紧张和失眠。[5]

然而，这种利用营养补充品获得和维持健康的策略，在1994—1996年由于大规模调查β-胡萝卜素补充品在肺癌和其他疾病上的影响而开始崩溃。[6] 服用补充品4~8年后，病患的肺癌不但未如预期般被抑制，反而加重了！研究也发现，维生素A和维生素E对预防心脏病没有益处。

自那时起，科学界耗资数亿美元追加大量实验，去测定维生素A、维生素C、维生素E是否能预防心脏病与癌症。这些实验中的两份研究报告在《救命饮食》第一版问世后不久即对外发表[7]，报告指出："无法测定日常服用维生素A、维生素C、维生素E、多种维生素、叶酸或服用抗氧化剂后，对预防癌症或心血管疾病的利弊。"[8] 的确，报告甚至不建议服用β-胡萝卜素补充品。

本书发行后的10年间，科学界的主要发现都承认营养补充品被高估了，它们很少或根本没有修复健康的价值。

但并不是说这些营养素一文不值，它们很重要，但只限于从食物中而非从补充品中摄取。将营养素分离，并且试图借此获得与天然食物的营养素一样的健康益处，表明人们对营养素在人体内的吸收和作用一无所知。《纽约时报》在2003年的一篇专题报道[9]，正好为营养补充品无法带来任何经证明有效的健康益处提供了证据。随着时间流逝，我们坚信会继续找出这样的事实，即一方面仰赖从食物中分离的营养补充品维持健康，另一方面摄取西式饮食，不只是在浪费金钱，而且有潜在危险。

不过，有两个可能的例外。

第一个例外是维生素B_{12}，许多临床医生都提倡摄取"天然蔬食"的人要定期服用维生素B_{12}，因为此饮食法不含这种维生素。人们已注意到，许多血液和神经的症状都归因于缺乏维生素B_{12}，而且服用补充品能很快痊愈。[10]

以现阶段的研究而言，维生素B_{12}的建议用量很难有一个肯定的说法。不过，并没有证据指出维生素B_{12}会引发不良的健康影响，而医生也在临床上发现，服用维生素B_{12}能消除维生素B_{12}缺乏病的明显症状。因此，定期服用维生素B_{12}是值得鼓励的。

第二个例外是维生素 D，虽然这里所举的也是一个类似的不完整故事。维生素 D 并不是一种维生素，不是我们需要摄取的营养素，而是一种我们的身体可以自行制造的激素——只要我们获得足够的日晒。一般认为，我们每天所需的日照量只要 15~30 分钟，但无可否认，生活在北方地区的人可能就会有问题（在冬季，日照量会少很多），尤其是不能做户外活动的儿童。维生素 D 的原始研究指出，缺乏维生素 D 与儿童佝偻病有关，尽管后来证实了前者与其他健康问题也密切相关。

虽然维生素 D 在近年得到媒体的关注，但支持使用补充品的科学文献并不如想象中那么多。一个声誉很高的研究小组 [11] 在调查过研究文献后，得出结论，患有轻微维生素 D 缺乏病的人在接受维生素 D 治疗后，几乎没有或根本没有骨折风险（尽管他们极力主张需要有更多的研究佐证）。而另一个研究小组在报告中则质疑维生素 D 的健康益处，指出目前并没有确切的证据显示，维生素 D 补充品会增加或减少患癌风险。[12]

一个人是否拥有足够的维生素 D，是通过测定储存于肝脏中的代谢产物 25-羟基维生素 D_3（钙二醇）来评估的。这并不是与维生素 D 功能有关的代谢产物中活性最强的，活性最强的是从钙二醇转化而来的 1,25-羟基维生素 D_3（钙三醇）。根据某些估算法 [13]，钙三醇的强度大约比钙二醇多三级（1 000 倍），而身体在百万分之一秒的时间内，就能够决定需要制造多少这种强大的激素。还有，你体内需要保持一定量的维生素 D，以维持身体机能的正常运作，这样的假定也遭受了质疑。当你的"天然气储罐"只剩下 20% 的量时，燃气灶的火焰燃烧会少吗？不会，火焰会一直那么旺盛，直到瓦斯槽里的瓦斯用尽。即使钙二醇的存量已相当低，身体仍能制造维持良好功能所需用量的钙三醇。

北美洲仍然有佝偻病与维生素 D 缺乏性佝偻病的案例——维生素 D 缺乏使得骨骼生长和维持功能发生了异常。这表示，至少对一小群人来说，维生素 D 缺乏确实会引发严重的后果。有几项要素决定了这种风险，包括生活地点、生活方式、肤色和服装选择。对于有这种风险的人来说，每天服用少量的维生素 D 即可。然而，维生素 D 过多也可能导致中毒，所以在开始自行服用营养补充品前，请咨询你的医生。

原则 3：植物营养成分比动物性食物中的营养成分好

整体而言，若以营养成分来看，任何植物性食物和同类食品的共通点一定比动物性食物多，反之亦然。举例来说，即使鱼类和牛肉很不一样，但是鱼类和牛肉的共通点绝对比鱼类和稻米多。所以，就算是此原则的"例外"食物，如坚果、种子，以及加工过的低脂肪动物性食物，依然分属于各自的植物性和动物性"营养物"群组中。

吃荤食所获取的营养与吃蔬食大不相同，这两种食物的营养成分含量和种类有着显著差异，可见表 11.2[14]。

表 11.2　植物性食物和动物性食物的营养成分（每 500 卡路里）

营养成分	植物性食物 *	动物性食物 **
胆固醇（毫克）	—	137
脂肪（克）	4	36
蛋白质（克）	33	34
β–胡萝卜素（微克）	29 919	17
膳食纤维（克）	31	—
维生素 C（毫克）	293	4
叶酸（微克）	1 168	19
维生素 E（α–生育酚当量）	11	0.5
铁（毫克）	20	2
镁（毫克）	548	51
钙（毫克）	545	252

注：* 等分量的西红柿、菠菜、利马豆、豌豆、马铃薯。
　　** 等分量的牛肉、猪肉、鸡肉、全脂牛奶。

植物性食物具有的抗氧化剂、纤维、维生素和矿物质都比动物性食物多很多。事实上，动物性食物中几乎没有这些营养素，但它们含有更多胆固醇和脂肪。此外，动物性食物比植物性食物多一些蛋白质、维生素 B_{12} 和维生素 D，不过维生素 D 之所以会比较多，主要是因为在牛奶中人工添加了维生素 D。当然，凡事总有例外，某些坚果和种子（如花生和芝麻）的脂肪和蛋白质含量很高，而有些动物性食物（如脱脂牛奶）的脂肪偏低，这通常是因为它们的脂肪经过处理，被去除了。不过，坚果和种子所含的脂肪和蛋白质，仍比动物性食物内含的脂肪和蛋白质健康，而且含有一些值得注意的抗氧化剂。而加工过的低脂肪动物性食物仍有少许胆固醇和大量蛋白质，且几乎没有抗氧化剂和膳食纤维，这点跟其他动物性食物并无二致。既然这些营养成分代表食物是否具有健康功效，而动物性食物和植物性食物的营养成分又有这么多基本差异，因此我们是否能合理推断，摄取不同的食物会给人体带来不同作用？

一种食物的化学成分若要成为重要营养来源，需符合以下两个条件：首先，该化学成分是维持人体健康运转的必需品。其次，该成分是人体无法自行制造的，要靠外在来源取得。

一个明显不是必需品的化学成分例子就是胆固醇。这种动物性食物的组成成分在植物性食物中找不到，一旦人体需要胆固醇，身体就会自行制造，无须从食物中摄取，因此胆固醇并非不可或缺的重要营养成分。

有 4 种营养成分是动物性食物中有，但大部分植物性食物没有的，那就是胆固醇、维生素 A、维生素 D 和维生素 B_{12}，但其中有 3 种是非必需的营养成分：除了胆固醇，人体可从 β-胡萝卜素中直接制造维生素 A，而我们的皮肤只要接受 15 分钟阳光照射就能直接制造维生素 D，而这两种维生素的摄取量一旦过高，就会有毒。因此，我们最好仰赖这些维生素原，也就是 β-胡萝卜素和阳光，好让我们的身体直接控制维生素 A 和维生素 D 的摄取时机与数量。

维生素 B_{12} 就比较麻烦了。它由存在于土壤中的微生物和肠道生物——包括我们自己的——制造。因为在肠道中制造出的维生素 B_{12} 的量未能被人体充分吸收，所以我们才需要从食物中摄取。有研究指出，生长在有足够维生素 B$_{12}$ 浓度的健康土壤中的植物会吸收这种营养素。[15] 但在美国，植物并非维生素 B$_{12}$ 的可靠来源。我们生活在一个到处都要消毒的世界，所以很少有机会直接接触生长在土壤中并制造维生素 B$_{12}$ 的微生物。在历史的某个时期，我们所摄取的维生素 B$_{12}$ 除了从动物性食物中获得，还必须从带着土的蔬菜中获取，因此，我们可以合理推断，吃高度清洁的植物性产品又不吃动物性产品的人，并未获得足够的维生素 B$_{12}$。

尽管美国社会对营养补充品的执迷已严重到因此忽略了更重要的营养信息的程度，但这并不是说我们应该完全避免服用营养补充品。据估计，我们体内的维生素 B$_{12}$ 可以保存 3 年。如果你不吃任何动物性产品，尤其是孕期或哺乳期的女性，那就应该定期服用少量的维生素 B$_{12}$，并且考虑做它的含量检测。如果含量偏低，你也该考虑做甲基丙二酸和高半胱氨酸的检测，这两者被认为是拥有足够维生素的理想指标。另外，如果你从不晒太阳，尤其是在冬季，你或许要服用维生素 D 补充剂，并尽量尝试做些户外活动。

原则 4：营养决定基因的表达

基因不会自行决定疾病的形成，只有在经过活化或"表达"出来时，基因才会发挥作用，而营养在决定让好基因还是坏基因表达上起着关键作用。每种疾病的起源都跟基因有关，基因是人体内一切事物的密码，不管好坏皆然。没有基因，就没有癌症；没有基因，就没有肥胖症、糖尿病或心脏病；没有基因，就没有生命。

这解释了为何我们要花费数亿美元试图找出哪些基因是形成疾病的元凶，以及怎样才能消灭这些危险基因。此外，这可以说明为何有些健康的年轻女性会因为发现体内带有跟乳腺癌相关的基因，就要切除乳房。这也解释了过去数十年间为何大量科学和健康方面的资源都转而投入基因研究领域。单单是康奈尔大学就筹募 5 亿美元成立"生命科学计划"，其宗旨是"改变大学体制内进行生命科学研究的方式和教育内容"。计划的主要目标是将各个科学学科整合到基因研究之下，这是康奈尔大学有史以来规模最大的科研项目。[16]

虽然计划的焦点主要是基因研究，不过很多人却忽略了最基本但最重要的一项原则，那就是并非所有基因都能随时表达：如果基因没有经过活化或是表达，那么它们在生物化学上仍然呈休眠状态。这些"休眠基因"并不会对健康造成影响，这点其实是显而易见的道理，但它的重要性却很少有人了解。到底怎么做才会使部分基因保持休眠而使其他基因显现呢？答案是环境，特别是饮食习惯。

基因好比种子，如果没有肥沃的土壤、水和阳光，就不会长成植物。如果没有适当的环境，基因并不会表达，而在人体内，营养就是决定基因活动最重要的环境因素。如第3章提到的，致癌基因是受到人体吸收蛋白质的影响。以我的研究团队而言，我们发现只要改变动物蛋白的摄取量，就能决定坏基因的开启或关闭。

此外，在中国进行的研究发现，拥有差不多种族背景的人罹患疾病的概率却大不相同。即使拥有类似基因的人也会因环境不同而患不同疾病。数十项研究显示，当人们移民后，罹患移入国家常见病的风险会提高。他们的基因并未改变，但他们所患的疾病和产生的病痛，是家乡同胞中罕见的（有些人说，中国人之间有不同于他们基因的"类似基因"，我们并不同意这种说法。我们相信中国人彼此之间的基因差异，并不会小于其他任何民族之间的差异。但重点仍然一样：移民者在基因不变的状况下，会患上他们移入国家的疾病，无论这些移民人口间的基因有多大的不同）。

此外，我们看到患病概率随着时间流逝而急遽增加，而这点在生物学上不可能怪罪基因。例如，在25年内，美国人的肥胖比例从15%倍增至30%。此外，糖尿病、心脏病和许多以往罕见的疾病也大幅增加，但我们的基因密码在过去25年、100年甚至500年间，都没有出现重大改变。

因此，当我们说基因对于每一项生物学发展都很重要的时候，我们有证据显示，基因的表达更重要，而这些基因表达是由环境，尤其是营养因素控制的。

此外，了解基因是件相当不简单的事。举例来说，研究人员在 2003 年研究了基因对于某种小虫体重的控制。[17]科学家观察了 16 757 种基因，将所有基因一一关闭，观察个别基因对于体重的影响，结果共发现 417 种基因会影响体重。长期来看，这数百种基因到底如何与其他基因互动，以及环境如何影响体重的增减，仍是个相当复杂难解的谜团。歌德曾说："知识越少越准确；知识越多，疑惑也就越多。"[18]

基因密码的表达代表的是生物化学领域中相当复杂的互动过程，这种生化"宇宙"与许多不同的系统相互作用，包括营养，而营养本身就是相当复杂的生化系统。通过基因研究，我们不禁怀疑现在进行的大规模探索——想要抄近路，避开自然因素，但最后可能只会比开始研究时更糟糕。

这并不代表基因不重要。若你让两个美国人生活在同一种环境里，每天让他们吃几乎一样的肉类食物，最后一个在 54 岁死于心脏病，一个在 80 岁死于癌症，这就是基因造成的差异。基因决定了我们的体质，因为基因不同，罹患疾病的风险也不同，而我们永远无法确切知道患哪种疾病的风险较高，因此也无法控制那些风险。但是无论基因为何，我们都能通过最好的环境和营养来提高良好基因表达的机会，就算范例中的两个美国人在不同年纪死于不同疾病，他们只要获取最佳营养，就能以更好的生活质量多活好些年。

原则 5：营养可以控制有害化学物质的不利影响

关于致癌化学物质的报道常常在媒体上曝光。丙烯酰胺、人工甜味剂、亚硝胺、亚硝酸盐、"阿拉"、杂环胺和黄曲霉毒素经实验研究，都发现与癌症形成有关。

有一种普遍的观念认为，癌症是由有毒化学物质引起的，它们以一种恶意的方式侵入人体。举例来说，人们经常因为担心对健康造成伤害，而反对给农场动物注射抗生素和激素，他们认为如果不使用这些非天然的化学物质，就可以放心食用这些肉类。然而，不管这些讨厌的化学物质是否存在于动物体内，肉类真正的危险是它们会造成营养物质失衡。早在现代化学物质被添加到食物之前，人们就因为开始摄取更多动物性食物而更容易罹患癌症和心脏病。

另一种对化学致癌物危害所产生的误解围绕丙烯酰胺展开。这种物质主要是在加工薯片等油炸食品中出现，言下之意就是如果我们能够从薯片中有效去除这种化学物质，就可以放心食用了。然而，事情的真相是，即使是这种加工过后的薯片，还是非常不健康，因为它浸满了脂肪和盐分。

很多人似乎都想找个替罪羊，因为我们不想听到自己爱吃的食物仅仅因为营养成分不对，就成为问题食品。

这些例子告诉了我们什么？从实务方面来看，就算你不吃充满化学物质的传统牛肉，改吃有机牛肉，也不会有多大好处。就算有机牛肉可能比较健康，我也不会说它是安全的，因为两种牛肉的营养成分相似。

以另外一个角度来思考可能比较有用，像癌症这种慢性疾病需要多年的时间形成，因此引发癌症的化学物质通常是登上报纸头条的那些，而没登上头条的则是因为疾病常需要一段时间的潜伏期，在此期间，疾病会受到营养的影响而加速发作或遭到压制。换句话说，营养是决定这些疾病是否危害人体的主要原因。

原则 6：营养能预防、扭转或终止疾病

我再说一次，慢性疾病需要数年时间才能形成。例如，人们很可能在青春期就得了乳腺癌，但需等到更年期才会被诊断出来！因此，许多中年患乳腺癌的妇女可能早在少女时期就有乳腺癌，却一直到更年期后才被诊断出来。[19] 于是，一种宿命的观念就出现了，那就是到了晚年已经于事无补。那么，这是否意味着这些女性可以吸烟、吃更多炸肉排，反正她们的结局早已注定了？既然人体内可能早就潜伏了一种慢性疾病，要等到数十年后才会发作，我们若不想坐以待毙，又该怎么做呢？

正如我们在第 3 章中看到的，在实验动物身上发现并发展的癌症可以通过良好的营养来减缓、抑制，甚至逆转。幸运的是，不管在疾病的哪个阶段，好的营养都能促进身体健康。关于人体的研究报告显示，只要摄取"天然蔬食"，就可彻底扭转心脏病病情，帮助肥胖的人减轻体重，以及让糖尿病患者摆脱药物，回到患糖尿病之前的正常正活。研究也显示，始发期前列腺癌患者可通过改变生活方式，改善或扭转病情。[20]

当然，也有一些疾病似乎是无法逆转的，自身免疫病也许就是最可怕的一类，因为一旦身体转而攻击自己，一切措施也许都无济于事。然而，令人惊奇的是，对于这类疾病中的某些疾病来说，我们仍然可以借由饮食减缓疾病发展速度或减轻病情：1 型糖尿病患者只要吃对食物，就能减少药物服用量；类风湿性关节炎[21]和多发性硬化症[22]也可借由饮食减缓病情发展速度。

小小的预防胜于大大的治疗，越早摄取健康饮食的人就会越健康。即使面对病患，饮食也扮演着重要角色。

原则 7：对慢性疾病真正有益的营养将全面促进健康

我在找出版社出本书第一版时，曾向一位大出版社的编辑介绍书中一些讲述饮食可以治疗特定疾病的章节。当时那位编辑问我能否告诉读者心脏病患者该吃什么，糖尿病患者又该吃什么。她的言下之意是，如果许多种疾病都能通过相同的饮食计划改善，这本书就没那么吸引人，也就不够"好卖"。

但"好卖"一点儿都不科学。

我越了解各种疾病的生化过程，就越明白这些疾病有许多共通点。也因为这些共通点，好的营养能够全面性地促进健康和预防疾病。即使一种以"天然蔬食"为主的饮食对治疗心脏病比治疗脑癌有效，你仍可确定，这种饮食不会只改善一种疾病。好的饮食不会害你，只会全面帮助你。

因此，我即使只有一种饮食处方，也不会害怕我的书不好卖，我仍然很兴奋地要告诉你，简单的食物和真正的健康是怎么回事。这是一个消除许多令人难以置信的公众困惑的机会。很简单，只要通过一种简单饮食，就能全面改善身体状况，达到最大的健康效果。

原则 8：好营养能创造整体健康，所有层面环环相扣

最近关于"整体"健康的概念多有涉及，但这种概念对于不同的人可能代表不同事物。

许多人将所有"替代"药物和活动与"整体"健康的概念混为一谈，因此"整体健康"就成了指压按摩、针灸、草药、冥想、维生素补充品、脊椎按摩疗法、瑜伽、芳香疗法、风水、推拿，甚至是声音疗法。

不过，要注意的是，整体健康并不代表任何一种非传统且功效往往未经证实的替代疗法。举例来说，食物和营养对健康很重要，而饮食过程也许是我们与这个世界最亲密的接触，在这个过程中，食物变成了身体的一部分。但是，其他经验也很重要，如身体活动、情绪和心理健康，以及环境健康。将各个不同层面的健康纳入健康概念中相当重要，因为它们环环相扣，这才是整体的概念。

通过动物实验，这些环环相扣的情形显而易见。摄取低蛋白质饮食的大鼠不但肝癌好了，血胆固醇也降低了，还变得更有活力，而且自发性运动量是摄取高蛋白质饮食大鼠的两倍。

关于活力增加的证据，可用这些年来我观察到的现象加以佐证：人们吃得越好，就越有活力。营养和运动的协同作用同等重要，好的营养和定期运动结合，会比只关注其中一项更能带来健康。运动会影响体内多种化学物质作用，进而影响我们的心情和注意力。[23] 时时保持好心情，精神头儿更足，能够让我们有自信和动力去吸收更好的营养，如此一来便能强化这个循环过程。

有些人会试着将生活中的各个不同部分拆开。人们会想，若是他们坚持跑步，是否就能抵消不好的饮食习惯。答案是否定的，饮食带来的好处和风险至关重要，而且比其他活动带来的好处和风险更大。再者，如果可以得到所有的

好处，为什么会有人想要试着平衡好处和风险呢？此外，人们会好奇，带来健康的到底是因为运动还是因为饮食呢？这说到底是一个学术问题，答案应该是两者在生活中紧密相关，更重要的是，二者会共同促进或破坏健康。

如果我们的饮食方式对健康有益，那我们就能推动全球健康。通过摄取"天然蔬食"，我们节省用水、占用更少的土地、消耗更少的资源，制造的污染也减少了，同时减轻了农场动物的痛苦。约翰·罗宾斯是让美国人意识到这一问题的领军人物，我们强烈建议你阅读他于2010年出版的《食物革命》一书。

我们对食物的选择不只对新陈代谢系统有影响，还会影响疾病的产生、促进，甚至逆转，也影响我们的体力、身体活动、情绪和心理健康，进而影响全球环境。所有看似独立的方面实则紧密相关。

《救命饮食2》和整体主义

第八大原则的焦点集中在我2013年与霍华德·雅各布森合著的《救命饮食2——全营养与全健康从哪里来？》一书中。[24] 我发现自己并不满足于在该书第一版中对于"各种新陈代谢作用为什么及如何像表面上看起来那样共同产生效用"仅有的只字片语的描述，所以想更进一步探究这个问题，也想研究一个相关问题：为什么人们以前没有听说这方面的营养信息？

我并不是很喜欢以"holism"（整体论）的拼法来解释"共同产生效用"的概念，而比较喜欢用"wholism"（即整体主义，简化主义的反义词）来描述。不知道从什么时候开始，也不知道为何"整体"（wholeness）这个非常实用的概念失去了它的"w"，但在我的科学世界里，"holism"是一个讨人厌的字眼，因为它传达了一种观念——知识的取得基于信仰或不理性，而不是对观察而来的具体与符合逻辑的事实做一系列有条理的收集与描述。

整体观念在生物上的最佳阐述是，它是难以用言语形容的细胞（有时是生物基本单位）协同事件、活动和元素组成的浩瀚宇宙。我们身体中有 10 兆 ~100 兆个细胞，每一个都利用相同的基因蓝图去完成其独特的工作。在空间与时间上，细胞就像一个复杂的微宇宙，是无限的，我们能看到的只有生活中不断出现的同样错综复杂的事，直到宇宙尽头。

到底有谁在乎？

本章提出的八大原则始于针对大鼠饮食与癌症间关系的问题研究，然后扩展为全球人类和社会健康的一连串重大问题上。在很大程度上，这些原则是我在试图回答职业生涯中被迫遇到的影响深远的问题。

不应低估这些原则的适用性，更重要的是，这些原则有助于减少大众对于饮食和健康的迷惑。它们让所有的流行风潮、新闻头条和研究结果置于一个有用的脉络中，让我们不必每次听到新的致癌化学物质出现、新的饮食书上市，或是新闻头条说通过基因研究能治病，就马上从椅子上跳起来一探究竟。

我们能更有智慧地探究科学，并且问出更好的问题，因为我们已有一套关于营养和健康的完整架构。事实上，我们可以用脑中更广泛的思考脉络去解释这些新发现。有了这些经过诠释的发现之后，我们可以丰富或修正原本的架构，并且投入资金和资源去做对社会健康有益的事。

了解这八大原则，对于个人、社会、其他动物和全世界来说都有广泛和深远的好处。

第 12 章

如何吃才健康

在我的小儿子汤姆（本书合著者）13 岁时，我们家已经渐渐改吃植物性食物了。一个星期天的早上，汤姆从好友家过夜回来。他跟我们说了一个故事，我到现在还记得。

汤姆说他在朋友家的那天晚上，被朋友的妹妹友好地"逼问"自己的饮食习惯。她以一种怀疑的口吻问他："你不吃肉吗？"

我儿子从未替自己的饮食习惯辩解过，他只是很习惯晚餐桌上有什么就吃什么，所以他不知怎么回答这种问题，只好回答说："对，我不吃肉。"他没做进一步的解释。女孩接着又问："那你吃什么？"我儿子耸耸肩说："我想只是吃……植物吧！"女孩听完说了声"哦"，就结束了对话。

我喜欢这个故事，是因为我儿子的回答："植物。"多简单啊！他的回答很实在，但跟传统的说法完全不一样。如果有人在餐桌上请他人递给他蜜汁火腿，这人绝对不会说："请把猪的屁股肉传给我。"若有人要求小孩把豌豆和胡萝卜吃光，他也不会说："吃完你的植物。"但是因为我们家改变了饮食习惯，所以我开始愿意把食物想成植物或动物，这跟我对食物和健康信息抱持的哲学观一样，就是越简单越好。

在美国，食物和健康问题一点儿也不简单。例如坊间五花八门的减肥计划，虽然那些倡导的人总说他们的计划很容易实行，事实上却一点儿也不容易——必须计算卡路里、份数或营养成分，并依照经过数学计算的特定比例，吃特定分量的特定食物，甚至还要使用减肥的辅助工具、摄取补充品、完成列表上要做的事，难怪减肥往往不成功。

吃东西本来应该是很享受、很开心的事，也不应该有任何权利被剥夺，假若我们要享受品尝食物的乐趣，就应该让食物越简单越好。

营养研究堆积如山，但是其中一个最幸运的发现是，好的食物很简单，理想的健康也很容易达到。虽然食品和健康在生物学上的关系很复杂，但是它们传达的信息很简单：摄取"天然蔬食"，同时将精制食物、盐分，以及脂肪的摄取量降至最低（见表12.1）。

表12.1　对于非精制全蔬食，你想吃什么就吃什么（种类多多）

食物类别 [①]	具体种类
水果	橙子、秋葵、猕猴桃、红辣椒、苹果、黄瓜、西红柿、牛油果、西葫芦、蓝莓、草莓、青椒、覆盆子、奶油南瓜、南瓜、黑莓、杧果、茄子、梨、西瓜、蔓越莓、小青南瓜、木瓜、葡萄柚、桃子
蔬菜	
花菜类	西蓝花、菜花（在众多可食用的花菜类植物之中，普遍被食用的其实不多）
茎叶类	菠菜、洋蓟、羽衣甘蓝、生菜（所有种类）、卷心菜、瑞士甜菜、甘蓝、芹菜、芦笋、芥菜、抱子甘蓝、芜菁叶、甜菜叶、白菜、芝麻菜、比利时菊苣、罗勒、香菜、欧芹、大黄、海藻
根菜类	马铃薯（所有种类）、甜菜、胡萝卜、芜菁、洋葱、大蒜、姜、韭菜、斑豆、白豆
鲜豆类植物（含种子的固氮植物）	青豆、大豆、豌豆、花生、红豆、黑豆、黑眼豆、意大利白豆、鹰嘴豆、菜豆、小扁豆、黑白斑豆、白豆
蘑菇	白蘑菇、口蘑、褐菇、霸王菇、香菇、蚝菇
坚果	核桃、杏仁、澳洲坚果、美洲山核桃、腰果、榛果、开心果

① 某些类别之下的食物与我国常见分类有所不同，在此谨遵照英文原文分类。——编者注

食物类别	具体种类
全谷物 （面包、面食等）	小麦、稻米、玉米、小米、高粱、黑麦、燕麦、大麦、苔麸、荞麦、苋菜、昆诺阿藜、卡姆小麦、斯佩尔特小麦
降至最低摄取量的食物	
精制碳水化合物	面食（除了全谷物类）、白面包、薄脆饼干、糖、大部分蛋糕及酥皮点心
添加植物油	玉米油、花生油、橄榄油
鱼类	鲑鱼、金枪鱼、鳕鱼
避免摄取的食物	
肉类	牛排、汉堡、猪油
家禽类	鸡肉、火鸡肉
乳制品	芝士、牛奶、酸奶
蛋类	鸡蛋和所有高蛋产品（如蛋黄酱）

补充品

对于常待在室内，以及在寒冷、日照较少的地区生活的人来说，在摄取"天然蔬食"之余，每日还要加强补充维生素 B_{12} 和维生素 D。不过，维生素 D 的摄取必须适量，小心别超过每日的建议量。

这样的吃法就对了！这种饮食方法同样能让你达到最健康的状态，将心脏病、癌症、肥胖症和其他"西方病"的罹患概率降至最低。

什么是最低摄取量？完全不吃肉吗？

中国健康调查报告显示，动物性食物的摄取量越低，对健康越有好处，即使摄取的卡路里百分比从 10% 降至 0% 亦如此。因此，我们可以合理假设，最理想的动物性食物摄取量是零，至少对于易罹患退行性疾病体质的人来说如此。虽然这种假设尚未完全经过证实，但可以肯定的是，只要动物性食物摄取量非常小，就算没到 0%，也能达到本书所叙述的大部分健康好处。

我的建议是尽量减少摄取所有动物性食物，但是不要走火入魔。如果一碗蔬菜汤很美味，可它是用高汤熬煮的，或是一块健康的全麦面包，但含有少量鸡蛋成分，那么我们都不必担心，因为这些极少的含量对营养来说，可能根本就不重要。更重要的是，我们如果能够对这些少量的动物性食物抱持宽松态度，那么就能让饮食变得容易许多，尤其是外出吃饭或买现成的食物来吃的时候。

虽然我建议你不需要担心食物中少量的动物性食物，但我并不是推荐你在每天的饮食中故意加进少量的动物性食物。我的建议是，请你试着避免所有动物性食物。

以下有三个很棒的理由支持你这么做。第一，这种饮食习惯需要彻底改变你对食物的看法。如果你吃得不彻底，只是半吊子，那么只会事倍功半，也就是如果你想要在饮食中另外加入动物性食物，你就会吃得比你原本应该吃的多。第二，你会有被剥夺的感觉。如果你不将新的饮食习惯当作可以吃所有你想吃的植物性食物，反而看作你必须长期限制自己的饮食，那么这对你想要长期维持这种饮食习惯并没有帮助——只靠适度节制有时会更难成功。第三，在一个月左右，你就会打破生理上的成瘾性，它来自我们摄取大量脂肪和精制碳水化合物这种习惯。如果你的朋友吸了一辈子烟，他来问你的建议，你会告诉他们每天吸两支烟，还是让他们完全戒烟？我们正是通过这种方式告诉你，即使意图美好，"适度"有时都会增加成功的难度。

你能做到吗？

对于大部分美国人来说，戒掉所有动物性食物似乎是不可能的事，如果真要如此，还不如干脆叫他们不要呼吸算了。这种想法似乎很不可思议、狂热、荒唐。

这是采用植物性食物饮食法所面临的最大阻碍：大部分人听到这种饮食法

都不会认真考虑接纳，就算采用以后确实会对健康很有好处。

如果你对研究结果好奇，但是你知道自己永远不可能不吃肉，那么我想我讲再多，也永远不可能说服你改变心意。

但是你仍必须试着改变，给自己一个月的试验期，你已吃了一辈子的芝士汉堡，一个月不吃并不会要你的命。为什么是一个月呢？那是因为，一个月虽不足以给你长期的健康疗效，但是却足以让你发现四件事情：

- 有一些很棒的植物性食物，你不吃就不会发现。你吃的东西并不全是你想吃的（对于动物性食物的渴望可能会持续一个月以上），但你将会吃到很多很棒的美食。

- 这样吃其实并不坏。有些人试过之后，很快就爱上了。虽然也有许多人花了好几个月才完全适应，但他们经常会发现一些新口味，而且几乎每个人都觉得这样吃其实比他们想象中容易适应。

- 你会感觉更好。通常在一个月后，多数人会感觉更好，可能也减轻了一些体重。试试在改变之前和之后做抽血检测，你会惊奇地看到你的身体有重大的改善，即使在那之前你吃的是标准美式饮食。（自从我们在本书第一版中做了一个月的饮食建议后，我们又成立了好几个小组正式尝试采用7~10天这种饮食法，并且分别做了抽血检测。我的长子尼尔森和他的咨询医生总共做了6次，多达130人参与。借着参加检测前不同的饮食习惯和身体相关指数，我们可以看到胆固醇降低了至少100点，低密度脂蛋白胆固醇降低了50~75点，体重减轻了5~10磅，这都是在短短7天内发生的事。还有，血压普遍降低了，效果更甚于抗高血压药物。）

- 最重要的是，你会发现这种吃法是可行的。你可能会爱上这种饮食法，也可能不会，但至少在吃完一个星期或一个月后，你会发现这种吃法并非不可能做到的事。你还会发现，本书提过的所有健康疗效并非只有西藏僧侣或是严于律己的人才能获得，你也能拥有。选择权在你。

虽然第一个月这样吃可能很不好过，但那之后就会变得比较容易，说不定还会变成一种乐趣。

我知道这点让人很难相信，你得自己体验才能体会。改吃植物性食物后，你的口味会变，你对于动物性食物的食欲会降低，也会开始发现许多食物中的新滋味，那些食物可是你在主要摄取动物性食物、含糖和脂肪的饮食时觉得索然无味的。

挑战过渡期

当你开始试吃一个月的蔬食时，可能会面临五大挑战：

- 在第一周时，你可能会因为消化系统还在适应期，所以感到胃部不适。这是正常的情况，你并不需要担心，而且通常这种情况不会持续很久。

- 你可能需要一些时间适应。别舍不得这一点儿时间，因为心脏病和癌症也需要时间。你得了解一些新的食谱、愿意接受新食物、发现一些新餐厅，而且你要注意自己的口味，想出一些真正喜欢吃的食物，这是关键。

- 你需要克服心理问题。不管盘子里装了多少食物，很多人的观念是只要没有肉，就不算是真正的一餐，特别是晚餐更需要有肉，而你必须克服这种偏见。

- 你可能不能去以前常去的餐厅，就算你去，当然也不能点同样的东西。这一点需要时间适应。

- 你的朋友、家人和同事也许并不支持。不管基于什么理由，许多人就是觉得你吃素是有威胁性的。也许那是因为，在内心深处，他们知道自己的饮食并不是很健康，一旦发现有人能够放弃他们戒不掉的不健康饮食习惯时，就会感觉受到威胁。

素食者和严格素食者 vs. 吃"天然蔬食"

你会注意到，我们使用"吃'天然蔬食'"来取代"严格素食者"或"素食者"，我们是故意不使用那些字眼的。大部分人选择成为素食者或严格素食者是有理由的，虽然这个理由绝对能让人接受，但饮食结果也许会受到营养成分的影响而不那么好。约90%的素食者仍摄取乳制品和蛋，有人偶尔吃鱼和鸡肉。严格的素食者不吃任何动物性食物，但会吃许多加工食品，而且它们往往高脂肪、高糖、高盐，这些都会危及人体的健康。

我们相信，饮食的健康价值以它所含的适当比例脂肪、蛋白质与碳水化合物为指标，而最佳饮食的热量来源，大约有10%来自脂肪、10%来自蛋白质、80%来自总碳水化合物（不过我们相信，对大多数健康的人来说，稍微偏离这些标准是可接受的，只要他们的饮食仍然仰赖完整的营养成分未受破坏的水果、谷类、豆类和蔬菜）。我们并不赞成画出分明的界线，因为，举例来说，我们知道即使在只由全食组成的饮食中，来自蛋白质的热量也可能高于10%，也许达到15%或更高，例如摄取大量豆类。

第3章所提及的关于蛋白质与癌症关系的实验结果指出，10%是癌症发生的门槛，但记住，这个10%指的是单独摄取动物蛋白。然而，这却是蔬食能够轻易提供且能满足人体生理需求的标准。

让我们看一下表12.2素食者与严格素食者饮食的营养成分数据表，及其与其他饮食方式的比较。

这些数据适用于英国[1]，但在标准美式饮食上的大部分调查结果显示，脂肪（大约35%~40%对比31.3%）和肉类（超过两倍）的摄取比例较高。[2]

表 12.2 不同饮食的营养成分

项目	食肉者	食鱼者	素食者	严格素食者	"天然蔬食"者
总蛋白质	17.2	15.5	14.0	13.1	10.0
乳品蛋白质	3.6	3.9	4.1	–	–
总脂肪	31.3	30.3	30.0	30.5	10.0
总碳水化合物	48.0	50.7	52.8	54.0	80.0
蔬菜量	216	254	264	308	*
总乳品量	337	160	365	–	–

注：＊在"天然蔬食"中没有蔬菜摄取的上限。
所有项目都是占总能量的百分比，除了食物（克／天），即蔬菜量、总乳品量。

表格中前四种食物的平均脂肪含量接近总热量的 30%，与标准美式饮食的 35%~40% 并无太大差异。相比之下，"天然蔬食"好不容易才有 10% 的脂肪。很显然，"素"食的营养数据与美国的标准美式饮食或英国的"食肉者"饮食并没多大差别。但是，这四种饮食法，包括"素"食，与"天然蔬食"饮食都有极大的差异。

因此，在你改变饮食的第一个月，我想要给你一些忠告：

· 就长期而言，吃植物性食物比吃动物性食物省钱，不过起初你要尝试新东西，会比较能花钱，但这是值得的。

· 要吃得好。如果外出用餐，要多试几家餐厅，以找出比较好的蔬食菜肴（留意标示"素食"的餐厅，那是很好的开始）。异国风味餐厅往往能提供最多种的蔬食菜肴选择，那些独特风味真的绝妙。

· 要吃得饱。你的一个健康目标可能是减肥，这个目标很好，而且若你吃植物性食物，很可能可以达成目标，所以不要忌口。不管你做什么，就是不要挨饿。

· 要吃多种类食物。吃多种类食物除了可让你摄取所有必需的营养成分，还能让你不吃腻。

我的本意是要你开心且满足地吃植物性食物，但过渡期是一项挑战，有身心方面的很多障碍要面对，需要时间和努力来完成。你可能得不到亲友的支持，但你一旦养成新饮食习惯，就会惊讶地发现，原来这样吃很简单又好处多多。

给自己一个月挑战看看吧！你不只自己得益处，也是带领美国走向更健康、更轻盈未来的领航者。

格伦是我们的一位同事，在本书第一版发行之前，他是标准的肉食主义者。事实上，他在那之前才尝试阿特金斯饮食法，减重几千克，后来却因发现自己的胆固醇暴增而叫停。那时他42岁，是超重的状态。我给他看本书的原稿，他答应我接受一个月的挑战。以下是他的心得。

一个月的"天然蔬食"生活

第一周真的很辛苦，我想不到要吃什么。我是个不太下厨的人，所以只好先找几本食谱来看，想试做一些素菜。不过，对我这个平常靠麦当劳或加热速冻食品打发三餐的人来说，每晚都要自己下厨真的很讨厌，而且我煮的东西至少有一半是失败的。但后来我还是找到了一些东西，我姐姐给我一份西非炖花生的食谱，这道菜好吃极了，那是我从未吃过的味道；我妈妈给我一份素辣酱食谱，尝起来也很美味；我自己偶然吃到一道全麦意大利面，配上大量蔬菜和黄豆做的素肉酱，真是意想不到的好滋味！我还叫别人试吃，猜这是素食还是荤食。但是，以上发现都费了一番功夫。

我重新发现了水果。其实我一直很喜欢水果，但不知为何吃得不多。也许是因为没吃肉，我发现自己比以前更爱吃水果，而且会切葡萄柚当点心吃，我真的很爱吃！但我以前从不这么吃，我真的觉得自己的味觉变敏锐了。

我开始避免到外面吃饭，以前总是三天两头就下馆子，但现在因为担心餐馆不供应植物性食物，所以也就不出去吃了。不过我变得越来越敢冒险，也发现几家新餐厅供应的素食不错，包括一家很棒的越南餐厅（我知道大部分的越南菜都不是纯素的，他们在很多菜里使用鱼露，不过鱼露的营养成分和素菜接近）。某一天，我被一大帮朋友拉去吃比萨，我在那里根本没什么可吃的。后来我点了一份芝士较少的蔬菜比萨，它的面饼还是用全麦做的，我准备要勉强吃下去，可是咬了一口却意外地发现很好吃。我后来还到那家店外带过好几次。

我渐渐发现自己没那么想吃肉了，尤其是如果一直让自己的肚子吃得饱饱的。老实说，我吃的量较多，之前因为超重，所以我总会特别留意自己所吃的，但现在我不那么顾忌，而且吃得理直气壮，毫无罪恶感。现在我比以前更能享受食物的美味，部分原因是我的嘴越来越习。我只吃我喜欢吃的东西。

第一个月比我想象中还要快地过去了，我减掉了 8 磅，胆固醇也急速下降。现在，我花的钱比较少了，我已经找到那么多可以吃的餐厅，自己又会做菜，还可以把做好的食物冷冻起来以后再吃。我的冰箱里现在全都是蔬食！

一个月的试验期已经结束，现在我不会像四星期前觉得这是种试验，反而不能想象为何要恢复以往的饮食习惯。

关于《救命饮食人体重建手册》

（托马斯·M. 坎贝尔二世）

身为传统基层医疗体系及特别饮食和生活方式计划的一分子，并将医疗服务提供给成千上万名病患，我见证过人们在做健康选择时的短期与长期挣扎。后来我相信，支持行为上的改变应该是现代医学的至高目标，尽管我们目前的意识形态似乎都忽视了在这方面关心病人（本书第四部分会有更多涉及）。

我们所有人都是合理化的高手，想尽办法把知道不该做的事情正当

化。我们的社会关系和居住环境，对我们选择自己的生活方式有很深的影响，其程度远远超越许多人的理解。

我一直有这样的想法，因此我鼓励你在尝试改变饮食时画出"清楚的界线"。举例来说，决定这一周或这一个月都不要吃别人带给你的任何食物，这就是一道清楚的界线。想好一个解释，公开地告诉大家你在尝试的事情，然后完全不要跨越你自己画下的清楚界线。对于许多人来说，要他们欣然接受"适度的"改变真的很难：要限制自己在休息室里只能咬一口饼干，然后就不能吃任何饼干了，真的很难。这是一种失败的策略，它让你消耗了更多的意志力。"适度"对每个人来说都有点儿不同，它允许"合理化的力量"缓缓介入，结果让你偏离了目标。我也鼓励你注意你的社会关系和环境，你可以下点儿功夫在生活中的这些方面，来支持你的饮食改变。

在写了本书第一版后，我和父亲特别为"天然蔬食"做了许多场演讲。虽然一般性的饮食计划很简单，但当有人想着要尝试时，问题往往就出现了。能吃大豆吗？能吃鱼吗？我以为吃点儿油是健康的？食物需要是有机的吗？那麸质怎么办？还有糖呢？在反复遇到这些问题之后，我写了《救命饮食人体重建手册》。如果你想要制订一个为期两周的特别饮食计划，其中含有食谱，以及能回答你到底应该吃什么的常见问题，《救命饮食人体重建手册》就提供了有证据基础的答案，并辅以你能同意的行为改变策略，所以我鼓励你将它作为一个起点。

我见过许多病患因为改变饮食和生活方式而变得更健康。这一路上会有许多障碍，而且健康的饮食和生活方式并不会预防和逆转所有疾病（这是很明显的事实），但我从未见过任何其他医疗干预手段能带来如此广泛的益处。就如同我告诉病人的，对于我们最常见的许多慢性疾病来说，在饮食和生活方式上做出改变，比我能给他们或为他们所做的任何事都更重要。

4

第四部分
为什么你以前没听过？

一般人听到科学信息支持我们改吃植物性食物时，都不敢相信自己的耳朵，他们会纳闷："如果你说的都是真的，为什么我以前没听过？事实上，为什么我听到的通常跟你听到的相反？我听到的是，牛奶有益健康，我们需要从动物性食物中摄取蛋白质，以及癌症和心脏病都是由基因所决定的。"所以，他们会问这种问题是很合理的，而问题的答案就跟本章要讨论的重点有关。

为了找出答案，我认为我们必须知道信息建立的过程，以及信息是如何传给大众成为公共意识的。

然后，你会了解到，许多信息都由"黄金法则"所支配：有黄金（钱）的人制定了这些法则。如果美国人改吃植物性食物，势必会让很多有钱、有势、有影响力的大企业损失一大笔钱，而这些企业的财务状况完全仰赖它们能否控制大众对于营养和健康的观念。所以，就像其他大企业一样，这些企业将会无所不用其极地保护自己和股东的利益。

你可能会认为企业偷偷付钱给科学家"窜改资料"、拿钱贿赂政府官员，或是进行非法活动。许多人都爱听耸动的故事，但是这些维持现状的大企业通常不会做非法生意。就我所知，它们不会付钱给科学家"窜改资料"，也不会贿赂官员，或是做一些卑劣的秘密交易。

事实上，真实的情况更糟！整个体系从政府、科学界、医学界、企业界、媒体到学术界，都重利益轻健康，重科技轻食物，重混淆轻明白。大部分营养观念的不清不楚，往往是因公开的正当手段造成的，而且是由不疑有他的研究人员、政治人物或是新闻记者，出自一片好意地向公众传播的。这个体系最具破坏力的一面并不会耸人听闻，也不会引起轩然大波，它是一个很少会有人看见和了解的无声杀手。

我在科学界积累的经验可以说明这个体系如何产生令人困惑的信息，并且告诉你为何你以前从未听过本书所传达的信息。在接下来的几章中，我将这个制造问题的"体系"分成科学界、企业、政府、医学界和学术界。不过，你将从实例中发现，有时候科学界和企业、政府和学术界或政府和企业之间，根本无从区分。除了考虑学术界的新章节，接下来的几章基本上如在第一版中呈现的那样。但这部分在试图回答如下问题时也仅仅触及表面：为什么你以前没有听说过这个观点？

《救命饮食》首次发行时遭受了一些敌意，甚至是刻薄的对待。因为一种鼓励只吃蔬食的饮食法和说这种饮食效用是整体健全的信息，不啻挑战多方面的现况，而且是空前连续的重击。受到"天然蔬食"信息威胁的势力强大的利益相关方，一直（还在持续）急切地抗拒《救命饮食》传达的信息，而那样的抗拒通常很微妙，不易被一般大众察觉。在大众对"天然蔬食"观念逐渐提升兴趣的同时，有太多人（包括信奉者）因为细枝末节的个别营养素、个别机制或个别疾病结果等问题担心，那些问题都偏离了我们更为重要的信息：全食独特的营养性质。

本书的这一部分要说明的是，这则令人兴奋又充满希望的信息，为什么尚未成为常识。长久以来，我一直在为这个问题寻找合理的解释。但在《救命饮食》首次发行之后，我发现自己还要为这本书所引发的强烈负面反应及其动机寻找一个更深切的解释。我的第二本书《救命饮食 2》[1] 出版于 2013 年，它就是追寻答案的结果。在该书中，我回顾了我们对于营养、生物医学研究、医疗实践，以及生物医学科学应用在整个社会、经济、政治体系中做的一些基本假设。我也探究了这个体系中各部分之间相互联系的复杂关系，以及它们如何共同合作（有的是有意的，有的是无意的），来制造混乱并传播错误信息。这次的探索也包括媒体，这是在第一版的《救命饮食》中未曾触及的主题，尽管媒体在公众对饮食和健康的讨论上往往有极大的影响力——由于市场的约束，这种影响力可以是非常具有杀伤力的。

《救命饮食 2》的写作不仅是受到他人对《救命饮食》产生负面反馈的驱使，以及过去 10 年间"天然蔬食"饮食信息得到越来越多关注时，负面反应也越来越多的刺激，还有我在相关机构与专业社团中，看到那些我曾相信与我有相同使命的一些人的令人气馁的改变。也许是我太天真了，我一直以为像我们这样拿公家经费的人有一个共同的使命：它服务大众——我们骄傲地说过类似的话。但我错了！我所属或曾经所属的专业社团，已在它们古板、舒适、过时的任务上变得越来越顽固。即使是我长期服务过的学术机构（康奈尔大学）的成员，也明确反对我所选择的道路，有些行政主管甚至无所不用其极地误导这个信息的宗旨或将它污名化。

我看到过太多在健康研究和社区实践中的不当行为，这些行为加起来，多到一个人好几辈子都做不完，足以在我的灵魂深处烙下对人不信任的厌倦情绪。但是，我们必须找出方法，满怀希望地讲述食物如何改变我们的生活的故事，这样我们才有可能解决本书中所描述的那些令人无法想象的社会问题：个人健康状况不良、毁灭性的医疗保健成本、环境退化、政治腐败。不骗你，这些问题所牵涉的层面太广，如果不解决，我们的社会和地球无疑会被摧毁，与问题同归于尽。但这些问题是可以解决的，而且有充分的证据不仅指出营养可以实现，而且到目前为止，营养比我们所知道的其他任何工具都有效。我们许多人都晓得问题的严重性，但即使到了现在，仍鲜少有人知道解决它的最好方法。

过去十年来，我们已经做了许多努力，尽管唱反调者不计代价地要保护现状，包括牺牲真相。但在我们前方仍有一个巨大的挑战：提高公众意识，使他们看清食物与个人健康、环境、社会等其他地方之间的关系。甚至还有一个更重大的挑战，那就是使这个多方面的问题与其解决之道产生联系。应对挑战的第一步，便是要了解那些在背后操控的人。

第 13 章

科学的黑暗面

我住在弗吉尼亚州布莱克斯堡郊外的山谷时，很喜欢和家人去拜访附近一位名叫肯西的退休农夫，因为他总是有好玩的故事讲给我们听。在那段时期，我们每天都很期待傍晚到来，然后到他家听他讲故事。我最喜欢的其中一个故事跟马铃薯甲虫有关。

肯西告诉我们，他当年种地时还没有杀虫剂，所以在马铃薯作物被这种甲虫侵害之前，必须用手指一只一只把它们掐死。有一天，他看到一本农家杂志登了一则广告，卖一种超级灭虫工具，每个要价 5 美元。虽然当时 5 美元不是一笔小数目，但是肯西心想这些甲虫已经多到值得投资这笔钱，于是就买了。过了不久，他收到一个包裹，打开一看，发现两块木头和一张使用说明，上面只有三点：

- 拿起一块木头。
- 将甲虫放在木头上面。
- 拿起另一块木头，紧紧压在甲虫上面。

这些公然骗人的伎俩从古至今屡见不鲜，也许在我们这个社会，打着"健康"的旗号骗人的情况最多。我想很少会有比过早失去健康的人拥有更具威力的亲身受骗经验了，因为只要是可能有用的方法，他们都愿意相信、愿意去试。他们是非常脆弱的消费者群体。

20 世纪 70 年代中期，就有个健康骗局跟名为"扁桃苷制剂"的替代癌症疗法有关，这种天然物质是由杏核制成的。如果你罹患癌症，又在美国看过许多医生都没效，可能会考虑前往墨西哥的蒂华纳。《华盛顿邮报杂志》曾报道西尔维娅·达顿的故事，这位来自佛罗里达州的 53 岁妇人体内的癌细胞已从卵巢扩散至淋巴系统[1]，于是她去了蒂华纳寻求治疗癌症的最后机会。她和她先生从朋友那里得知扁桃苷制剂可以治疗晚期癌症。在这篇杂志报道中[2]，达顿先生说："蒂华纳有十多个人原本因为罹患癌症行将就木，可是他们试过该种疗法之后，现在可以出去打网球了。"

此处的圈套在于扁桃苷制剂是个具有高度争议性的疗法：有些医学人士认为多项动物实验证明，该法对于治疗肿瘤没有效果。[3] 正因为如此，美国食品药品监督管理局决定查禁扁桃苷制剂，因此美国南部边境主要提供扁桃苷制剂的诊所都遭到查禁。蒂华纳一家知名医院"每年治疗多达两万名美国患者"[4]，其中一位就是西尔维娅·达顿，可是该法对她没有效果。

然而，扁桃苷制剂只是许多替代健康产品中的一种。20 世纪 70 年代晚期，美国人每年花费 10 亿美元购买各种号称有神奇疗效的营养补充品[5]，这些产品包括维生素 B_{15}（号称以前从未发现的一种维生素，具有无数功效）、多种蜂蜜调制品，以及如大蒜和锌的其他补充品。[6]

与此同时，科学界关于健康的信息，尤其是营养信息大量涌现。1976 年，美国参议员乔治·麦戈文召集委员会，希望拟定饮食目标，建议大家少摄取高脂肪的动物性食物，多摄取对心脏病有疗效的蔬菜和水果。报告的第一份草案涉及心脏病和食物之间的关系，引发轩然大波，所以必须经过大篇幅修改才能出版。在我和麦戈文先生的一次私人谈话中，他说自己和其他 5 位来自农业州的参议员在 1980 年的选举相继失利，部分原因就在他们勇于跟动物性食物行业对抗。

到 20 世纪 70 年代末期，麦戈文的报告顺利地让美国政府制定了第一份饮食指南，据说其传达的信息和麦戈文的委员会当初的方案类似。大约同时，关于食品添加剂的安全性，以及糖精是否致癌等问题，也引发了广泛且公开的政府辩论。

尽我本分

20 世纪 70 年代末，我发现自己身处一个急速改变的环境中。到 1975 年，我在菲律宾的研究计划已结束，后来我获得康奈尔大学终身教授职位，便专心在美国实验室做研究工作。我在菲律宾进行的关于黄曲霉毒素和肝癌的研究已获广泛注意，后续关于营养要素、致癌物质和癌症的研究也得到全美注目。那段时间，全美研究营养和癌症的实验室才两三个，而我的实验室就是其中之一，因此这是一项崭新的尝试。

1978—1979 年，我向康奈尔大学申请了一年学术休假，前往马里兰州贝塞斯达市这个全美营养研究重镇。在那里，我与"美国实验生物学学会联合会"（FASEB）合作，该联合会由 6 个独立研究学会组成，包括病理学、生物化学、药理学、营养、免疫学和生理学学会。FASEB 赞助六大协会每年召开联合会议，每次估计有逾两万名科学家与会。我是营养和药理学学会的会员，尤其活跃于"美国营养学会"（今"美国营养科学学会"）。我受聘于美国食品药品监督管理局，担任一个科学家委员会的主席，负责调查使用营养补充品的潜在危害。

此外，我受邀参加了一个公共事务委员会，任务是作为 FASEB 和美国国会之间的联络人。这个委员会的职责是掌握国会活动的最新动态，并代表FASEB 各协会的利益与立法者斡旋。同时，我们也必须审议政策、预算和立场声明，并会见国会工作人员，在庄严的会议室中，坐在偌大又令人难忘的会议桌旁开会。我经常感觉自己是在科学的堡垒里。

我代表营养学出席这种公共事务会议，需要自己先决定好营养的最佳定义。事实上，这个问题的难度比你们想象的大很多。我们有科学家参与应用营养学研究，涉及民众和社会如何应用营养；有医生研究离析出的食物成分，就像研究药理学药物的科学家在研究室中只研究离析出的细胞及经过认定的化学物质。甚至还有人认为营养研究不应该只针对人，也应该针对家畜。因此，关于营养的概念，可说是一点儿也不清楚，但清楚却是首要之事。然而，一般美国人对于营养的看法甚至更多元，也更迷惑。虽然消费者一直被一时的流行蒙蔽，但他们仍对营养补充品及任何来源的饮食建议很有兴趣，不管是饮食书籍还是政府官员的建议，照单全收。

1979 年晚春的某天，我在做我例行的研究工作，突然接到 FASEB 公共事务办公室主任埃利斯的电话，他负责协调公共事务委员会与国会间的工作。他告诉我 FASEB 的美国营养学会又要成立新的委员会，他认为我可能会有兴趣。

"新委员会叫作'公共营养信息委员会'，其中一项职责是告知大众什么是健全的营养建议。"他说，"这个新的委员会显然和我们公共事务委员会所做的事有重叠之处。"

我同意他的说法。

他说："如果你有兴趣，我希望你能以公共事务办公室代表的身份，加入这个新委员会。"

他的提议听起来不错，因为当时我的研究生涯刚起步，这代表我有机会听到一些知名营养研究人员的专业看法。根据新委员会筹办人的说法，此委员会可以演变成大众营养信息的"高等法院"，比如，它可以查明"营养骗局"。

大意外

公共营养信息委员会成立时，享誉盛名的美国国家科学院正有大事发生。当时，科学院主席菲尔·汉德勒和内部的"食品营养委员会"（FNB）出现分歧，因为汉德勒想从科学院外引进一支科学家团队，一起商讨饮食、营养和癌症等问题，并写成一份报告。这个想法让 FNB 很不爽，因为委员会想全权负责这个计划。科学院的报告由美国国会提供资金赞助，但之前并没有找科学院以外的科学家支援。

科学界都知道美国国家科学院的 FNB 受肉产品、乳制品和蛋产品企业的影响颇深，而 FNB 两大领导人鲍伯·欧尔森和阿尔夫·哈珀与这些业界的关系很好。欧尔森在蛋产品行业担任顾问，待遇优渥，而哈珀知道自己 10% 的收入都来自他在食品公司——包括大型乳制品公司——的工作。[7]

汉德勒走访 FNB 后，仍从科学院外找来一批专业科学家撰写 1982 年的"膳食、营养与癌症"报告[8]，我是 13 名参与写报告的科学家之一。

可以想见，哈珀、欧尔森和 FNB 同人对于无法掌控这份具有里程碑意义的报告感到相当不悦。他们知道这份报告可能大大影响全美对于饮食和疾病的看法，尤其担心美国人的饮食习惯不但可能面临挑战，更糟的是，还可能成为致癌的原因。

美国国家科学院内部的"消费者联络专门小组"负责人詹姆斯·S. 特纳一向对 FNB 很有意见，他写道："我们只能说，这个委员会是由一批抗拒改变的科学家主导的，他们对于饮食和疾病的看法自成一格。"[9]

这个亲企业的委员会在失去这份关于膳食、营养与癌症的报告的主导权后，当然必须采取行动，好将损失降至最低，因此该委员会迅速成立了新的小组，即公共营养信息委员会。欧尔森、哈珀，以及长期替企业服务的科学家汤姆·朱克斯就是新委员会的领导，这三人都曾在大学任教。我一开始不了解成立这个委员会的动机，在 1980 年春天开了第一次会后，才发现在 18 名委员会成员中，只有我一个人跟食品公司和药厂等商业公司没有瓜葛。

这个委员会就像动了手脚的纸牌，每个会员都拥权自重。他们所属的专业机构以及他们的朋友和亲信都是亲企业人士。他们享受美国的动物性食物文化，不愿去想他们的观点可能有误。还有些会员乐于享受优渥的酬劳，包括：享受头等舱的顶级待遇，以及由动物性食物公司提供的高额顾问费。虽然他们的所作所为并未违法，但却暴露了严重的利益冲突：大部分会员的利益和公众利益明显不一致。

抽烟和健康的问题跟这种情况很类似。当首次有科学证据显示抽烟有害健康时，一大帮健康专家就开始积极地为抽烟辩护。比如，《美国医学会杂志》仍刊登香烟产品广告，而其他期刊也坚定地捍卫使用烟草的立场。在许多情况下，这些科学家如此动力十足是因为这些警告是在可能理解的范围内，但也有许多科学家带有个人偏见和贪婪的目的，尤其是在证据对烟草不利时。

我身处一个由某些最具影响力的亲企业科学家所组成的委员会，而这个委员会的宗旨是评估营养信息的价值。我以 FASEB 公共事务办公室主任代表的身份加入委员会，所以我也是唯一未经业界挑选的会员。当时我尚未发表任何赞成或反对美式饮食的看法，我只对促进诚实、公开的辩论有兴趣，而这立刻让我和这个新委员会产生了冲突。

骗局名单

从 1980 年 4 月第一次开会的那一刻起，我就知道自己像只误闯狐狸洞的小鸡。我起初充满希望，并带着一颗开放且有点儿天真的心来到这里，但是到头来，包括我在内的许多科学家虽然设法维持客观的心态，凡事以公众健康的最大利益为考量，却都被迫和一些公司交换意见。

到了这场会议的第二阶段，委员会主席汤姆·朱克斯传阅了一份他手写的新闻稿，内容和委员会宗旨有关，除了宣布委员会的组成结构，还列出委员会打算揭发的营养骗局。

我浏览了一下所谓的骗局名单，赫然发现 1977 年麦戈文提出的饮食计划[10]也在名单中。这份起草于 1976 年的饮食报告提出相当审慎的饮食目标，也就是少摄取肉和脂肪，多摄取蔬菜和水果，可能有助于预防心脏病。在这份委员会提议的新闻稿中，麦戈文提出的报告被形容成一般的骗术，就跟饱受批评的扁桃苷制剂和维生素 B_{15} 疗法一样。在本质上，这份建议我们将饮食习惯改成多蔬果和全谷物饮食的报告就是一个骗局，而这个所谓的委员会想要借此证明他们有能力成为可靠科学信息的"最高仲裁者"！

我满怀期望地加入这个委员会，却对眼前发生的事惊讶不已。虽然当时我并无特定偏爱的饮食习惯，但我原本以为我参与的"膳食、营养与癌症"小组不但具有里程碑式的意义，而且推荐的饮食目标可能和麦戈文的类似，只不过我们针对的是癌症研究，而非心脏病。何况我所熟悉的科学发现似乎都清楚地显示，麦戈文饮食委员会推荐的饮食目标是有理可据的。

开会的时候，坐在我旁边的是阿尔夫·哈珀先生，自从我们在麻省理工学院共事，他担任营养科学系的普通食品教授开始，我一直非常尊敬他。会议开始了，当所有会员都拿到这份手写的新闻稿时，我靠近哈珀先生，指着骗局名单上所列的麦戈文饮食目标，以不敢置信的口吻跟他说："你看到这个了吗？"

哈珀先生感觉到了我的不自在和不信任，因此他以一种傲慢的口吻说道："在我们委员会中有一些值得尊敬的人士，可能并不认可这份名单。也许我们应该暂缓一下。"结果大伙心不甘情不愿地讨论后，决定放弃发表这份新闻稿。

决定不发表新闻稿后，会议宣告结束，然而对我而言，这次会议充其量只是"疑问的开始"。

几个星期后，我回到纽约北部。某天早上，我看到一个电视新闻节目，主播汤姆·布罗考正和鲍伯·欧尔森讨论营养问题。他们讨论欧尔森最近和友人在美国国家科学院所做的一份名为"迈向健康饮食"的报告。这份报告是美国国家科学院发表过的最简短、最肤浅的一份健康报告，其内容是歌颂高脂肪、高动物性食物的美式饮食，而且从根本上肯定美国人的饮食文化。

从科学的观点来看，他们所传达的信息简直是个笑话，当中一段对话是布罗考提到快餐的问题，而欧尔森以自信的口吻表示"麦当劳的汉堡很好"。全美数百万观众看到"专家"在赞许麦当劳汉堡的营养价值，难怪这些消费者会感到一头雾水。只有少数内部人士知道，他的观点甚至还没有反映出当时人们对科学的最佳理解。

无辜的害群之马

1981 年春，我们来到大西洋城参加第二次年会。经过过去一年的通信联系，委员会已制定了非正式的议程。第一，我们认为这些营养骗局正在侵蚀公众对营养研究的信任。第二，多摄取蔬果、少摄取动物性食物和高脂肪食物的饮食法本身就是骗局。第三，我们打算将委员会定位成永久的常设机构。在那之前，委员会被赋予的职能只是暂时的，而当时，应该让我们的工作成为美国营养信息一个永久可靠的主要来源。

在开会头几天，一位名叫霍华德·阿普尔鲍姆的会员告诉我一则八卦，他悄悄对我说："你听说了吗？欧尔森打算重组委员会，而且要将你免职。"当时，欧尔森仍是一年一任的美国营养学会主席，因此他有权力这么做。

我记得当时听到这个消息时，既不惊讶也不沮丧。我知道自己是委员会的"害群之马"，而且在去年的会议中就已出格了，因此，我若继续参与这个团体的工作，就像在尼亚加拉瀑布里往上游一样徒劳无功。我参与其中的唯一原因是，FASEB 的公共事务办公室主任为我安排了这个位置。

我本来以为第一次开会已经够可疑了，没想到一年后的第二次开会更加古怪，而且是在欧尔森有机会将我赶走前就发生了。当时委员会提议要成为永久性机构，我是唯一一个质疑这个提议的人。我当时认为委员会及各项活动都充斥着麦卡锡主义，这是在科学研究学会中不应该出现的事。我这段发言惹得委员会主席相当不高兴，还对我做出不友善的举动，因此我当时决定，最好的办法就是离开会议室。显然，对委员会成员想要实现的一切目标而言，我是个威胁。

在将整件事转述给美国营养学会新任主席多丽丝·卡洛威（也是加州大学伯克利分校的教授）后，这个委员会就被撤销和改组，并由我担任委员会主席。幸运的是，后来在不到一年内，我就说服 6 名委员会成员解散会议，而令人遗憾的这个事件也就告一段落。

我留下来"打好这场仗"，可以说不是我的本意。这件事发生在我研究生涯的早期阶段，当时的学会前辈所掌握的权力大得可怕，而且是智力层面的残忍打击。对这些人来说，追求一个促进公众健康的真相不在他们的选项内。我一直坚信，若我在研究生涯初期一直忙于处理这些事，就不会动手写这本书，而我的研究经费审批和著作出版，就算不是无法实现，也会非常困难。

同时，欧尔森和他的一些同事开始将焦点转向于 1978 年刚成立的新组织，即美国科学与健康理事会（ACSH）。总部在纽约的 ACSH，时至今日都将自己定位成"关心饮食、营养、化学物质、药品、生活方式、环境和健康的消费者教育组织"。同时，这个团体也声称自己是"非营利性独立免税机构"[11]，但根据美国国家环境信托基金会引用《国会季刊》的"公共利益档案"的说法，ACSH 的资金有 76% 来自公司和企业捐献。[12]

美国国家环境信托基金会[13]指出，ACSH 在报告中提到胆固醇与冠心病无关，"食品辐照技术的不受欢迎……没有科学根据"。比如多氯联苯和二噁英等"内分泌干扰物"也跟人类健康无关。另外，糖精不是致癌物质。为了控制全球变暖而限制化石燃料的使用也没必要。若你要从 ACSH 中找到对食品业的严正批评，就如大海捞针。虽然我相信 ACSH 的部分论点有可取之处，但我仍严重质疑其作为"教育消费者"客观中间人的角色。

搬起石头砸自己的脚

在跟公共营养信息委员会合作期间，我仍持续推进在美国国家科学院关于膳食、营养与癌症报告的工作，并于 1982 年 6 月出版。[14]预料之中的是，这份报告一出版就大祸临头了。作为第一份研究膳食和癌症的报告，甫一推出就引起广大注目，迅速成为美国国家科学院史上最受欢迎的报告。这份报告提出的"膳食能预防癌症"的观点，与麦戈文委员会关于饮食和心脏病的报告极其类似。二者都鼓励民众摄取水果、蔬菜及全谷物产品，同时减少脂肪的摄取。两者的差异在于这份新的报告是在探讨癌症而非心脏病，但挑起的情绪更高昂。这份报告下的赌注很高，而且越来越高，因为癌症引发的恐惧更胜心脏病。

因为这些赌注，一些有权有势的敌人纷纷出笼。短短两周之内，专为家畜农业游说的团队——美国农业科学技术理事会（CAST）发布了一份报告，总结了65位"专家"的意见，他们对我们这份报告很关心，这些专家包括欧尔森、朱克斯、哈珀及与他们的理念相近的人，都是现在已废除的公共营养信息委员会的同行。他们的报告迅速出版，并送至535名国会议员手中。很清楚的是，CAST对我们的报告可能对公众产生的影响相当关切。

CAST并非唯一跳出来批评我们报告的团体，还有美国肉类协会、美国国家肉鸡理事会、美国全国养牛业者协会、美国国家畜牧与肉食局、美国国家肉类协会、美国奶制品生产者联盟、美国猪肉生产者委员会、美国火鸡协会及美国鸡蛋生产者联合会。[15] 我不敢说美国火鸡协会做了多少癌症研究，但我猜该协会对于这份报告的批评，并非出自对于科学真理的渴望。

讽刺的是，我从幼时的农场生活中学到一些宝贵经验，但我现在所做的工作却被视为与农业利益相悖。当然，这些巨大的公司利益大多从农夫身上剥削而来，那些勤奋、诚实的农户靠着经营小农场过活，只能勉强图个温饱。我常在想，华盛顿地区的农业利益是否真能代表美国伟大的农业传统，还是只能代表农业集团价值数千万美元的利益。

当年我离开麻省理工学院时，哈珀先生曾替我的第一份教职写了一封有力的推荐信，然而他现在却写了一封措辞强硬的私人信件给我，指责我"搬起石头砸自己的脚"。很显然，我在公共营养信息委员会所做的事，以及发表的这份美国国家科学院报告，都成为哈珀难以承受之重。

能确定的是，那段时间我很抢手——除了为美国国会就科学院报告举办的听证会出庭做证，还接受《人物》杂志的名人专访，在接下来一年内，还有数不清的新闻媒体报道。

美国癌症研究院

这似乎是美国政府历史上第一次在认真思考饮食可以作为控制癌症的对策。这是一块值得发展新研究的沃土，也真的有新的研究要我去尝试。我受邀协助位于弗吉尼亚州福尔斯彻奇市一个新成立的组织——美国癌症研究院。其创办人即为资金募集人，而且知道通过邮寄宣传的方式可替癌症研究募集庞大经费。似乎许多人都有兴趣了解，癌症除了通过一般手术、放射疗法和细胞毒性药物，还有哪些新的替代疗法。

这个新组织熟知我们在 1982 年发表的关于膳食和癌症的美国国家科学院报告 [16]，因此特别邀请我担任高级科学顾问。我鼓励研究院将重点放在饮食上，因为营养与癌症的关系已成为研究中的一项重要领域，却尚未或鲜少得到主要资助机构的支持。我尤其鼓励研究院以全食为营养来源，而非那些营养补充品，部分原因就在于这是科学院报告所传达的信息。

我开始和研究院共事之时，立刻面临两项挑战。首先，美国癌症研究院必须成为一个可靠的组织，以推广各项信息并支持相关研究。其次，必须将美国国家科学院的建议公之于世。正因为如此，我认为研究院有必要协助公布美国国家科学院的报告内容，于是，我请来美国国家科学院计划 [17] 的执行主席苏什马·帕尔默与曾任麦戈文委员会重要顾问的哈佛大学教授马克·赫格斯，一同替研究院计划背书。同一时间内，研究院院长玛丽莲·建特瑞建议研究院出版美国国家科学院报告，并且免费赠送给 5 万名美国医生传阅。

对我来说，这些看似合理、有用且对社会负责的计划都相当成功。我们进行的这些合作计划和活动都是为了促进大众健康。然而，我很快就发现，成立这样一个针对饮食和癌症关联的组织，对许多人来说都是威胁。显而易见，癌症研究院计划威胁到了他们，因为来自食品、医药界的恶意批评接踵而至。似乎人们正在尽一切努力去诋毁该计划。

政府的干涉竟是最严厉的！国家和州检察长办公室都在质疑癌症研究院的定位及募款程序，连美国邮政局也质疑癌症研究院是否利用邮寄散播"垃圾"

信息。对于谁在怂恿这些政府单位制止营养和癌症信息的散布，我们有自己的猜测。总之，这些公共机构让我们的处境变得非常艰难。为什么他们要攻击一个提倡癌症研究的非营利组织？细究其原因，就是癌症研究院和美国国家科学院一样，都在推动饮食和癌症相关的议程。

美国癌症协会是最强力的批判者，因为在它眼中，癌症研究院有两项不利之处，一是研究院可能要跟它竞争同一个基金资助者，二是研究院想要将癌症研究的方向转向饮食因素。当时美国癌症协会还不知道饮食和营养与癌症有关（直到多年后的 20 世纪 90 年代初期，美国癌症协会才公布可以控制癌症的饮食建议，而这个观念早已在民间流传），这个以医学为基础的组织在药物、放射和手术等传统疗法上已投注太多金钱。

不久前，美国癌症协会才与美国国家科学院委员会联系，想知道我们是否能加入它的团队，一起提供防癌的饮食建议。由于我们已经是一个委员会，因此婉拒了，但我知道委员会中部分会员向美国癌症协会提供私人服务。其实，美国癌症协会似乎已察觉到有大事要发生，它并不喜欢癌症研究院来分一杯羹。

被抹黑的癌症研究院

我知道我看起来就像是个讨人厌的小男孩，向一个大多数人认为纯粹的慈善团体挑衅，但美国癌症协会真的是表里不一。

在某次机缘巧合下，我前往纽约北部美国癌症协会分会演讲，就跟我平时的演讲性质一样。在演讲过程中，我播放了一页幻灯片，里面提到新成立的癌症研究院，但没有提到我和研究院的关系，因此听众并不晓得我就是该院的高级科学顾问。

演讲结束后，听众提问，结果主持人问我："你知道癌症研究院是个骗子组织吗？"

我回答："我不知道。"我担心我可能表现出了不相信的态度，因为主持人觉得自己有必要解释。她说："这个组织是由一群骗子和名声败坏的医生组成的，有些人甚至坐过牢。"

坐过牢？这对我可是新闻！

我还是没提我和癌症研究院的关系。我问她："你是怎么知道的？"她说她是从美国癌症协会一份流通全美的备忘录中看到的。在我离开前，我请她寄一份备忘录复印件给我，一两天后，我就收到了。

这份备忘录是从美国癌症协会全美主席的办公室寄出的，他同时也是水牛城享誉盛名的罗斯威尔公园癌症研究所高级主管。备忘录严词指控癌症研究院的科学"主席"（并未提到我的名字）带领由"八九名"名声败坏的医生组成的团队，其中几个人还坐过牢。这完全是子虚乌有的谎言，我甚至不知道其中几位庸医是谁，而且不晓得怎么会有人散布如此恶意的谣言。

在经过一阵子的打探后，我发现美国癌症协会水牛城办事处的某位仁兄负责这份备忘录。我打电话给他，毫不意外的是，他的言辞闪烁，只说他是从一位匿名的记者那边得到这些信息的。也就是说，根本不可能追查到最初的消息来源。我只确定了一件事，那就是这份备忘录是由美国癌症协会主席办公室发出的。

我知道美国全国乳品业理事会这个很有权势的企业游说团体也拿到了这份备忘录，并且已通知全美各地办公室。对癌症研究院的抹黑就这么传了开来。食品、医药企业和类似美国癌症协会与全国乳品业理事会的团体，纷纷露出它们的真面目。以低成本、低利润的植物性食物去预防癌症，一点儿也不受食品和医药界欢迎。有了媒体的支持，这些企业和团体的影响力可谓无远弗届。

科学不能妥协

不过，故事的结局是好的。虽然癌症研究院头几年都在动荡中度过，不管是对我还是对团队来说都是艰难的挑战，但还好，那些抹黑终于渐渐消散。我们从"边缘团体"逐渐向位于英国伦敦的世界癌症研究基金会和各地扩展。30年后的现在，美国癌症研究院负责资助关于饮食和癌症的研究和教育计划，我则从最初负责统筹计划并担任主席，转而担任研究院的高级科学顾问，在这数年间承担不同的工作。

但是，有件令人遗憾的事还是要提一下。我加入的营养学会董事会通知我，有两名学会成员（鲍伯·欧尔森和阿尔夫·哈珀）提案将我开除会籍，理由可能跟我和癌症研究院的密切来往有关。这将是营养学会史上第一次有人被开除会籍。我必须去华盛顿接受学会主席以及食品药品监督管理局营养主任的"面试"，而面试中的大部分内容都跟癌症研究有关。

这个考验比小说情节还离奇。我刚被任命为癌症研究院的主席，而现在却要开除我这样一个知名的学会会员，只因为我跟一个癌症研究机构有关联？后来，我将整件事告诉一个熟知学会内部运作的同事，也就是北卡罗来纳州立大学的萨姆·托弗。他当然知道这个调查，也了解其他勾当。在我们的讨论中，我告诉他癌症研究院是个主旨良善的正当组织，而他的回答至今令我难忘，他说："这不关癌症研究院的事，是跟你在美国国家科学院所做的膳食、营养与癌症报告有关。"

1982年6月发表的美国国家科学院报告提出少摄取脂肪、多摄取蔬果和天然谷物是较健康的饮食习惯。当时在少数人眼中，我就已经背叛了营养研究界，因为照理说，身为一位饮食和癌症实验研究人员，我应该保护以往所认定的美式饮食的声誉，但我并没有做到，而我接下来参与癌症研究院及推动美国国家科学院报告发布，让事情雪上加霜。

幸运的是，最后理性还是战胜了这场闹剧式的冲突，董事会投票表决我的去留，结果我以6∶0的票数（两人缺席）成功保留会籍。

这件事很难让我"对事不对人"，但我们要知道一件更重要的事，它是无关个人的。在营养和健康领域，科学家不能自由地进行研究，因为即使通过顶流的科学方法，倘若得出"错误的"结论，仍会毁掉你的研究生涯；即使为了大众健康，如果试图散布"错误的"结论，同样会毁掉你的研究生涯。所幸，我的生涯没被毁掉，有一些好人站在我这边，不过情况可能因此变得更糟。

在经过连番折腾后，我更能体会为什么我所在的学会要做出这些事了。美赞臣、莱德利实验室、BioServe Biotechnologies 生物技术公司、宝洁公司和丹农研究所（the Dannon Institute）赞助学会基金，它们都是和食品及药品有关的公司，也代表了业界和学会之间的奇怪结盟。[18] 你相信学会的这些"盟友"对于任何科学调查都感兴趣，不管结论是什么吗？

分不清谁对谁错

我在研究生涯中吸取的教训，跟特定人士或特定机构没什么关系，反而跟大型机构私底下进行的活动更有关系。不管是科学界、政府部门还是企业界所进行的国家政策讨论，对于全美健康方面的影响都至关重要。我提到的个人经验只是众多经验中的一些例子，但这些经验影响所及，远超对我个人研究生涯的影响和破坏。这些经验反映了科学的黑暗面，既伤害了持反对意见的研究人员，也伤害了整个社会。科学界以系统性的方式去隐瞒、打击并破坏与现状相左的意见。

部分在政府和大学位居重要职位的人士，假借科学界"专家"的名号，实际上却在扼杀既公开又诚实的科学辩论。或许这些人是因为收受业界大笔好处，才会凡事以食品和药品公司的利益为优先考量；或许只是因为他们有个人偏见，刚好比较倾向于亲企业的看法罢了。个人偏见的力量远高于你的想象，我认识一些科学家，他们有家人死于癌症，可是若要他们接受可能是饮食习惯等个人选择造成他们挚爱的亲人过世的，就会令他们火冒三丈。除此之外，一些科学家因为自小就被灌输这样的观念，认为高脂肪、富含动物性食物的饮食习惯很健康，因此他们喜欢这种饮食习惯，也不想改变。

大部分科学家都是既正直又聪明，而且愿意为大众利益而非私利奉献一己之力的。不过，也有些科学家愿意将自己的灵魂卖给出价最高的买家，这些科学家也许为数不多，但他们的影响力却很大。他们不但会败坏所属研究机构的名声，更严重的是，还会制造似是而非的混淆观念，而大众往往根本分不清到底谁对谁错。

科学机构也是科学界的另一个黑暗面，像公共营养信息委员会和美国科学与健康理事会就产生了许多有偏执观念的小组和委员会，因为它们感兴趣的是推广自己的观点，而非与外界公开讨论科学研究。如果公共营养信息委员会的报告指出所谓的低脂肪饮食是不实的骗局，而美国国家科学院的报告又与其相左，那么谁的意见才是对的呢？

除此之外，这种科学界的封闭心态扩及整个体制，美国癌症协会并非唯一刁难癌症研究院的医学机构，像美国国家癌症研究所公共信息办公室、哈佛大学医学院及不少设立医学院的大学，都对癌症研究院持高度怀疑甚至充满敌意的态度。众多医学院的敌意起初让我感到惊讶，但当美国癌症协会这个非常传统的医疗机构也加入其中时，很明显，果真有"医疗集团"的存在！这股庞大势力对饮食和癌症或其他疾病之间可能具有的重要关联抱持不友善的态度。美国的医疗体系涉及疾病的症状出现后，再以药物和手术治疗。也就是说，你可能看到美国癌症协会根本不相信癌症的成因和饮食有关，然后看到美国癌症研究院表示你吃的食物会影响患癌的风险。

只有熟知体制内情的人才能分辨什么是有科学根据的真诚观点，什么又是没有科学根据、只为私利的观点。我在体制内已经很多年了，而我在体制的最高层从事研究，看见过足够多根本不是在追求真理的科学研究，却又让很多人信以为真。这些伪科学研究往往涉及金钱、权力、自我，以及将个人利益凌驾于公众利益之上。就算有，也只有极少数伪科学行为会涉及不法，它并不会涉及大笔回扣进入某人的秘密银行账户，或是有私家调查人员在烟雾弥漫的饭店大厅搜证。这不是在演好莱坞电影，这是美国政府、科学界和企业界每天都会发生的例行公事。

/ 第 14 章 /

科学简化主义的死胡同

美国国家科学院"膳食、营养与癌症委员会"在为报告写摘要时，决定将提及个别营养成分和营养成分群组的篇章列入摘要，这也是我们做研究的方法：一次研究一种营养成分。比如，在有关维生素的篇章里谈到癌症与维生素A、维生素C、维生素E和一些B族维生素的关系，但我们建议人们从食物中获取这些营养成分："这些建议只适用于以食物为营养成分的来源，而非以个别营养成分的膳食补充品为来源。"[1]

这份报告很快就被企业相中，因为企业发现其中有很大的商机。它忽略了报告中对于食物和药丸的区别，开始大力推广维生素片，作为可以防癌的产品，而且大胆引证我们的报告。这正是一个广大新市场的开端：维生素补充品。

旗下拥有数千家"通用营养中心"的通用营养有限公司开始推出一种名为"健康绿灵丹"（Healthy Greens）的产品，其实就是一种综合维生素补充品，包括维生素A、维生素C、维生素E和β-胡萝卜素，以及硒和500毫克的脱水蔬菜浓缩物。然后，该公司发表以下声明来推广这项产品[2]：

（膳食、营养与癌症报告）建议，我们应该增加特定蔬菜的摄取量，以免罹患某种癌症。（国家科学院报告）建议我们应该多摄取蔬菜，包括卷心菜、抱子甘蓝、菜花、胡萝卜和菠菜……妈妈的话果然是对的！

通用营养实验室的科学家和技术人员在了解研究的重要性之后，立刻将这些蔬菜制成天然又方便食用的神奇小药片。

因此，"健康绿灵丹"就问世了。这种营养方面的新突破让数百万人可以借由国家科学院委员会推荐我们多吃的蔬菜，达到保护健康之效！

通用营养有限公司宣传这种未经测试的产品，并错误引用政府文件支持其声明，因此美国联邦贸易委员会起诉该公司，要求它不得发表这些声明。这场官司持续数年，据说通用营养有限公司最终赔了约 700 万美元。国家科学院推荐我作为专家证人，主要因为我是这份报告的执笔人之一，而且我在委员会举行审议会时不断力陈己见。我和研究伙伴汤姆·奥康纳博士花了整整三年的时间，绞尽脑汁投入这个项目，其中也包括我用三天时间出庭做证。

1988 年，通用营养有限公司同意各支付 20 万美元给 3 个不同的健康机构，以解决"健康绿灵丹"及其他食物补充品等不实广告招致的官司。[3] 但只要想到营养补充品市场带来的爆炸性获利，就知道 60 万美元对于通用营养有限公司只是九牛一毛。

脂肪成焦点

过去 30 年来，大家对于个别营养成分的重视已胜过一般天然食品，有人将部分责任归咎于我们在 1982 年发布的报告，因为我们依营养成分的不同整理了膳食和癌症的科学信息，也就是每章介绍个别的营养成分或营养成分群组。我认为我们的确犯了个错误：我们并没有充分强调报告中的建议与全食有关，而大多数人仍将报告看作对个别营养成分的功效进行分类。

我们委员会着墨最多的营养成分是脂肪，报告的第一条守则就表明，摄取高脂肪饮食和癌症成因有关，并建议一般人的脂肪摄取量从 40% 降至 30%，不过 30% 只是我们随意选择的临界值。报告提出："资料显示，脂肪摄取量可以减至更低，但依本委员会判断，我们所建议的减少量较适中且较易达成，而且可能对身体有益。"其中一名委员会成员，也就是美国农业部营养实验室主任表示，如果我们将脂肪摄取量定在 30% 以下，那么消费者势必要减少动物性食物的摄取量，如此一来我们的报告可能会夭折。

在这份报告出炉之时，所有关于脂肪与癌症（以乳腺癌和大肠癌为主）的人体报告实际上显示，罹患癌症概率最高的族群摄取的不只是较多脂肪，还包括较多动物性食物，并且较少摄取植物性食物。这表示，这些癌症可能是因为动物蛋白、膳食脂肪等只有在动物性食物中出现的成分引起的，或是因为缺乏植物性食物。不过，这些研究却没有谴责动物性食物，反而直指膳食脂肪是罪魁祸首。我在委员会会议中反对只强调特定的营养成分，但是影响有限（就是这个看法让我有机会在联邦贸易委员会听证会上出任专家证人）。

依照特定营养成分的健康功效给全食分类的错误，就是我指的简化主义。比如，汉堡的健康功效不能只归因于肉饼中那几克饱和脂肪，因为饱和脂肪只是其中一种成分，汉堡还包含其他种类的脂肪、胆固醇、蛋白质、少量维生素和矿物质。即使你改变肉饼中的饱和脂肪含量，其他的营养成分仍然存在，还是会对健康造成影响，即整体（汉堡）的作用大过部分（饱和脂肪、胆固醇等）。

哈佛大学公共卫生学院的沃尔特·维列特博士特别注意[4]到我们批评膳食脂肪的观点，决定亲自试验，测试脂肪是否为美国女性罹患乳腺癌的原因。他采用的研究就是知名的"护士健康研究"。

自 1976 年起，哈佛大学公共卫生学院的研究人员募集全美超过 12 万名护士参与一项研究，调查女性服用口服避孕药、更年期后的激素补充剂、吸烟及染发等其他因素与不同疾病间的关联。[5]自 1980 年起，维列特博士在研究中加入饮食问卷，4 年后又将饮食问卷扩充，包含更多食物项目。这份扩充的问卷分别于 1986 年和 1990 年寄给所有护士作答。

资料搜集至今已有30多年,"护士健康研究"已成为女性健康研究中调查时间最长的一项研究。[6] 这份研究还衍生出3项附属研究,总计每年花费为400万~500万美元。[7] 当我向关心健康的听众发表演说时,七成听众都听说过"护士健康研究"。

科学界密切关注这项研究的发展。主持研究的人员已在同行评议的期刊中发表数百篇科学文章。此外,这份研究的设计采用"前瞻性队列研究"的方式,也就是在受试者发展出疾病症状之前,就先行追踪他们的情况,并且记录饮食信息,让研究具有"前瞻性"。很多人认为这种研究方法是进行人类研究时最佳的实验设计。

在20世纪70年代中期和80年代初期,摄取高脂肪饮食是否和女性罹患乳腺癌有关的议题引发了激烈争辩。高脂肪饮食不只和心脏病有关,也和癌症有关。因此,还有什么研究比"护士健康研究"更适合回答这个问题呢?它有完善的内容设计,又有大批女性作为受试对象,加上一流的研究人员长时间的追踪调查,听起来似乎是很完美的调查。

真是如此吗?答案是错的。"护士健康研究"的设计瑕疵会严重影响研究结果,它是科学简化主义造成混乱和误解的最好例子,即使参与的研究人员都很诚实、善良,皆来自世界一流的研究机构。"护士健康研究"是对营养学领域伤害最大的研究,而且应被视为对科学界的警告,不应再以这种方式从事研究。

以肉食为主的护士

为了让你了解为何我如此严厉批评,首先得知道美式饮食本身的观点,尤其是将其与引发膳食脂肪假说的国际性研究互相比较时。[8]

与发展中国家的人相比,美国人摄取了较多的肉、脂肪和总蛋白质。更重要的是,其中70%的蛋白质都来自动物性食物,这表示摄取的蔬果量非常少。更糟的是,美国人在吃植物性食物时,其实吃进了大量高度加工品,它们往往具有添加的脂肪、糖和盐分。例如,美国农业部的全美学校午餐计划中竟将炸薯条列为蔬菜!

相较之下,住在中国乡村的人只吃极少的动物性食物,而他们摄取的蛋白质只有 10% 来自动物性食物。图 14.1 显示了美国人和中国人饮食习惯的惊人差异。[9]这些区别反映了典型西方文化和东方传统文化的饮食差异:西方人大多是肉食主义者,而东方传统国家的人则以蔬食为主。

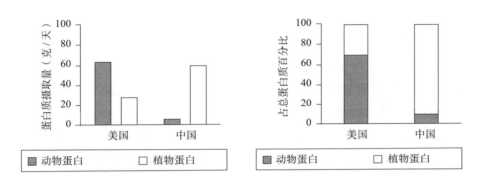

图 14.1　美国和中国乡村居民的蛋白质摄取量

没错,"护士健康研究"中的女性也以吃动物性食物为主,甚至比一般美国人更"荤":她们平均的蛋白质摄取量(占卡路里的百分比)大约是 19%,而一般美国人是 15%~16%。要知道,每日建议的蛋白质摄取量只有 9%~10%。

更重要的是,图 14.2[10] 显示,护士摄取的蛋白质中有 78%~86% 来自动物性食物[11],即使在蛋白质总摄取量最少的护士群组中,仍有 79% 的蛋白质来自动物性食物。[12]这些护士比一般美国妇女吃更多肉,而且吃的"天然蔬食"相当少。

这是非常重要的观点。为了进一步阐述,我们必须重温肯·卡罗尔在 1975 年所做的国际饮食比较表(见图 4.1~图 4.3)。

该表成为近 50 年来关于饮食和慢性疾病最具影响力的观察之一,而且跟其他研究一样,它也可用来解释为何 1982 年的"膳食、营养与癌症报告"建议脂肪占总卡路里的百分比需减至 30%,以达到预防癌症之效。这份报告和

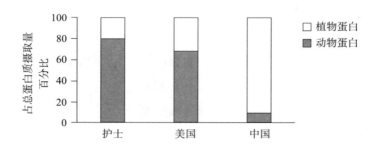

图 14.2 动物蛋白占总蛋白质的百分比

其他应运而生的共识报告后来则开启了低脂产品（"低脂"乳制品、瘦肉、"低脂"糖果和零食）的市场。

不幸的是，这种只针对脂肪的做法有误导之虞。卡罗尔的研究和其他国际性研究一样，比较的是以肉食和乳制品为主食，以及以植物性食物为主食的国家。但这些国家的饮食中，除了脂肪摄取量，还有许多其他差异！卡罗尔的图表显示，一个国家的饮食越倾向于以植物性食物为主，罹患乳腺癌的概率就越低。

但是，"护士健康研究"中的女性根本就不是以植物性食物为主，因此无从借由这种国际性的饮食比较研究，去探讨饮食与癌症间的关系。事实上，根本没有护士的饮食习惯与在图表底部的国家一样，而且这些护士都在摄取高风险饮食。大部分的人在关注"护士健康研究"时通常会忽略这个瑕疵，因为哈佛大学的研究人员会说，各位护士的脂肪摄取量大不相同。

有些护士的脂肪摄取量占卡路里的 20%~25%，有些则占 50%~55%。[13] 乍看之下，这种悬殊的脂肪摄取量似乎已代表其饮食内容大不相同，但实际上，所有护士都摄取富含动物性食物的饮食。那么，为何她们的脂肪摄取量会大不相同呢？

自从"低脂"成为"健康"的同义词，拜科技所赐，你喜爱的许多食物都有"脱脂版"问世。你可以吃到低脂或脱脂乳制品、低脂加工肉品、低脂调味料和酱汁、低脂薄脆饼干、低脂糖果，以及薯片和饼干等低脂"垃圾食品"。换句话说，你既能吃到跟 25 年前差不多的食物，又能大幅降低脂肪摄取量。但是，你摄取的动物性和植物性食物比例却没有改变。

以实际例子来说，就是你摄取的牛肉、猪肉、羊肉等肉类减少了，但是低脂鸡肉、火鸡肉和鱼肉增加了。所以事实上，想要降低脂肪摄取量（实际上是失败的）的人们摄取了更多的家禽肉和鱼肉，造成总肉食摄取量达到历史新高。[14] 除此之外，人们虽然饮用较少的全脂牛奶，但低脂和脱脂牛奶的摄取量却增多了。过去 30 年来，芝士的摄取量增加了 150%。[15]

整体而言，我们比 30 年前更加"肉食性"，虽然拜神奇的科技所赐，我们能够选择性地降低脂肪的摄取量。

假使要以实例说明，只需看表 14.1 中两种典型美国饮食[16] 即可窥知一二。"一号餐"是具有健康概念的家庭餐，家中负责买菜的人在购买食物前都会看营养成分说明。结果：低脂饮食。"二号餐"是标准美国人爱吃的饮食，只要在家开伙，他们都会煮大餐。结果：高脂饮食。

表 14.1　美国人的低脂和高脂晚餐（一人份）

	"一号"低脂餐	"二号"高脂餐
晚餐	8 盎司烤火鸡肉	4.5 盎司香煎牛排
	低脂肉汁	青豆杏仁碎片
	烤马铃薯	以香草调味的马铃薯块
饮料	一杯脱脂牛奶	水
甜品	脱脂酸奶	苹果片
	低脂芝士蛋糕	

两种餐点各约 1 000 卡路里，但它们的脂肪含量却大不相同。低脂的"一号餐"只有 25 克脂肪，而高脂的"二号餐"却有 60 多克脂肪。在"一号餐"中，22% 的卡路里来自脂肪，而"二号餐"中，则有 54% 的卡路里来自脂肪。

有健康意识的家庭所做的餐点虽然脂肪含量比一般美国饮食少，却未调整动物性和植物性食物摄取的比例："一号餐"和"二号餐"都以动物性食物为主，事实上，低脂的"一号餐"含的动物性食物比高脂的"二号餐"还多。这也就是为什么"护士健康研究"中的护士所摄取的脂肪量会大不相同，只因为有些护士比较勤快，会选择一些低脂的动物性食物来吃。

很多人可能会认为低脂餐代表健康的饮食，但这些餐点中的其他成分又怎么说呢？结果证明，低脂餐含有的蛋白质是高脂餐的两倍多，而且几乎都来自动物性食物。此外，低脂餐含有的胆固醇也是高脂餐的约两倍（见表14.2）。[17]

表14.2 "一号餐"和"二号餐"的营养成分

	"一号"低脂餐	"二号"高脂餐
脂肪（占总卡路里的百分比）	22	54
蛋白质（占总卡路里的百分比）	36	16
来自动物性食物的蛋白质占总卡路里的百分比	93	86
胆固醇（毫克）	307	165

大量的科学资料显示，富含动物蛋白和胆固醇的饮食可能会对健康产生不利影响。在低脂餐中，这两种不健康的成分都较高。

当脂肪遇上动物性食物

美国妇女若要降低脂肪的摄取量，就跟"护士健康研究"和斥资10亿美元[18]的妇女健康倡议中的受试女性[19]一样，并不会借由少吃动物性食物来达到目标，而是靠着低脂和脱脂的动物性产品，并在烹调或用餐时去掉一些脂肪，达到脂肪减量。因此，她们并非采用我们之前提及的国际相关研究或中国健康调查报告中与降低乳腺癌罹患率有关的饮食法。

这是非常重大的不一致之处，从图14.3中可看出受试国家在摄取膳食动物蛋白与摄取膳食脂肪之间的相互关系。[20] 这份发表于 1975 年的研究 [21] 提供了可靠的比对关系，显示两者间的相关度超过 90%。也就是说，许多国家的脂肪摄取量增加，则动物蛋白的摄取量几乎也呈平行线同步增加。在中国的研究中，两者间的相关度达到 84%。[22]

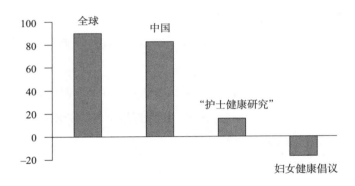

图 14.3　总脂肪与动物蛋白食用量之相关度百分比

　　然而在"护士健康研究"中，情况并非如此，动物蛋白和脂肪摄取量的相关度只有 16%。[23] 而在"妇女健康倡议"研究中，情况甚至更糟，呈 –17%[24]，也就是脂肪摄取量下降，动物蛋白摄取量增加。这种情况对美国女性来说很常见，因为她们往往相信，脂肪摄取量减少即代表她们的饮食已经变得健康。但就像在哈佛大学研究中的护士一样，她们所摄取的"低脂"饮食，其实可能还是摄入了大量的动物蛋白。

　　可悲的是，我们一直将焦点放在脂肪和其他离析出的营养成分上，而让动物性食物和癌症及其他疾病的相关证据因此被忽略，甚至被诋毁。所以，"护士健康研究"和至今几乎所有出版的关于人类流行病学的研究，在关于饮食和疾病的调查方面都出现严重缺失。事实上，这些研究调查对象所摄取的饮食就是会引发大量疾病的食物。若一种动物性食物被另一种取代，那么与植物性食物相比，则两种动物性食物对健康的不良影响就容易被忽略。更糟的是，这些研究往往只针对单一营养成分的摄取进行调查。因为这些严重缺陷，研究本身成了一个灾难，我们根本无法发现饮食对于疾病造成的真正影响。

1 亿美元的结论

因此，既然你已了解"护士健康研究"和它的不足，我们现在就来看看研究结论。在斥资 1 亿美元并进行数十年的研究工作后，最不缺的应该就是结论了。那么，到底有哪些呢？我们就从脂肪摄取究竟跟乳腺癌有无关联讲起，以下是一些结果。

- "这些资料提供的证据显示，若以中年女性在 8 年间的乳腺癌发生概率来看，摄取脂肪有不好的影响，摄取纤维则有保护作用。"[25] 这句话的意思是："护士健康研究"并未发现膳食脂肪和纤维与乳腺癌罹患概率间的关系。

- "我们没有发现这样的证据，即一旦总脂肪量或特定种类的脂肪量摄取较少，乳腺癌发生率就会降低。"[26] 意思是："护士健康研究"未能发现减少脂肪摄取量（不管是总脂肪还是特定种类的脂肪）和乳腺癌罹患概率间的关系。

- "现有资料并未支持以下假设：一般成人若将每日膳食脂肪摄取量减至 20%，就能大幅降低西方国家的乳腺癌发生率。"[27] 意思是："护士健康研究"未能发现乳腺癌与脂肪摄取的关系，即使女性已将脂肪摄取减至只占总卡路里的 20%。

- "单不饱和脂肪和多不饱和脂肪的相对危险接近一致。"[28] 意思是："护士健康研究"未能发现这些"好"脂肪与乳腺癌罹患概率间的关系。

- "我们并未发现摄取肉食和乳制品与乳腺癌罹患概率具有重大关联。"[29] 意思是："护士健康研究"并未发现摄取肉食和乳制品与乳腺癌罹患概率间的关联。

- "我们的研究结果不能证明，年轻女性若在青春期晚期或最近一段日子多运动，与乳腺癌罹患概率有关联。"[30] 意思是："护士健康研究"未能发现运动与乳腺癌罹患概率间的关联。

- "若以饱和脂肪取代碳水化合物，这些资料只显示出微妙的正向关联；若增加摄取其他种类的脂肪，同时减少摄取等量的碳水化合物，则并无发现与乳腺癌罹患概率有重大关联。"[31] 意思是："护士健康研究"发现，在女性以饱和脂肪取代碳水化合物的摄取时，只对乳腺癌产生微小影响或根本没有影响。

- "晚年摄取硒，不太可能成为罹患乳腺癌的重要因素。"[32] 意思是："护士健康研究"并没有发现硒能保护人体，以减少患乳腺癌的概率。

- "研究结果显示，成人摄取蔬果与降低乳腺癌罹患概率并无重大关联。"[33] 意思是："护士健康研究"并未发现蔬果摄取和乳腺癌罹患概率间的关联。

各位读者，这就是研究结论：若增加脂肪、肉类、乳制品或饱和脂肪摄取量，并不会增加乳腺癌罹患概率；若增加蔬果摄取，或是多运动（青少年或成年时期），增加膳食纤维、单不饱和脂肪或多不饱和脂肪摄取，也不会达到降低乳腺癌概率之效。此外，一直以来被视为可以预防某些癌症的矿物质硒，也不会对乳腺癌造成影响。换句话说，我们可以断定，饮食跟乳腺癌完全无关。

我可以体会主持研究的梅尔·斯坦普尔教授有多灰心，他在回应有关"未来最大的挑战就是，挑出乳腺癌研究一些互相矛盾的发现结果，并找出尚待补充的信息"[34] 的观点时，曾经这么说："这是我们最大的失败和失望，因为我们不知道该如何让人们减少患癌风险。"[35] 我为他的坦白鼓掌，但遗憾的是，他的研究付出的金钱和得到的成果却不成比例。说来讽刺，也许研究最有收获的发现就是一次若只吃一种营养素，而其他饮食模式不变，并不会让人更健康，或给人带来更好的健康知识。

尽管面临这些挑战，哈佛大学的研究学者们仍持续加速发表他们的发现。以下所列举的是在比较男性与女性的患病风险时，研究中一些非常令人困惑的矛盾之处。

- 男人若一周喝三四次酒，患心脏病的概率较低。[36]

- 患 2 型糖尿病的男人若适度饮酒，患冠心病的概率较低。[37]

- 女性若每日喝 30~60 克酒，相较不喝酒的女性，患乳腺癌的概率增加 41%。[38]

显然，饮酒对预防心脏病有益，但会增加乳腺癌风险。男人在用餐时可以小酌一杯，但是不应该和妻子分享。这是男女有别，还是心脏病和癌症对于酒精的反应不同呢？看完研究结论后，你是觉得受益良多还是一头雾水呢？

接着，报告中还提到神奇的 ω–3 脂肪酸。某些鱼类富含 ω–3 脂肪酸，近来它也颇受欢迎。若你听说过 ω–3 脂肪酸，就知道这是你要达到健康必须多补充的东西。好了，以下是更多的哈佛大学研究发现。

- "与目前普遍流行的假说相反，我们发现鱼类中的 ω–3 脂肪酸和乳腺癌有关（在总膳食能量中，只要增加 0.1% 的脂肪摄取，就会产生关联）。"[39]

- "我们的研究建议，一个月吃一次以上鱼，可减少男性罹患缺血性发作的概率。"[40]

- "资料显示，一周至少吃一次鱼，可能降低男性心脏性猝死概率，（但不会降低）总心肌梗死、非心脏性猝死或总心血管疾病致死率。"[41]（换句话说，吃鱼可能预防某些方面的心脏病，但最终对于心脏病致死率，甚至是心脏病发病概率都没有影响。）

难道这又是一个决定你最不害怕哪种疾病的问题？难道这又是男女有别？

下面是更老掉牙的故事：长期以来，我们一直被提醒要减少胆固醇的摄取，而这也造成该不该吃鸡蛋的问题出现。一颗蛋的胆固醇高达 200 毫克以上[42]，占据我们每日最多摄取量，即 300 毫克的一大半。那么，到底哈佛大学的研究是怎么回答这个问题的呢？

　　……每日最多吃一颗蛋，对于健康的男性和女性来说，不可能有引发冠心病或中风的问题。[43]

但提及乳腺癌时，它又是这么说的：

我们的发现（代表 8 项前瞻研究）指出，吃蛋可能会小幅增加罹患乳腺癌的概率。每日多吃 100 克蛋（约两颗蛋），罹患乳腺癌的概率则增加 22%（在"护士健康研究"中则是增加 67% 的风险）。[44]

但哈佛大学研究人员在此之前提出了不太一样的看法：

……对健康的男性和女性来说，适量摄取蛋是营养和均衡饮食的一部分。[45]

"护士健康研究"是对蛋摄取更强力的背书。一则新闻报道指出：

在青春期时吃蛋，可防止女性罹患乳腺癌……[46]

报道接着引述哈佛大学研究人员的话：

女性若在青春期摄取较多蛋，罹患乳腺癌的概率较低……[47]

大多数人看到这则新闻报道可能会认为鸡蛋再度受到欢迎，即使他们还不知道每日吃多少蛋才算适当，也不知道这个原则有没有例外。若再加入养鸡业的背书，鸡蛋似乎就更有益处了。但是等一下，研究显示青春期的少女吃蛋甚至是件好事，但证据也显示，整体来说，若吃过多蛋，则会增加罹患乳腺癌的风险。还有一件事值得思考，许多研究相当一致地表明，吃蛋会增加罹患结肠癌的风险，且女性得病概率比男性高。[48]

我们到底该相信谁？一会儿说喝酒会降低患病概率，一会儿又说会增加；

一会儿说吃鱼有助于降低患病概率，一会儿又说有害；一会儿说鸡蛋不好，一会儿又说鸡蛋很健康。对我来说，这些观点的形成似乎缺少了整体背景，因为如果没有对整体背景的考虑，可能就会产生许多困惑。

揭开饮食和癌症之谜

哈佛大学研究人员除了指出乳腺癌与饮食及运动无关，也剔除了一般认为饮食和癌症有关的观点。举例来说，研究并未指出大肠癌与摄取纤维、水果和蔬菜的关联。[49]

膳食纤维只能从植物性食物中获取，故这些研究发现并未支持纤维或水果、蔬菜和谷类植物可预防大肠癌的说法。要记住，哈佛大学研究应对的是一群肉食主义者，几乎没有人以低脂肪、高纤维的"天然蔬食"为主，因此，很有可能要改以植物性食物为主，纤维或蔬果才会发挥预防大肠癌的功用。

"护士健康研究"所做的若不是在证实饮食和癌症（结肠癌和乳腺癌）有关的论点有误，也已造成很多混淆。在经过数十年研究之后，沃尔特·维列特教授表示：

> ……全面增加蔬菜和水果的摄取量，对于减少癌症罹患概率似乎并非那么有效……（这些食物）似乎对心血管疾病比对癌症有效。[50]

这种论调听起来有些不妙。根据历史事实，结肠癌一直被视为可借由植物性食物预防的癌症[51]，但现在却说它与饮食无关？低脂饮食也不能预防乳腺癌？有了这些结论，饮食和癌症之间的关系结束似乎只是时间早晚的问题。事实上，我已听到科学界朋友开始讨论，饮食可能对于癌症并无影响。

这些就是我认为"护士健康研究"破坏营养学前景的理由，它实际上抹杀了过去50年来的许多发展，而且并未获得可靠的科学证据支持，不足以挑战以往证明饮食和癌症有关的研究。

类似"护士健康研究"这样以摄取高危险性饮食的人口为调查对象，并只针对特定营养物进行调查的研究，其实不在少数。几乎只要是以西方人士为研究对象的研究，都会出现这种问题。更进一步说，如果这些研究都有同样的缺憾，那么，汇总这些研究结果进行分析，就变得几乎没有价值了。这种汇总策略常用于界定事物的因果关联，而这种关联通常是单一研究中比较微妙和不确定的部分，不过前提是各项研究都经过妥善处理，而且很显然不能出现类似的瑕疵。一旦研究有瑕疵，汇总的结果只会让瑕疵更明显。

哈佛大学研究人员已做过几次多重研究的汇总分析，其中一次分析是关于肉食和乳制品是否对乳腺癌有影响的。[52] 1993 年一份针对 19 项研究的汇总[53]显示，肉食摄取量增加，会增加 18% 的乳腺癌罹患概率，而牛奶摄取量增加，则会增加 17% 的概率。因此，哈佛大学研究人员在 2002 年又进行了新一波的研究汇总分析，这次集结的八大研究，据说提供的饮食信息更可靠，而且参与研究的女性人数更多。研究人员的结论是：

我们并未发现摄取肉食或乳制品，跟乳腺癌罹患概率之间有重大关联。[54]

大部分的人会说："嗯，这就对了啊！没有足以令人信服的证据显示，乳腺癌和肉食及乳制品有关。"但是，让我们再看一次这项照理来说更精密的研究。

8 项研究所探讨的饮食都含有高比例的动物性食物。事实上，这里的每项研究都有和"护士健康研究"类似的瑕疵，因此，汇总这些研究结果既无意义也没好处。虽然这些研究的巨大数据库中汇总了 351 041 名女性研究对象，以及当中的 7 379 个乳腺癌案例，但是该研究的结果并不能表明肉食和乳制品对于乳腺癌的真正影响。即使研究涉及数百万名研究对象，情况也是如此。

就像"护士健康研究"一样，这些研究都与传统的西方饮食有关，即以动物性食物为主，且一次只关心一种营养成分或一种食物的摄取。所有研究都未考虑更广泛的饮食选择，包括那些过往被认为有助于预防乳腺癌的食物。

把我的批评当耳边风

我在看完"护士健康研究"中一篇关于动物蛋白和心脏病的文章[55]后写了一篇评论[56]，内容包括"护士健康研究"未能提升我们原本对国际相关研究的理解等，该篇文章的作者已做出回应。

首先是我的意见：

> 对我来说，在这种饮食范围之内（也就是以动物性食物为主）做研究，是不可能找出这种食物群组中，所谓的个别成分与疾病的独立关联的。因为可以预见的是，这个食物群组产生的是相同的疾病结果，而且有这么多难以测量及互相影响的危险因素存在。因此，人们究竟何时才能了解，实际上是总膳食和广泛的食物群组集合的力量，帮助我们维持健康和预防疾病的？这种以简化主义的方式去解读"护士健康研究"的资料，可能会对公共健康和公共政策计划造成严重误导。[57]

胡博士和维列特教授的答复是：

> 虽然我们同意整体的饮食模式是决定患病风险的重要因素，但我们依然相信，确认疾病与个别营养成分的关联应该是第一步，因为特定的复合成分或特定群组的复合成分基本上与"疾病发展过程"有关。特定饮食的复合成分可以经过修正，而个人和食品业界在积极地修正。因此，去了解特定饮食改变所带来的健康功效，即坎贝尔先生所谓的"简化主义"，是我们不得不做的重要工作。[58]

我同意研究个别食物本质（特性、功能、机制）的独立效用有其实质意义，但是我和维列特教授在如何诠释与利用研究结果上，却出现了严重的意见分歧。我强烈反对维列特所谓"特定饮食的复合成分可以经过修正"的论点，这也是为何这个研究领域会有问题的症结所在。事实上，如果"护士健康研究"只能显示一次仅修正一种营养成分的摄取，而不去质疑整体的饮食模式，就不可能带来任何健康功效。以几乎全肉食为主的女性若只应付脂肪问题，就不可能降低罹患乳腺癌的概率。

我们由此切入科学界的简化主义问题。只要科学家研究的是经过离析的化学元素和食物成分，并将信息从整体情境中抽出，然后做出饮食和疾病关联的全面性假设，则必定会产生误解。如此一来，头条新闻上出现关于食物元素或疾病的误导信息也会变成常态。我们越针对琐碎的细节，关于广泛饮食改变的惊人好处就越没人注意。

有时候我会巧遇维列特教授，就跟他讨论中国健康调查报告和"护士健康研究"都提到的关于脂肪的发现。我每次都跟他强调同一个重点，那就是全食植物性食物本身脂肪含量就低，却未被包含在"护士健康研究"的研究范围内，然而，这种饮食方式却对人体健康最有益处。但维列特教授不止一次跟我说："柯林，你也许是对的，但人们并不想这么吃。"这种回答带有令人不安的言外之意。

科学家不应该因为大众不想要或不想听，就不理会一些想法。我在研究生涯中常常听到一些意见，它们像是在试着取悦大众，而不是通过公开、诚实的辩论得出结论。这真是错误的做法。

科学在社会中扮演的角色应该是观察、发问，以及提出并检验假设，然后不带偏见地去解释发现的结果，而不是向人们的欲望磕头。消费者拥有最终的决定权，可以决定是否要将我们的发现融入他们的生活方式，但科学家要做的就是提供最好的信息，让消费者依据这些信息来做决定，而非我们替他们做主。是消费者在付钱让我们进行研究，也只有他们有权决定该怎么做。

科学界认为大众只想要神奇的小药丸和简单的膳食补充品，这其实是错误的估计。我在公开演讲中得知的事实是，大众对改善饮食和生活方式的兴趣早已超出学术界愿意承认的程度。

从整体情境中抽出细节来调查的研究方法，就是我指的简化主义。如果我们想试着从这样的结果中判断复杂的关系，无疑是死路一条，这甚至比部分科学家行为失当所造成的杀伤力更强。不幸的是，这种有缺陷的调查营养方式已成常态，结果全球范围内诚实、认真且出于好意的科学家，被迫要以这些针对个别营养成分的研究为基础，去判断整体饮食的功效。简化主义最大的危险在于将东西抽离，让它完全与大环境保持距离，然后将其变成黄金标准。事实上，我知道许多研究人员甚至会说这才是"好"的科学。

这些问题在调查维生素补充品时尤其严重。如同我在前文提到的，我曾在营养补充品市场发展初期，花了三年多替联邦贸易委员会和美国国家科学院，为它们与通用营养有限公司的官司出庭做证。我当时强调，对于慢性疾病，不能借由补充品形式的维生素和矿物质达到特定的健康疗效。为了这件事，我承受了来自同事不小的压力，因为他们的看法与我的截然不同。如今，20多年过去了，在投入数亿美元研究经费和消费者支出数十亿美元后，我们从近期一项调查中得出的结论如下。

> 美国预防医学工作组得出结论，表示目前的证据不足以赞成或反对使用维生素 A、维生素 C、维生素 E 的补充品，添加叶酸的综合维生素或抗氧化剂化合物，以预防癌症或心血管疾病。[59]

我们究竟还要花多少亿美元，才能了解这种简化研究的缺陷？对简化研究结果的误解产生了无休止的混乱，不仅破坏了整个营养科学，也破坏了美国人的健康。

转折点来了？

本书第一版的这一章就在这里结束：警告大家在科学上运用简化主义的后果。这样的警告如今依然存在，且这 10 年间发生了许多事，包括为了澄清我自己的想法而写的《救命饮食 2》，而《低碳水化合物的骗局》详尽阐述了简化主义如何造成碳水化合物是疾病（如心脏病、糖尿病和癌症）唯一原因的假象，而忽略了营养的无限复杂性及营养在人体中无限复杂的影响。我对简化主义与整体主义之间的冲突所引发的话题越发热衷，因为它有助于说明营养的科学原理，也有助于我们了解某些人为什么强调医疗实践中的药物和当前科学研究本身的工作。

整体主义的概念并不是我独创的，长久以来，它一直被许多学者和平民百姓广泛用在各种话题上，去描述事件的内容与特色。但现在我体会到，这个整体的概念对我而言已经变得非常重要，即使是在我身为美国国家科学院的一员时，当时我在 1982 年特别工作小组中为他们编写"膳食、营养与癌症报告"，那份报告促成了这一章的诞生。

报告中的两则信息正好激发了我对营养素单一的、以简化主义方式理解的效应的兴趣：膳食脂肪（尤其是饱和脂肪）对癌症的影响，以及个别营养素（如维生素）对癌症的干预。委员会对报告中的这两点特别关注，而这两者都假定单一营养素对人体健康影响的重要性，如减少膳食脂肪或添加微量营养素。这两则信息——其中之一（减少膳食脂肪）是我们委员会故意提出的，另一个则不是——让我对于看到我们如何建立自己的研究优势，以及如何将这项信息告知大众并让他们有所利用，有了不同寻常的领悟。

10 年后，我对美国国家科学院的报告以及它所导致的许多简化主义取向的研究，包括持续至今的"护士健康研究"——现在已到了第三代护士——依然存在矛盾情绪。毫无疑问，由于收集了大量描述详尽的专业报告，这项研究是所有饮食与健康研究中产出成果最多的。

然而，我原本所担心的事情仍在。据我所知，那些护士（20 多万人）仍然在吃典型的美式饮食[60]，也就是高脂肪、高蛋白质、水果与蔬菜很少、富含动物性产品的饮食。这些护士之中，几乎没有一个摄取本书所描述的"天然蔬食"，也没有人察觉到这种饮食法的益处。

2015年，参与"护士健康研究"的学者们发表了一篇关于各种流行病学研究设计之优缺点的综述报告。[61]虽然它是一篇很棒的总结，但它仍然拒绝承认"天然蔬食"的存在，尽管该饮食法近年来日益流行。这不免使我断定，正如维列特教授曾经对我说的："大家不想跨入那个领域。"有趣的是，这份哈佛大学总结中的许多证据甚至可以支持"天然蔬食"的益处，但因为个别营养素之间的结合关系或协同作用只是一些片段的呈现，并未合并成整体的饮食观点，所以这样的支持性是很难被察觉的。

对营养补充品的不利证据在过去10年间持续增加。[62]《经济学人》杂志称，2015年，光在美国就有8.5万种"药丸、药粉和'万灵丹'"。[63]我们很难知道这个市场的规模，因为它取决于做这项评估的是谁；企业的估值是370亿美元[64]，但这个数字已经受到通货膨胀的影响，更保守的估计则是120亿美元。[65]《经济学人》则说2014年营养补充品在全球的销售额已达到880亿美元。这种程度的不一致，部分原因取决于评估中所包含的膳食补充品类别，但不管哪个数字是最佳的估值，补充品是本书第一版发行后一直在持续发展的行业都是不争的事实。[66]然而，在同一时期，有更多的研究发现各种营养补充品其实没有用，甚至会提升患病的风险。一项涵盖89项研究的巨型分析发现，"ω-3脂肪酸（存在于鱼油中）在心血管疾病或癌症的总死亡率上并没有明显的功效"。[67]虽然没有统计显著性，但"临床重大伤害（癌症）并不能被排除在外"。在一项包含19.5万个个体、追踪14~18年的研究中，最后出现了9 380个2型糖尿病案例，其中摄取高长链ω-3脂肪酸补充品与提升疾病风险有重大关系（有趣的是，即便作为长链ω-3脂肪酸来源的鱼，也与提升疾病风险有重大关系）。

以女性为主的"护士健康研究"和以男性为主的"医师健康研究"在

2009 年发表了一系列营养补充品对实验对象健康影响的报告。报告指出，除了一些具有较高疾病风险的案例，在大部分研究对象身上都看不出益处。维生素 E 补充品和维生素 C 补充品并未减少前列腺癌或总癌症发生率的风险[68]，对白内障的症状也没有减轻的作用[69]；多种维生素几乎无法降低白内障发生率，对黄斑变性[70]、心血管疾病和总死亡率[71]或总癌症发生率[72]没有影响；维生素 C 和维生素 E 对总癌症发生率、前列腺或其他特定部位的癌症也没有影响[73]（做这些研究的原因大多由这些维生素在全食中产生的健康作用引发，但将维生素从食物中分离并不能产生同样的效果）。到目前为止，关于维生素 D 补充品预防或治疗慢性疾病的任何发现，包括一项在乳腺癌方面的研究[74]，都没有打动我。近期对于维生素 D 补充剂一系列的研究中，或许可算重大的唯一益处，就是结直肠腺瘤风险的小幅度（只有 14%）降低。[75]

这些研究与其他在过去 10 年间类似的研究发现，告诉了我们两个重要信息：第一，为了寻找具有健康益处的营养补充品，人们在相当短的时间内就耗费了大量研究资金；第二，几乎不能证明补充品有任何健康益处，某些补充品甚至会提高疾病风险。

从某方面来说，我很高兴做了这样的研究，这表示我们现在拥有确切的证据，它指出，具有人们所希望的健康益处的补充品是不存在的。但是那么多钱都浪费了！维生素补充品行业与科学一点儿关系都没有，但与市场营销却有密切的关联——对于大多数人的健康毫无益处，对于少数人的财富却好处多多。在此过程中，原本应该为大众提供全面的全食营养信息的努力（原本能够少花很多钱而达到极大地促进健康的目的）却被浪费在营养补充品的研发上。

第 15 章

嗜钱如命的产业"科学"

每个美国人每天开销多次的项目是什么？吃。吃了一辈子之后，我们又会怎么样呢？死。这个必经过程通常会涉及很大的开销，因为我们每个人都在尽可能延长这个过程。我们都是"饥饿"和"死亡"的顾客，因此围绕两者可以花很多钱，也可以赚很多钱。

正因为如此，美国的食品和健康企业在全球都有举足轻重的地位。食品和健康产品的制造公司的营收都大得惊人，许多食品公司年营收会超过 100 亿美元。卡夫食品有限公司年营收约为 180 亿美元；总部在法国的国际乳制品公司达能集团，其旗下品牌"达能"年营收约为 250 亿美元。当然还有很多大型快餐公司，如麦当劳年营收超过 250 亿美元，美国温蒂国际快餐公司年营收则约为 40 亿美元。美国 2010 年的食品支出总额，包括由个人、政府和企业购买的食品，超过 1.24 万亿美元。[1]

大型药厂辉瑞公司 2015 年的收入为 480 亿美元。礼来公司的收入超过 230 亿美元。强生公司销售额超过 700 亿美元。截至 2010 年，关于我们选择吃什么，以及如何治疗疾病和促进身体健康，就涉及 1 万亿美元。这是很大一笔钱！

许多权力在握的玩家在抢夺这块食品和健康产业的"蛋糕"。个体公司当然竭尽所能销售更多产品，也有很多企业集团想尽办法提高大众对其产品的需求。美国国家乳制品委员会、美国国家乳制品促进和研究委员会、美国国家液态奶加工商促进委员会、国际芽菜协会、美国肉类协会、佛罗里达柑橘处理器协会和美国鸡蛋生产者联合会都是这类企业集团。这些组织独立经营单一公司，拥权自重，其中最有权力的组织每年预算皆以数亿美元计。

这些食品公司和协会无所不用其极地提高其产品的吸引力，并且积极扩大市场。为了达成目的，最常用的一招就是宣称产品具有营养价值。同时，这些公司和协会必须避免产品被人说成不健康的，因为如果一项产品与癌症或其他疾病有关，产品的利润与营收就会化为乌有。因此，食品企业必须宣称其产品对你有益，至少对你并无坏处。在这个过程中，营养"科学"就成为一门营销"生意"。

航空俱乐部

我在着手进行中国项目时，获悉一个由 7 名知名科学家组成的委员会，他们受聘于动物性食物企业（美国国家乳制品委员会和美国肉类协会），专门监视可能会对企业造成伤害的全美研究项目。我认识 7 位成员中的 6 位，其中 4 位更是和我关系很好。后来我的研究生拜访其中一名科学家，拿到了一份关于委员会活动的档案。我不知道这份档案为什么能转手，也许这位科学家良心发现了。最后，这份档案传到了我的手上。

档案内容包括委员会的会议记录，其最后一次会议是在芝加哥奥黑尔国际机场召开的。从那时起，我称呼这群科学家为"航空俱乐部"。委员会由威斯康星大学的福斯特教授和迈克尔·帕里扎教授主持，并由肉类和乳制品企业赞助。委员会的主要目标是要求会员观察可能会"伤害"企业的研究项目，好让企业能够更有效地应对其他研究人员突如其来的研究发现，并可能因而发布一些让业界措手不及的新闻。我对这种做法很了解，因为当赌注很大的时候，企业界不会吝于发表对某一个新闻事件的看法。

委员会列出 9 个可能"有害"的项目，而我成为唯一一位同时负责两个项目的研究人员。我因中国项目被点名一次，其中一名会员负责监督我。另外一个项目则是因为我和美国癌症研究院的关系，尤其是我还担任审查小组的主席，负责决定哪些饮食和癌症的研究可获资金赞助。另一名委员会成员负责监控我在美国癌症研究院的活动。

我在得知"航空俱乐部"有人监控我在美国癌症研究院参加的会议后，决定观察此人的"间谍"行动何时会被拆穿。因此我在知道"航空俱乐部"后首次出席癌症研究院的审核小组会议时，就一直注意"间谍"的行动，而他也关注我的一举一动。

这种由企业赞助的"间谍"行动也许并未违法，而且对企业来说，密切关注可能会影响企业未来的有害信息不失为小心谨慎的做法。这点我完全同意，即使身处监控黑名单的滋味并不好受。不过，企业不只是监控"危险的"研究而已，它还积极推广它的产品概念，而不管这么做可能会有害健康或有损科学的公正性。一旦学术界的科学家暗地负责监控，而且隐藏其意图，事情就会变得更加棘手。

强有力的幕后黑手

"航空俱乐部"其中一个赞助商是乳品业，它在美国是特别有影响力的行业。美国国家乳制品委员会成立于 1915 年，这个组织完善且资金充裕的机构已经推广了 100 多年牛奶。[2] 到 1995 年，两家主要的牛奶企业集团改头换面，重新成立一个新集团"乳品管理有限公司"。新集团在网站上公布的宗旨就是"只做一件事：增加大众对美国生产的乳制品的需求"。[3] 这家公司在 2003 年的营销预算超过 1.65 亿美元[4]，相较之下，美国国家西瓜促进委员会的预算只有160 万美元。[5] 乳品管理有限公司发出的新闻稿[6] 包括：

（伊利诺伊州罗斯蒙特市发布的新闻）

国家、州立及地区乳制品生产商为了 2003 年"联合营销计划"通过 1.657 亿美元的预算，用来提高乳制品需求……

主要计划包括：

鲜奶：除了针对 6~12 岁少年儿童及其母亲所做的广告、促销和公关活动，2003 年的乳制品促销公关活动将针对建立和扩展与主要食物厂商的合作，如家乐氏、卡夫食品和麦当劳等……

学校营销活动：为了引导学龄儿童成为乳制品的终生顾客，2003 年的活动将针对学生、父母、教育工作者和校园饮食服务专家。这项计划会于教室和学校餐厅同步展开，让乳制品促销公关机构的活动比去年"学校牛奶试饮计划"更成功……

乳制品形象 / 自信：这项进行中的计划旨在保护和提高消费者对于乳制品和乳品业的信心。主要的做法包括引导并传达乳制品营养研究中有关乳制品有益健康的结论，同时还包括营养议题及危机处理……

若要我解释一下乳品业的努力，我会称其目标是：

（1）向儿童及其母亲销售乳制品。

（2）将学校作为与年轻顾客群的互动渠道。

（3）引导并宣传对企业有利的研究。

其实，乳品业已经进入校园，而很多人并未意识到。乳品业在传达营养信息方面，比其他企业更能有效深入儿童群体。乳品业已获得大众教育制度的支持，让学校成为增加产品需求的媒介。乳品管理有限公司在 2001 年的年报[7]中提出：

儿童无疑是乳品业的未来，因此若要增加长期的鲜奶消耗量，最好的方法就是从儿童身上下手。这也是为何乳制品促销公关活动持续进行校园牛奶营销计划，作为增加儿童饮用鲜奶的方法。

乳制品制造商在 2001 年发起两项开创性计划。其一是在 2001 年秋开始一项为期一年的校园牛奶研究计划，以调查牛奶在经过包装改良、添加风味、促销时搭配冰箱以保证更好的温度调节后，将会如何影响牛奶销量，以及儿童在校内校外对牛奶的态度。这项研究在 2001—2002 学年结束时有了结论。另外，乳制品制造商和加工者联手针对美国 5 个主要市场的初中和高中进行一项为期 5 个月的自动售卖调查，结果发现许多学生在购买饮品时，会优先选择牛奶。

其他许多成功的校园计划都持续鼓励学童喝牛奶，如"金字塔探索""金字塔咖啡馆"等营养教育计划，都在教导学童乳制品是健康饮食的关键。"冰饮酷爽"（Cold is Cool）计划告诉学校餐厅经理如何冷藏牛奶，这样做儿童才会喜欢喝。促销则有助于扩展学校的营养早餐计划。此外，很受欢迎的"Got Milk？"（喝牛奶吗？）活动持续深入校园，并利用针对儿童的媒体推广牛奶。

这些活动的规模都很大，如 1999 年由乳制品企业推出的教育（营销）课程计划"联合主厨的华丽冒险"，就在全美 76% 的幼儿园推广。[8]

根据乳制品企业在美国国会的报告[9]，乳制品企业的"营养教育"计划相当成功：

"金字塔咖啡馆"和"金字塔探索"向 1 200 名二年级至四年级学生传达"牛奶和其他乳制品是健康饮食的关键"这样的信息。调查结果显示，这两套计划的使用率相当高，目前超过七成的教师使用这两套计划。

美国将教育儿童有关营养和健康知识的重要任务托付给乳品业。除了普遍存在的营养课程计划和"教育"工具包，乳品业还给高中提供关于营养的录像带、海报和教学指南；在数千所学校餐厅开展特殊促销活动，以增加牛奶消耗量；在全美会议上向各校校长散发信息；在逾两万所学校内实施返校促销活动；针对年轻学子开展促销活动。

我们应该担心吗？应该。如果你好奇乳品业所谓的"教育"是什么，可以上它们的网站看一下。[10] 我在 2003 年 7 月访问它们的网站，映入眼帘的信息就是"七月是全美冰激凌月"。我点进去参阅更多信息，结果看到："如果你想知道，你是否能一边享用冰激凌，一边吸收营养，告诉你，答案是肯定的！"[11] 太好了！难怪会有那么多小胖子和小糖尿病患者。

网站信息分为三个部分，分别是给教育工作者、父母，以及食品服务专业人士的。那一次，我访问网站（网站内容定期更新），发现在给教育工作者的部分里，教师可以下载关于营养教学的课程，包括制作乳牛和乳制品的指偶，并让全班演出指偶戏。指偶制作完成之后，老师应该"告诉学生，他们会遇到 5 位特别的朋友，而这些朋友希望所有男孩和女孩都能强壮又健康地长大"。[12] 另外一门课程则是"试吃乳品日"，当天每一位学童都能吃到芝士、布丁、酸奶、农家干酪，以及冰激凌。[13] 老师也可让全班同学制作"乳牛面具"。如果是四年级学生，老师可进行"金字塔探索"活动，让学生探索五大食物组及它们的健康功效 [14]：

牛奶组（强健骨骼和牙齿）

肉类组（强健肌肉）

蔬菜组（强化视力）

水果组（加强伤口和瘀青的复原能力）

谷物组（提供能量）

基于上述证据，你会知道如果我们的下一代学到的营养和健康知识就是如此，那么可想而知，拜乳品管理有限公司所赐，我们必定会有一段艰辛的旅程要走。显然，现在的父母或儿童都不晓得牛奶和 1 型糖尿病、前列腺癌、骨质疏松症、多发性硬化症或是其他自身免疫病有关，也不晓得乳制品中主要的酪蛋白已经过实验证明，除了隐藏致癌的危险，还有可能增加血胆固醇及动脉粥样硬化斑块的风险。

2002年，这个教育营销网站向教育工作者提供逾7万个课程项目[15]，然而实际上，这一切都是这些乳制品企业在推广它们自认为有营养的"营养"知识，受众是下一代美国人。

乳制品企业进行这项工作已有数十年，而且做得相当成功。许多人听到乳制品有潜在的不良作用时，第一个反应都是"牛奶不可能有坏处"，但是他们通常提不出具体的证据去支持自己的论点，只是"觉得"牛奶很好，而且一直喜欢牛奶。针对这个现象，你可以将部分原因归结于他们的学生时代——那时，他们学到全球有七大洲、二加二等于四，以及牛奶有益健康。若你也这么认为，那你就会明白乳品业一直利用教育来做营销，这对美国产生了巨大的影响力。

如果这项营销计划对于全美儿童健康并没有构成广泛威胁，那么它充其量是个笑柄，因为一个企业团体居然想用这么明目张胆的"教育"计划兜售产品。难道大家都不好奇，为什么网站中"营养书架"推荐的童书都绕着牛奶、芝士或冰激凌打转，总是一些《冰激凌——冰激凌史上的黄金时刻？》之类的书呢？[16]总之，2003年7月，"营养书架"上竟然没有一本关于蔬菜的书。难道是因为它们不健康？

至少乳品企业在递交美国国会关于校园活动的报告及媒体新闻稿中，直接将这些活动称为"营销"活动。

共轭亚油酸骗局

乳品业并未停止对少年儿童的攻势，而对于成人，则强调"科学"及研究结果，试图将结果解读为摄取乳制品有益健康。乳品业每年斥资400万~500万美元资助研究，希望找到乳制品有益健康的话题。[17]此外，乳品行业还找来医生、学术界人士和其他健康专家成立"医学顾问委员会"，去支持牛奶的健康功效。这些科学家以医学专业人员的身份出现在媒体上，发表基于科学的声明。

"航空俱乐部"就是企业界想要维持良好产品形象和"信心"的一个最好例子。除了密切留意可能有害乳品业的计划，该俱乐部还试图制造喝牛奶可防癌的研究结果。好一个妙计啊！当时，企业界正为了越来越多的证据显示摄取动物性食物和癌症及其他疾病有关而焦躁不安。

企业界在研究中利用一组由牛的瘤胃（牛的四个胃中最大的一个）中的细菌所分泌的罕见脂肪酸作为研究的陷阱。这些脂肪酸统称为"共轭亚油酸"，是由玉米（牛饲料）中普遍发现的亚油酸分泌的。共轭亚油酸由牛的瘤胃分泌后，被牛肉和牛奶吸收及贮存，最后再被人类摄取。

"航空俱乐部"最有"收获"的一天就是在小鼠身上进行的初步实验显示，共轭亚油酸可能有助于阻断由微弱化学致癌物"苯并芘"引起的胃肿瘤形成。[18] 但这项研究有陷阱，因为研究人员先将共轭亚油酸注入小鼠后，才让它们接触苯并芘——"喂食顺序"呈现颠倒状态。人体内有种酶的机制可以减少致癌物质所造成的肿瘤数目，而当共轭亚油酸之类的化学物质经过消耗后，会"刺激"酶的机制，导致活动增加。先提供共轭亚油酸以刺激酶的机制，再提供致癌物质的顺序，会使共轭亚油酸刺激的酶的机制在摆脱致癌物质上更有效。因此，共轭亚油酸就成为抗癌物质。

比如，你家车库有一袋强效农药，袋上写着"不能吞食，误食请立即联络当地中毒控制与健康机构"等警示。但你肚子很饿，还是吞了一些农药，你体内的农药会"加速"细胞内专门替你消灭坏东西的酶的机制反应。你接着进屋，吃下一把带着黄曲霉毒素的花生，你体内的酶的机制转而应付黄曲霉毒素，最后你只会产生少数由黄曲霉毒素引发的肿瘤，即农药最后会帮你赶走体内的坏东西，反而成为抗癌物质！这听来很荒谬，而小鼠实验最初显示共轭亚油酸是抗癌物质，同样荒谬。不过，对不知道这种原理的人（包括大部分科学家）来说，这个结果听起来似乎相当不错。

由"航空俱乐部"的成员迈克尔·帕里扎主持的研究已仔细调查共轭亚油酸[19]，而水牛城罗斯威尔公园癌症研究所的一名优秀研究人员率领团队进一步扩展上述研究，并指出共轭亚油酸不仅能阻断肿瘤的初步形成，而且在致癌物质进入体内后，似乎也能减缓肿瘤成长的速度。[20] 这项研究发现似乎更能让人相信共轭亚油酸的抗癌特性，因为先前的研究[21]只证实共轭亚油酸能抑制肿瘤形成。

不管上述小鼠和乳牛研究变得多么前途光明，这项研究距离治疗人类癌症尚有两大步。

首先，研究并未显示含有共轭亚油酸的牛奶如果作为全食（与离析的共轭亚油酸化学物质不同），能够使小鼠免于患癌。其次，就算对小鼠真的有效，也需要在人体内进一步证实才行。事实上，正如本书稍早所讨论的，就算牛奶真有任何效果，也只能增加而非减少患癌概率。此外，牛奶中最重要的营养成分是蛋白质，而人体实验数据显示它具有促进患癌的特性。

换句话说，假使要宣称牛奶中的共轭亚油酸对于防癌有任何功效，则必定要有不合理的巨大信念。不过，千万别怀疑那些人的韧性（利益驱使），他们想让大众相信牛奶可以预防癌症。

瞧瞧我们当地的刊物《伊萨卡杂志》的首篇文章是《改变奶牛的饮食可提高牛奶的抗癌能力》。[22] 这篇文章是康奈尔大学的一名教授所做的研究，他协助开发奶牛生长激素，现用于注入奶牛体内。这位教授指出，他能借由喂食奶牛更多玉米油（即亚麻酸，共轭亚油酸的母体）以增加牛奶中的共轭亚油酸。

这篇文章虽然只刊登在我们当地的刊物上，但可以说是让"航空俱乐部"赞助者的梦想成真了。文章标题简洁有力，就是要让大众知道：喝牛奶可降低患癌风险。我知道媒体人士喜欢有说服力的陈述，所以一开始，我怀疑记者夸大了研究人员的说法。但在文章中，鲍曼教授对这项研究的影响所表达的热情与标题相符。

不过，事实上，这篇报道引用的研究只显示出，奶牛若食用玉米油，则牛奶中含有较多共轭亚油酸，这跟降低人类患癌风险可以说是八竿子打不着。迄今没有研究显示，人类或是小鼠一旦饮用牛奶，就会减少患癌概率。然而，鲍曼这位相当称职的研究人员却表示这些发现"很有潜力，因为共轭亚油酸刚好是非常强效的'抗癌物质'"并被报道引述。这位记者接着表示："共轭亚油酸已显示出能够阻碍致癌物发展，而且可抑制结肠癌、前列腺癌、卵巢癌、乳腺癌和白血病扩散。"记者得出结论："种种迹象显示，即便共轭亚油酸的含量很低，也能对人类产生作用。"报道显示，鲍曼表示："这项研究意味着我们在研发食物时有了新重点，以提高食物的营养和健康成分。"这些声明非常戏剧化，因为其中甚至连最重要的人体研究都没有！

鲍曼、帕里扎及其同事[23]15年来热切地追求这条研究路线，且已发表大量研究论文。虽然共轭亚油酸存在其他好处，但最主要的研究却尚未完成，即摄取食物中含有大量玉米油的奶牛的牛奶，能否真正减少人类患癌的概率。

鲍曼和他的同事后来试图更进一步找出两者间的重要关联。他们的研究显示，摄取高含量玉米油的奶牛，其乳脂就像是合成共轭亚油酸，能减少被注射致癌物的小鼠体内的肿瘤数目。[24]但他们用的是有陷阱的实验方法：他们在注射致癌物之前，先给小鼠注入乳脂。然而，他们发表的声明是有史以来最引人注目的一次，因为这是食物中的共轭亚油酸（即脂肪）首次以单独化学元素的身份被证明具有抗癌作用。换言之，吃摄取玉米油的奶牛所制成的黄油，可以防癌！

乳品业的科学

上述共轭亚油酸的故事是业界利用科学手段增加产品需求的最佳实例，这让业界能够赚取更多利润。乳品业的科学往往能够混淆大众，最糟的是，乳品业的科学让毫无戒心的消费者为了健康转而摄取实际上对他们有害的食物。

乳品业的科学存在大量的利益冲突。共轭亚油酸研究是由特殊基金发起的，而且一直以来就是由这种特殊基金维系命脉的。美国国家乳制品委员会[25]、卡夫食品公司[26]、美国东北部乳制品研究中心[27]、养牛业者牛肉委员会[28]和养牛业者牛肉协会[29]等，就是经常赞助共轭亚油酸研究基金的团体。

业界对于学术研究的影响以多种形式呈现，从明目张胆地滥用个人权力到制造利益冲突，这一切全都避开大众耳目秘密进行。但是，企业界并不是付钱给研究人员，要他们杜撰资料——它影响学术研究的手段其实更精细且有效。科学家会利用一种易产生误解的方式去调查细节，结果产生宾主尽欢的正面信息，让业界可以充分利用。几乎没有人知道假说是如何产生的，以及最初由谁资助。

若这类研究刊登在一流期刊上，那就很少会有人去质疑研究的真假。事实上，鲜少有人知道——尤其是社会大众——这类研究其实直接"受益"于企业赞助资金，也鲜少有人会将这些技术性的细节进行分类，并找出那些原本该存在却不见、可建构研究全貌的信息。但是，几乎所有人都能明白当地报纸头条的内容。

当然，如果我想伤害乳品业，又想对研究结果做点儿不同的诠释，我也可以制造另一条新闻标题：在牛奶内发现一种可以控制生育的新化学物质。比如，有研究显示，共轭亚油酸能够强力杀死鸡胚胎。[30]此外，共轭亚油酸能够增加饱和脂肪酸的组织含量，（以夸张式的诠释方式）提高心脏病的罹患风险。

当然，我的说法是将这两项不相关的结果从整体情境中抽出，产生容易令人误解的结果。事实上，我并不知道这是否真能解释为造成人类生殖能力下降和心脏病发病率上升。但若照业界人士那种玩法，我一点儿也不介意其真实度，这样肯定能制造大新闻，而且会很有成效。

之后，我跟"航空俱乐部"的一名成员碰面，他是一位参与共轭亚油酸研究的科学家，他向我坦承，共轭亚油酸只会产生药物效应。然而，你可以打赌，私下所知的事情不会被公开让大众知晓。

企业界最爱？

许多关于"航空俱乐部"和共轭亚油酸的报道都是关于科学的"黑暗面"。但是，共轭亚油酸报道也跟简化主义引发的危险有关：从整体情境中断章取义，再发表关于饮食和健康的声明。和学术界一样，企业界在科学简化主义的体制中也扮演重要角色，暗中破坏我们对于饮食习惯和疾病的认知。你可以看到业界喜欢根据这些研究细节取得专利后，再公开一些营销声明，最终获取利益。

1999 年，一份由几位共轭亚油酸研究人员发表的论文[31]中有以下这段话，可显示一些业界人士对于我们在健康方面"胡搞瞎搞"的内心感受：

> 富含共轭亚油酸的食品对于想要借由饮食预防癌症的人来说特别有吸引力，这些人不想在饮食习惯上做出剧烈改变，又想借饮食防癌。[32]

鲍曼先生等人所谓的"在饮食习惯上做出剧烈改变"，是指改吃以植物性食物为主的饮食。他们不要我们戒掉那些不好的食物，反而建议我们胡乱利用一些现成的却有问题的食品去修正饮食问题。此外，他们不要我们以自然的方式去维持健康，反而希望我们依赖他们的科技去达成目标。

这种科技能够修补问题，也就是人定胜天的想法，是一直存在的，而且不局限于乳品业、肉品业或食品加工业。这种想法成为全美每个食品和健康产业的一部分，从橙子到西红柿，从麦片到维生素补充品，皆是如此。

植物性食物产业在 21 世纪初因为"发现"另外一种胡萝卜素而振奋不已，它的名字叫"番茄红素"，是让西红柿红透的色素。1995 年，报道指出人们摄取越多西红柿，包括整颗西红柿和番茄酱等含有西红柿的食品，越能降低患前列腺癌的概率。[33]这个发现也支持了先前的报告。[34]

对于那些制造西红柿产品的公司来说，上述发现就像是天上掉下来的馅饼。企业界营销人才很快就抓住这则信息，但他们针对的焦点是番茄红素，而非西红柿。至于媒体，则相当乐意挺身而出。一时间，番茄红素成为众所周知的东西，似乎如果你不想患前列腺癌，就应该多多摄取番茄红素。甚至连科学界也加足马力去深入调查它，全力破解"番茄红素魔法"。截至 2015 年，关于番茄红素的科学出版物在美国国家医学图书馆的记录中就多达 3 653 种！[35]

一个主要市场正在形成，作为食物补充品的商标层出不穷。[36] 我们看到商品宣称的健康功效，可能就会以为男性罹患率很高的前列腺癌已能得到控制。

然而，仍有一些令人担忧的想法存在。在投入数百万美元的研发经费后，对于番茄红素这种经过离析的化学物质是否真的能够预防前列腺癌，我们仍会质疑。已出版的相关综述指出：6 项研究显示，若增加番茄红素的摄取量，从数据上来看可以大幅减少罹患前列腺癌的风险；有 3 项没有体现统计显著性的研究支持这项结论；有 7 项研究显示两者间无关联。[37] 不过，这些研究都在衡量从全食（即整颗西红柿）中摄取的番茄红素，因此，虽然研究的确显示西红柿是健康食品[38]，但这不一定代表番茄红素本身即可降低罹患前列腺癌的概率，因为西红柿含有上百甚至上千种化学物质，经过离析的番茄红素与整颗西红柿能产生的作用是很不一样的。[39]

跟番茄红素相关的商业活动大行其道。各种深入的研究也开始进行，希望能找出番茄红素最有效的剂量，并且通过实验测试以确定商业化的番茄红素制品是否安全。[40] 研究人员也在思索转基因食品的可能性，也就是让食物含有更多番茄红素和其他胡萝卜素。[41] 这一连串番茄红素的报告是技术性的修补和营销，并非真正的科学。

在发现番茄红素的 5 年前，我的一位研究生贺友平依照 4 种胡萝卜素（β-胡萝卜素、西红柿的番茄素、胡萝卜的角黄素和橙子的玉米黄素）对实验动物产生的防癌效果，比较了它们之间的差异。[42] 结果发现，若实验对象和实验方式不同，则单一胡萝卜素的功效看上去相当多样。比如一种胡萝卜素对一种反应有作用，则它对另一种反应的作用可能就没那么大。这种差异在数百种抗氧化剂和数千种反应之间越发彰显，构成一种几乎无解的复杂网络。

此外，以药片形式摄取胡萝卜素和直接从全食中获取养分完全是两码事，因为全食提供的是对健康有益的天然营养成分。事实上，近来已有番茄红素的相关研究支持这一点。2016 年 5 月的一篇对番茄红素研究文献的综述报告（报告中有一部分是对使用植物化学物质预防癌症的评论[43]）指出，没有任何具有信服力的证据显示，吃营养补充品形式的番茄红素比吃西红柿有更大益处。事实上，"高剂量的番茄红素……与前列腺癌的较高发生率有关"，且报告给了读者警告："应避免服用这些补充品。"[44]

水果宣言

水果产业的玩法跟其他产业如出一辙。例如，当你想到维生素 C 时，脑中会浮现什么食物？是橙子和橙汁吧？橙子是维生素 C 的主要来源，这句话大概很多人都听腻了。

然而，这只是营销手段的另一个结果。举例来说，你对维生素 C 和饮食与疾病的关系了解多少？虽然你知道橙子是维生素 C 的主要来源，但你可能会很惊讶于其他植物含有更多维生素 C，例如一小碗胡椒、草莓、西蓝花或豌豆含有更多维生素 C；一个木瓜的维生素 C 含量是一个橙子的 5 倍。[45]

除了其他食物是更好的维生素 C 来源，我们对于橙子所含的维生素 C 还知道什么？这与维生素作为抗氧化剂的能力有关，橙子的抗氧化能力到底有多少是由维生素 C 贡献的呢？

也许只有 1%~2%。[46] 除此之外，利用"试管"研究测量抗氧化能力，并不能代表维生素 C 在人体内的抗氧化能力。

我们对维生素 C 和橙子的印象，大部分都是根据断章取义的证据得出的猜测和假设。最先提出这些假设的是卖橙子的商人，而且他们的假设没有经过仔细的研究证实，但这些看似事实的假设对营销人员是相当不错的点子。我们吃橙子不应只为了获得维生素 C，应该因为橙子是具有各种营养成分的健康水果。

数十年前，我在这个故事中也扮演了一个小角色。20 世纪七八十年代，我出现在一支推广柑橘类水果的电视广告中。佛罗里达柑橘委员会一家在纽约的公司问过我有关水果、营养和健康的问题，然后，在我不知情的状况下，这段访谈成了广告的一部分。我没看过这支广告，也没拿到任何酬劳，却成了替佛罗里达柑橘委员会背书推广橙子含有维生素 C 的代言人。至于我为什么接受访谈？因为我认为，橙子中的维生素 C 是很重要的元素，而且不管有没有维生素 C，橙子都是非常健康的食物。

即使科学家的目的不一致，他们也都容易掉进简化主义思维模式的圈套之中。以断章取义的方式去了解研究内容，再发表与饮食和健康相关的观点实在有害。业界善于利用这种经过曲解的内容，造成大众的困惑。似乎每年都出现一些新产品，它们被吹捧为保持健康的关键。情况变得很糟，在杂货店"健康食品"区放着的往往不是真正的食物，而是一大堆营养补充品和看似具有神奇配方的特殊营养制品。千万别上当，因为任何店内最健康的食品区都是卖天然蔬果的"农产品区"。

也许最糟糕的事情在于即便产品对健康有害，业界仍会篡改科学证据。儿童通常是市场营销最令人垂涎的目标。美国政府已立法通过，避免烟酒公司向儿童推销商品，那为什么不管管食品呢？既然人们公认食物在许多慢性疾病中扮演重要角色，为何我们不仅允许食品生产商直接向儿童推销，还利用学校推广这类行为呢？我们的短视近利所造成的长期损害是无法估量的。

科学滥用持续不衰

10 年后，当我为了本书第二版回到科学与企业关系的主题上时，我认为没有必要讲更多类似的故事，虽然可讲的故事很多。

最大的问题不是为什么总有那么多的故事，而是为什么有这么多人对这些故事感到惊讶。企业受投资者托付，有责任首先满足他们的需求。几乎每个企业领导者都有义务为股东创造价值，如果公司无法达到期望，会有其他人蓄势待发且十分愿意取代它的地位。这就是做生意的入门课。

但当谈到保健产品的生意及营销时，销售什么不是最重要的驱动力——企业对食品健康声明的精确度与可信度才是。关于企业所兜售的产品在健康效益上的重大问题，企业领导和他们的科学家团队应该要准备好回答：除了效益声明，也应该做副作用声明吗？一种副作用必须有多严重，才能与健康声明一同列在说明书上？声明应该包括副作用发生的概率吗？（举例来说，当化学物质引发癌症的概率小于百万分之一时，我们无须将它标示为致癌物质。）恐怕很难（如果不是不可能）为这些问题提供明确的答案。当然，大众希望得到合理明确的答案，所以营销策略给了他们答案，即使是不该给的答案。

经济压力使企业把健康声明扩张到极限——利用科学去做营销。结果是，有销售压力的营销经理与必须对自己的声誉保持警觉的科学家之间形成了竞争。

身为一位科学家，我太清楚这种压力了，尤其是我担任联邦贸易委员会听证会证人期间。营销经理口中的"科学"，向来不是我认同的科学。

/ 第 16 章 /

爱民或害民的政府

在过去二三十年间，我们取得的大量证据显示，大多数美国慢性疾病的部分成因皆可归结为营养不当，政府专家小组这么说过，卫生局局长这么说过，就连科学家也有此一说。况且，死于饮食方式不当，比死于吸烟、意外及其他生活方式和环境因素的人还多。我们知道肥胖率和糖尿病罹患概率正急速蹿升，美国人的健康在走下坡路，而我们也知道罪魁祸首正是饮食。因此，难道政府不应该指导人民吃得更营养一些吗？政府如果要防止人民承受更多痛苦，最好的做法就是明确告诉他们少吃动物性食物和高度精制的植物性食物，并多吃"天然蔬食"。

这则饮食信息具有广泛且深入的科学证据，而且政府应该可以比照管理香烟的做法，清楚传达给大众：不是只有香烟会要人命，不好的食物也会。但是政府并没有采取行动，反而说动物性食物、乳制品、肉类、精制糖和脂肪对人类有益！政府不但对科学证据视若无睹，也罔顾数百万受营养相关疾病之苦的美国人。我们可以说美国政府和人民之间的信任契约已遭到破坏——美国政府不但没帮忙灭火，反而在旁煽风点火。

新一波饮食攻击

美国国家科学院的食品营养委员会每 5 年左右会审核并更新个别营养成分的建议摄取量。食品营养委员会自 1943 年起一直提出营养建议，当时它为美国军队制订营养计划，其中就包括个别营养成分的每日建议摄取量。

食品营养委员会在 2002 年出版的一份报告[1]中将营养建议改用范围呈现，而非以往的具体数字。譬如要想保持身体健康，专家建议摄取的卡路里总量中，应有 45%~65% 是碳水化合物。

从一篇关于这份 900 多页报告的新闻稿中摘取几句话就能说明一切，以下是这篇新闻稿的第一句话[2]：

> 为了达到身体每日的能量和营养需求，同时又能将罹患慢性疾病的概率降至最低，一般成人摄取的卡路里总量中，应该有 45%~65% 是碳水化合物、20%~35% 是脂肪、10%~35% 是蛋白质……

我们又读到：

> ……卡路里总量中的添加糖含量不应超过 25%……添加糖是在食品和饮料制造过程中加入的糖分，主要制品包括糖果、软饮料、果汁、酥皮点心和其他甜食。[3]

我们进一步思考这些饮食建议的真正含义，请记住：这篇新闻稿一开始就指出报告的目标是"将罹患慢性疾病的概率降至最低"。[4]报告中说，一般人最多可摄取 35% 的脂肪，但这已超出先前研究报告的 30% 的限制。另外，最多可摄取 35% 的蛋白质，而这个数字远高于有关当局提出的建议。

至于最后一项建议，则可说是在蛋糕上再加一层糖霜。它说我们最多可摄取 25% 的添加糖，而糖是碳水化合物中最精制的一种。事实上，虽然报告建议我们在卡路里总量中至少需摄取 45% 的碳水化合物，但是当中却有 25%（一半以上）可以是糖果、软饮料和酥皮点心含有的糖分。此外，报告中最主要的假设是：美国人的饮食是最佳饮食，你大可放心摄取更油腻的食物，并确信你正在"将罹患慢性疾病的概率降至最低"。忘了报告中那些警告的话语吧！因为在这么宽的建议范围内，差不多所有饮食都可以将患病风险降至最低。

你可能不了解这些数字在日常生活中代表的意义，因此我准备了表 16.1[5]这样的菜单，它依据上述建议原则提供每日所需的营养。我没在开玩笑，这份糟糕的菜单符合报告中的建议营养范围，且被认为能"将罹患慢性疾病的概率降至最低"。

表 16.1　符合营养范围的菜单示例

三餐	食物
早餐	一杯果脆圈 一杯脱脂牛奶 一包 M&M 牛奶巧克力糖豆 纤维和维生素补充品
午餐	烤乳酪汉堡
晚餐	三角意大利香肠比萨、一杯 470 毫升汽水和一份家庭装糖霜饼干

表 16.2　菜单示例和建议报告的营养成分说明

营养成分	菜单示例	建议营养范围
总卡路里	~1 800	因个人身高、体重而异
蛋白质（占总卡路里百分比）	~18	10~35
脂肪（占总卡路里百分比）	~31	20~35
碳水化合物（占总卡路里百分比）	~51	45~65
添加糖（占总卡路里百分比）	~23	最多 25

最惊人的是，我可以将各种包含动物性食物和添加糖的菜单排列组合，结果都能符合每日建议摄取量。我想，如果真的每天都吃这样的食物，我们不只

是朝着慢性疾病跑步前进，而是急速冲刺。可悲的是，有很多人已经是这种结局了。

被扭曲的蛋白质建议

事实上，也许最惊人的数字就是关于蛋白质摄取量的上限。若与总卡路里摄取量相比，其实人体只需要 5%~6% 的膳食蛋白质去替代体内定期流失的蛋白质（如氨基酸），但过去 50 年来所建议的蛋白质摄取量都在 9%~10%，以确保大多数人至少达到 5%~6% 的"需求量"。9%~10% 的摄取量与每日建议摄取量[6] 相等，然而，几乎所有美国人都超过了这个建议量：一般人的蛋白质摄取量为 11%~21%，平均摄取量则为 15%~16%。[7] 相对来说，只有少数人的蛋白质摄取量超过 21%，而这些人大多是举重人士，以及最近才转变为以高蛋白饮食为主的人。

让人丈二和尚摸不着头脑的是，这项由政府赞助的 2002 年食品营养委员会的建议报告，却告诉大家最多可以摄取 35% 的蛋白质，以降低癌症和心脏病等慢性疾病的罹患率。然而，只要我们思考过科学证据，就知道这根本是扭曲事实！实际上，只要增加 10%~20% 的膳食蛋白质摄取量，就会引发相当广泛的健康问题，尤其是大部分蛋白质都来自动物性食物。

本书已提过，饮食中如果含有较多动物蛋白，就会造成血胆固醇水平提高，也会提高动脉粥样硬化、癌症、骨质疏松症、阿尔茨海默病和肾结石的罹患概率，我在此只是聊举食品营养委员会不知为何偷偷忽略的几种慢性疾病。

此外，食品营养委员会小组居然胆敢表示这个 10%~35% 的建议范围，与以往报告提出的建议相同。该小组发布的新闻稿清楚地写着："关于蛋白质摄取量的建议，'跟以往报告'相同。"我不知道有什么报告提出过这么高的建议量。

我一开始以为这个蛋白质建议摄取量是印刷错误，但事实上并没印错。我认识几位撰写这份报告的小组成员，于是打电话询问他们。我先打给我的旧识，但他说这是他第一次听到 35% 的蛋白质摄取量限制，而这 35% 的建议量可能是在报告准备的最后阶段才拟定的。他也坦言几乎没有讨论关于蛋白质的科学证据，支持或反对的都没有，但他记得委员会上出现了一些支持阿特金斯饮食法的声音。他没参与蛋白质的探讨部分，也不知道报告内容，但这么重要的饮食建议就在小组中悄无声息地通过，并成为食品营养委员会新闻稿的第一句话！

我打电话的第二个小组成员是我的老友兼同事，他是小组成立后期的小组委员会主席。他不是营养学家，对于我对蛋白质摄取上限的关切感到惊讶，他同样也记不得太多关于蛋白质的讨论内容。当我提醒他一些高蛋白质饮食的证据证实与慢性疾病有关时，他开始变得有些防备。在我更加坚持自己的立场后，他终于对我说："柯林，你知道我对营养学其实是一窍不通的。"

试问，这样一个人是如何成为这么重要的小组委员会成员甚至主席的？更糟糕的事还在后头！这个常设委员会的主席竟然在报告进入评估阶段的时候离开了小组，到一家大型食品公司担任高管。这家公司对于这些新的营养建议可说是垂涎三尺。

糖衣报告

报告中关于添加糖的建议，就像对蛋白质的建议一样令人大跌眼镜。大约在食品营养委员会报告公布的同时，世界卫生组织和联合国粮农组织也完成了一份关于饮食、营养和预防慢性疾病的报告，其中一名小组成员菲利普·詹姆斯教授是我的朋友，他也是小组关于添加糖建议的发言人。稍早有传言说，这项报告指出，世卫组织与粮农组织准备要将添加糖的摄取量安全上限定在10%，远低于美国食品营养委员会的 25%。

但就像先前关于添加糖的报告一样，政治介入了报告。[8] 根据世卫组织办公室主任发布的新闻稿，总部在美国的"糖业协会"和世界糖业研究组织代表"种糖产业和制糖产业的利益，发起强烈游说活动，希望推翻世卫组织的报告并封锁消息"[9]，他们显然不喜欢安全上限定得这么低。根据伦敦《卫报》[10]的报道，美国糖业威胁要"让世界卫生组织屈服"，直到世卫组织放弃有关添加糖的摄取建议。世卫组织人士形容这项威胁"和胁迫没两样，而且比香烟产业施加的压力更大"。[11]这个总部在美国的组织甚至公开扬言，若世卫组织执意将上限定在10%，他们就要游说美国国会减少美国对世卫组织4.06亿美元的资助！在业界致函美国卫生与公共服务部部长汤米·汤普森后，就有报道指出布什政府倾向支持糖业协会。我和多名科学家听到消息后，就与我们的国会代表联络，希望能阻止美国糖业公司这种无法无天的铁腕做法。

因此，以添加糖来说，我们现在有两种不一样的"安全"上限：国际组织公布的10%和美国公布的25%。为何会出现如此巨大的差异？是糖业能成功控制美国食品营养委员会的报告，却对世卫组织／粮农组织没辙吗？食品营养委员会科学家提出的蛋白质建议又意味着什么？这些出入很大的数值已经不是科学诠释的不同，而是赤裸裸的政治势力介入。世卫组织的詹姆斯教授和同事勇于承受压力，而食品营养委员会看来已经屈服。这个美国小组接受M&M糖果公司和软饮料集团的资助，因此它有没有可能会对这些糖业公司负有某种义务？附带提一句，糖业在对抗世卫组织的报告结论时，非常仰赖[12]食品营养委员会报告公布的25%这个上限。换句话说，食品营养委员会为糖业提出了一个相当友好的建议，让其扭转局面，并利用这个建议作为反对世卫组织报告的依据。

当政府领导者需要政策发展建议时，他们往往求助于大多由学术专家组成的项目小组。但在几个这样的小组中服务过后，我已经很清楚地看出，负责资助这些项目小组的政府领导，实际上在推荐人选时运用了大量的控制权。撇开资金支持不说，他们能主导项目小组成员的名单，而且通常在选择项目小组主席时相当积极。主席在主题上的观点往往（尽管并非总是）是政府官员能接受的，主席也有助于选择其他成员。如此一来，这些项目小组才不会太偏离政府关切的重点。此外，记住，根据我的经验，项目小组的推荐几乎总是建议性的。也就是说，政府官员可以从报告中选择他们喜欢的部分。政府与企业可以通过多种方式实现共同目标，但以我的第一手经验看，我相信这种联合关系是最微妙、最有力量的合作。从这样的组织中所产生的政策，影响广大且深远。

企业界的影响

我们至今仍不晓得为何企业界能有如此巨大的影响力。一般来说，业界会利用一些学术界的公众人物成立咨询公司，而后这些人就会离开学术界，在公司决策岗位担任领导职务。不过这些咨询顾问继续顶着学术界的帽子，举办座谈会和研究会，受人委托撰写评论，担任专家决策小组主席，或出任主要专业协会的负责人。这些以科学为基础的组织负责推广重大决策和宣传品，而组织中的领导职位就吸引这些学术人士承担。只要坐稳位置，这些人就有机会借由挑选委员会成员、座谈会讲师、管理人员等，将和自己同阵营的人尽数聚拢。对于这种团体最有帮助的人，要么是具有相同偏见的人，要么是不在乎谁在"发号施令"的同行。这种手法称为"出老千"，相当管用。

就食品营养委员会而言，这个小组的主席是与乳品业关系密切的大学教授，他协助小组挑选出"对的人"并拟定报告议题，而这个重要角色是任何人都可以担任的。

你也许会非常惊讶，学术界的科学家竟可以一边进行政府所赞助的且事关大众利益的活动，同时又接受企业的酬劳？他们甚至可以替向来不准跟企业打交道的政府单位设定议程。这真是一个很大的"利益冲突"漏洞，让企业界得以通过学术界的侧门行使其影响力。事实上，整个体制都已落入企业界的掌控中，政府和学术界各司其职，大多是在做企业界希望它们做的事情。

除了 M&M 糖果公司，食品营养委员会的赞助商还包括主要的食品和药品公司，它们也会从较高的蛋白质和糖分摄取建议中获利。[13] 美国主要的乳制品集团达能宣传旗下品牌的营养信息，而国际生命科学研究所是约 50 家食品、营养补充品和药品公司的外围组织，两者皆资助食品营养委员会做报告。这些企业成员包括可口可乐、塔可贝尔、汉堡王、雀巢、辉瑞制药和罗氏维生素。[14] 有些药品公司直接赞助报告，其他则通过国际生命科学研究所资助。我不记得我服务的科学院专家小组是否收过任何一家私人公司资助。

这个故事似乎并没结束。食品营养委员会主席一直是多家主要乳制品公司的重要顾问。[15] 同时，他也是"膳食指南咨询委员会"的主席，负责设立"膳食指南金字塔"，并拟定关于"全美学校午餐和早餐"计划的全美营养政策、"食品券计划"，以及"妇女、婴儿和儿童营养补助计划"。[16] 身为"膳食指南咨询委员会"主席，他并未依据联邦法律规定公开他和食品业的私人财务关系。[17] 到最后，由"责任医疗医生委员会"[18] 申请的法院命令，强制他和同事公开他们与食品业的关系。虽然主席与业界的关系比较重要，但 11 个委员会成员中有 6 位与乳品业有关联。[19]

有关公共营养信息的整个体系，就跟我曾担任主席的公共营养信息委员会的情况一样，都被拥有利益和资源的企业界入侵了。企业界掌握大权，收买一些在学术界和政府都占有一席之地、拥有相当大影响力的学术界打手。

令人难以理解的是，虽然政府科学家不能收受私人企业酬劳，但他们在学术界的同行却是要拿多少就拿多少。接着，这些学术中人就与他们在政府的同行合作，主导大局。然而，限制学术人士接受公司顾问职位并非解决之道，因为他们会将行动隐蔽化。所以，最佳的解决之道就是将业界和个人的关系公之于世，让每个人都知道。这符合所有人的利益，而这些关联不应该是我们必须诉诸法律才能发现的事。

浪费我们的生命

为避免你认为这份"食品营养委员会"报告不过是 5 秒的新闻声明，马上将它丢进华盛顿某处的老柜子里存档落灰，我向你保证，数千万人会直接受到这份报告的伤害。根据报告摘要[20]，小组定的营养摄取量建议是：

食物的营养标签、"膳食指南金字塔"，以及其他营养教育计划的依据……可用来决定以下食物的种类及分量：

- 由"妇女、婴儿和儿童营养补助计划"以及"学校午餐计划"等"儿童营养计划"所提供的食物。

- 接受医疗保险报错制度的医院和疗养院所供应的食物。

- 在食品来源中找到，而且应与特定营养物结合才能提高营养价值的食物。

- 其他重要的联邦和州立计划与活动——如设定饮食标签所用的参考价值——所使用的食物。[21]

截至2015年5月，"学校午餐计划"每天为2 950万名学童提供食物。[22]有了这样的官方建议摄取量，我们可以将任何想得到的农产品塞进肥胖症和糖尿病罹患概率史无前例地高的儿童嘴里。顺带一提，这份2002年食品营养委员会报告对儿童只做出一点例外建议，就是儿童摄取的总卡路里中，最多有40%可以是脂肪，比成人的35%更高，而且能降低慢性疾病的罹患概率。"妇女、婴儿和儿童营养补助计划"则影响另外830万美国人的饮食习惯[23]，而医疗保险医院项目每年覆盖数百万人。可以肯定地说，这些政府计划提供的食物每个月至少照顾了3 900万美国人。

对于那些并未直接受到政府照顾的人，这则营养信息仍会产生严重后果。自2002年9月起，全美营养教育计划已经引用这些新的营养指南，包括小学、大学、健康专业项目及其他社区项目。另外，如食物标签等也会受到这些改变的影响，而营养信息就会通过广告宣传悄悄渗透我们的生活。

2002年食品营养委员会报告产生的几乎所有影响都会造成严重的危害。在学校，我们的下一代会摄取更多脂肪、肉类、牛奶、动物蛋白和糖分，儿童也会将这些食物和健康画上等号。这将会导致下一代步入肥胖症、糖尿病和其他慢性疾病的道路，然后一直认定自己在吃对的食物。同时，政府和学术界打手可以自由地将更多肉食、脂肪、动物蛋白和糖分向社会上最有需求的一群人倾销，比如加入"妇女、婴儿和儿童营养补助计划"的人，这是对美国公民不负责任又无情的漠视。

当然，这些妇女和婴孩并没有付钱资助研究、捐助政客、给学术界特殊的恩惠，或是资助政府小组！对于其他注重营养的人来说，每当他们去见营养学家、医生、营养师，或去社区健康中心时，可能就会有人告诉他们高脂肪、高动物蛋白、多肉类和多乳制品的饮食符合健康标准，也不必担心吃过多甜食。此外，公共机构的海报上开始提供新的政府营养指南。

简言之，这份 2002 年食品营养委员会报告是我见过的最全面、退步最大的营养政策声明，在未来多年，它将会直接或间接造成美国人患病。二十多年来，我一直是几个饮食和健康专家决策小组的成员，并认为这些小组致力于促进消费者健康。然而我不再这样相信了。

不被看重的营养预算

政府不仅未能通过建议和报告促进大众健康，还浪费了利用科学研究的大好机会。NIH 负责拨款至少 80%~90% 的经费，去进行会刊登于科学文献中的生物医学和营养相关的研究。为了应付各种不同的健康议题，NIH 还成立 27 个研究所和中心，其中包括最大的美国国家癌症研究所及美国国家心肺血液研究所。[24] NIH 2015 年的预算经费近 305.5 亿美元[25]，它是美国政府最主要的医学研究中心。

但是要说到营养研究，有些地方却出了问题。因为尽管营养对健康具有重要意义，而且它关乎公众利益，但 NIH 27 个研究所及研究中心中，却没有一个专门研究营养的。NIH 的理由之一是，目前现有的研究单位都已经很重视营养问题了。但是，我们都知道，事实并非如此。图 16.1 显示了 NIH 对不同健康议题的资助，依优先级排列。[26]

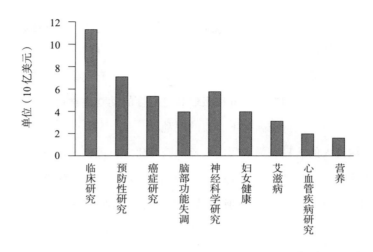

图 16.1　2015 年 NIH 制定的不同健康主题预算

　　NIH 在 2015 年的预算中，只有 5% 用来拨付给与营养有点儿关系的项目[27]，23% 拨给与预防疾病有关的计划。听起来也许不算太糟，但这些数字根本就是骗人的。

　　大部分的预防和营养预算实际上都跟预防和营养无关。我们听不到饮食模式出现令人振奋的研究，也不会有人告诉我们饮食会对健康造成什么样的严重后果。相反地，这些预防和营养预算都将花在研制药物和营养补充品上。几年前，NIH 历史最悠久的癌症研究所主任对预防下的定义是"为直接预防或抑制恶性转化，找出并查明特征，操控可能有效抑制病情的因素，尝试推动预防措施所做的各项努力"。[28] 所谓"预防"措施其实就跟操控个别化学物质有关，至于"找出并查明特征，操控因素"，在药物研究方面已非秘密。

　　从另一种视角来思考，1999 年，癌症研究所有 29.3 亿美元预算。[29] 在"最主要"的"每日五蔬果"计划中，癌症研究所斥资 50 万~100 万美元教育大众每天摄取 5 份以上的蔬果。[30] 但这项计划经费只占总预算的 1/300。若这就是"最主要"的活动，那我特别同情那些"次要"活动。

　　此外，癌症研究所也资助了几项历时多年的大型研究，包括哈佛大学的

"护士健康研究"及"妇女健康倡议",主要是测试激素替代疗法、维生素D和钙补充剂疗法,以及预防乳腺癌和结肠癌的低脂饮食法之功效。然而,这些和营养有关的罕见研究却不幸地具有某种研究瑕疵,它们都是一次只研究一种营养成分,而且实验的对象全都在摄取高危险性的动物性食物。这些研究极有可能会制造出一些代价极高且不必要的混乱。

如果纳税人的钱只有极少数用来资助营养研究,那么大部分都资助了什么项目?事实上,每年NIH用几乎全部的税款去资助药物、营养补充品和机械设备的研发。在本质上,你我所资助的大部分生物医学研究,其实就在找出制药界可以研发和上市的产品。2000年,《新英格兰医学杂志》的前主编玛西娅·安吉尔总结得妙,她写道:

> ……制药行业享受政府特别的保护和补助。药物开发的许多早期基础研究都由NIH出资赞助。通常只有在当研究出现实用性的曙光时,制药公司才会介入。此外,业界很享受巨大的税收优惠,不只是研发成本可以税前扣除,就连庞大的营销开支也可抵税。1993—1996年,美国主要行业的平均税率是收入的27.3%;同一时期,据说制药行业的税率只有16.2%。更重要的是,制药公司享受政府授予的17年新药垄断权,即专利保护。只要药物获得专利,其他人就不得出售,而制药公司就能任意定价。[31]

纳税人缴的税款是用来让制药产业更加有利可图的。有人可能会以大众健康已有进步来替自己辩白,但令人忧心的事实是,一长串关于药物、基因、设备和技术的研究并不会治好我们的慢性疾病。慢性疾病主要是饮食习惯不良对身体造成错综复杂的攻击所致,光是通过任何一种化学物质的介入,永远不可能达到和摄取健康食品一样的功效。此外,以药物形式出现的个别化学物质可能会相当危险。美国国家癌症研究所表示:"显而易见的是,目前大部分的疗法或多或少都有不好的副作用。"[32]

但摄取健康饮食就没有任何危险，而且好处多多，无论是疾病防治还是疾病治疗，都能节省不少成本。那么，为何美国政府忽视支持膳食治疗的科学研究，而去支持可能无效又具有潜在危险的药物和器械设备研究呢？

为企业服务的政府

说到公共营养政策，我想要讲个小故事，可以说明政府在乎的优先级。我在康奈尔大学教过的一位研究生，名叫安东尼亚·德玛斯（现在是德玛斯博士），她的教育学博士论文主题是对小学生推广健康的食品及营养课程[33]，并将这些健康食品纳入学校午餐计划。在开展研究计划之前，安东尼亚先以义工妈妈的身份，在她小孩的学校做了 17 年的研究，而我则担任她论文中营养部分的导师。

美国农业部执行这项造福 2 950 万名学童的学校午餐计划，大部分仰赖政府补助的食品库存，而且这项政府计划大部分采用动物性食物，甚至要求参加计划的学校必须买牛奶。也就是说，对于地方而言，这项要求通常意味着摄取牛奶是义务行为。

德玛斯博士在学校午餐计划的创新研究相当成功，孩子们很喜爱这种学习方式。当排队领午餐时，孩子们都非常兴奋能吃到健康食物，而当孩子们回到家后，他们就会说服父母摄取健康食物。德玛斯博士的计划赢得了"最有创意的膳食指南"及"优秀营养教育"等全美大奖，而这项计划最终证实受到全美300 多项学校午餐及行为康复计划的欢迎，包括位于夏威夷、佛罗里达州、印第安纳州、新英格兰地区、加利福尼亚州和新墨西哥州等地的学校。为了落实这项计划，德玛斯博士在纽约成立了非营利组织"食物研究所"，而且关键是，她的计划完全提倡全植物性食物。

机缘巧合，我有幸到华盛顿与埃琳·肯尼迪博士会面，那个时候她是美国农业部"营养政策和宣传中心"主任，对学校午餐计划和膳食指南咨询委员会都涉入甚深，但她与乳品业有关系。我们当时讨论到德玛斯博士富有创新性的学校午餐计划，以及这项计划如何受到全美瞩目。在讨论的最后，我对她说："你知道，这项计划说的是全植物性食物。"而她看了我一眼，好像我是个坏小孩，摇摇手指说："我们不能这么做。"

还有一个近期发生的故事：本书第一版问世后，我得到一个机会去拜访我在政治界和政府机关里的一些朋友，他们都表示对这本书的内容很感兴趣。我邀请了我的同事小卡德维尔·埃塞斯廷博士与我同行前往华盛顿。我们一起与一些资深官员交谈，特别是在美国农业部的时候，聊到了我们的观点和书。我们受到主管粮食与健康领域的政府官员热情礼貌的接待。

我急切地希望能有所进展，因为我想过，得到政府的支持是将信息带给大众最有效的方法。但后来我才知道自己错了，那些拜访都没结果。我们拜访了美国农业部6名高层官员中的5位，其中有些是我之前就有私交的熟人，他们很清楚我过去的兴趣和工作。身为专业人员，虽然他们毫无疑问地承认我们的成就，但我很快就明白，他们只是展现会面时的礼貌罢了。这些项目负责人不必支持选举，但他们仍要为支持选举的高层负责——我们现在知道选举是怎么赢来的，尤其是自美国最高法院对"联合公民"案做出判决之后，而判决赋予了企业更多权力。所以说，被选出来的官员及其下属现在更卑躬屈膝于公司利益之下了。

值得一提的还有制造了许多争议和新闻的2015年膳食指南咨询委员会。这是负责编写《膳食指南咨询委员会科学报告》的咨询小组，其工作主要也是为最终膳食指南奠定基础。2015年，在其报告中的执行摘要里，科学小组声明："2015年膳食指南咨询委员会所审视的整体证据，确定健康的饮食模式是多蔬菜、水果、全谷物、低脂或无脂乳制品、海鲜、豆类和坚果；适度饮酒（成人）；少吃红肉及加工肉品；低添加糖食物、饮料和精制谷物。"[34] 基于在我们环境中食物选择的重要性，他们也考量了环境的可持续发展："在可持续性饮食上的重大发现是，富含蔬食的饮食，比如蔬菜、水果、全谷物、豆类、坚果和种子，且低热量和较少动物性食物是较具健康远景的饮食方法，与当前的美式饮食相比，更不易对环境造成破坏。"[35]

尽管并未欣然接纳"天然蔬食"，但这些异常保守、轻描淡写的辩解声明，已经比我们在第一版书中提到的政府官方报告有进步了。

2015 年的这份报告会遭遇极大的阻力，一点儿也不意外。贬抑者声称环境可持续发展与食物和营养指南无关。这是很奇特的抗议，好像认为成为营养指南一部分的生理活动指导与评论，是一个与食物完全无关的议题，而且没有人会有这方面的问题。

但真正惹怒这些批评者的是美国政府有可能为了支持多吃蔬食而建议少吃红肉和加工肉品。30 位参议院议员（全都是共和党议员）共同拟了一封批评的信件：

> 我们所代表的不仅是饲养动物以提供健康肉类产品的农民和农场主，也代表以瘦肉为重要食物的消费者。膳食指南咨询委员会报告所带来的矛盾太大，所以我们鼓励各位仔细考虑与营养密切相关的科学文献，并且在你们看完"膳食指南"后，抵制膳食指南咨询委员会关于肉类在美国饮食中的角色的矛盾结论。[36]

众议院中有 71 位议员（全都是共和党议员）也签署了类似的批评信件。[37]他们写道："膳食指南咨询委员会关于瘦肉红肉的建议，与多年来同行评议的科学研究矛盾，后者认为瘦肉红肉是健康饮食中优质蛋白的来源。"

这到底是怎么回事？我从不知道官员里有如此精通营养科学的热衷者。有可能大部分参议院与众议院议员，都详细阅读了大量关于营养与健康的研究资料？科学机构会不会并未考虑到这些营养爱好者在闲暇时读了大量营养研究资料？

还是有其他原因？有分析家指出，参议员过去一年收了食品行业 100 多万美元，其中有一半来自牛肉产业。[38] 众议院签署信件的议员过去一年也收了食品业和农业至少 200 万美元。

我们认为，他们的议程简直不能更直白了。

当然，科学家提出的只是建议。政府官员向来就不是会让科学家支配科学建议的一群人，他们公然破坏执行摘要，以掩饰任何反对企业的观点，来做出最终报告，任何反对动物性食物的观点都被替换或删除了。当讨论到人们可能会考虑大量删减什么东西时，他们就把焦点放在营养素而非食物上，这是使科学建议变得更难理解的一贯伎俩。在行政官员处理好一切后，主要的膳食指南就变成了（如执行摘要中所声明的）：

（1）终身遵循健康的饮食模式。

（2）重点放在多样化、高营养密度和摄取量上（在所有食物类别中，交叉选择各种高营养密度的食物）。

（3）限制来自添加糖与饱和脂肪的热量，并减少钠的摄入。

（4）转向更健康的食品与饮料选择（在所有食物类别中，交叉选择营养密度高的食物和饮料，以取代较不健康的选择。要考量文化背景中的个人喜好，才更容易完成和维持这些转换）。

（5）支持所有的健康饮食模式。[39]

多么无聊的建议！就算让企业界自己来写执行摘要，它们也不会写出不一样的东西。只有制糖工业依然是众矢之的。把焦点放在糖上，从某个角度而言，是一种在政治上较愉快甚至受欢迎的做法，把大家的注意力从对红肉与牛奶不利的证据上转移了。

在围绕 2015 年健康指导方针斗争的那段时期，众议院提出一项大约 100 万美元的法案，要资助成立起草"膳食指南"的正式审查小组。他们希望能够确定小组成员持有各自不同的观点，也希望成员能遵循严格的科学标准（是谁的标准呢？）来提出建议。我只能把他们的意思阐释成：企业想从根本上改变膳食指南的形成程序，如此一来，企业就再也不用公开否定科学，显示自身的政治力量了，因为这整件事并不是做公关的好素材——企业（和当选官员）能在公众看不到的地方对政府施加影响力，才是对自身来说比较好的做法。

我得出结论：说到健康时，政府的态度不是为民服务，而是牺牲人民福祉，为了食品业和制药业而服务。这其实是体制上的问题，我们依靠业界、学术界和政府的组合来决定民众健康。业界负责提供公共健康报告的研究经费，与业界关系深厚的学术界人士则扮演研发的关键角色。政府职位和业界职位之间存在一扇旋转门，以至于政府研究经费流向药品和医疗器械设备的研发，而非营养研究。这个体制是由各司其职的人建立的，他们往往不晓得最高决策者是谁，以及他们真正的动机为何。当这个系统很罕见地不起作用时，企业可以仰赖当选官员，对任何不支持他们基本原则的建议或决定进行直接干预。这个系统是在浪费纳税人的钱，同时对我们的健康有影响深远的杀伤力。

第 17 章

医疗帝国暗黑心

你上次去看诊，医生说什么该吃、什么不该吃，是什么时候的事？你可能从来没有这种经历。如今慢性疾病受害者越来越多，大量的研究显示这全都是营养不良所致，而非基因有缺陷或运气不好。既然如此，医学界为何不肯正视营养问题？

简单地说，答案就是：金钱、自我、权力、控制。这样说可能不太公平，但医疗体系本是需要为人民健康负责的体系，却正在损害我们的健康。只有极少数医疗是从营养学角度出发治疗疾病的，而且再也没有人比这些医生更了解状况！在这一少数群体中，有两位杰出的医生花了多年时间强调饮食和健康的关系，无论是在职业公共场合还是在与病人私下的沟通中。他们在维护病人的健康方面取得了令人印象极为深刻的成果。这两位医生就是小卡德维尔·埃塞斯廷医生以及内科医生约翰·麦克杜格尔。

遭疾病蹂躏的健康专家

早在美国建国之前很久，荷兰拓荒者已在纽约市北部的哈得孙山谷开垦定居，其中一个移民家庭就是埃塞斯廷家族。他们于 1675 年开始经营农场，过了九代之后，这个农场仍属于此家族。埃塞斯廷博士和妻子安拥有数百英亩[①]的哈得孙山谷农场，距离纽约市只有两个多小时车程。他们在乡村度过 2003 年的夏天，在农场工作、经营花圃、共享天伦，享受的是比他们过去在俄亥俄州克利夫兰更惬意的生活。

小卡德维尔和安的房子很朴实，是一栋用储藏仓库改建的矩形大房子，其简朴的外观掩盖了它是美国最古老农场家族的事实。只有进一步细看，人们才会发现这个地方与众不同：挂在墙上的是装裱好的纽约州致赠的证书，用来表彰这个见证了近 5 个世纪历史的家族农场。旁边的墙上挂着一只桨，这是 1955 年小卡德维尔在耶鲁大学当桨手时用过的。当时，耶鲁大学在比赛中以 5 秒的优势击败了哈佛大学，他解释说自己还有 3 只桨，其中两只在其他年份的比赛中击败了哈佛大学，还有一只在 1956 年与耶鲁大学的参赛队伍一起获得了奥运会金牌。

楼下有一张年代特别久远的老照片，是埃塞斯廷的曾祖父的父亲在农场的照片。在房子转角处，有一张令人印象深刻的博物馆风格的埃塞斯廷家谱图。在走廊的另一端，则是埃塞斯廷父亲的一张黑白照片，他站在麦克风前面，和肯尼迪总统在一场白宫演说中交换意见。尽管房子的外观简陋，这仍是一个有着杰出历史的地方。

我们坐着拖拉机参观完农场后，就坐下来跟埃塞斯廷聊些过往的事。从耶鲁大学毕业后，埃塞斯廷就在克利夫兰诊所和伦敦圣乔治医学院受训。他回忆起一些对他影响深远的恩师：小乔治·克赖尔医生、特恩布尔医生和布鲁克医生。克赖尔医生是克利夫兰诊所的名医，也是埃塞斯廷的岳父。克赖尔的贡献卓越，在质疑可怕的"乳房切除术"方面扮演勇敢的领导者角色[1]，而特恩布尔和布鲁克也是享誉盛名的外科医生。此外，埃塞斯廷的父亲则是享誉全美的内科名医。然而，在埃塞斯廷的记忆里，这四位"健康专家"却都遭到心血管

---

① 1 英亩约为 4 047 平方米。——编者注

疾病蹂躏，他的父亲和布鲁克医生分别在 42 岁及 52 岁时突发心脏病。

这些都是他景仰的人，但一说到心血管疾病，他们全都变得无助。埃塞斯廷摇摇头说："你躲不过这种疾病，这些曾经年富力强的人如今都衰弱不堪了。"他花了一些工夫回忆自己的父亲："在我父亲过世前的一两年，我们每天都在散步。他对我说，'我们必须告诉大家如何活得健康'。他真的在做了，他对于预防医学非常有兴趣，但是他漫无头绪。"父亲的兴趣对埃塞斯廷一生影响重大。

埃塞斯廷跟着这些人的脚步，获得了许多奖项和证书：他获得奥运会划艇金牌，被授予越南服役的铜星勋章，他在克利夫兰诊所任工会主席、理事会成员、乳腺癌工作小组主任、甲状腺和甲状旁腺手术科室主任，他是美国内分泌外科医生协会主席，写过逾 100 篇专业科学文章，并且在 1994—1995 年名列美国最佳医生名单。[2]他记得，"有 10~15 年的时间，我都是一般外科诊室最会赚钱的医生。因为我是克赖尔医生的女婿，所以只要没有完成工作，我就会很惊慌。虽然我在诊所的地位很稳固，但我每天都很晚才回家"。当时美国医学会主席要动甲状腺手术，他指定埃塞斯廷主刀。

虽有这些褒奖、头衔和奖项，但即使埃塞斯廷做得再好，他的病患也没恢复健康。"有种挥之不去的感觉开始困扰我，我一直在注意病人术后恢复的情况。"他有些动怒地说，"结肠癌的生存率有多少？情况不怎么样！"他提到一位好友的结肠癌手术，在手术过程中，他们看到癌细胞已扩散到肠子。他轻声说："就像你在马儿已经离开后，你才到达马厩。"埃塞斯廷想起自己做过的每一次乳腺癌手术，他对乳房肿瘤切除和乳房切除有种厌恶感，说这种手段就像是"你知道自己无法改变病患的复原概率，正在损害他们的身体"。

他开始自我反省："我的墓志铭上会写些什么？动过 5 000 次乳房切除手术！在俄亥俄州，是你毁掉了许多妇女的身体！"自嘲后，他真诚地说："我想，每个人都希望在离开这个世界时，对社会有一点儿贡献。"

埃塞斯廷医生开始研读他经常医治的疾病的相关文献，他看了约翰·麦克杜格尔医生写的一些有名作品，包括一本名为《麦克杜格尔计划》的饮食健康畅销书。[3] 他还读了一些比较国际疾病发病率和生活方式的科学文献，以及芝加哥大学病理学家做的一项研究：非人类灵长类动物摄取低脂肪、低胆固醇饮食能改善动脉粥样硬化。于是，他开始明白这些疾病是由摄取富含肉类、脂肪和高度精制的饮食所引起的。

然后，埃塞斯廷开始想用低脂肪的植物性食物饮食法去治疗心脏病患。1985 年，他跑去找克利夫兰诊所所长讨论他的研究，但所长说她从没听过食疗法可以改善人类的心脏疾病问题。不过，埃塞斯廷仍然相信自己走对了路，于是他在接下来的数年间悄悄进行研究。后来他发表了一项针对 18 名心脏病患者所做的研究，显示只要利用低脂肪的植物性食物配上少量的降胆固醇药物，就能达到医学史上最有效的改善心脏病成果。

埃塞斯廷成了饮食疗法的专家，也有证据证明自己的观点，但有些医学界人士不但未将他视为英雄，反而希望他赶快消失。他从顶尖的、自称"努力打拼的愚蠢的外科医生"变成饮食疗法的拥护者，在此过程中，人们偷偷在背后叫他"甘蓝医生"。

令人气馁的工作

上述故事有趣的地方是，这个男人曾到达受人敬重的专业领域的顶端，而他勇于尝试不一样的东西。他成功了，但他很快发现自己被自己所在的领域排斥了。因为这种相当于否定标准疗法的做法，已威胁医疗体系的现状。

埃塞斯廷的一些同事瞧不起他，说他的做法太极端。有些医生则以"我认为这项研究对于此领域而言太过薄弱"为由对他嗤之以鼻——考虑到国际研究、动物研究和干预研究的广度和深度，这种评价十分荒谬。有些医生甚至对他说："好啊，但没有人会那样吃东西，我甚至无法叫我的病人戒烟。"埃塞斯廷的回答是："嗯，你真的没受过这类训练，这跟做心脏搭桥手术一样需要专业技术，而我通常需要 3 个小时辅导病人。"更别说事后定期追踪和监控病人的健康需要的勤奋了。有个病人告诉他的心脏病医生说他想见埃塞斯廷，也想实行他的饮食计划，以改善心脏病病情，医生竟然对他说："你听我说，心脏病是没办法扭转的。"而你原本以为，医生如果听到能治好病人的消息，应该会更兴奋才对！

提到医生不愿意接受"天然蔬食"饮食法这件事，埃塞斯廷说："你不能因此泄气，这些人都不是坏人，他们是（克利夫兰诊所）60名心脏病专家，已经是最容易相信我这套方法的人了，只是碍于权力结构，他们有些害怕罢了。"

但埃塞斯廷有时还是难免会感到泄气。早些时候，当他首次提出可用食疗医治心脏病患者时，他的同事还很谨慎。当时埃塞斯廷认为，同事可能因为食疗对于改善人类心脏病情的相关科学研究不足，才会出现这种态度。然而到了后来，科学研究取得前所未有的成功，这些研究资料相当充分、一致且深入，但其他人仍然不愿接受他的意见。

> 你带来一位心脏病专家，他通晓 β 受体阻滞剂，了解钙拮抗药，知道如何将导管插入心脏，进行血管成形术，或施行激光、支架植入等精密技术，而且不会把病人弄死。同时，护士围在他的周围，手术灯光一灭，就出现了戏剧性的结果。我的意思是：天啊！医生的脑袋膨胀了。这些人的自我意识非常强，如果有人跟他们说"你知道，我想我们可以用孢子甘蓝和西蓝花来治疗心脏病"，医生们的回答应该会是："什么？我学了这么多垃圾知识，赚了这么多的钱，而你现在想要把它们全部带走吗？"

当这个提议的人跟埃塞斯廷一样用孢子甘蓝和西蓝花真的治好了病患，而且结果比任何已知的药物或手术都有效时，你突然宣布这的确有效，而且效果比医学界99%的做法都有效。埃塞斯廷总结了他的要点：

心脏病专家应该是心脏病领域的专业人士，但是他们却没有治疗心脏病的专业技术，一旦有了这点自觉，他们就会变得非常有防备心。他们可以治疗心脏病的症状，能够应付心律不齐，也可以进行介入性治疗，但是却不懂得如何通过营养疗法来治病……想象一下，营养学家去训练一个心脏外科医生会是什么样的画面？

埃塞斯廷发现，光是病人能掌控自己的健康，对许多医生而言就是一项挑战，毕竟这些专家就是受训成为健康和治疗的分配者的。"想到病人可以更敏捷、更迅速、更安全地操控健康，医生就觉得是一大挑战，难以忍受。"医生虽有器械、技术、训练和知识，但最有效的方法却是引领病人选择最正确的生活方式。

不过，埃塞斯廷指出，医生并非参与阴谋的坏人：只有新生儿才喜欢改变，这是人类的天性。不管你走到哪儿，99%的人的饮食方式都不正确。有这么多的人的意见与你相左，因此很难叫99%的人对着1%的人说："对啊，你是对的，我们都错了。"

还有一个障碍是医生缺乏营养知识。埃塞斯廷和一些无知的医生互动后的印象是："医生缺乏专业知识，他们不知道病势可以逆转，而你一定会想知道，这些人到底读的是什么文献？"

医生的知识往往只限于标准疗法：药物和手术。"20世纪的医学须提供什么东西？药物和手术，对吧？"埃塞斯廷往前倾身，淡淡一笑，好似要讲《皇帝的新衣》的故事，但他说，"然而究竟是谁会说：'也许我们应该阻止疾病发生？'"不过，依照埃塞斯廷的亲身经验，阻止疾病并非改变当今现状的主要选项。

缺乏训练

当今医疗界非常依赖药物和手术，却将营养和生活方式排除在外。医生几乎没有受过营养学的训练，也不知道营养和健康的关系。1985 年，美国国家研究委员会资助的一个专家小组出具了报告，他们调查了美国医学院营养教育课程的数量及质量。[4] 研究结果写得很清楚："委员会断定，美国医学院的营养教育计划在很大程度上都不足以满足医学界现在及未来的需求。"[5] 但是这项发现其实了无新意。委员会发现，在 1961 年，"美国医学会食品和营养委员会报告，美国医学院的营养学教育未能获得充分的认同、支持和关注"。[6] 换句话说，早在几十年前，医生们就说自己的营养训练不足，但到 1985 年，情况仍然没改变。现如今，我们仍然能在文章中看到医学院的营养训练不够充分的记录。[7]

这个情况相当危险，因为医生的营养训练不是不足，而是根本没有。1985 年，美国国家研究委员会的报告发现，医学生在医学院就读的 4 年里，平均只上过 21 小时的营养训练课程（约 2 学分）。[8] 事实上，大部分接受调查的学校只开设不到 20 个小时的营养课程，即 1~2 学分。相较之下，在康奈尔大学主修营养学的本科生将接受 25~40 学分的训练课程（250~500 个小时）；注册营养师需要修 500 个小时以上的课时。

更糟的是，多数营养课程都是进入医学院的第一年学习的，而且是与其他基础科学课程一起上的。一门基础生物化学课程可能包括营养代谢和涉及某些维生素或矿物质的生化反应。换句话说，营养课通常不与肥胖症、癌症、糖尿病等公共健康问题一起学习。结合 1985 年美国政府的报告，美国医学生协会主席威廉·卡斯勒写道[9]：

> 大多数正式课程中的营养学都是并入其他课程一起上的，生物化学、生理学和药理学往往是最常涵盖营养教学的课程。然而，在这类课程中，营养学部分经常会被简单带过，重点仍然放在主要的课程教学上。很有可

能课程都结束了，学生还不晓得营养学的部分已经教过。此外，营养学是由兴趣和专长都在别的领域的教授来教导的，根本就行不通。

情况还可能更糟！一旦真的有和公共健康问题相关的营养教育课程，猜猜看是谁提供了这些教材？达能集团、蛋类营养理事会、美国养牛业者牛肉协会、美国全国乳品业理事会、雀巢临床营养公司、惠氏实验室等组织，都参与了"医学营养学计划"和"医学营养学课程计划"。[10]

你认为这支由动物性食物和药界代表组成的"全明星队"能客观判断和推动最理想的营养计划吗？那样的营养计划可是会将人们对药物的需求降至最低。"全明星队"有可能试图保护以肉食为主的西式饮食吗？采用该种饮食法的每个人都希望可以为每种疾病开一片药。事实上，这些组织也拟定了营养课程表，包括为医学院免费提供光盘。至2003年年底，112所医学院都在使用这份课程表。[11] 该组织的网站表示："我们正为营养系本科生、继续接受医学教育的学生及其他健康专业的受众，研发不同版本的营养课程。"

此外，乳品业也资助医学院的营养教育研究调查[12]，并成立"享誉盛名"的奖项[13]。不管哪里有机会，业界都准备好要获取利益。

你不应该认定你的家庭医生就比你的邻居和同事更了解食物及食物与健康间的关联，因为没受过营养训练的医生可能会让超重的糖尿病患喝牛奶和含糖的奶昔代餐，让想减肥的病患吃高脂肪的动物性食物，或让有骨质疏松症的患者喝过多牛奶。医生对营养学的无知会对患者的健康造成令人震惊的损害。

显然，现今医学教育之中没有足够的"以营养为本的医生典范"。一项研究显示，"这种以营养为本的医生典范严重不足，可能是对住院实习医生的营养教学中最主要的限制"。[14] 我怀疑这些医学计划之所以缺乏以营养为本的医生，主要是因为在聘请医生时并未将这些以营养为本的医生列为优先选择，而约翰·麦克杜格尔医生最了解这种情况。

麦克杜格尔医生的挑战

麦克杜格尔医生长期倡导"天然蔬食"，比我知道的任何一位执业医生倡导的时间都长。他写过 10 本书，其中一些单本的销量已超过 50 万册。他的营养和健康知识渊博，比我认识的医生和营养学的同事都厉害。我们曾在他北加州的家中见面，他最先介绍我看的就是他书房后面摆放的四五个金属档案柜。我看就算找遍全美国，也找不到谁能像麦克杜格尔医生这样，收集那么齐全的饮食与疾病相关的科学文献！更重要的是，他对全部文献了如指掌。此外，他每天都要花几小时看最新的期刊文章。若要说谁是教育界中完美的"以营养为本的医生典范"，我想绝对非麦克杜格尔医生莫属！

麦克杜格尔在成长过程中吃的是油腻的西方饮食，他一天吃四餐：早餐是复活节大餐、午餐是感恩节大餐、晚餐是圣诞节大餐，而点心则是生日派对大餐。但就在他 18 岁上大学前的数个月，他中风了。在恢复健康后，他对人生有了新看法。他成为全 A 成绩的优秀大学生，在密歇根州医学院完成学业，并在夏威夷担任实习医生。他选择在夏威夷大岛执业，在那里为数千名病患服务，有些是近期从中国或菲律宾去的移民，有些则是第四代的华裔或菲裔美国人。

在那里，麦克杜格尔成了不快乐的医生。很多病人的健康问题都是慢性疾病所致，比如肥胖症、糖尿病、癌症、心脏病和关节炎。他用在医学院学到的方法去治疗病患，即开标准剂量的药物，执行标准流程，但很少有人因此恢复健康，所以他很快地发现自己的医生生涯出现严重问题。不过，他开始从病患身上学到其他东西：那些第一代和第二代亚裔美国人，吃的是比较传统、以稻米和蔬菜为主的亚洲食物，他们的身材苗条、身体健康且未患慢性疾病，但完全以美式饮食为主的第三代和第四代亚裔美国人，却常常患肥胖症、糖尿病和其他慢性疾病。麦克杜格尔就是从这些人身上开始注意到饮食对于健康的重要性的。

因为麦克杜格尔没有医好病患，而且他用的药物和方案也没有发挥作用，所以他决定进修，报名参加檀香山皇后医疗中心的研究生医学项目。在那里，麦克杜格尔开始了解医学机构如何画地为牢，以及医学教育如何影响医生的想法。

麦克杜格尔选择进修是想了解如何让他的药物和医疗方案更臻完美，好让自己成为一名更优秀的医生，但在观察有经验的医生用药物和常规医疗方案治疗病患后，他了解到，这些医生并未做得比他好，病患的病情不只未得到控制，甚至更加严重。于是，麦克杜格尔知道，不是自己，而是医疗体制出了问题。他开始研读科学文献，之后，他就深信"天然蔬食"既可能预防疾病，也可能治好病患。但没人愿意接受这个事实。

在这种环境之下，食疗被视为骗术。麦克杜格尔问："难道饮食和心脏病无关吗？"他的同事会告诉他，他找到的科学证据是有争议的。于是麦克杜格尔继续研读科学报告，好再跟同事讨论，但是结果只让他更困惑："我读的这些文献根本没有争议，因为文献写得相当清楚。"在那些年，麦克杜格尔渐渐了解为何这么多医生会认为食疗有争议："科学家坐在早餐桌前，一手拿着报纸，上面写着胆固醇会伤害你的动脉，还会置人于死地，而他另一手则拿着叉子将培根和鸡蛋送进嘴里。接着，他会说：'这里令人有些困惑，我搞不清楚状况了。'这就是争议所在，整件事就是如此。"

麦克杜格尔讲了一个故事。一名38岁的男子带着妻子去找他，当时正值男子第二次心脏病发作之后，麦克杜格尔当时是住院实习医生（并非主治医生），他问男子知不知道该怎么做，才能避免第三次可能致命的心脏病发作。"你38岁了，有一个年轻漂亮的妻子和5个孩子，你打算怎么做以避免妻子成为寡妇、孩子失去父亲？"男子看起来沮丧又气馁，他说："我已经束手无策了，我不抽烟、不喝酒，还勤运动，而且在上次心脏病发作之后，就照着营养师开出的菜单吃东西，现在我已经无计可施。"

麦克杜格尔告诉这对夫妇他的饮食观念，而且跟男子说，如果饮食正确，他有可能不吃药而愈。夫妻俩欣然接受这个好消息。麦克杜格尔跟他们谈了很久，而他离开房间后感觉棒极了：他终于帮到人了，也终于尽到了医生本分。

这种很棒的感觉持续了两小时，然后麦克杜格尔被叫进主任办公室。主任拥有支配住院实习医生的权力，若他开除实习医生，意味着不只是工作不保，就连医生生涯也将毁于一旦。那对夫妻兴冲冲地告诉主治医生他们听到的消息，医生听完后只说那不是真的，便立刻叫麦克杜格尔到主任办公室报到。

主任声色俱厉地教训了麦克杜格尔一番，麦克杜格尔记得当时的那些话是："你已经超出你住院实习医生的本分，你应该更加努力地专研医学，并且早点儿放弃那些与饮食和健康有关的愚蠢言论。"主任的话讲得很清楚，麦克杜格尔目前的工作和未来的医生生涯都岌岌可危，他在后续的实习日子里最好保持缄默。

在麦克杜格尔毕业当天，他跟主任有了最后一次谈话。他印象中的主任很聪明、心肠好，但相当拘泥于现状。当时主任要麦克杜格尔坐下，然后说："约翰，我认为你是一个好医生，而我也希望你知道这点。我想要你知道我很喜欢你的家人，那也是为什么我要对你说这番话。我担心你会因为那些对饮食的疯狂想法而饿死，以后只有流浪汉和嬉皮士才会找你收留他们。"

麦克杜格尔听完这段话后，整理了一下自己的思绪，然后说："情况可能如此，那我也只好饿死了，但我就是不能让人们接受那些无用的药物或手术。话说回来，我认为你才是错的，我想那些来找我看病的不会是流浪汉和嬉皮士，而是很有成就的成功人士。然后他们会扪心自问：'我这么成功，可是怎么会这么胖？'"说到这里，麦克杜格尔看了看主任的肥肚腩，继续说："他们会问：'我既然这么成功，为什么我对健康和未来失去了控制？'这时他们会看我有什么话好说，然后会买我的账。"

麦克杜格尔在整个正式的医学教育中只上过一小时的营养训练课程，而在那堂营养课上只学了该使用哪种婴儿配方奶粉。他的经验说明了医生所受的营养教育真的不够。

与药物挂钩

麦克杜格尔谈到了医疗行业失去信誉的另一个重要领域，就是医学教育和药品公司的密切关系，而且二者的关系由来已久。麦克杜格尔深入地探讨这个问题，以及教育体系如何遭破坏。他说：

> 医生的问题始于我们的教育，因为从教育到研究，整个体系都由药品业支撑。制药行业已收买了医学界的思想，也就是从你一进入医学院就开始受到影响，你在医学院里接触的一切都由制药行业负担。

麦克杜格尔并非唯一批评医学界和制药行业挂钩的人，许多知名的科学家已发表他们深刻的观察，表明医学界有多腐败。这些普遍的观察包括：

- 制药业会送礼讨好医学院学生，包括餐点、娱乐和旅游，并举办演讲等教育活动，但那其实是药品广告宣传，还会定期召开会议，而演讲人是药品公司发言人。[15]
- 医学院研究生（实习医生）和其他医生会因药品销售人员提供的信息，改变他们开处方的习惯[16]，哪怕这些信息过度乐观，而且并不适合[17]。
- 医学研究和学术界其实听制药行业的指示行事，因为药品公司可以设计研究，让公司"草草完成"研究。[18]研究人员和药品公司间可能存在直接的利益关系[19]，药品公司可能负责搜集和整理原始资料，再让研究人员评议这些挑选过的资料[20]；药品公司可能保留出版研究结果的否决权，且对于任何因研究产生的科学刊物保有修改编辑权[21]；药品公司可能聘请通信公司撰写科学文章，并在文章写好后，找到愿意挂名的研究人员[22]。
- 主要的科学期刊变成药品公司营销的工具。一些居领导地位的医学期刊的主要收入来自药品广告，但这些广告并未经过期刊充分检验，且药品公司时常提供关于药品的误导声明。也许更令人仓皇失措的是，大部分期刊中的临床试验研究都是由药品公司出资赞助的，而且大众对于研究人员与药品公司的利益往来并无充分的认知。[23]

过去几年来，主要医学中心都证实出现了上述丑闻。例如，一名女科学家发现研究中的药物具有强烈的副作用，而且实际上没有效用后，立刻遭到药品公司和所属学校各种方式的诽谤中伤[24]；另一名科学家公布抗抑郁药可能出现的副作用后，立刻失去在多伦多大学的教职工作[25]……类似例子真的不胜枚举。

《新英格兰医学杂志》的前主编玛西娅·安吉尔博士就撰写过一篇相当犀利的评论，文章的标题为《学院医学是为了销售吗？》[26]：

> 临床研究人员和制药行业的关系不只是金钱上的支持，还包括其他一连串的财务安排。研究人员担任药品公司顾问并负责研究公司推出的产品、加入顾问团和发言人团队、讨论专利和版税安排、同意在公司找人代笔的文章上挂名、在公司主办的座谈会上宣传药品和器械，并收受昂贵礼物及豪华旅游行程的安排。许多研究人员甚至拥有公司股权。

安吉尔博士继续指出，让研究结果有偏差的金钱关联，会让研究内容或报道研究的方式都出现偏差。比造假的研究结果更危险的是，只有药品研究才会获得公司赞助和承认。在医学界，关于疾病成因和非药品介入的研究不会出现，例如研究人员可能只会想尽办法找出减重的药丸，不会花时间和金钱去教民众如何活得更健康。安吉尔博士写道：

> 以教育方面来说，医学院学生和住院医生在业界代表的持续监视下学习依赖药物和器械，远超他们应该依赖的程度。就像对医学界常有的批评，年轻医生学会用药丸对付每一种问题（而且药品公司代表都有办法解

释）。此外，医生习惯接受业界的礼物及好处，而业界就用这些殷勤举动去影响他们此后所受的医学教育。学术医学中心成了业界的研究前哨站，而且过分强调对药品和器械的研究。[27]

情况变得更糟，以致麦克杜格尔医生说："我再也不知道该相信什么了。我看到报纸上写我应该给我的心脏病患者开两种药：β受体阻滞剂和血管紧张素转换酶抑制药，我不知道这样到底对不对。老实说，我真的不知道，因为药物研究领域已经受到污染。"

你认为下列报纸头条是相关的吗？

"学校的研究报告出现了利益冲突"（涉及药品公司和研究人员）[28]

"研究指出，儿童使用的处方药呈倍数成长"[29]

"调查：医师的指导多与药品公司有关"[30]

"正确开立的处方药付出惨痛代价：数百万人受到毒性反应影响"[31]

我们因为容许这些医学偏见的存在而付出了相当高的代价。《美国医学会杂志》的一项研究显示，五种新药中就有一种会在包装上加注"黑框警示"，警告大众服药后可能产生致死或严重伤害的未知有害反应，或是该药在 25 年内就会从市场上被收回。[32] 20% 的新药会有严重副作用，而且超过 10 万美国人因为正确服用医生开立的处方药而丧命[33]，这成为美国人的主要死因之一！

医生排挤医生

麦克杜格尔医生完成正式医学教育后，就在夏威夷瓦胡岛执业。他开始撰写关于营养和健康的书籍，并且渐渐在美国国内有了名气。20 世纪 80 年代中期，麦克杜格尔接受了加州纳帕谷的圣赫勒拿医院的邀约，到该医院的健康中心任职。这家医院是基督复临安息日会医院。本书第 7 章提到过，该教会鼓励教众采用植物性饮食（即使他们摄取更多乳制品）。这个机会不可错过，于是麦克杜格尔离开夏威夷，前往加州。

麦克杜格尔在圣赫勒拿医院的好日子持续了好几年，他利用营养知识治疗病患，而且相当成功。他治疗了 2 000 多名重病病患，而且在 16 年间，他从未吃过官司，就连一封投诉信也没收到过。不过，也许更重要的是，麦克杜格尔亲眼见证这些病人恢复了健康。

他持续发表著作，并维持他在美国国内的好名声，但随着时间流逝，他知道事情跟他刚开始到医院时已经大不相同，他对此越发不满。他说："我不认为自己来对了地方。我们一年有 150~170 个病人，但仅此而已，这个数字从未增长。我们没有得到院方的支持，而且换了好几个主管。"

他跟医院的其他医生有过一些小冲突。有一次，心脏科室反对麦克杜格尔对于心脏病人的诊治方式，而麦克杜格尔告诉他们："如果你们愿意将病患送来听我的意见，那我就将我的病人送去咨询你们的意见。"这是一个相当不错的提议，但是他们并不接受。

还有一次，麦克杜格尔介绍病人去看一位心脏科医生，但那位医生竟然要病人接受心脏搭桥手术。经过几次类似事件后，麦克杜格尔已经快要失去耐心。最后，在那名心脏科医生建议麦克杜格尔的另一名病人动手术后，麦克杜格尔致电那名医生说："我想跟你和病人谈谈。我想和你讨论一下你是依据什么科学文献做出手术建议的。"

那名医生不肯讨论，麦克杜格尔说："为什么不肯？你刚刚建议这个病人动手术！你还要向他索要 5 万或 10 万美元的手术费。为什么我们不能讨论，你不觉得这对病人不公平吗？"医生还是婉拒了，并说这样只会让病人更没头绪，这是那名医生最后一次建议麦克杜格尔的病人做手术。

与此同时，医院里没有其他医生介绍病人去看麦克杜格尔医生，一次也没有。其他医生会让自己的妻儿去看麦克杜格尔，但却从来不会推荐病人去。麦克杜格尔认为原因是：

他们担心病人来找我之后会发生什么，而事实上，他们的病人都是自己跑来找我的。这些病人因为心脏病、高血压或糖尿病问题来找我商量，我就让他们照着我建议的饮食菜单，放弃所有药物，结果他们很快就恢复健康了。病人回去跟他们的医生说："为什么你以前都不告诉我这件事？为什么你让我受苦、花这么多冤枉钱，甚至快要死了，结果我其实只要吃燕麦片就可以好？"医生们都不想听到这种话。

麦克杜格尔和其他医生的摩擦不止这些，而最后一根稻草跟罗伊·斯旺克医生的"多发性硬化症计划"有关。

麦克杜格尔对斯旺克医生一向尊敬有加，在他得知斯旺克快要退休的消息之后，就跟他联络，提议接手后者的"多发性硬化症计划"，有意把它并入自己在圣赫勒拿医院的健康门诊计划。让麦克杜格尔相当兴奋的是，斯旺克同意这项提议。麦克杜格尔说这项计划很适合圣赫勒拿医院，基于以下四大理由：

- 符合基督复临安息日会的教义，即用饮食治疗疾病。
- 可以帮助急需帮助的病人。
- 可使病患人数增加一倍，有助于推广计划。
- 几乎没有成本。

回想这件事时，麦克杜格尔说："你能想出不做这件事的理由吗？这是显而易见的事！"于是他向部门主管提议。听完他的建议后，主管说她认为院方不想这么做。她说："嗯，我认为目前医院不想引进任何新计划。"麦克杜格尔显得有些错愕，便问对方："请你告诉我反对的理由。医院的意义何在？我们为什么在这里？不就是为了医治病人吗？"

她的回答很妙："没错，你知道我们的确应该如此。但你知道吗，多发性硬化症病人并不讨人喜欢，你自己也说过大部分神经科医生都不喜欢照顾这些病患。"麦克杜格尔简直不敢相信自己听到的话。在这场气氛很紧张的谈话中，他说：

等一下，我是个医生，而这是医院。就我所知，我们的职责是减轻病人的痛苦。这些人之所以是病人，就是因为其他医生不能帮助他们摆脱痛苦，但这并不表示我们就做不到。这里有证据显示我们可以办到，我有一个很有效的疗法，可以帮助需要帮助的病人。我要再度强调，这里是医院。你能向我解释为何我们不想照顾这种病人吗？

他接着又说：

我想要跟院长谈一谈，我希望能向她说明为何我需要引进这项计划，以及为何院方和病患都需要这项计划。我希望你帮我安排和院长会面。

不过，最后证明院长也一样难搞定。麦克杜格尔跟妻子商量了他面临的状况。照理说，他在几周后就要跟医院续约，但他决定中止任期。他与医院平和地结束雇佣关系，而且至今不曾口出恶言。他只说他和医院对于未来的选择不同。他更愿意如此看待圣赫勒拿医院：长达 16 年的家，但它只热衷于药品和利益。

而今，麦克杜格尔在家人的协助之下，将所谓的"生活方式即良药计划"经营得有声有色，并且开始撰写很受欢迎的通讯稿，人们可以免费阅读。除此之外，他常帮以前的病人和新朋友举办团体旅游活动。当博德加湾起风的时候，他也有更多时间可以去玩帆板。他拥有渊博的知识，能力出众，足以造福数百万美国人，而且他从未因任何医疗"不当行为"被同业质疑。但是，医疗机构却不需要他的服务。他一直记着一件事：

患类风湿性关节炎的病人会前来找我看病，他们坐着轮椅，甚至连车钥匙都拧不动。我会给他们治疗。三四周之后，他们回去看自己的家庭医生时，不但能走路，还能握住医生的手使劲摇晃。医生会说："太棒了！"

而这个兴奋的病人则会说："嗯，我想告诉你我做了什么。我去找一位叫麦克杜格尔的医生，并改变了我的饮食习惯，现在我的关节炎好了。"他们的医生听完后只会说："那很好啊！不管你做了什么，继续做就对了。再见。"这是医生的标准答案，不是"天啊！请告诉我你做了什么，让我可以告诉其他病人"，而是"不管你做了什么，你做得很棒"。如果病人开始跟医生说他们改吃素食，医生就会打断他们的话："是吗？很好啊！你真是个坚强的人。谢谢你，再见！"然后迅速将病人送出办公室。这样做非常不好！

埃塞斯廷的报酬

故事回到俄亥俄州。

埃塞斯廷医生在 2000 年 6 月决定不再为病人做手术，而是担任克利夫兰诊所普通外科的预防心脏病学顾问。他继续做研究并探访病人，例如在家中替新的心脏病病患举办三小时的咨询座谈，除了为他们提供研究证据，还会供应对心脏无害的美味餐点。他也在美国国内外做演讲。

2002 年 3 月，埃塞斯廷和妻子安（其祖父创建了克利夫兰诊所）致函克利夫兰诊所所长和心脏科主任。他们在信件的开头说，他们对诊所的声誉和成就，以及对外科手术流程的创新感到多么自豪，但每个人都能认识到，外科手术永远不会成为应对心脏病盛行的最佳答案。埃塞斯廷提议，他能协助预防心脏病学科成立抑制和消除心脏病的饮食计划，这项计划基于他本人的经验，而且可由临床护士和助理医生执行，不过最好还是能由热情的年轻医生来主持这个项目。最后，每位心脏病患都可以选择通过饮食疗法抑制和消除心脏病，不但成本低、无风险，而且让控制权回到病患手中。

你一定会想，这是个治疗病患的大好机会，而且有全美最有名的医生在帮助你，院方应该会欣然接受。然而，即使像埃塞斯廷这样一位在克利夫兰诊所工作数十年的明星医生——其心脏研究比院内任何一项研究都成功——在殷切提出帮助更多病患的计划后，不管是所长还是心脏科主任都不在意他写的信。他们没回电，也没回信，完全把他的提议抛在脑后。

7周过去了，最后埃塞斯廷终于拿起电话，打给心脏科主任和所长，但没人接听。打了7次电话后，院长终于接电话了，他先称赞埃塞斯廷这些年的研究，而且对于研究结果似乎感到兴奋，但他的想法却与埃塞斯廷背道而驰。所长显然知道埃塞斯廷打电话来的目的，他告诉埃塞斯廷是心脏科主任不想这么做的——其实这是所长在推卸责任，因为他如果真的想做，根本不用管心脏科主任想不想做。于是，埃塞斯廷致电心脏科主任，而那个人的态度生硬且粗鲁，直接就说他没兴趣。

埃塞斯廷再也没有跟这些医生说过话，但他仍然希望随着越来越多的研究支持他的说法，他们的想法能够改变。与此同时，诊所内的许多人仍然对埃塞斯廷的研究感到兴奋，他们希望他的计划能够广泛实施，但是众人之力却没有成功，而目前诊所内关于预防心脏病的计划依旧是一场灾难。

> 他们照常吃肉、摄取乳制品，也没定下任何降胆固醇目标，一切都很不明确。预防心脏病学科的人能够减缓心脏病发展，他们为此感到相当自豪——因为拜老天所赐，心脏病并非癌症！

现在，情况开始变得有趣，克利夫兰诊所的许多心脏病"大亨"自己跑去找埃塞斯廷医生咨询饮食疗法。他们知道埃塞斯廷的方法有用，而且想靠自己的力量找出治疗之道，而这点可能会发展成相当有趣的另类危机。

> 我已在诊所内治疗过许多患有心脏病的资深主治医生和资深医院受托人。其中一名受托人知道我们在诊所内所经历的阻碍，他说："若埃塞斯廷在克利夫兰诊所执行的抑制和消除心脏病疗法传了出去，而且大家又知

道他治好了资深医生和受托人，却不能用来治疗普罗大众，那我们可能就要等着吃官司了。"

当时，埃塞斯廷在妻子的协助之下，继续在家开设咨询座谈，因为他奉献大半生心血的诊所并不想要推行能与药物和手术抗衡的饮食疗法。在过去的这个夏天，埃塞斯廷花了比往年都多的时间，待在纽约北部农场整理干草。他喜欢自在的生活，也很乐意在诊所的协助下继续帮助病患恢复健康，但是，诊所却不让他这么做。

我觉得，这简直就是犯罪！大众需要帮助，去找医生和医院帮忙，但他们故意不提供我们最理想的医疗方式，不但不维持我们的健康、治好我们的疾病，还要我们花数万美元的医疗费。这是道德层面上不可原谅的行为。

埃塞斯廷后来对这种情况做出总结：

> 克利夫兰诊所正在注射干细胞，想要培育新的心脏血管。以这样的方式来阻止心脏病，难道会更容易吗？这样做很可怕，不是吗？这样一来，只会让我们更加不敢相信，我们在被一群不肯相信明显事实的人牵着鼻子走。

在埃塞斯廷和麦克杜格尔以营养方式治疗病人取得显著成功后，两人已经被列入医疗体系的拒绝往来户。根据两人的说法，你可以关注一下财务方面：圣赫勒拿医院和克利夫兰诊所各有 80% 和 65% 的收入来自手术治疗。然而原因不只是钱，也有可能是精神威胁，比如病人（而非医生）应该掌握控制权，食物之类的简单东西比药物和高科技手术还有效，医学院的营养教育普遍不足，以及医药行业的强大影响。

不管原因为何，有一点很清楚的是，美国医学界不能保护我们的健康。麦克杜格尔医生伸出手臂，手心朝上，耸了耸肩膀说："这无法让人理解。"

从第一版至今

（托马斯·M. 坎贝尔二世）

与父亲合作《救命饮食》第一版之后，我对营养与健康有了新的热忱，并下定决心攻读医学学位。我和父亲密切合作写这本书的 4 年，有点儿像是在做营养文献评论与信息方面的实习工作。我花许多时间看了数千篇文章摘要、读过数百本营养科学刊物，也与过去 50 年来顶尖的营养生化学家一起讨论、争论和学习。

我知道"天然蔬食"在预防与逆转某些较常见的慢性病上的影响力可能有多强大，我也很清楚，我所接受的医学教育在饮食和生活方式的知识的传授上缺失太多。

本书第一版问世后，营养教育在医学院中所占的分量仍少得可怜。2010 年公布的调查结果显示，医学院学生在 4 年的学习期间，平均花在营养教育方面的时间总共约 20 小时，几乎不值一提。[34] 我自己受过的训练印证了营养被忽视的事实。即使是这 20 个小时，学习重点也几乎完全放在生物化学和代谢上，而且与利用营养预防和治疗医生每天所应对的疾病几乎无关。

但我相信，本书第一版发行后，企业与医学教育之间的直销关系已经有所改善。21 世纪头十年的中晚期，我在医学院求学，当时实习医院里的午餐有时候是由药厂业务代表提供的，那些人后来也能跟我们一起上课，并且跟我们分享他们产品的促销材料。我的感觉是，这种直销手法在过去 10 年里已经大幅减少，至少在学术性的医学中心如此。身为一位住院医生，之后成为有证书并在一家学术性大型医学中心服务的家庭医生，在我所接受的训练中，我并未收受任何企业的馈赠（免费午餐、笔、药物样品等）。这就是罗切斯特大学里的学生、住院医生和执业医生的真实情况。

罗切斯特大学医学中心用严格的政策规范药厂、仪器公司与医生之间的关系。企业继续在医学研究上扮演重要的角色，而这种核心关系已经在树立我们如何鉴定与治疗疾病的规范上产生了深远的影响，并将持续保持。但是，在越来越多的学术性医学中心，企业不再有直接的渠道将其产品销售给实习医生与执业医生。

我已经做好准备去面对教育理念中没有营养概念的可怕隔阂，但却没有完全准备好接受由个人承担后果的事实。无数民众正在遭受因营养不良而导致或严重恶化的疾病与痛苦，他们通常会与十几个健康专业人员产生互动。毫无疑问，那些专业人员大部分都恪尽职守、通情达理、充满爱心、亲切友好，但病人们从未被告知营养在预防及逆转疾病上的作用。这些正是凸显我们医疗体系有时会运作不良的证据。

不过，《救命饮食》初版发行后，我们有充足的理由保持希望与乐观。克利夫兰诊所健康研究所现在提供一个 6 小时的团体咨询讨论会，埃塞斯廷医生会出席。蒙特菲奥雷医院也提供类似的服务。继续医学教育的蔬食营养研讨会每年都会吸引好几百名保健从业人员共襄盛举。缅因州医疗中心的一项预防性医学训练计划将纳入蔬食营养训练。全美最大的保健体系之一——凯撒医疗集团在自家发行的刊物中发表了一篇研究报告，指出医生应该向所有的病人推荐蔬食饮食。其他的医院体系——从佛罗里达州李县到得克萨斯州米德兰市——随着各种私人医疗业务的发展壮大（如伯纳德医疗中心），都陆续将蔬食营养并入其病患医疗计划中（接受我哥哥尼尔森·坎贝尔的公司——纯植物饮食健康中心的协助）。成千上万的百姓和数百名医疗保健从业人员都可通过柯林·坎贝尔营养研究中心获得蔬食营养的教育，这个中心与康奈尔大学的网络课程合作开设认证课程。

我太太埃琳是我工作的机构里基础医疗网的一分子，她是经权威认证的预防医学医生，我们在经费赞助下开展了一个小型计划（罗切斯特大学医学中心营养医学计划），提供蔬食营养给对预防或逆转疾病有兴趣的病人做替代性选择。我们很荣幸能在美国一家学术性医学中心提供关于蔬食营养最全面的课程。我们的服务涵盖个人咨询、社区教育及各种团体病患的疗程，包括来自全美各地的人士都可以参加的沉浸式加强训练疗程。此外，有一小群实习医生跟着我们学习可临床应用的蔬食营养疗法，并且有机会做更深入的蔬食营养研究。值得注意的是，这完全是在罗切斯特大学所辖的一个大型学术性医学中心的保护伞下进行的，这证明了人们对以蔬食营养预防和治疗疾病的兴趣和支持日益高涨。

但我们仍面临艰巨的任务。人类是强烈的社会性动物，目前摄取"天然蔬食"的人只是总人口中的少数。我相信我们的许多行为选择在潜意识上都是服从社会规范的，而且许多人（包括病人与医疗提供者）仍对尝试蔬食饮食缺乏兴趣。医学院里的营养训练很遗憾地仍然未包括蔬食营养，而我们的医疗规范把药丸与传统程序视为常见疾病仅有的合法治疗方式。虽然企业对医疗提供者的直接营销也许没那么积极了，但仪器公司与药企仍持续通过提供研究资金的方式——等于有助于那些形成重要医疗指导方针的研究学者和教育人员的事业发展——努力塑造医疗规范。只要有这样的状况存在，营养教育和行为改变就不会被认真地看作可能具有强大功效的疗法。

但也许最困难的地方是，保险理赔并不会帮病人支付最全面的营养疗程费用。对一个没有医疗保险的病人来说，2015 年在美国做冠状动脉搭桥手术，费用约为 15 万美元，而且地点不同，金额差异也极

大 [35]——有些医院要价超过 40 万美元。有医疗保险的人能轻易地获得这项服务，即使金额庞大（但保险公司可能会想办法协议支付比医院的要价少得多的价钱），却几乎没有什么令人满意的机制，可以让那些参与团体营养疗程（由医生主持）的大多数病人获得保险理赔，以充分支付只占这笔费用极少部分的钱。这是以营养为医疗方法最基本的障碍。除非能够改变这一点，否则要求医疗体系改革的运动的作用将非常有限。这种改革会告诉病患，饮食与生活方式在美国是造成死亡与失能的首要原因，唯有改变才能帮助他们过上更健康的生活。

常令医生产生倦怠的原因之一是，他们感觉自己所做的事情并未像自己希望的那样对病人有所帮助，这等于失去了工作的意义。我常常看到病人和他们的医疗提供者用药物和传统治疗方案，以顽强的精神与不幸的疾病搏斗，同时却忽略饮食和生活方式在致病原因或加重病情上扮演的角色。对于试图对抗慢性疾病的医疗体系而言，这是无可避免的挫折，但同时医疗工作者也在不知情的状况下未善用最厉害的武器：饮食与生活方式的改变。调查研究也支持了这一点：美国有超过 50% 的医生被倦怠感包围。[36] 我相信，那是某种在当前的医疗标准下日益恶化的东西，因为他们看到了自己的工作在许多案例中都无法产生重大效益。

目前的医疗情况无法再支撑很久了，也无法满足医患双方的需求。虽然不得不面对这些挑战，但也由于这些挑战，许多人正在寻找更先进的医疗方法，以产生我在前文提过的创新的行为改变和疗程。鉴于发生在全美各地的正面改变范例，我相信医学将来的发展方向是，告知病患选择正确的生活方式，来真实地帮助人们过上更健康的生活——尽管现在仍有许多障碍需要克服。这项运动终究会获得更多回响，这是《救命饮食》第一版在约 10 年前出版后的重大改变。

曾经有位母亲得知她 11 岁的孩子的胆固醇检测结果显示，不需要终身服用他汀类药物，只要遵循健康的蔬食饮食就好后，在我的诊疗室里喜极而泣。我很高兴患者能借着享受全新的美味早餐、午餐和晚餐，而获得惊人的健康益处，并因此摆脱传统的治疗方法。我们团体疗程中的病人说，他们从此"改变了人生"，并很感激有这样维持和重拾健康的替代性选择。罗切斯特大学医学中心的宣传词是"医学的最高境界"。我们到目前为止所听过最暖心的恭维是，我们在某个大型医学研究中心竭心尽力地拟定一项蔬食疗程后，有位参加其中一项为时 8 周的团体生活方式疗程的患者在疗程结束时说："这是……这是医学的最高境界。"

第 18 章

失去自由的学术界

学术界是我最了解的社会圈子。当我在为《救命饮食》第二版写这一章时，有六年零两天的时间，它都是我的职业生涯之家。在第一版中，除了对科学的黑暗面有些批评，我们并未讨论，学术界以机构的形式存在，与本书要传达的信息会有怎样的关联。

在第一版中，我们对于企业、政府和医疗行业如何制造令人困惑及误导性的饮食和健康信息有些许讨论，但那些讨论大多着重于研究的设计方法，以及资料被这些部门诠释后所招致的冲突。那些讨论并未深入我们的基本假定，也未深入对营养、健康、医疗业的定义及科学本身的原则。这些概念后来在《救命饮食2》中被更充分地讨论。但就算在那本书中，我们也忽略了学术机构扮演的角色。

人们很容易将健康和营养方面的困惑归咎于上述机构。因为我们已经看到，业界各自扮演了不同的角色。然而，我却不想为此责怪企业界，因为我了解（即使我无法苟同）其主要目的：制造好卖的产品和服务。股东利益、工作和盈利等都很重要，否则这就不叫生意了。遗憾的是，在为了自身利益解读科学时，那些公司的行为往往极不负责。

我也不想把责任推给医生和行政官员，因为他们大多相信呈现在他们眼前的被高度简化的科学证据。医疗执业者同样身受营养训练不足之苦（几乎缺乏训练），尤其考虑到营养是一门整体科学，有自己的一套原理和标准时。当一个人所受的训练被高度简化时，他就很难掌握整体主义范式并将其作为了解营养的基础。

我们或许还应该责怪这里没提到的一些机构，譬如媒体，它们负责传播这种信息。但在太多的情况下，媒体所传播的是制造信息者告知它们的信息。大多数记者并不具备能证实所得信息可靠性所需的教育背景（而且他们背负着平衡各方面报道的压力），所以他们有极大的风险会选择一些不够资格的人呈现相反的"事实"，而"事实"的另一面才有价值。还有，在企业中，出版新闻刊物的公司特别蒙受广告客户的恩惠，也有影响它们存续的其他外在利益，因此同样背负着某种义务。

在政府部门的问题上，我的经验是，虽然与人类健康研究相关的大多数政府人事部门已尽力提供可靠的事实给社会大众，但他们将一些事实在法规和公共政策方面做的解读难免流于主观，而且在解读评估科学证据的字里行间，外界公司的利益才能发挥其影响力。我见识过企业和政府部门之间的交互作用，最后形成的力量在许多方面影响重大，所以，平心而论，政府与企业现在在行动上根本已经合而为一，成为一个巨型机构。

这些单位中的每一个——企业、医疗业、媒体、政府——都有各自的特定利益与责任，但它们会有重叠部分。虽然我曾经想问，哪一个单位最该为大众对饮食和健康问题的困惑负责，这样的提问合乎情理，但我现在明白，评判谁最该负责其实没什么意义。每一个单位或多或少依靠的是别人所提供的同样的基本信息，每一个单位都会利用这些信息最大化地帮助自己。

那么，谁有责任创造这样的知识，并且决定它的合理性？不管怎么说，学术界是责无旁贷的。

学术界对社会的冲击已穿越象牙塔，全面涉及知识分子、社会人士和社会组织结构。暂且抛开教育部分不谈，2016 年秋，有 2 100 万大学生[1]正在执行或管理美国保健科学中大部分的基础研究。光是 NIH 一年在医学研究上就拨了 300 亿美元给"超过 2 500 所大学、医学院和每个州及全球其他机构的 30 万名研究人员"。[2]

在谈到学术界时,我们指的不只是制造这种信息的大学校园。大量的学术研究也发生在学术机构之外,而且这些活动深受主事者的学术声誉及其在学术界中持续的"学术地位"与可信度的影响。这些活动中最卓越的,是有助于制定公共卫生政策,开展计划和服务,通常由专家组成的委员会规划。

在管理大范围的农业延伸活动里,学术界也扮演着领导者的角色。通过一项已有百年历史的政府计划,各大专院校执行"扩大合作"的延伸计划,根据美国农业部的说法,这是"把以证据为基础的科学和现代技术,向农民、消费者和家庭推广"。[3]

换言之,学术界在社会中最适合(至少在理论层面如此)汇集这类会影响我们对饮食和健康基本想法的信息。但这只会在一种情况下发生,那就是学术界要保障其专业人才尽其所长所需的自由,并且保障这些概念能定期不受污染地暴露在大众和专业人士的监督之下。学术界应该通过初始研究来拓展知识的领域,然后将信息分享给同侪与各种公共团体:课堂上的学生、独立研究的学生及社会大众。如果一个社会无法为正当的研究和论述提供实现的场地,保障其存在的环境,那么这个社会就不是自由的。

在我看来,遗憾的是,学术界远未达到这个标准。

学术自由面临的挑战:以康奈尔大学为例

学术界对任何渴望自由与进步的社会的重要性,再怎么强调也不为过。但为了真正有益于社会,学者们必须能自由地思考、调查,并且在充满正直与诚实的环境中分享想法。遗憾的是,我所看到的学术界一旦获得补助,就成了自由言论下被持续侵蚀的受害者。

我的整个职业生涯差不多是在学校里度过的:在麻省理工学院 3 年,在弗吉尼亚理工大学 10 年，以及在康奈尔大学 40 年（包括 4 年的研究生时代和 16 年的荣誉教授），还有一年在牛津大学以及我们在马里兰州贝塞斯达市总部进行学术休假。

我在康奈尔大学获得博士学位 14 年后，于 1975 年受聘于母校康奈尔大学，仅 40 岁就成为终身教授。我任职的是营养科学院，虽然是新扩张和重新命名的院系，但它是美国长久以来排名第一的营养科学院。

我也受邀成为另外两个研究所的成员（生化领域与国际农业领域），并在这两个学科中主持研究生的研究讨论。后来我与研究同人共同创立了毒理学这个新的研究领域，所以，我总共在 4 个不同的研究领域做研究并担任导师。

在康奈尔大学时，我的研究团队接待过来自 6 个国家（日本、英国、法国、中国、加拿大和尼日利亚）共 25 位访问教授和学者，每个人都在我的实验室里参与为期约 1 年的研究（我深深感激他们所有人，没有他们的参与，我就不会写出本书及《救命饮食 2》）。在这些年轻人中，有许多人继续在科学界开展杰出的工作。多年以来，我的研究团队是整个营养科学院规模最庞大、资金最充足且发表最多研究报告的团队。

在康奈尔大学的漫长职业生涯也让我在学校以外收获颇丰。康奈尔大学的名声无疑为我开启了好几扇门，包括 20 年来令我保持忙碌状态、成为好几个受到高度认同的专家小组的一员并做出了一点儿贡献，这些专家小组负责研究或为美国和国际饮食与卫生制定政策。这些活动通常为社会或世界形成至关重要的愿景提供了广泛的经验和视角。

总之，学术界给予我的就像它给予其他人的一样，是在职业生涯发展上的超丰富的机会。除非我们这些学者的研究太接近备受重视且根深蒂固的信念与常规的边缘，否则我们可以在课堂上创造并与学生分享自己对知识的看法，我们可以选择自己的同事，而且我们可以想象并测试自己研究的疑难之处——假设我们能够应付资金问题。我们有足够的空间去创造属于我们的现实。

然而，我见识了当一个学者的研究如果严重挑战（确切地说，是公然挑战）既存的信念和常规时，结果会是什么。

1990 年之前，在康奈尔大学传播系的协助下，我的研究团队发表了诸多研究成果，往往成为媒体的专栏报道。但在 1990 年，我们在中国的研究项目为我们的研究增加了极有价值的新维度，引起了美国国内外的注意。该项目的主线故事出现在《今日美国》《纽约时报》《星期六晚邮报》，以及其他大众媒体上。这个研究项目是中美两国首次开展联合研究，大量的新闻报道此项目无疑是首次合作因素加持的关系。

来自中国的大量新资料让我产生了莫大的兴趣。实验室与人类研究发现的结合揭露了一个真相，这个真相有极大的潜力，可以从根本上重新塑造我们对营养的看法。从那个时候起，各个事件开始从许多不同的方向扩展：康奈尔大学教授在"蔬食营养"上试水的大学课程（直到该课程被移至在线教学系统）；本书于 2005 年发行；包括我们的研究在内，相关录像节目或纪录片至少有 15 部；越来越多的人请我做演讲，场次多到我无法承受。就这样，一场关于蔬食营养的"运动"逐渐浮现。

假如要我选择作为转折点的事件，我觉得应该是 1990 年《纽约时报》在科学版中报道了我们在中国的研究成果。它照亮了一条新的道路，让我在学术上所追寻的成果为大众所知。其后的几年，我渐渐获得一个机会，重新思考营养、健康和科学本身的意义，虽然我并不想评价这些新意义到底背离传统科学多远。我在早年经历过挑战传统教条的艰难，这一点在本书中已提及，但是这些在 20 世纪 90 年代初的新进展开始面临新的考验。

由于所有的事件都是尚未公开的，所以康奈尔大学的某些行政官员表示感兴趣，但并不是我希望的那种兴趣，它们也许更像某种程度的好奇，而非有建设性的兴趣。我开始感到有一股联合的力量，不仅要阻止我的研究让大众知道，也不让校园里的其他人知道，包括学生。

大约在同时，康奈尔大学营养科学院院长卡特贝托·加尔萨博士也在担任达能集团的副总裁，那是一家影响力强大的多国食品及乳制品公司。1995 年，他也成为美国农业部膳食指南委员会（美国政府食物金字塔的资料来源）的主席。在他的任期内，他和他的委员会因隐瞒有关他们与乳制品企业利益冲突的信息而被成功起诉。该委员会里 11 个成员中有 6 个与企业存在隐蔽的财务关系。那宗诉讼还揭露，加尔萨未申报超出需申报金额的个人津贴。[4]

在此期间，我在我们学院里设立了一门课程，名为"蔬食营养"，我不太喜欢这个名称，但院长觉得合适。我更有兴趣的是挑战营养科学的某些常规。它虽然是选修课，但很快就大受欢迎。

然而，当我教了 6 年课后选择学术休假一年（由于本书第一版的问世而到校外做一些演讲）时，院长在没有跟我商量的情况下直接取消了我的课，然后他就前往波士顿大学担任教务长了。校报的一位编辑告诉我，有 3 000~5 000 名学生联合签署请愿书，要求恢复那门课，但尽管我通过各种渠道将诉求传达给校长（他本身是名素食者），那门课仍逃不过被取消的命运。

那门课程开设的最后一年，是由学校的另一院系主办的。那时我便试验一种教学模式，让美国其他地方的学生也能上那门课，然后把他们的学分从康奈尔大学转到他们自己的学校。不过，这种尝试也碰了钉子。加尔萨的继任者、遗传学家帕特里克·斯托弗写信给负责该课程的学院院长，说他的学院无法赞助该课程继续进行，因为营养科学院不再认同这种做法，这根本就是胡扯！学校监察员与教务长都为我说情，并建议我向我们学院最初批准该课程的委员会再次寻求认可。但斯托弗否决了那个主意，并写信给委员会说，如果他们重新批准该课程，他还是会阻挡开课的。

另外值得一提的是，加尔萨对学术自由观念设置的阻碍不只发生于康奈尔大学。离开我们学校转到波士顿大学后，他否决了 88% 的教师要求建立教师代表会的请求，这是他下台前不久发生的事。

斯托弗利用取消课程的方式（通过他的一位职员完成）继续他对我研究的无理干预，比如仅剩 3 天就上课了，他却取消了访问讲座所用教室的预约，那是小卡德维尔·埃塞斯廷博士和我共同进行的一场演讲所需的教室（在原本安排好要上课的期间，那间教室仍是空的）。当我请求职员的协助，想寻找另一间可用的讲堂时，我被告知："坎贝尔博士，你在这所学校里绝对找不出另一间可上课的教室！"

我还从一位同人口中得知，我们规模庞大又颇具影响力的传媒学院即将退休的院长，受到学校一位高管的指示，要他的职员不能再对我"有所着墨"。我在康奈尔大学的这些年，一直是学校传播服务的受惠者（美国新闻发布，在康奈尔大学的出版物中发表文章），曾受到这个学院的追踪报道，有200多个州级与国家级的媒体报道我们的研究。不管我同事的话有多可靠，那个学院确实终结了校外媒体与我们研究的联系。因此，接下来是长达3年的静默无闻。

回头说我的营养课被取消的时候，院长最后建议的"解决方案"是把该课程放到康奈尔大学当时新推出的在线教学系统上，而那个系统在当时仅是勉强维持的状态。虽然感觉像是棒球球员从大联盟被降到小联盟，但我仍愿意尝试。我开始成立一个非营利机构，来资助我几位研究生的研究，再加上那些曾协助我把课程放到在线系统上（这在当时并非易事）、充满进取心的毕业生的帮忙——尤其是赞助者梅根·莫菲出资雇用职员来运作这个非营利机构——我们终于组织并开展了在线课程。到2014年，那门课程（现在是颁发结业证书的合格课程，并为医生提供30个一类继续教育学分）在康奈尔大学约100种在线课程中，排名第一。得知我们成功之后，康奈尔大学传媒办公室的一位资深撰稿人在《康奈尔大学报》（康奈尔大学的主要新闻来源）中写了一篇关于该课程的文章。

那篇文章的作者当时已在康奈尔大学工作了32年，预计在那年10月退休。多年前，她受聘于康奈尔大学之后的第一篇文章就是关于我在1982年与他人共同写作的美国国家科学院之"膳食、营养与癌症报告"[5]，以及因该报告而形成的罕见的美国国家政策。由此看来，她的写作生涯从我的研究开始，也以我的研究结束，是再适合不过的了。

当有人把那份新闻稿分享给康奈尔大学的校长时，他转而与一些行政官员分享，包括农业与生命科学学院院长、营养科学院院长，以及人类生态学院院长，而他们拒绝刊登。根据那名记者的描述，他们那么做是因为他们不愿为我的观点背书。《康奈尔大学报》的职员反对那样的封锁，理由是违反学术自由，并提供一个机会让他们在这篇文章旁边发表对这则信息的阐释，但这也被否决了。

顺便一提，当那名《康奈尔大学报》记者为了文章初次与我见面时，我曾提醒她，她所在的部门在 3 年前禁止对我的研究"有所着墨"，但她向我保证，那条禁令不再有效，因为那个主任最近退休了。然而，自从我们进行第一次访谈后，情况显然发生了变化。管理高层有人已经下达命令，谁坐在主任的位子上都没用。

我真的很不喜欢与读者分享大学的"丑闻"，尤其这所学校是我曾经那么尊敬，也是拥有无数优异学者和老师的地方。我会毫不犹豫地建议学生就读康奈尔大学，但对我很重要的是，我应该充分分享这项信息，向大家证明学术界拥有多大的力量根据它的喜好来修正科学的结果，并摒弃它不喜欢的科学信息。这则故事虽然是我的经验，但焦点并非我个人，无论对我有利还是不利。这只是我最熟悉的一个版本，它已在其他地方一再上演，并造成严重的社会后果。

学术自由继续腐化

我期盼这些故事发生之后，能出现一个有希望的未来，但最近的趋势却是在鼓舞败坏学术自由的风气，而且每况愈下。我们大学里非终身制讲师和研究学者越来越多，他们的工作很容易受到雇主意向的影响和控制。事实上，他们是执行雇主宣传计划的委托人。当他们的看法和发现与没担当的当权者冲突时，没有终身职位保障的他们随时可能被解雇。在 1980 年，68% 的学者拥有终身职位或长期聘用职位 [6]，但现在仅有 32%[7]。也就是说，非终身职位的人占了 68%。当时的美国大学教授联合会建议，教职员中非终身职位学者的占比不应该超过 15%。[8]

控制这些非终身职位与终身职位工作的官僚体系，也对公司利益越来越感兴趣，因为公司组织能为学术机构提供越来越多的经费。1965 年，我在弗吉尼亚理工大学担任我的第一份教职时，该学院的科学研究和发展资金不足 40%，但到 2006 年，数字已提升到 65%。[9]

我太清楚终身职位所能给予的保护。当我在 1975 年刚回到康奈尔大学担任终身职位的专职教授时，我受邀加入其他两个同事在州内的巡讲学，那是由我们农学院院长所主导的教学计划。当时，基于自己的研究发现，我已开始质疑对动物蛋白的摄取，而这促使纽约州鸡蛋委员会（一个由企业拥护的团体）写信来逼促校长和院长开除我。那位院长虽然非常热衷于支持家畜企业，却很有个性，他回复说，他不能也不会这样做。我的终身职位是有效力的，而且会持续下去（至少在原则上如此），直到现在。尽管我的研究令我与由公司利益支持的传统职务越来越冲突，但我仍保有我的职位与说出（我所相信的）真相的能力。在享有终身职位优势的教职员比例继续下降的同时，一些教职员为了个人收益而接受公司顾问职位，将自己的灵魂出卖给最高的出价者，这催化了更进一步的腐化。很遗憾，在这个体系里，得到最多媒体关注的正是身处科学界且是大学权威的这些人，特别是当他们得到合作公司的宣传与支持时。

永不放弃的追寻

美国大学协会的理事会[10]对学术行为与自由的指引，很明显并应该得到大多数人遵行：

> 学生确实有权听取和审查多元意见……学者有追求自己想法的自由，无论想法多么不同，都不受政治、宗教或其他教条的约束。……学院要担保，没有选择自由的提案不能成立，没有任何计划能够妄自宣称拥有唯一的真理（他们最清楚管理者所宣称的是什么）。

学术自由要受到社会的保护，教师和学生才能运用这样的自由来促进多数人的利益。

但是，当研究机构受惠于企业赞助商时，这些高尚的理想都变成了童话故事。

我坚信，绝大多数学者是诚实正直的，而且具有社会意识，他们愿意参与真诚的讨论。然而，学术界的许多人未能意识到，我们其实是生活在知识分子的象牙塔里，通常没有察觉（甚至未意识到）加诸我们言论和研究方向的限制。我们有太多人的研究都局限在饮食、健康和医疗等狭隘的主题上，却从不去了解那些限制，因为在一个科学简化主义的环境中做研究，会有无数已聚焦的想法可用，但那些想法都不会挑战世人所重视的规章和习俗的界限。

同样地，在寻找外来研究资金时，这也会提醒我们不要太偏离传统边界，只因为怕无法找到晋升和获得终身职位所需的研究资金，而"不发表就完蛋"的想法普遍存在。我曾是教职审查委员会的一员，目睹优秀又有前途的年轻学者被解聘，因为他们无法获取研究资金以继续追求他们的兴趣。从许多方面来说，我们的体制倾向于保持现状。

学术界变了。我现在坚信，学术界比企业、政府和医疗保健部门更应受到责备，因为它让大众对健康信息产生疑惑，观念发生扭曲，其影响力比其他部门都大。然而，极重要的一点是，这不是绝大多数研究学者和老师的错，而是少数学者的问题，无论人数有多么少，那些人很乐意出于自利而服从公司利益。假如他们获得一份行政职位，那个职位就能让他们拥有更多手段和更大的影响力。随着学术自由的消失，有能力在知识层面提出相反意见的人也就越来越少。

为了说明我对学术界与公司利益纠葛太深的忧虑，以下可以看几张胜过文字说明的照片。图 18.1 左边的照片是康奈尔大学 Stocking Hall 大楼，也就是位于农学院院区的乳制品科学大楼。这栋大楼里有我的研究生办公室，里头有我的办公桌，那张书桌原属于过世的教授，即康奈尔大学第一位诺贝尔奖获得者詹姆斯·萨姆纳。那张书桌现在放在学校的博物馆里，上头很公允地标注着他的名字，而不是我的。

几年前，大楼大幅翻修，估计花了 1.05 亿美元。这意味着大楼内部（包括我的办公室）被拆掉，从里到外变成了一栋非常震撼、非常现代化的建筑，如图 18.1 右图所示。大楼面对道路的那一侧都是玻璃窗，这样人们能看到里头一些用来制造乳制品的很棒的机器。

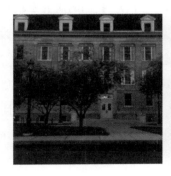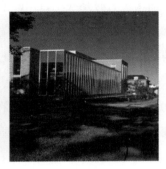

图 18.1　康奈尔大学 Stocking Hall 大数翻修前后

就在这座新的"奶牛城堡"入口的外头，有一座 15~20 英尺高的奶瓶"纪念碑"，如图 18.2 左图所示。好一个杰作！大楼里有走道通往富丽堂皇的百事礼堂，如图 18.2 右图所示，它取代了从前我上过好几堂课的旧礼堂。

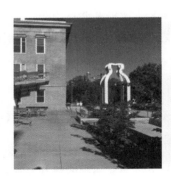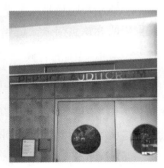

图 18.2　大楼内外一些设计

我很清楚，我在本章对于曾经是我职业生涯之家（我待在康奈尔大学的时间也许比任何人都长）的学校一直很严苛。我也知道，康奈尔大学给过我无数良机去做许多互利的工作，尤其包括与许多杰出的学生、老师和行政官员共事的机会，这些人是我极乐意称为同事与朋友的人。

同时，我也了解到，对我们的做法与想法发挥控制力的制度与规章往往具有微妙但强大的力量。我所选择的研究与教学之路，引领我跨越已筑在我们集体意识中的藩篱（有时是在不自知的情况之下）。我们的研究发现，对于动物蛋白至高无上的地位、以简化主义的偏见为基础的生物医疗研究、假定不可逆的癌症、药物发展基础的关键性结构概念、营养补充剂的不充分性、癌症的化学致癌因素……来说，都是一项挑战。我别无选择，因为它就在那里，就在界线的另一边，我看到了一个新世界。在那里，我结识了许多理解且珍视这项信息的新朋友与新同事。现在，我只能期盼，总有一天，会有更多的同事说："多告诉我一些。"

我长达 35 年的研究花的都是纳税人的钱，其中至少有 90% 来自 NIH，而我是在同行评议的严格审查基础上竞争出线的（其他大多是我的薪水，以及由美国国务院为我提供的在菲律宾工作 6 年的所得）。将我的研究资金限制在公共部门，是我在职业生涯之初的打算，因为我不想使用自利且向钱看齐的组织机构的经费。我对公共部门资助的经费充满感激之情。

我并未带着任何预设的议程——非意识形态的、非公司派的——开启我的研究之旅，我只想研究饮食与人类健康之间有怎样的联系，而且使用的是公共部门中立的资金。在我很小的时候，父亲告诫过我："做人要诚实，诚实最重要。"他的话一直是我的护身盾牌，无论这条道路变得多艰险莫测。连一开始似乎令人难以置信的研究发现也不例外，这类发现不是被确认，就是被驳斥，但不能被忽略。这就是我所知道的对科学的最佳阐释。

我已拥有职业生涯该有的一切：职位、声望、大量的研究资金、生源、学院间的研究交流、康奈尔大学一些大人物的真诚支持、完善的设备、许多个人奖项等。得到这么多的我天真地以为自己对无能的二三流管理暴君有相当强的免疫力。但坦白说，我的道路已变得比我想象中的更艰险困难。然而，无论在什么样的道路上，追寻真理看来都不是背负公司利益的管理者计划中的一部分。

这些年来，我知道有一些老师和学生想追求他们看到的真相，但他们无力抵抗管理者的不当行为，因为他们没有足够的资历来捍卫自己。这些受害者都是真诚、能干的人，还有超乎寻常的个人荣誉感。我有资历保护自己，但那些受害者没有。所以，以他们和其他默默无闻者之名，我将顽强地追求我立志要做的事，以及其他人无法做到的事。现在，我最大的兴趣变成了促进学术自由。

长期担任肯塔基州议会代表的汤姆·赖纳在影片《纯植物饮食国度》中说得最好："真相是顽固的家伙，它永远不会消失。"

第 19 章

历史重演

1985 年，我利用学术休假到英国牛津，因此有机会在知名的医学史图书馆研读有关饮食和疾病的历史资料。我从知名的牛津大学博多利图书馆，以及位于伦敦的皇家外科医学院图书馆和帝国癌症研究基金会图书馆收集研究资料。在这些殿堂里，我兴奋地发现，150 多年前，就有一些作者就饮食和癌症（及其他疾病）的议题写了极有说服力的作品。

其中一位就是乔治·马西尔文（George Macilwain），他写了 14 本关于医药与健康的书。马西尔文在北爱尔兰出生长大，于 19 世纪初搬到伦敦，成为知名的外科医生。他还是皇家外科医学院的成员及荣誉会员。他发现"油脂、脂肪和酒精"是致癌主因之后，在 40 岁成为素食主义者。[1]他也将"疾病本质论"发扬光大，该理论主要涉及癌症的成因及其治疗。

"疾病本质论"认为：疾病不是某个器官、细胞或是某项反应出错的结果，也非某一个外部因素独立作用的结果，而是身体多个系统不正常的结果。当时与此理论相左的是"疾病局部论"，它认为疾病是由外部因素作用于身体特定部位所致的。当时，主张食疗和主张手术及药物这两个派别就已展开激烈争辩：拥护"疾病局部论"者认为疾病是由局部引起的，可借由局部切除或用离析的化学物质在局部治疗；支持饮食和生活方式疗法的人认为疾病是全身体质特征引起的症状。

让我印象深刻的是，这些旧书中包含的关于饮食和疾病的观点，与 20 世纪 80 年代的健康大战中重新出现的观点相同。在更加深入了解马西尔文后，我才发现他竟然还是我的亲戚，我祖母的娘家姓氏就是马西尔文，而且她家族的其中一支就住在马西尔文的故乡北爱尔兰。此外，她的家族流传着一个故事，说有个马西尔文在 19 世纪初离开爱尔兰的家族农场，在伦敦成为一位有名的医生。我的父亲也来自北爱尔兰，他在我小时候就提过一位"乔治叔叔"，但我从来不知道他是谁。

两年前，我太太凯伦与我到英国和爱尔兰游历，想进一步了解我和马西尔文的关系。我们得知他成年后在英国住了大半辈子，死后葬在英国梅辛。遗憾的是，我们无法找到他的死亡证明。我们在前往梅辛的墓园时发现，1900 年以前过世的人多以软墓石做墓碑，墓碑上的文字大部分都被磨蚀，而马西尔文死于 1883 年。通过这一点和进一步的族谱研究，我几乎可以确定，乔治·马西尔文不是我曾祖父的叔叔，就是我曾祖父的父亲。

这一发现成为我一生中很值得纪念的故事，我和马西尔文的人生经历相似，都很清楚饮食对疾病的重要性，最后也都成了素食者。他在 150 多年前提出的一些想法和我的理念十分接近，简直就像从我的嘴里说出去的一样！

本书第一版问世以来，我查询到马西尔文的 11 本书，而且已读过其中许多本。就像当时的许多医学文本一样，图书内容冗长，有时还很难理解。但有一点是肯定的，他在 19 世纪的写作已经构建整体健康的架构——他称之为"本质论"——那与我自己的想法极为契合，因为整体健康是描述营养和医疗实践指导原则应该如何的最佳方法。

我在这些图书馆里研读时，不只发现我的家族历史，还发现数百年甚至数千年来学者们一直在讨论健康的本质。

约 2 500 年前，柏拉图记录下了苏格拉底和格劳孔的对话，他们在对话中讨论古希腊城邦的未来。苏格拉底认为城邦应该一切从简，而且市民的饮食应以大麦和小麦为主，佐以盐巴、橄榄、芝士，配上煮熟的洋葱和卷心菜等乡村菜肴，并以无花果、豌豆、豆荚、烤桃金娘果和山毛榉坚果为点心，搭配适量葡萄酒。[2] 苏格拉底又说："如此一来，他们就能平稳且健康地度日，而且很有可能长命百岁。"

但是，格劳孔却回答这种饮食只适合"给猪吃"，还说市民应该"以文明的方式"生活。他接着说："他们应该斜倚在长椅上……然后吃着现代晚餐式的餐点和点心。"换句话说，市民应该享有吃肉的"乐趣"。

苏格拉底回答："如果你也想要我们仔细思量这个罹患炎症的城市……我们应该也需要替那些想吃牲畜的人准备各式牲口才对，不是吗？"

格劳孔说："当然。"

苏格拉底接着说："那么，照这种饮食方式，我们难道不应该比前述饮食方式需要更多医生吗？"

格劳孔不能否认这点，他说："是的，的确应该。"

苏格拉底继续表示：这个奢华的城市将会缺少土地，因为我们需要额外的土地去饲养可食用的牲畜；土地短缺则会造成市民之间争抢土地，进而产生暴力冲突和战争，于是便需要主持正义的法官。苏格拉底还说道："人们有过放纵，城市里满是患者，法院和手术也将随之变多，难道当名门之士也想在法律界和医疗界争一席之地时，律师和医生不会开始变得趾高气扬吗？"换句话说，在这个充斥疾病的虚华城市，律师和医生会成为标杆。[3]

虽然 2 500 年前，西方史上最伟大的知识分子之一谴责肉类的摄取很了不起，但更惊人的是，几乎没什么人知道这段历史。举例来说，鲜少人知道"西方医学之父"希波克拉底、乔治·马西尔文或美国癌症协会创办人霍夫曼提倡饮食是预防和治疗疾病的主要方法。

为何苏格拉底能如此精准地预测未来？他知道摄取动物性食物不会带来真正的健康和繁荣，反之，因为吃肉而衍生的错误奢华观念只会导致疾病、土地争议，产生律师和医生成为职业首选的文化。这对于当今美国所面临的部分挑战，不啻很好的描述！

为何早在 2 000 多年前，罗马帝国暴君尼禄的导师和顾问塞尼加会如此确信摄取动物性食物将招致麻烦？他写道 [4]：

> 一头牛对于一两英亩的草地感到满意，而一片树林可满足数头大象。人类却可以夺走整片土地和海洋。什么？难道当大自然赋予人类如此微小的身体时，真的还给了我们贪得无厌的胃吗？……胃的奴隶（如古罗马历史学家塞勒斯特所言）要依照低等生物的数字来计算，不是人类，而是死人……你可能会在他们的家门口题字："这些人期盼死亡。"

马西尔文在提及当时的饮食观念无法让人保持健康时，是如何预见未来的呢？直到今天，仍没有任何药物或手术能有效预防、消除，甚至治疗各种慢性疾病。最有效的预防和治疗方式还是通过改变饮食和生活方式——也就是从本质上改变——以达到健康的目的。

我们为何忘了这些历史教训？我们为何不知道古希腊奥林匹克最优秀的运动员必须摄取植物性食物，从不担心吃素会缺少蛋白质？为什么医生几乎不了解营养的真谛，医疗机构拼命诋毁营养，甚至导致服用处方药和到医院看病成了第三大死因？为什么倡导植物性饮食可能危及一个人的职业生涯，而且科学家花更多时间在掌控自然而非尊重自然上？为什么那些因为人类疾病而获利的公司反而来告诉我们怎样才是健康，那些因为我们的食物选择而获利的公司也反过来告诉我们怎么吃才正确？为什么平民百姓辛苦赚来的血汗钱，被政府用来提高医药行业的利润，而且我们对于政府在食品、药物及健康方面的政策总是不信任多于信任呢？为什么美国人的健康观念会变得如此混淆，以至于他们不再关心健康？

全美约有 3 亿人 [5] 患病：

- 82% 的美国成人至少涉及一项罹患心脏病的危险因素。[6]

- 81% 的美国人在一周内会服用至少一种药物。[7]
- 50% 的美国人在一周内会服用至少一种处方药。[8]
- 65% 的美国成人超重。[9]
- 31% 的美国成人肥胖。[10]
- 每三个美国青少年（6~19 岁）中就有一个超重，或是有超重的危机。
- 约有 1.05 亿美国成人的胆固醇惊人地高 [11]（200 毫克 / 分升以上，而一般标准的胆固醇含量则应该在 150 毫克 / 分升以下）。
- 约 5 000 万美国人有高血压。[12]
- 逾 6 300 万美国成人在三个月内，都会出现腰背部酸痛问题（跟血液循环和超重有关，两者皆受饮食影响，而且不运动会造成情况加剧）。[13]
- 逾 3 300 万美国成人在三个月内，都会出现剧烈头痛或偏头痛。[14]
- 2 300 万美国人在 2001 年罹患心脏病。[15]
- 至少 1 600 万美国人有糖尿病。
- 逾 70 万美国人在 2000 年死于心脏病。
- 逾 55 万美国人在 2000 年死于癌症。
- 逾 28 万美国人在 2000 年死于脑血管疾病（中风）、糖尿病或阿尔茨海默病。

美国人因为忽视苏格拉底和其他人的警告而招致极大危险，若以塞尼加的话来说，就是"期盼死亡"。饥荒、环境卫生不佳和传染病等贫困的象征，如今已在西方世界中减至最少。然而，现在的美国人却过度饮食，而且以往发展程度不如美国的国家也快要与美国齐平了。

以前从未有过如此高比例的人口死于"营养过剩"，难道这就是苏格拉底在 2 500 年前所预言的"社会充斥着大量医生和律师，与享受奢华生活、享用肉食的人引发的问题进行角力"？以前从未有过这么多人得肥胖症和糖尿病。另外，过去从来没有过健康保险面临财务吃紧的危机，如今它却导致社会各界都感到相当苦恼，从企业界、教育界、政府到投保不完全的家庭，全都面临相同处境。如果有一天，我们必须决定，究竟是要帮老师选择健康保险，还是替儿童选择教科书时，我们会选择哪一个？

此外，我们对自然环境的影响从未到达如此可怕的地步，我们失去了表层土、庞大的北美含水层和全球雨林。[16] 我们改变气候的速度之快，已让全球许多消息最灵通的科学家开始担心地球的未来。我们以前也从未像现在一样，让大量植物和动物物种从地表消失。我们也不曾像现在这样，大规模制造转基因植物，而且根本不晓得会造成什么样的冲击。我们对环境造成的种种改变，都受到饮食的强烈影响。[17]

随着发展中国家的数十亿人民累积更多财富，并渐渐采用西式饮食和生活方式，营养过剩所引发的问题每年呈指数方式增长，情势越发急迫。1997年，世界卫生组织总干事中岛宏表示，慢性疾病未来在发展中国家造成的负担，会是"全球性的苦难危机"。[18]

在过去的2 500年，我们一直摸索着建立我们所谓的"现代社会"，这是一头无法永续维持的巨兽。我们当然不会有另一个2 500年，请谨记苏格拉底、塞尼加和马西尔文等人的教诲。我们甚至连250年都没有！

然而，危机就是转机，正因如此，所以我满怀希望。人们已开始意识到改变的需要，而且开始质疑当前关于食物和健康的一些最基本的假设。此外，人们开始了解科学文献的结论，并且为追求更好的人生而改变生活。

我们以前也从未有过如此浩瀚的经验研究，都支持以"天然蔬食"为主的饮食方式。我们现在能看到心脏动脉的计算机影像，它显示出迪安·奥尼什医生和小卡德维尔·埃塞斯廷医生得出的研究结论，也就是"天然蔬食"可以逆转心脏病。[19] 我们现在已经知道其中的运作原理，也知道动物蛋白甚至比饱和脂肪酸和膳食胆固醇更会增加实验动物、人类个体、乃至全人类血液中的胆固醇含量。国际研究在比较各国饮食文化后发现，以传统的植物性食物为主的人罹患心脏病的概率较低，而且对单一群体中的个体研究同样显示，摄取较多"天然蔬食"的人不只胆固醇含量较低，罹患心脏病的情况也比较少。我们现在已有深入且广泛的证据显示，"天然蔬食"对于心脏最有益。

我们也从未像现在一样，从细胞组成和人口分析两方面深入了解饮食影响癌症的运作方式。已出版的资料显示，动物蛋白能促进肿瘤生长。除此之外，动物蛋白也会增加胰岛素样生长因子-1 的含量，而这种激素是致癌的危险因素。高酪蛋白（牛奶中的主要蛋白质）饮食会让更多致癌物质进入细胞，进而让危险的致癌物与 DNA 结合，然后造成更多诱导有机体突变反应，因而产生致癌细胞，而只要这种致癌细胞开始形成，就会加速肿瘤生长。资料显示，动物性饮食能增加女性在一生中制造的生殖激素，而这可能导致乳腺癌。我们现在已有深入且广泛的证据显示，"天然蔬食"对于预防或逆转癌症最有益。

我们以前也从来没有衡量和糖尿病相关的生物指标技术，也没有证据可以显示血糖、血胆固醇和胰岛素值会因摄取"天然蔬食"而改善，而且比其他疗法都有用。干预性研究显示，若以"天然蔬食"去治疗 2 型糖尿病，可以达到扭转病情之效，并且患者不再依赖药物。此外，广泛的国际研究显示，1 型糖尿病跟牛奶摄取和过早断奶有关。我们现在也知道自身免疫系统会通过血液中动物蛋白引起的"分子拟态"过程，转而攻击人体。我们也有证据显示，多发性硬化症与摄取动物性食物，尤其是乳制品有关。此外，饮食干预性研究显示，正确的饮食有助于减缓甚至停止多发性硬化症的发展。我们现在已经有深入且广泛的证据显示，"天然蔬食"对于应对糖尿病和自身免疫病最有益。

我们以前也从未有如此广泛的证据显示，含有过量动物蛋白的饮食可能损害肾脏。一旦人体摄取动物蛋白，肾脏就会产生过量的钙和草酸盐，因而形成肾结石。

我们现在还知道：含有大量抗氧化剂的食物可以预防白内障和老年黄斑变性。同时，研究显示，认知障碍、轻度中风引起的血管性痴呆和阿尔茨海默病，都和我们所摄取的食物有关。人口调查则指出：高动物蛋白的饮食方式会让髋骨骨折和骨质疏松症加剧，因为动物蛋白会在血液中形成酸性环境，然后吸收骨骼中的钙质。我们现在已有深入且广泛的证据显示，"天然蔬食"对肾脏、骨骼、眼睛和脑部最为有益。

我们可以且应该进行更多研究，但"天然蔬食"能够保护人体并治疗多种慢性疾病已是不容否认的事实，它不再只是少部分人根据个人的经验、人生哲学或是偶有科学研究提供的证据支持而做出的主张了。现在，已经有数百份详尽、全面且完善的研究报告指向同一个方向。

再者，由于我们拥有全球通信的能力，因此我对未来怀抱希望。全球越来越多的人具有读写能力，在这些人当中，也有越来越多的人可享有更多样的食物选择，因此人们可让"天然蔬食"更丰富、有趣、美味且方便。此外，原本住在小城镇和偏僻地区的人们，现在也可以直接获取前沿的健康信息并付诸实践，故我满怀希望。

这些因素加在一起营造出一种前所未有的氛围：需要改变的氛围。当前情况已与1982年大不相同，当年有一些科学家试图破坏那些主张饮食和癌症有关的科学家的声誉，然而，现在已有越来越多的人相信饮食可以降低患癌风险。此外，我看到素食主义从以往被视为危险、一时的流行，变成一种健康又持久的生活选择。植物性饮食越来越受欢迎，而且可获取的素食种类也急速增加。[20] 现在，全美的餐厅会定期提供"无肉、无乳制品"的食物。[21] 科学家也发表了更多关于素食主义的文章，并强调植物性饮食的健康潜力。[22]

现在距离乔治·马西尔文所写的饮食和疾病的图书首次出版已逾150年，我则在我小儿子汤姆的帮助下，提笔撰写一本关于饮食和疾病的书籍。汤姆的中间名字是马克伊尔文（在经历几代之后，写法出现改变），这也意味着我不只在书中有许多观点和马西尔文相同，我的共同作者的名字还跟他有关。

历史可以重演，而这一次，我相信书中传达的信息不会被遗忘在图书馆书架上，相反，全世界都已经准备好要接受这个信息。不仅如此，我相信这个世界已准备好要改变。我们现在已到达历史的临界点，也就是人类的恶习已经不容忍受。我们的社会已经处在灾难边缘，我们可以选择跌入疾病、贫穷和堕落的深渊，或是选择拥抱健康、长寿和富足。我们只需要改变的勇气。我们的下一代要如何在未来 100 年内继续生存？唯有时间能说明一切，但我希望我们正在见证的历史及往后的未来，将实现我们所有人的福祉。

后记（第2版）

我在整理本书的第二版时，最显著的问题是：在保健的领域，没有什么比"营养"一词更让人困惑，更容易被误解和滥用。尽管我们常常提到营养，但很遗憾，人们仍难以理解这个词语的含义。

营养极其重要，因为没有任何药物和医疗方案，能够比营养更有助于为人类带来健康。但奇怪的是，医疗界甚至不将营养看成一个医学上的专业领域（有 26 种官方认可的医学专业领域）。更令人费解的是，在各大医学院，也只有某些学院安排了极少量的营养课程。全球最大的生物医学研究资金补助机构 NIH，由 20 多个机构、中心和研究项目组成，却没有一个致力于营养研究。在我的专业研究训练和营养科学的教学生涯里，我们甚至到现在还在努力给营养下定义！

在这个领域工作几十年后，我给"营养"的定义很简单：营养是促进健康的食物的生物表现，营养失调则恰恰相反。但其实问题并不像营养定义那样简单，因为我们都误解了营养的作用。在传统上，我们多专注于个别营养素的个别机制、专注于它们的功能和个别结果，以这样的方式去做调查研究、教学，然后销售。但这是一种简化主义。举例来说，当抗氧化剂 β–胡萝卜素在食物中与其他营养素发生作用时，它会与肺癌的较低发病率有关，但当它被分离出来以药片的方式被摄取时，它不仅不会发生效用，甚至还会增加肺癌的发生率和总死亡率。近年来，关于好几种维生素及其致病效应的报告中，已有类似的发现。

针对个别营养素做详细研究是有益的，但无助于了解当营养作为食物形式被摄取时引发的健康效应。我们应该以整体主义的概念来看营养的效用，而整体代表着强有力的和谐，这种和谐里蕴含着无数的营养素和类营养化学物质，它们通过无数的机制产生一种高度动力，那种动力是几乎无缝衔接的一连串结果——运作良好就有好的结果，运作不好就有不那么好的结果。

若以整体健康的观点来解释，营养是一项自然要素。这种观念不管说几次都不够，因为自从本书第一版问世，人们对于营养的理解并没多大改变，这也是"天然蔬食"所能提供的营养方式难以被人接受的原因。事实上，连它的起源，即一般营养的概念，也不被健康或卫生当局重视。

几乎每一天，我都会听到一些令人心情沉痛的故事，但只要对营养更了解，结局可能就不一样了。就在今天，当我正在纽约州伊萨卡市的家中写这段文字时，我的妻子和我在小镇报纸头版特别专刊上，看到了一个小男孩以非凡勇气抗癌的故事。

这个小男孩在两岁时就被诊断出罹患相当罕见的癌症，因此过去 7 年来，他花了不知多少时间去医院接受放疗、手术，或口服化疗药物，直到有效为止（但只是暂时有效）。现在他 9 岁了，在家人、市镇和各地许多人的爱与关怀下，勇敢地继续坚持。

读过这篇故事约一小时后，我太太到市区里，途中看到一大群朋友、邻居和慰问者参加一位足球教练的追思告别式。那位教练 42 岁，很受欢迎，兼任当地中学的体育老师。就在几天前，在毫无预警的情况下，他突发心脏病去世，留下太太和年幼的孩子们，我无法想象他们痛彻心扉的悲伤。

每次听到这种不幸的故事，我只能想象，要是故事中的医生和人们知道我和几位同事的发现——"天然蔬食"中的营养在导致疾病与恢复健康的关系中所扮演的角色——结局是否会更好？因为药物加疗程的效果，远远比不上"天然蔬食"所能提供的益处。这两则故事刚好发生在我写作期间，从中可清楚看到人们在不自觉中忽略的事实。例如，我看不出任何迹象表明，这些家庭对"天然蔬食"的营养带来的好处有所了解。新闻报道的那个小男孩在两次放疗的间隔期参加了一场聚会，他和朋友吃了"好多饼干"。但我怀疑，就像大部分的饼干一样，那些饼干也含有脂肪、糖和精制面粉。

这样的聚会被报道成充满爱与关怀的聚会，这当然没错，这些是对营养与健康的关系一无所知的我们都会选择做的。但是，先是说他熬过了"令他面瘫、一耳失聪、一条声带麻痹和无法吞咽的几次手术、化疗和放疗"，然后说他很享受"那么多的饼干"、生日蛋糕和烤肉宴会，这不禁让我想到，他短短几年的人生旅程都是在用"勇气"追求苦涩的药物和艰辛的治疗，但他其实是可以过得多彩多姿的。一想到此，我便心烦意乱。

我当然无法肯定饼干、烤肉和生日蛋糕对他的预后有不良影响，但基于某些意义非常重大的迹象，我十分相信，它们绝对有关系。不过，更让我沮丧的是，我能够轻易想象到的益处，别人却几乎不知道。

对于体育生涯那么早就被迫终止的那位教练，我只能猜想他必定吃了些什么东西。营养对于心脏疾病有惊人的控制力甚至是逆转的能力，他和他的家人知道任何相关信息吗？基于我们现在所拥有的证据，我强烈地感到，事情本不该发生。我们知道，心脏疾病不仅可以治疗，还可以痊愈。我要再次强调，真正的问题在于：为何他和他的家人不知道？

我看到和听到的此类故事太多了。每当读过这本书的人们告诉我他们奇迹复原的经历，以及当别人拿自己的健康问题来问我，而我只能提供一些客观的科学证明时（因为我并非医疗执业人员），我就会不断地想起那些故事。

几乎所有人都有一种共同的现象，不管他们是否曾从本书中的信息获益，或刚刚发现这样的信息，最令人疑惑的是，为什么他们以前从没听过？几乎所有的人都纳闷，为什么关于营养整体效应的信息没有普及，尤其是医生也不了解？（这就是我儿子汤姆和他太太埃琳在一家大型医学中心指导的新营养项目如此重要的原因。)

基于我在专业研究领域和教育界（或许我也可以说是"科学机构"）长期任职的经历，我相信大众仍无从得知这种知识的部分原因是，我们无法在实验室、演讲大厅、诊所和制定政策的董事会中研究甚至讨论这种营养的核心概念。更糟的是，由企业、政府、学术界、医学界和媒体机构所组成的少数垄断集团，一直想尽办法先发制人，不让大众掌握这些知识。

为什么？原因很简单，它们害怕这种知识能为应对健康问题提供远比它们的产品和疗程更有效且更便宜的解决方法。这个少数垄断集团想保护自己的生意，而且往往任意妄为。这是做生意的基本常识，只是手段没有边界。

知识就是力量，但这些机构还拥有控制知识的力量。更令人担忧的是，阻止大众接触这种知识，这件事情本身就能够让它们获利，并用以进一步控制知识。这是一种自行产生的力量，那是一台自动发电的永动机。

这个少数垄断集团从我们身上硬生生剥了两层皮：身为纳税人，我们付钱让政府补贴一些机构去制造会害死我们的食物；当我们生病时，我们又要付钱购买昂贵的药物，走医疗程序。

身为一个专业人员，我有确切的证据指出，营养使这一切愚行变得不必要。但我也知道，在混乱的现代生活中，我们正遭遇一个两难的困境。当这个少数垄断集团忙着让我们生病时，也为许多人提供了工作机会。即使我们因为摄取了自己所制造的产品而承受病痛，我们仍在为这个少数垄断集团工作，有时是在不自知的情况下。

总而言之，我们的工作不利于我们自身的最大利益。如此一来，我们等于将少数人的财富放到一个比多数人的健康更重要的位置上。我们必须从欢乐的假象中清醒过来，否则我们要付出的代价将比自己的生命大得多——我们的星球以及居住在此星球上的所有人的生命。令这个少数垄断集团运转的能量是知识，以及让其获利的权力。

美国的医疗体系基本上是不合理也不道德的。我们以简化主义科学（大多是商业目的）而不以整体主义科学的方式来告知大众营养信息，这是不合理的；少数垄断集团处心积虑地防止大众接触这种知识，是不道德的，尤其这种知识还是用大众的钱去研发、创造出来的。这是典型的霸权。举例来说，由于少数垄断集团的关系，我们几乎不可能获得研发经费，去做有关整体营养如何影响人类健康和疾病控制的严谨而专业的研究，尤其当整体营养是"天然蔬食"生活方式中的一环时。

这种饮食生活方式的现有研究尽管成果斐然，但研究本身并不完美，仍有问题尚待解决，尤其是关于这种饮食生活方式对所有人、所有环境和所有疾病的适用问题。我们在研究这些次要问题之前，需要先接受一些基本假设。

简言之，我们几乎没有研究、没有实用的讨论，也没有有用的信息。当我告诉同行"天然蔬食"的价值时，他们回答："但这方面没有足够的研究。"这总令我无言以对。他们的回答催化的是自私自利的环境。

无法正当地开展营养研究是个重大的问题，因为这种科学训练是和社会问题（包括环境质量、卫生保健成本、个人健康，以及许多相关问题）相关的许多当代讨论的科学核心。

我并非不容于世的末日狂徒。本书第一版发行以来，有一群人关心这个议题并尽其所能来深入这种讨论，他们的规模正在迅速壮大，而且已有令人相当振奋的进展。

已经有很多人看过 2011 年的营养学纪录片《餐叉胜于手术刀》（可在网飞搜索），根据一年前的估计，浏览人次至少已达 2 000 万。

自那时起，许多其他纪录片也把焦点放在与我们当前饮食习惯相关的特殊问题上。2015 年的电影《纯植物饮食国度》（也可在网飞上找到），将触角伸入政府的内部，包括肯塔基州议会中争论的第一手镜头——仅是对于认同"天然蔬食"益处的提议，就让议员们在这个议题上铆足了劲儿做政治搏斗（结果深具启发性）。《奶牛阴谋》（2014）在优兔上有 120 万人次观看，该片指出，家畜产品对我们日益恶化的环境问题已造成冲击，但即使要在这个议题上展开讨论都困难重重。这些与许多更新的相关影片，似乎就是众人盼望已久的觉醒。

医疗执业团体对于学习无法从官方训练中获得的营养信息的兴趣与日俱增，我对此感到特别欣慰。本书第一版问世以来，我在美国和其他国家举办过600多场演讲，有200多场的听众大多是医学院和医学研讨会的人。一想到这些专业人员能够继续在逐渐改善的医疗保健领域里扮演领导性的角色，我就感到振奋。还有，最叫人期待的是汤姆令人激动的新计划，它着重于蔬食营养，有个大胆的名称，叫作"罗切斯特大学医学中心营养医学计划"。

本书第一版发行以来，大家的观念已经有了进步，这是毋庸置疑的。但遗憾的是，这并未发生于我所谓的"少数垄断集团"之中，尤其是学术界或政府政策制定领域。尽管如此，人们还是需要知道这种信息，这不只是为了他们的个人健康，也是为了全球社区和地球的健康。

是时候把营养方面的这项信息分享给大众了，尽管它未获得政府与学术机构的认可。"天然蔬食"饮食法是获取营养的最佳形式，我建议心怀疑虑的科学家或者对于目前饮食习惯的假说和挑战有任何疑问的人，发起一项研究计划来反驳——并非片面独立的计划，而是基于全食、能得出多重结果的干预研究！

至于提供研究补助金的机构，比如 NIH，我建议它们重新安排预算的优先次序，并且征集探索整体健康概念的研究计划，尤其是应用在广泛健康结果上的。还有美国政府，不要再支持电视上胡说八道的药品广告了。假如做不到，至少要给予同等的时间来讨论营养对健康的影响。

我们不能再忍受现状或让它持续恶化了，政府机构和政府出资的机构早该代表广大纳税人采取行动。

依我看，"天然蔬食"的益处是西方医学史上最具革新性的新闻。它也许是一条人迹罕至的道路，但我坚信，它会成为未来的超级高速公路，因为我们别无选择。

T. 柯林·坎贝尔

附录 A
大鼠实验中的蛋白质作用（问答）

问：大鼠饮食中蛋白质的作用，有可能是其他营养成分造成的吗？

答：若将膳食蛋白质从 20% 减至 5%，即表示必须找别的东西去取代减少的 15%，因此，我们以能量成分相同的碳水化合物取代酪蛋白。膳食蛋白质减少了多少，我们就添加多少淀粉和蔗糖（1 : 1）。结果，在低蛋白饮食中额外添加的淀粉和蔗糖，并非病灶减轻的原因，因为我们如果单独测试淀粉和蔗糖，就会发现它们其实也会扩大病灶发展。[1]要说有什么区别，就是我们在低蛋白饮食中增加额外的碳水化合物，只会增加致癌概率并抵消"低蛋白质"的作用。因此，实验结果增加了"低蛋白饮食能预防癌症"这个说法的可信度。

问：大鼠饮食中蛋白质的作用，可能是摄取低蛋白饮食的大鼠吃的食物较少（即摄取的热量较少）所致吗？

答：20 世纪 30—50 年代[2]所做的许多研究显示，减少总食物或总热量的摄取量，能够减缓肿瘤发展。然而，我们重新探讨许多研究后发现，摄取低蛋白饮食的动物并不会消耗较少热量，实际上，平均而言，反而会消耗更多热量[3]，这再次强调了酪蛋白会加速肿瘤发展的说法。

问：摄取低蛋白饮食的大鼠，整体健康情形如何？

答：许多研究人员长久以来一直假定，动物摄取饮食中的蛋白质含量过低是不健康的，然而事实并非如此。各种迹象均显示，摄取低蛋白的动物比较健康，它们更长寿、更有行动力、身材较苗条，而且活到 100 周时依然拥有健康的毛发，而 100 周时，它们以高蛋白饮食为主的同类都已死亡。

此外，摄取较少酪蛋白的动物不但摄取了更多热量，也燃烧了较多热量，以低蛋白饮食为主的动物会消耗更多氧气，而这是燃烧热量的必需品，而且这些动物拥有较多的特殊组织——棕色脂肪组织[4]，它对于燃烧热量特别有效。燃烧热量的过程是通过"产热作用"完成的，也就是以身体热能的方式消耗热量，这种现象早在多年以前就已经获得了实例的证明。[5] 也就是说，低蛋白饮食能燃烧更多的热量，因此剩下的热量比较少，有助于避免体重增加，甚至还能阻止肿瘤发展。

问：身体活动和低蛋白饮食的摄取量有关吗？

答：为了测量每组大鼠的身体活动，我们以监视器记录并比较它们主动玩鼠笼内滚轮的次数。如果以两周为一个观察期，那么低酪蛋白组的大鼠[6] 玩滚轮的次数是对照组的两倍！这项观察与我们在吃完高蛋白饮食后的情况类似：懒散又想睡。我听说高蛋白阿特金斯饮食法的其中一项副作用，就是身体疲劳。

附录 B
中国健康调查的实验设计

　　我们选择中国的 24 个省中的 65 个县进行本次研究。中国幅员辽阔，从东至西横跨多个地理时区，足可展示 7 种常见癌症的死亡率。研究的各县位于：中国东南的亚热带沿海地区、中国东北近西伯利亚的严寒地区、临近大戈壁沙漠地区和北部大草原，以及临近或位于喜马拉雅山脉地区，范围跨越中国的东北部至西南部。除了上海附近郊区，研究中大部分的县都位于中国乡村地区，研究对象终其一生都住在同一个地方并摄取当地自产食物。各县人口密度不一，比如临近大戈壁沙漠地区有 2 万人，上海郊区有 130 万人。

　　这项研究被视为生态或相关性研究，意思是比较抽样人口的饮食、生活方式和疾病特性。我们将弄清楚这 65 个县的平均特性如何相互产生关联，例如：膳食脂肪和乳腺癌罹患率的关系，血胆固醇和冠心病的关系，红细胞中的特定脂肪酸和摄取米饭的关系，血液中的睪丸素或雌激素含量与罹患乳腺癌的关联……诸如此类的比较，我们已经做了不下千回。

　　这类研究需注意的要点是，我们所比较的是各县人口的平均值，而非个人（各项流行病学研究比较的都是平均值）。就生态研究来说，这项针对 65 个县的研究相当庞大，大部分同类研究最多只有 10~20 个抽样人口单位。

　　在 65 个县中，各县均有 100 名成人参与研究，而且男女各半，年龄为

35~64 岁。资料搜集的方式如下：

- 每人自愿提供血液样本，并填写饮食和生活方式问卷。
- 半数的人提供尿液样本。
- 研究小组造访 30% 的受试者，仔细观察他们 3 天内摄取的饮食。
- 研究人员可以从当地菜市场搜集最有代表性的饮食样本，并且进行饮食和营养因素分析。

在研究早期规划阶段，首要问题之一即如何调查饮食和营养方面的资料。研究人员凭记忆力估计摄取的食品和营养成分，是相当普遍却不准确的方法，尤其是摄取的饮食种类繁杂时。先别说上周吃什么了，就连昨天吃什么，你又能记得多少？另一种更粗糙的算法是，借由观察市场上各项食物分别卖出多少来估算摄取的食物，此观察结果虽能合理估算出总人口长期的饮食趋势，却无法记录厨余或测量个别人的消耗量。

虽然这些粗糙的算法适用于某些用途，但它们仍具有大量技术性误差和个人偏见。此外，技术性误差越大，就越难得出重大的因果关联。

我们不满足使用这种粗略算法，于是我决定分析血液和尿液样本，获取多重营养物摄取的生物指标，以评估营养状况。这些分析法比回想吃过哪些东西要客观许多。

不过，搜集和分析血液样本并不容易，至少不能用我们偏好的方式去做。首先面临的问题是如何取得足够的血液：出于文化考虑，中国乡村居民不愿意提供血液样本。采指血似乎是他们唯一可能接受的方式，但是这样收集的血量根本不够。一个标准采血瓶的血液差不多是指血量的 100 倍，并且能支持更多的分析项目。

我们团队的陈君石博士接下了这份吃力不讨好的工作，并成功说服村民捐出合乎标准采血瓶分量的血液。后来牛津大学的理查德·皮托爵士立即建议将这些个人血液样本汇集，依照村落和性别，建立有代表性的血液数据库。这个方法和采指血相比，能多提供 1 200~1 300 倍的血量。

建立血液数据库不但意义深远，还让中国健康调查研究得以成形，因为有了血液数据库之后，研究人员得以分析更多关于饮食和健康的指标，也能让我们用一种更全面的方式来思考两者间的关系。关于以该种方式收集和分析血液的理论与实践基础的更多细节，请读者参考该项研究的原始专著。[1]

收集完血液样本，接着就得决定由谁来进行即将展开的多项分析。我们不求别的，只求最好的结果。部分研究是在康奈尔大学实验室和陈博士在北京的实验室完成的，其余的研究，尤其是比较专业的部分，则分别在四大洲六个国家的二十多间实验室进行。我们根据各实验室的专业领域和兴趣安排分工。

如何评价这项研究

这项研究代表的是一种机会，所以我们有意将它做到最好。它不但涵盖的内容广泛、优质，而且具有独特性，为更多调查饮食和疾病的新机会提供了实现的可能。此外，这些特色可以大幅提升研究结果的可信度和可靠性。事实上，《纽约时报》在其科学版块的头条新闻中，称这项研究为"流行病学大赏"。

广泛且优质的资料

中国健康调查是所有同类研究中涵盖范围最广的一种。我们搜集完血液、尿液和食物样本，并将最后结果列表评估以保证质量（部分可疑结论未列在书中），才得以研究367种变量。这些变量代表各种不同的饮食、生活方式和疾病特性，现已列入896页的专著中[2]，包括：

- 逾48种疾病的致死率。[3]
- 血液中109种营养、病毒、激素等指标。
- 逾24种泌尿因素。
- 约36种食物组成成分（营养成分、杀虫剂、重金属）。
- 在家庭调查中测定超过36种特定营养成分及食物摄取量。
- 从问卷中得知的60种饮食和生活方式。

- 17 种地理和气候因素。

这项研究涵盖范围之所以广泛，不只因为变量多，还因为这些变量中的大部分都会随着范围变化而改变，就像会随癌症死亡率改变一样。此外，范围的广泛会加强我们的调查能力，找出以前未发现的变量间的关系。以下特点则确保了本项研究的质量。

数据质量

- 研究挑选的受试对象是 35~64 岁的成年人，因为欲调查的疾病一般好发于此年龄段。关于 64 岁以上长者的死亡证明资料并未列入研究，因为我们认为这些资料没有那么可靠。

- 我们在研究的 65 个县的每一个县选出两个村庄进行资料收集，因为比起只选一个村庄，两个村庄更能收集可靠并能代表该县的资料。若两村在各方面的数据相近而有别于其他县，则表示资料的质量良好。[4]

- 可以的话，最好能以不止一种方式测量变量。比如可用 6 种不同方式测量"含铁的营养状况"、用 3 种不同方式测量维生素 B_2 等。我们也可通过比较相互间具有生物关系的变量，评估资料的质量和可靠性。

- 研究的受试对象相当固定，93%~94% 的受试男性是土生土长的当地人，而受试女性中的当地人比例也多达 89%。此外，根据世界银行公布的资料[5]，当时受试的饮食习惯跟年轻时变化不大。这是非常理想的状况，因为年轻时的饮食习惯会影响疾病萌发。

资料独特性

我们的研究具有独特性，其中一个理由是使用了生态研究设计。批评该设计方式的人认为，若以单一因果关系而言，这种设计不足以让人找出饮食和疾病的因果关联。这些批评固然有理，然而营养的作用方式并非单一因果论。相反，饮食可通过多种营养成分和其他化学成分的相互作用，达到致病或预防疾病的效果。如果我们想知道这些饮食因素如何发挥作用并导致疾病，那么生态研究设计几乎可以说是最理想的研究模式，因为我们可以获知营养成分和其他因素对疾病发生率的全面效果。为了调查这些疾病的多方面原因，我们必须尽可能记录饮食和其他生活方式因素，再提出假设并解释这些资料。

也许这项研究最与众不同之处，即在于中国乡村饮食的营养特性。事实上，其他关于饮食和健康的人类研究都以摄取油腻的西方饮食的人口为研究对象，就算受试对象包括素食者也一样，因为 90% 的素食者仍摄取大量牛奶、芝士和蛋类，而且不少人会吃一些鱼类和家禽肉。在西方国家，素食者和非素食者的饮食差异很小（见表 B.1）。[6]

表 B.1　西方素食者和非素食者的饮食差异

营养成分	素食者	非素食者
脂肪（占总热量百分比）	30~36	34~38
胆固醇（克/日）	150~300	300~500
碳水化合物（占总热量百分比）	50~55	<50
总蛋白质（占总热量百分比）	12~14	14~18
动物蛋白（占总蛋白质百分比）	40~60	60~70

然而，中国的饮食状况却与西方有极大的差异。美国人摄取的总热量中有 15%~17% 是蛋白质，而其中高达 85% 是动物蛋白，即美国人摄入大量蛋白质，而且其中绝大部分源自肉类和乳制品。但中国乡村居民的蛋白质摄取仅为 9%~10%，而且其中只有 10% 的蛋白质源自动物性食物，这就表示中式和美式饮食具有许多重大的营养差异（见表 B.2[7]）。

表 B.2　中国人和美国人的饮食摄取差异

营养成分	中国人	美国人
热量（千卡/千克体重/日）	40.6	30.6
总脂肪（占总热量百分比）	14.5	34~38
膳食纤维（克/日）	33	12

营养成分	中国人	美国人
总蛋白质（克／日）	64	91
动物蛋白（占总蛋白质百分比）	0.8*	10~11
总铁质（毫克／日）	34	18

注：* 非鱼类动物蛋白。

中国健康调查是当时第一个，也是唯一一个探讨中国饮食经验和其对健康影响的大型研究。中国饮食富含植物性食物的特色也是此研究与其他以西方饮食（富含动物性食物）为主的研究的不同之处。

放手去做

陈君石博士出色能干，他统筹并进行了这种大规模和高质量的研究。研究地点横跨中国各偏远地区，相当于从佛罗里达群岛到华盛顿州的西雅图，从加州的圣迭戈到缅因州的班戈。在中国行经等长路程要比在美国困难得多，再加上研究所需的补给品和指示说明必须就位，而所有搜集资料的研究地点都要符合统一标准。这些必须在没有电子邮件、传真机和手机使用的情况下准备就绪。

更重要的是，24 个省的健康团队各由 12~15 名工作人员组成，他们必须接受训练，能够以井然有序和合乎标准的方式收集受试对象的血液、食物和尿液样本，并完成问卷。为了让信息收集以统一的方式进行，陈博士将研究地区分成不同的区域，各个区域都要派训练员到北京参加训练研习，然后这些人返回所属省份，指导各省的健康团队成员。

NIH 的美国国家癌症研究所为这项研究提供了初始资金，而中国（原）卫生部负责支付约 350 名工作人员的薪资。依我估计，中国政府贡献了 500 万~600 万美元做这项研究，相比之下，美国在 10 年内只拨款 290 万美元。如果是在美国国内进行同类研究项目，政府会提供大约 10 倍经费，也就是 5 000~6 000 万美元。

附录C
维生素D的作用网络

　　许多食物因素和生物事件互相作用，进而使个人健康达到最佳状况并将疾病的影响减至最小，这是支持植物性饮食最令人印象深刻的证据。虽然生物过程相当复杂，但这些因素仍然相当完美地通力合作，就像一个精心设计且自动修正的网状系统。这个网状系统的协调和控制能力尤其令人印象深刻。

　　以下列出几个类比，可能会比较有助于说明这种作用过程。

　　成群飞行的鸟儿或横冲直撞的鱼群，多能在百万分之一秒内改变方向，而不会与同类发生冲撞，它们似乎具有集体意识，知道要往哪个方向前进，或是何时该停下来休憩。除此之外，蚂蚁和蜜蜂群聚，也能依照能力分工合作。

　　但是与这些动物的活动同样惊人的是，你想过它们的行为与技巧如何协调一致吗？

　　我见过相同甚至更多特性以下述方式进行，即无数和植物性食物有关的因素发挥它们的魔法，在人体内各个层面，即器官、细胞、酶，以及细胞内的其他亚细胞分子之间作用，使人体达到健康水平。

　　在不熟悉生物医学研究实验室工作的人眼中，实验室墙上常常挂着许多大幅海报，上面画着人体内上千种生化反应，这些反应都是科学家已经了解的，但还有更多等着我们去发掘。这些生化反应对彼此的依赖能告诉我们许多信息，而其中蕴含的意义更是令人大开眼界。

举例来说，在这互动反应的庞大网络系统中，有极小的一部分网络有关维生素 D 和其代谢物对于几种疾病产生的作用。这个特定网络说明了细胞、饮食和环境的内部运作间复杂的交互作用（见图 C.1）。虽然有些存在于人体的维生素 D 可由食物中获取，但我们通常只需要每周晒几小时太阳就能获得我们所需的维生素 D，而人体可以自行制造维生素 D 的能力，让人不禁联想到维生素 D 并非一种维生素，而是激素（在人体中某一处被制造出来，但在另一处发挥作用）。太阳光中的紫外线利用皮肤中的前体化学品制造维生素 D，所以，我们只要吸收足够的太阳光，就能获得足够的维生素 D。[1] 当然，我们也能从强化牛奶、特定鱼油和某些维生素补充品中摄取。

在我们的皮肤中产生的维生素 D 随后进入肝脏，并被酶转化为维生素 D 代谢物。这种代谢物的主要功能是人体内维生素 D 储存库（维生素 D 主要留在肝脏中，体脂肪中也有）。接下来的步骤相当重要：当人体有需要时，储存于肝脏的维生素 D 就会转移到肾脏，而肾脏会分泌另一种酶，将维生素 D 转化成 1,25D 这种活性维生素 D 代谢物。在这个网络中，储存形式的维生素 D 转化成活性 1,25D 是很重要的反应活动，而 1,25D 代谢物负责人体内维生素 D 的大部分重要工作。

活性 1,25D 比储存形式的维生素 D 活泼 1 000 倍，但寿命却只有 6~8 小时，储存形式的维生素 D 则能存活 20 天以上。[2] 这个现象正好说明了存在于这类网络中的重要基本原理：活力越强，寿命越短，而 1,25D 最终反应物的量也最少。1,25D 的最终反应物可以营造出反应非常快的系统，只要有足够的维生素 D 储存量，系统中的 1,25D 就会在每分钟、每百万分之一秒里，迅速调整活力。在转瞬间发生的小改变往往就能产生很大的不同。

储存形式的维生素 D 和活性 1,25D 间的关系，就好比我们在院子里埋了一大罐天然气（储存形式的维生素 D），却只小心取用极小一部分天然气去点燃燃气灶。很重要的是，无论油罐里还有多少天然气，用在燃气灶上的天然气

（1,25D）的数量和时间点都会经过仔细调节。还有一个重点是：我们必须让储存罐中保留足够的天然气。此外，让肾脏酶在这项反应中具有柔和又灵敏的特性也很重要，它有助于在正确的时间内制造出正确数量的 1,25D。

维生素 D 更重要的任务多半是转化成活性 1,25D 后再去控制不同种类的严重疾病发展。简单起见，我们作图以呈现 1,25D 如何阻止健康组织转变成病变组织。[3]

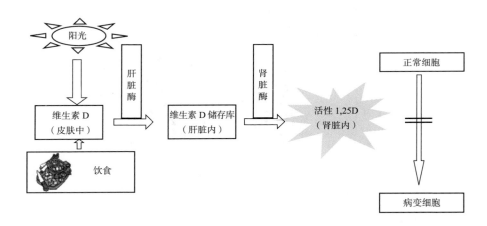

图 C.1　维生素 D 的作用网络示意图

一旦确定人体有足够的储存形式的维生素 D，那么充足的日晒就有助于预防细胞病变。这种说法显示，某些疾病可能在日照不足的地区普遍发生，比如接近南北极的国家。对此，我们的确有证据。更具体地说：以北半球而言，越往北居住的群落除了其他疾病，更容易罹患 1 型糖尿病、多发性硬化症、类风湿性关节炎、骨质疏松症、乳腺癌、前列腺癌和结肠癌。

举例来说，过去 80 年来，研究人员都知道，纬度越高越容易出现多发性硬化症患者。[4] 如图 C.2 所示，多发性硬化症的普遍程度随着纬度渐高出现很大差异。近北极地区和赤道地区相比，多发性硬化症的普遍程度之差有 100 多倍。[5]同样的情况出现在澳大利亚，越往南走（复相关系数 r=91%），日照越少，罹患多发性硬化症的人越多。[6] 在澳大利亚南部（南纬 43°）的多发性硬化症患者是北部（南纬 19°）的 8 倍。[7]

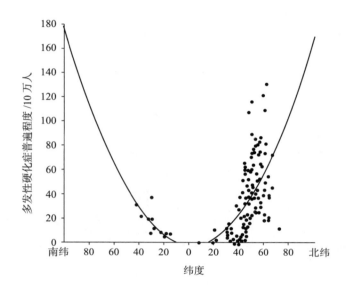

图 C.2　多发性硬化症在 120 个国家的分布

不过，缺少日照并非导致这些疾病的唯一因素。此处涉及较大的背景因素。首先需注意控制和调节这些与维生素 D 相关的反应。在维生素 D 的作用网络中，有数个地方有控制能力，其中特别重要的是将储存形式的维生素 D 转变成肾脏中的活性 1,25D。此控制作用多由"管理类型"的激素所参与的另一个复杂反应网络来执行，而这种激素是由甲状旁腺所分泌的（见图 C.3）。

举例来说，若我们需要更多 1,25D，甲状旁腺激素就会诱使肾脏酶活动，以便分泌更多 1,25D。一旦取得足够 1,25D，甲状旁腺激素就会减缓肾脏酶活动。只需几秒，甲状旁腺激素就能在对的时间和地点安排好所需的 1,25D。此外，甲状旁腺激素也在用箭头标示的网络中的其他部分扮演指挥角色。它知道这个"交响乐团"团员分别负责的角色之后，就像乐团指挥一样，协调、控制并精巧地调整这些反应。

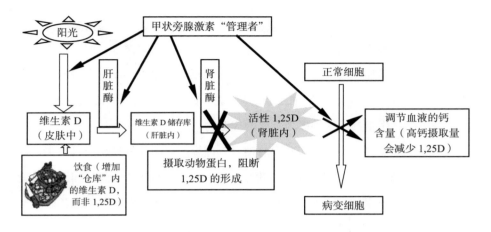

图 C.3　甲状旁腺激素在调节活性 1,25D 时扮演的角色

　　在最理想的情况之下，我们只要晒太阳就能够得到人体所需的维生素 D，并且可以在对的时间产生 1,25D。就算老年人无法将阳光完全转化为维生素 D 也不用担心，只要晒足够的阳光就没问题。[8] 至于多少才算足够呢？如果你知道晒多少太阳会让你的皮肤微微泛红，那么只要这个时间的 1/4 就足够了，而每周晒两三次太阳，除了足以符合人体所需，还能储存部分维生素 D 在肝脏和体脂肪内。[9] 如果你的皮肤在太阳底下 30 分钟就会轻微泛红，那么只要晒约 10 分钟、每周 3 次，就足以让你获得大量维生素 D。

　　若我们生活的地区日晒不充足，我们可改从饮食中摄取维生素 D。所有在饮食中找得到的维生素 D，几乎都以人工方式添加进牛奶和早餐谷物等食物中，要是再配合维生素补充剂，则维生素 D 的摄取量就足够了。在某些情况下，有部分证据显示这种方式可能有益。[10]

　　在维生素 D 作用的网络之下，阳光和甲状旁腺激素配合得天衣无缝，让整个身体系统运作顺畅，除了让体内储存充分的维生素 D，也有助于随时制造人体所需的 1,25D。可以说，与从食物中吸收维生素 D 相比，晒足够太阳更为合理。

破坏系统

目前有几项研究显示，若 1,25D 一直维持在相当低的含量，那罹患某些疾病的风险就会增加。接下来的问题是：是什么原因导致 1,25D 的含量低？答案揭晓，就是大量含有动物蛋白的食物。[11] 这些食物会在血液中形成酸性环境，阻止肾脏酶产生 1,25D 这种极为重要的代谢物。[12]

另一个影响因素是钙。血液中的钙对于理想的肌肉和神经功能具有决定性意义，但它的含量必须维持在相当狭小的范围内。1,25D 借由监控和调节从食物中获取的钙在肠内消化的数量、钙随排泄物排出身体的多寡，以及血液与骨骼交换的钙含量，去维持血液中的钙含量。举例来说，假使血液中有太多钙，1,25D 就会变得没那么活跃，进而减少钙的吸收，并排出较多的钙。所以，如果血液中的钙含量上升，1,25D 就会下降，相反地，血液中的钙含量下降，1,25D 就会上升。[13] 也就是说，钙的摄取量过剩，就会降低肾脏酶的活力，导致 1,25D 的含量也跟着降低。[14] 定期摄取高钙饮食并不合乎人体最佳利益。

因此，摄取过多动物蛋白和钙质都会减少血液中的 1,25D 含量，而牛奶的蛋白质和钙质含量都很高。事实上，在一项探讨多发性硬化症与低 1,25D 含量关联的研究中，牛奶和之前我们提过的纬度一样，都是相当重要的因素。[15] 图C.2 所示的多发性硬化症与纬度和阳光的关系，同样可在图 C.4 与动物性食物的关联中见到。[16]

多发性硬化症这类疾病部分是缺乏阳光和维生素 D 所致的假设，可从观察住在海边的北方人口（挪威和日本）[17] 得到验证。他们会摄取大量富含维生素 D 的鱼类，故罹患此病的人口比住在内陆的人少，而且，这些吃鱼的人摄取的牛奶也较少。实际上，已有资料显示多发性硬化症[18] 和 1 型糖尿病[19] 与摄取牛奶有关，与吃鱼无关。

另一个与此作用网络有关的反应是：增加动物蛋白的摄取量也会提高 IGF-1 的产量，如此一来，就会促进癌细胞成长。[20] 事实上，一旦摄取高动物蛋白的饮食，许多反应就会以协调一致的方式引发疾病。当血液中的 1,25D 含

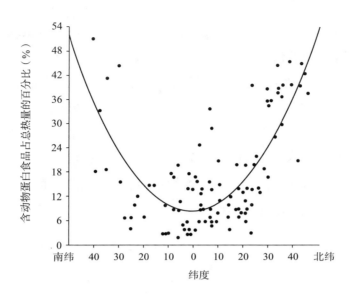

图 C.4　120 个国家的动物性食物热量摄取分布图

量减少时，IGF-1 就会在同一时段内变得更加活跃。因此，这些因子结合在一起就会增加新细胞的生长，同时抑制旧细胞的淘汰，从而导致癌症（共有 7 项研究引述该说法 [21]）。例如，血液中 IGF-1 含量过高的人罹患晚期前列腺癌的概率是一般人的 5.1 倍 [22]；若血液中可以灭活 IGF-1 的蛋白质含量偏低 [23]，则罹患晚期前列腺癌的概率会高达 9.5 倍。[24] 这种患病概率相当惊人，其最根本的原因在于动物性食物（如肉和牛奶 [25]）会造成 IGF-1 增加、1,25D 减少，而这两种结果都会提高得癌概率。

　　以上只是几种与维生素 D 作用网络有关的因素和情况。只要饮食和环境合适，那么这些情况与生化反应便会通力合作，产生有益健康的功效，但若饮食错误，它的副作用就要由网络中的许多反应来化解调停。此外，这些食物中的许多元素，甚至除了蛋白质和钙，也共同参与并产生问题。结果是，人体不止会得一种病。

　　在维生素 D 和其他网络作用中，许多致病因素会通过不同的反应作用而汇聚，最后带来相同的结果。其中，最常见也最令人印象深刻的是，人体会得不止一种疾病。当我们在一种食物中发现不同的饮食因子，而这种食物在流行病学上又和不止一种疾病有关时，那么疾病和食物的关联就会更加令人难忘，这个例子也解释了为什么乳制品被认为会增加罹患疾病的风险。这么多错综复杂的因素经过同步运作而产生相同结果，绝不可能只是随机发生的小概率事件。大自然不可能这样拐弯抹角、精心设计出一座内部相互冲突的无用迷宫。类似维生素 D 这样的网络其实遍及整个人体和细胞。更重要的是，它们只是生命这个更大有机体的其中一部分。

致谢（第 2 版）

首先，我要向"那些曾怀疑我的观点及败坏我的名声的人（并不少见）"再次致谢。我在为本书首版写致谢时，一点儿都不知道，他们的贡献有多真实。

对于本书所传达的信息，即关于食物在我们健康方面所扮演的角色，他们的敌意极其明显，而且往往激烈到令我吃惊的地步。他们通常口齿伶俐，而且具有某些方面的科学竞争力，但我观察过他们，其中大部分人的语言能力其实比科学能力更强，有些人甚至利用其他在科学领域更有经验的人帮自己编写文稿。还有底线吗？他们通常相当熟练于愚弄大众，使大众相信他们精心塑造的"可靠"想法。

一些敌意最深的批评者骂人的言语不是本书可以容纳的。我对于他们的激烈态度一直很好奇，但我也明白，他们往往代表了一些大公司的利益，而那些大公司相信，本书所传达的信息会损害它们的市场占有率。我也确信，有些人会很老实地相信他们的批评，因为他们及其家人与朋友已经很习惯原本的饮食方式，而且这样吃已经有很长的一段时间了，也许是好几代。旧习难除，而未来对他们来说，也许太难预测。

不过，这些批评无论多尖锐，当中有些的确涉及了实质问题，所以一定要得到答案。本书会陈述这些批评。

我也必须感谢本书首版发行以来，我做的几百场演讲的无数听众，他们提出的问题很重要，而且毫无疑问的是，他们有助于我更清楚地表达意见和想法。我认为，我在这一方面是很幸运的。

　　我的妻子凯伦与我们的家人（汤姆、丹、基斯、利安娜、尼尔森、埃琳、莉萨和金）将继续全力支持推广本书表达的观点，并不断创新，他们的努力已超出我的预期。我也要感谢由布莱恩·温德尔和约翰·柯里制作、李·福克尔森执导的纪录片《餐叉胜于手术刀》。故事以中国健康调查为主线，其电影票房和 DVD（高密度数字视频光盘）在推广相关理念上已取得空前的成功。

　　本书的共同作者汤姆在写作之后满怀新的热忱，选择将他的职业从戏剧改为医学（现在他有家庭医学领域的权威认证）。从那时候起，他开始在这个领域获得极为广博的知识。我坚信，得益于他和其他年轻医疗从业者，本书的内容在将来一定会得到广泛的采用。

——柯林·坎贝尔

　　《救命饮食》第一版问世后，我整个人完全埋首于医疗体系中，成为一个得到权威认证的执业家庭医生。我们身处一个截然不同的医疗教育世界，投入 4 年写出《救命饮食》，进而改变了那么多的生命，这真是一种非凡的体验。

　　我想感谢在我这趟漫漫无际又令人劳顿的旅途中的导师和授业者，特别是罗切斯特大学医学中心家庭医学系的教职员，他们在我住院实习期间给予了鼓励和指导。我目前的雇主——罗切斯特大学基础医疗网，在过去几年也给了我莫大的支持。它支持我和我妻子将一种饮食与生活方式推荐给参与"罗切斯特大学医学中心营养医学计划"的病人。借此，我的雇主证明了自己是医疗保健领域那一小群有前瞻性想法的美国国内先驱之一。

　　当然，就像许多医生会告诉你的，也许最重要的老师是我的病人。没有什么比帮助病人康复更为满足的了，而本书正是想帮助读者那么做。

　　我也要感谢我的妻子埃琳·坎贝尔（医学博士与公共卫生硕士），她是我们营养医学计划的共同创始人。因为有她的专业支持与兴趣，以及她的技术与能力，这一切才能实现。

最后，我要感谢非营利机构"柯林·坎贝尔营养研究中心"的工作人员，他们将我们的蔬食认证课程推展成在 eCornell（康奈尔大学网络课程）上最受欢迎的课程之一。我在该中心做了一年半的执行主任，现在是医学主任，我可以很有信心地说，珍妮·米勒、安·莱德贝特、萨拉·德怀尔、胡安·卢贝、杰里米·罗斯、吉尔·爱德华兹、迈克尔·莱德贝特，以及中心所有的指导者和过去的员工，在将《救命饮食》的理念尽可能向公众推广方面，做得比世界上的任何人都多。

——托马斯·M. 坎贝尔二世

注　释

第一部分　中国健康调查及营养研究

第1章　什么问题？如何解答？

1　　American Cancer Society. "Cancer Facts and Figures—1998." Atlanta, GA: American Cancer Society, 1998.

2　　American Cancer Society. "Cancer Facts & Figures 2015." Atlanta,GA:American Cancer Society, 2015.

3　　同 1。

4　　Flegal KM, Carroll MD, Ogden CL, et al. "Prevalence and trends in obesity among U.S. adults, 1999-2000." *JAMA* 288 (2002): 1723-1727.

5　　National Center for Health Statistics. "Obesity and Overweight." Accessed September 2, 2016 at http://www.cdc.gov/nchs/fastats/obesity-overweight.htm.

6　　Lin B-H, Guthrie J, and Frazao E. "Nutrient Contribution of Food Away from Home ." In: E. Frazao (ed.), *America's Eating Habits: Changes and Consequences*. Washington, DC: Economic Research Service, USDA, 1999. Cited on p. 138 in: *Information Plus. Nutrition: a key to good health*. Wylie, TX: Information Plus, 1999.

7　　Mokdad AH, Ford ES, Bowman BA, et al. "Diabetes trends in the U.S.: 1990-1998." *Diabetes Care* 23 (2000): 1278-1283.

8　　同上。

9　　Centers for Disease Control and Prevention. "National Diabetes Fact Sheet: National Estimates and General Information on Diabetes in the United States, Revised Edition." Atlanta, GA: Centers for Disease Control and Prevention, 1998.

10　American Diabetes Association. "Economic consequences of diabetes mellitus in the U.S. in 1997." *Diabetes Care* 21 (1998): 296-309. Cited In: Mokdad AH, Ford ES, Bowman BA, et al. "Diabetes trends in the U.S.: 1990-1998." *Diabetes Care* 23 (2000): 1278-1283.

11　American Diabetes Association. "Statistics about Diabetes. Data from the National Diabetes Statistics Report."Alexandria, VA:American Diabetes Association, 2014.

12　American Heart Association. "Heart Disease and Stroke Statistics—2003 Update." Dallas, TX:

American Heart Association, 2002.

13　Ornish D, Brown SE, Scherwitz LW, et al. "Can lifestyle changes reverse coronary heart disease?" *Lancet 336* (1990): 129-133; Esselstyn CB, Ellis SG, Medendorp SV, et al. "A strategy to arrest and reverse coronary artery disease: a 5-year longitudinal study of a single physician's practice." *J. Family Practice* 41 (1995): 560-568.

14　Starfield B. "Is U.S. health really the best in the world?" *JAMA* 284 (2000): 483-485.

15　Anderson RN. "Deaths: leading causes for 2000." *National Vital Statistics Reports* 50 (16) (2002).

16　Phillips D, Christenfeld N, and Glynn L. "Increase in U.S. medication-error death between 1983 and 1993." *Lancet* 351 (1998): 643-644.

17　U.S. Congressional House Subcommittee Oversight Investigation. "Cost and quality of health care: unnecessary surgery." Washington, DC: 1976. Cited by: Leape, L. "Unnecessary surgery." *Ann. Rev. Publ. Health* 13 (1992): 363-383.

18　同 14。

19　同上。

20　Lazarou J, Pomeranz B, and Corey PN. "Incidence of adverse drug reactions in hospitalized patients." *JAMA* 279 (1998): 1200-1205.

21　同上；World Health Organization. Technical Report Series No. 425. "International Drug Monitoring: the Role of the Hospital." Geneva, Switzerland: World Health Organization, 1966.

22　同 20。

23　同上。

24　James JT. "A new, evidence-based estimate of patient harms associated with hospital care." *J Patient Safety* 9 (2013): 122–128.

25　同上。

26　Health Insurance Association of America. *Source Book of Health Insurance Data*: 1999-2000. Washington, DC, 1999.

27　同上。

28　同 上；National Center for Health Statistics. *Health, United States, 2000 with Adolescent Health Chart-book*. Hyattsville, MD: National Center for Health Statistics, 2000.

29　Starfield B. *Primary Care: Balancing Health Needs, Services, and Technology*. New York, NY: Oxford University Press, 1998.

30　同 14。

31　World Health Organization. World Health Report 2000: Press release. "World Health Organization assesses the world's health systems." June 21, 2000. Geneva. Accessed at http://www.who.int.

32　PricewaterhouseCoopers. "Behind the Numbers: Slight Uptick in Expected Growth Rate Ends FiveYear Contraction." London: PricewaterhouseCoopers, 2014.

33　de Rugy V. "US health care spending more than twice the average for developed countries." Arlington, VA: Mercatus Center, George Mason University, 2013. Accessed at http://mercatus.org/publication/us-health-care-spending-more-twice-average-developedcountries.

34　Centers for Medicare and Medicaid Services. "National Health Expenditure Projections 2012–2022." Baltimore, MD: Centers for Medicare and Medicaid Services, 2014. Accessed at https://www.cms.gov/research-statistics-data-and-systems/statistics-trendsand-reports/nationalhealthexpenddata/downloads/proj2012.pdf.

35　Shiller R. "US inflation rate by year." 2015. Accessed at http://www.multpl.com/inflation/table.

36　Campbell, TC. Re: "Seize the ACA: The innovator's guide to the Affordable Care Act (executive summary)." [Blog comment]. Clayton Christensen Institute for Disruptive Innovation,

November 23, 2014. Accessed at http://www.christenseninstitute.org/publications/aca/#comment-159005; PricewaterhouseCoopers. "Behind the Numbers:Slight Uptick in Expected Growth Rate Ends Five-Year Contraction." London:PricewaterhouseCoopers, 2014.

37   Coble YD. American Medical Association press release. "AMA decries rise in number of uninsured Americans." September 30, 2003. Chicago, IL. Accessed at http://www.ama-assn.org/ama/pub/article/1617-8064.html.

38   Cohen RA, and Martinez ME. "Health insurance coverage: early release of estimates from the National Health Interview Survey, January–March 2015." Rockville, MD:National Health Interview Survey Early Release Program, U.S. Centers for Disease Control and Prevention, August 2015. Accessed at http://www.cdc.gov/nchs/data/nhis/earlyrelease/insur201508.pdf.

39   Campbell TC. "Present day knowledge on aflatoxin." *Phil. J. Nutr.* 20 (1967): 193-201; Campbell TC, Caedo JP, Jr., Bulatao-Jayme J, et al. "Aflatoxin M_1 in human urine." *Nature* 227 (1970): 403-404.

40   这个计划由美国国际开发署出资，和菲律宾卫生部合作进行。美国国际开发署支付我6年的全额薪资，该计划在菲律宾各地建立了110所育儿中心。这个合作计划的进度由弗吉尼亚理工大学的查理·恩格尔整理成月报，每个月向美国国际开发署报告。

41   Hu J, Zhao,X, Jia J, et al. "Dietary calcium and bone density among middle-aged and elderly women in China." *Am. J. Clin. Nutr.* 58 (1993): 219-227; Hu J, Zhao X, Parpia B, et al. "Dietary intakes and urinary excretion of calcium and acids: a crosssectional study of women in China." *Am. J. Clin. Nutr.* 58 (1993): 398-406; Hu J, Zhao X, Parpia B, et al. "Assessment of a modified household food weighing method in a study of bone health in China." *European J. Clin. Nutr.* 48 (1994): 442-452.

42   Potischman N, McCulloch CE, Byers T, et al. "Breast cancer and dietary and plasma concentrations of carotenoids and vitamin A." *Am. J. Clin. Nutr.* 52 (1990): 909-915; Potischman N, McCulloch CE, Byers T, et al. "Associations between breast cancer, triglycerides and cholesterol." *Nutr. Cancer* 15 (1991): 205-215.

43   Chen J, Campbell TC, Li J, et al. *Diet, life-style and mortality in China. A study of the characteristics of 65 Chinese counties.* Oxford, UK; Ithaca, NY; Beijing, PRC: Oxford University Press; Cornell University Press; People's Medical Publishing House, 1990; Campbell TC, and Chen J. "Diet and chronic degenerative diseases:perspectives from China." *Am. J. Clin. Nutr.* 59 (Suppl.) (1994): 1153S-1161S; Campbell TC. "The dietary causes of degenerative diseases: nutrients vs foods." In: N. J. Temple and D. P. Burkitt (eds.), *Western diseases: their dietary prevention and reversibility,* pp.119-152. Totowa, NJ: Humana Press, 1994; Campbell TC, and Chen J. "Diet and chronic degenerative diseases: a summary of results from an ecologic study in rural China." In: N. J. Temple and D. P. Burkitt (eds.), *Western diseases: their dietary prevention and reversibility*, pp. 67-118. Totowa, NJ: Humana Press, 1994.

44   Chittenden RH. *Physiological economy in nutrition.* New York: F. A. Stokes, 1904; Chittenden RH. *The nutrition of man.* New York: F A. Stokes, 1907.

第2章　蛋白质王朝

1   Mulder GJ. *The Chemistry of Vegetable & Animal Physiology* (translated by PFH Fromberg). Edinburgh, Scotland: W. Blackwood & Sons, 1849.

2   Stillings BR. "World supplies of animal protein." In: J. W. G. Porter and B. A. Rolls (eds.), *Proteins in Human Nutrition*, pp. 11-33. London: Academic Press, 1973.

3   Campbell TC, Warner RG, and Loosli JK. "Urea and biuret for ruminants." In: Cornell Nutrition

Conference, Buffalo, NY, 1960, pp. 96-103; Campbell TC, Loosli JK, Warner RG, et al. "Utilization of biuret by ruminants." *J. Animal Science* 22 (1963): 139-145.

4   Autret M. "World protein supplies and needs. Proceedings of the Sixteenth Easter School in Agricultural Science. University of Nottingham, 1969." In: R. A. Laurie (ed.), *Proteins in Human Food*, pp. 3-19. Westport, CT.: Avi Publishing Company, 1970.

5   同 1 和 4; Scrimshaw NS, and Young VR. "Nutritional evaluation and the utilization of protein resources." In: C. E. Bodwell (ed.), *Evaluation of Proteins for Humans*, pp. 1-10. Westport, CT: The Avi Publishing Co., 1976.

6   Scrimshaw NS, and Young VR. "Nutritional evaluation and the utilization of protein resources." In: C. E. Bodwell (ed.), *Evaluation of Proteins for Humans*, pp. 1-10. Westport, CT: The Avi Publishing Co., 1976.

7   Jalil ME, and Tahir WM. "World supplies of plant proteins." In: J. W. G. Porter and B. A. Rolls (eds.), *Proteins in Human Nutrition*, pp. 35-46. London: Academic Press, 1973.

8   同 4。

9   同上。

10   同 1。

11   Blount WP "Turkey 'X' Disease." *Turkeys* 9 (1961): 52, 55-58, 61, 77; Sargeant K, Sheridan A, O'Kelly J, et al. "Toxicity associated with certain samples of groundnuts." *Nature* 192 (1961): 1096-1097; Lancaster MC, Jenkins FP, and Philp JM. "Toxicity associated with certain samples of groundnuts." *Nature* 192 (1961): 1095-1096.

12   Wogan GN, and Newberne PM. "Dose-response characteristics of aflatoxin B_1 carcinogenesis in the rat." *Cancer Res.* 27 (1967): 2370-2376; Wogan GN, Paglialunga S, and Newberne PM. "Carcinogenic effects of low dietary levels of aflatoxin B_1 in rats." *Food Cosmet. Toxicot.* 12 (1974): 681-685.

13   Campbell TC, Caedo JP, Jr., Bulatao-Jayme J, et al. "Aflatoxin M_1 in human urine." *Nature* 227 (1970): 403-404.

14   Madhavan TV, and Gopalan C. "The effect of dietary protein on carcinogenesis of aflatoxin." *Arch. Path.* 85 (1968): 133-137.

第 3 章　癌症不要来

1   Natural Resources Defense Council. "Intolerable risk: pesticides in our children's food." New York: Natural Resources Defense Council, February 27, 1989.

2   Winter C, Craigmill A, and Stimmann M. "Food Safety Issues II. NRDC report and Alar." *UC Davis Environmental Toxicology Newsletter* 9(2) (1989): 1; Lieberman AJ, and Kwon SC. "Fact versus fears: a review of the greatest unfounded health scares of recent times." New York: American Council on Science and Health, June, 1998.

3   Whelan EM, and Stare FJ. *Panic in the pantry: facts and fallacies about the food you buy.* Buffalo, NY: Prometheus Books, 1992.

4   U.S. Apple Association. "News release: synopsis of U.S. Apple Press Conference." McLean, VA: U.S. Apple Association, February 25, 1999.

5   Lieberman AJ, and Kwon SC. "Fact versus fears: a review of the greatest unfounded health scares of recent times." New York: American Council on Science and Health, June, 1998.

6   Cassens RG. *Nitrite-cured meat: a food safety issue in perspective.* Trumbull, CT: Food and Nutrition Press, Inc., 1990.

7   Lijinsky W, and Epstein SS. "Nitrosamines as environmental carcinogens." *Nature* 225

(1970): 21-23.

8   National Toxicology Program. "Ninth report on carcinogens, revised January 2001." Washington, DC: U.S. Department of Health and Human Services, Public Health Service, January, 2001.

9   International Agency for Cancer Research. *IARC Monographs on the Evaluation of the Carcinogenic Risk of Chemicals to Humans: Some N-Nitroso Compounds.* Vol. 17 Lyon, France: International Agency for Research on Cancer, 1978; Druckrey H, Janzowski R, and Preussmann R. "Organotrope carcinogene wirkungen bei 65 verschiedenen N-nitroso-verbindungen an BD-ratten." *Z. Krebsforsch.* 69 (1967): 103-201; Thomas C, and So BT. "Zur morphologie der durch N-nitroso-verbindungen erzeugten tumoren im oberen verdauungstrakt der ratte." *Arzneimittelforsch.* 19 (1969): 1077-1091.

10   International Agency for Cancer Research. *IARC Monographs on the Evaluation of the Carcinogenic Risk of Chemicals to Humans: Some N-Nitroso Compounds.* Vol. 17 Lyon, France: International Agency for Research on Cancer, 1978; Eisenbrand G, Spiegelhalder B, Janzowski C, et al. "Volatile and non-volatile N-nitroso compounds in foods and other environmental media." *IARC Sci. Publi.* 19 (1978): 311-324.

11   International Agency for Cancer Research. *IARC Monographs on the Evaluation of the Carcinogenic Risk of Chemicals to Humans: Some N-Nitroso Compounds.* Vol. 17 Lyon, France: International Agency for Research on Cancer, 1978.

12   同 7。

13   National Archives and Records Administration. "Code of Federal Regulations: Title 9, Animals and Animal Products, Section 319.180 (9CFR319.180)." Washington, DC: Government Printing Office, 2001.

14   Kanfer S. October 2, 1972. "The decline and fall of the American hot dog." *Time*: 86.

15   Lieberman AJ, and Kwon SC. "Fact versus fears: a review of the greatest unfounded health scares of recent times." New York: American Council on Science and Health, June, 1998.

16   Newberne P. "Nitrite promotes lymphoma incidence in rats." *Science* 204 (1979): 1079-1081.

17   Madhavan TV, and Gopalan C. "The effect of dietary protein on carcinogenesis of aflatoxin." *Arch. Path.* 85 (1968): 133-137.

18   如果这个缺陷成为第一代子细胞的一部分，那么它就能进入之后所有世代的细胞，最后就有可能形成临床上能检测出的所谓癌症。然而，这是把一个极为复杂的程序过度简化的说法。或许，其中最重要的省略是它的两个假设前提：需要至少一个突变才能引发并促进癌症的发展；并不是所有的基因缺陷都会导致癌症。

19   Mgbodile MUK, and Campbell TC. "Effect of protein deprivation of male weanling rats on the kinetics of hepatic microsomal enzyme activity." *J. Nutr.* 102 (1972): 53-60.

20   Mgbodile MUK, and Campbell TC. "Effect of protein deprivation of male weanling rats on the kinetics of hepatic microsomal enzyme activity." *J. Nutr.* 102 (1972): 53-60; Hayes JR, Mgbodile MUK, and Campbell TC. "Effect of protein deficiency on the inducibility of the hepatic microsomal drug-metabolizing enzyme system. I. Effect on substrate interaction with cytochrome P-450." *Biochem. Pharmacol.* 22 (1973): 1005-1014; Mgbodile MUK, Hayes JR, and Campbell TC. "Effect of protein deficiency on the inducibility of the hepatic microsomal drug-metabolizing enzyme system. II. Effect on enzyme kinetics and electron transport system." *Biochem. Pharmacol.* 22 (1973): 1125-1132; Hayes JR, and Campbell TC. "Effect of protein deficiency on the inducibility of the hepatic microsomal drug-metabolizing enzyme system. III. Effect of 3-methylcholanthrene induction on activity and binding kinetics." *Biochem. Pharmacol.* 23 (1974): 1721-1732.

21   Campbell TC. "Influence of nutrition on metabolism of carcinogens (Martha Maso Honors Thesis)."

Adv. Nutr. Res. 2 (1979): 29-55.

22　Preston RS, Hayes JR, and Campbell TC. "The effect of protein deficiency on the in vivo binding of aflatoxin B₁ to rat liver macromolecules." *Life Sci.* 19 (1976): 1191-1198.

23　Portman RS, Plowman KM, and Campbell TC. "On mechanisms affecting species susceptibility to aflatoxin." *Biochim. Biophys. Acta* 208 (1970): 487-495; Prince LO, and Campbell TC. "Effects of sex difference and dietary protein level on the binding of aflatoxin B₁ to rat liver chromatin proteins in vivo." *Cancer Res.* 42 (1982): 5053-5059; Mainigi KD, and Campbell TC. "Subcellular distribution and covalent binding of aflaloxins as functions of dietary manipulation." *J Toxicol. Eviron. Health* 6 (1980): 659-671.

24　同 19。

25　Nerurkar LS, Hayes JR, and Campbell TC. "The reconstitution of hepatic microsomal mixed function oxidase activity with fractions derived from weanling rats fed different levels of protein." *J. Nutr.* 108 (1978): 678-686.

26　Gurtoo HL, and Campbell TC. "A kinetic approach to a study of the induction of rat liver microsomal hydroxylase after pretreatment with 3,4-benzpyrene and aflatoxin B₁." *Biochem. Pharmacol.* 19 (1970): 1729-1735; Adekunle AA, Hayes JR, and Campbell TC. "Interrelationships of dietary protein level, aflatoxin B₁ metabolism, and hepatic microsomal epoxide hydrase activity." *Life Sci.* 21 (1977): 1785-1792.

27　同 22；Mainigi KD, and Campbell TC. "Effects of low dietary protein and dietary aflatoxin on hepatic glutathione levels in F-344 rats." *Toxicol. Appl. Phamacol.* 59 (1981): 196-203.

28　Farber E, and Cameron R. "The sequential analysis of cancer development." *Adv. Cancer Res.* 31 (1980): 125-226.

29　本章各种各样的图表所反映的病灶，大多依据"肝脏体积的百分比"，其中包含了"病灶数量"及"病灶大小"，这两者都指出肿瘤形成的趋势，因此这些从个别实验中得出的结果可以彼此间相互比较。这份资料数据配合了一个共同的基准比率，其所反应的结果，来自注射一份标准剂量的黄曲霉毒素并喂以蛋白质占 20% 的饮食。

30　Appleton BS, and Campbell TC. "Inhibition of aflatoxin-initiated preneoplastic liver lesions by low dietary protein." *Nutr. Cancer* 3 (1982): 200-206.

31　Dunaif GE, and Campbell TC. "Relative contribution of dietary protein level and Aflatoxin B₁ dose in generation of presumptive preneoplastic foci in rat liver." *J. Natl. Cancer Inst.* 78 (1987): 365-369.

32　同 30 和 31。

33　Youngman LD, and Campbell TC. "High protein intake promotes the growth of preneoplastic foci in Fischer #344 rats: evidence that early remodeled foci retain the potential for future growth." *J. Nutr.* 121 (1991): 1454-1461.

34　同　上；Youngman LD, and Campbell TC. "Inhibition of aflatoxin B₁-induced gamma-glutamyl transpeptidase positive (GGT+) hepatic preneoplastic foci and tumors by low protein diets: evidence that altered GGT+ foci indicate neoplastic potential." *Carcinogenesis* 13 (1992): 1607-1613.

35　Dunaif GE, and Campbell TC. "Dietary protein level and aflatoxin B₁-induced preneoplastic hepatic lesions in the rat." *J. Nutr.* 117 (1987): 1298-1302.

36　Horio F, Youngman LD, Bell RC, et al. "Thermogenesis, low-protein diets, and decreased development of AFB1-induced preneoplastic foci in rat liver." *Nutr. Cancer* 16 (1991): 31-41.

37　About 12% dietary protein is required to maximize growth rate, according to the National Research Council of the National Academy of Sciences.

38　Subcommittee on Laboratory Animal Nutrition. *Nutrient requirements of laboratory animals.*

Second revised edition, number 10. Washington, DC: National Academy Press, 1972; National Research Council. *Recommended dietary allowances.* Tenth edition. Washington, DC: National Academy Press, 1989.

39 同 31。

40 Schulsinger DA, Root MM, and Campbell TC. "Effect of dietary protein quality on development of aflatoxin B$_1$-induced hepatic preneoplastic lesions." *J. Natl. Cancer Inst.* 81 (1989): 1241-1245.

41 Youngman LD, and Campbell TC. "Inhibition of aflatoxin B$_1$-induced gamma-glutamyl transpeptidase positive (GGT+) hepatic preneoplastic foci and tumors by low protein diets: evidence that altered GGT+ foci indicate neoplastic potential." *Carcinogenesis* 13 (1992): 1607-1613; Youngman LD. *The growth and development of aflatoxin B$_1$-induced preneoplastic lesions, tumors, metastasis, and spontaneous tumors as they are influenced by dietary protein level, type, and intervention.* Ithaca, NY: Cornell University, Ph.D. Thesis, 1990.

42 同上。

43 同 17。

44 Youngman LD, and Campbell TC. "Inhibition of aflatoxin B$_1$-induced gamma-glutamyl transpeptidase positive (GGT+) hepatic preneoplastic foci and tumors by low protein diets: evidence that altered GGT+ foci indicate neoplastic potential." *Carcinogenesis* 13 (1992): 1607-1613.

45 同 41。

46 Beasley RP. "Hepatitis B virus as the etiologic agent in hepatocellular carcinoma-epidemiologic considerations." *Hepatol.* 2 (1982): 21S-26S; Blumberg BS, Larouze B, London WT, et al. "The relation of infection with the hepatitis B agent to primary hepatic carcinoma." *Am. J. Pathol.* 81 (1975): 669-682.

47 Chisari FV, Ferrari C, and Mondelli MU. "Hepatitis B virus structure and biology." *Microbiol. Pathol.* 6 (1989): 311-325.

48 Hu J, Cheng Z, Chisari FV, et al. "Repression of hepatitis B virus (HBV) transgene and HBVinduced liver injury by low protein diet." *Oncogene* 15 (1997): 2795-2801; Cheng Z, Hu J, King J, et al. "Inhibition of hepatocellular carcinoma development in hepatitis B virus transfected mice by low dietary casein." *Hepatology* 26 (1997): 1351-1354.

49 同上。

50 Hu J, Cheng Z, Chisari FV, et al. "Repression of hepatitis B virus (HBV) transgene and HB Vinduced liver injury by low protein diet." *Oncogene* 15 (1997): 2795-2801.

51 同上。

52 Hawrylewicz EJ, Huang HH, Kissane JQ, et al. "Enhancement of the 7,12-dimethylbenz(a) anthracene (DMBA) mammary tumorigenesis by high dietary protein in rats." *Nutr. Reps. Int.* 26 (1982): 793-806; Hawrylewicz EJ. "Fat-protein interaction, defined 2-generation studies." In: C. Ip, D. F. Birt, A. E. Rogers and C. Mettlin (eds.), *Dietary fat and cancer,* pp. 403-434. New York: Alan R. Liss, Inc., 1986; Huang HH, Hawrylewicz EJ, Kissane JQ, et al. "Effect of protein diet on release of prolactin and ovarian steroids in female rats." *Nutr. Rpts. Int.* 26 (1982): 807-820.

53 O'Connor TP, Roebuck BD, and Campbell TC. "Dietary intervention during the post-dosing phase of L-azaserine-induced preneoplastic lesions." *J Natl Cancer Inst* 75 (1985): 955-957.

54 同上；O' Connor TP, Roebuck BD, Peterson F, et al. "Effect of dietary intake of fish oil and fish protein on the development of L-azaserine-induced preneoplastic lesions in rat pancreas." *J Natl Cancer Inst* 75 (1985): 959-962.

55 He Y. *Effects of carotenoids and dietary carotenoid extracts on aflatoxin B$_1$-induced mutagenesis and hepatocarcinogenesis.* Ithaca, NY: Cornell University, PhD Thesis, 1990; He Y, and Campbell

TC. "Effects of carotenoids on aflatoxin B$_1$-induced mutagenesis in S. typhimurium TA 100 and TA 98." *Nutr. Cancer* 13 (1990): 243-253.

第 4 章　到中国取经

1　Li J-Y, Liu B-Q, Li G-Y, et al. "Atlas of cancer mortality in the People's Republic of China. An aid for cancer control and research." *Int. J. Epid.* 10 (1981): 127-133.

2　Higginson J. "Present trends in cancer epidemiology." *Proc. Can. Cancer Conf.* 8 (1969): 40-75; Wynder EL, and Gori GB. "Contribution of the environment to cancer incidence: an epidemiologic exercise." *J. Natl. Cancer Inst.* 58 (1977): 825-832; Doll R, and Peto R. "The causes of cancer: Quantitative estimates of avoidable risks of cancer in the United States today." *J Natl Cancer Inst* 66 (1981): 1192-1265.

3　Doll R, and Peto R. "The causes of cancer: Quantitative estimates of avoidable risks of cancer in the United States today." *J Natl Cancer Inst* 66 (1981): 1192-1265.

4　Fagin D. News release. "Breast cancer cause still elusive study: no clear link between pollution, breast cancer on LI." August 6, 2002. Newsday.com. Accessed at http://www.newsday.com/news/ loca/longisland/ny-licanc062811887aug06.story?coll=ny%2Dtop%2Dheadlines.

5　总共有 82 份死亡率报告，但其中有 1/3 是相同的疾病，只是针对不同年龄的人。

6　Hu FB, Stampfer MJ, Manson JE, et al. "Dietary protein and risk of ischemic heart disease in women." *Am. J. Clin. Nutr.* 70 (1999): 221–227.

7　Chen J, Campbell TC, Li J, et al. *Diet, life-style and mortality in China. A study of the characteristics of 65 Chinese counties.* Oxford, UK; Ithaca, NY; Beijing, PRC: Oxford University Press; Cornell University Press; People's Medical Publishing House, 1990.

8　这里的卡路里摄取量，中国组指的是体重 65 千克、从事"轻体力劳动工作"的成年男性，对照组的美国部分则是同等体重的成年男性。

9　SerVaas C. "Diets that protected against cancers in China." *The Saturday Evening Post* October 1990:26-28.

10　所有拿到手的疾病死亡率数据都依照矩阵排列，这样就可以轻松快速地看出每一种死亡率与其他死亡率之间的相互关系。每一个对照结果都会依据其彼此间是正相关还是负相关，来标上一个加号或减号。所有的正相关在一份表单中列出，而所有的负相关则列在另一份表上。这样，两份表上每一种个别疾病都跟自己那份表上的其他疾病正相关，而与另一份表上的疾病负相关。虽然不是全部，但大部分的这些相互关系都显示出统计显著性。

11　Campbell TC, Chen J, Brun T, et al. "China: from diseases of poverty to diseases of affluence. Policy implications of the epidemiological transition." *Ecol. Food Nutr.* 27 (1992): 133-144.

12　Chen J, Campbell TC, Li J, et al. *Diet, life-style and mortality in China. A study of the characteristics of 65 Chinese counties.* Oxford, UK; Ithaca, NY; Beijing, PRC: Oxford University Press; Cornell University Press; People's Medical Publishing House, 1990.

13　同 11。

14　Lipid Research Clinics Program Epidemiology Committee. "Plasma lipid distributions in selected North American Population. The Lipid Research Clinics Program Prevalence Study." *Circulation* 60 (1979): 427-439.

15　Campbell TC, Parpia B, and Chen J. "Diet, lifestyle, and the etiology of coronary artery disease: The Cornell China Study." *Am. J. Cardiol.* 82 (1998): 18T-21T.

16　These data are for villages SA, LC and RA for women and SA, QC and NB for men, as seen in the monograph (Chen, et al. 1990).

17　Carroll KK. "Dietary proteins and amino acids-their effects on cholesterol metabolism." In: M.

J. Gibney and D. Kritchevsky (eds.), *Animal and Vegetable Proteins in Lipid Metabolism and Atherosclerosis, Volume 8: Animal and Vegetable Proteins in Lipid Metabolism and Atherosclerosis,* pp. 9-17. New York, NY: Alan R. Liss, 1983; Terpstra AHM, Hermus RJJ, and West CE. "Dietary protein and cholesterol metabolism in rabbits and rats." In: M. J. Gibney and D. Kritchevsky (eds.), *Animal and Vegetable Proteins in Lipid Metabolism and Atherosclerosis, Volume 8: Animal and Vegetable Proteins in Lipid Metabolism and Atherosclerosis,* pp. 19-49. New York: Alan R. Liss, 1983; Kritchevsky D, Tepper SA, Czarnecki SK, et al. "Atherogenicity of animal and vegetable protein. Influence of the lysine to arginine ratio." *Atherosclerosis* 41 (1982): 429-431.

18   同上。

19   膳食脂肪量可以用饮食总重量的百分比或是总热量的百分比来表示，但是大多数的媒体和研究者都会以总热量百分比来表示，因为我们进食主要是满足我们对卡路里的需求，而不是对食物重量的需求。所以我在本书也用这样的方式来表示。

20   National Research Council. *Diet, Nutrition and Cancer.* Washington, DC: National Academy Press, 1982; United States Department of Health and Human Services. *The Surgeon General's Report on Nutrition and Health.* Washington, DC: Superintendant of Documents, U.S. Government Printing Office, 1988; National Research Council, and Committee on Diet and Health. *Diet and health: implications for reducing chronic disease risk.* Washington, DC: National Academy Press, 1989; Expert Panel. *Food, nutrition and the prevention of cancer, a global perspective.* Washington, DC: American Institute for Cancer Research/World Cancer Research Fund, 1997.

21   例外的情况包括那些被人工去除脂肪的食物，比如脱脂牛奶。

22   Armstrong D, and Doll R. "Environmental factors and cancer incidence and mortality in different countries, with special reference to dietary practices." *Int. J. Cancer* 15 (1975): 617-631.

23   U.S. Senate. "Dietary goals for the United States, 2nd Edition." Washington, DC: U.S. Government Printing Office, 1977.

24   National Research Council. *Diet, Nutrition and Cancer.* Washington, DC: National Academy Press, 1982; Committee on Diet Nutrition and Cancer. *Diet, nutrition and cancer: directions for research.* Washington, DC: National Academy Press, 1983; 其他还有许多在同时期发布的政策声明和大型的人类研究，都引发了广泛的公开讨论，并且证实或解释了饮食中的脂肪和这些疾病之间的关系。其中包括从 1980 年开始的"美国膳食指南"系列报告第一部，还有 1984 年开展的哈佛护士健康研究，自 20 世纪 60 年代开始的弗雷明汉心脏研究初步的结果报告，安塞·基斯的《七国调查》，多危险因素干预试验，以及其他许多。

25   Carroll KK, Braden LM, Bell JA, et al. "Fat and cancer." *Cancer* 58 (1986): 1818-1825.

26   Wynder EL, and Gori GB. "Contribution of the environment to cancer incidence: an epidemiologic exercise." *J. Natl. Cancer Inst.* 58 (1977): 825-832; Drasar BS, and Irving D. "Environmental factors and cancer of the colon and breast." *Br. J. Cancer* 27 (1973): 167-172.

27   Haenszel W, and Kurihara M. "Studies of Japanese Migrants: mortality from cancer and other disease among Japanese and the United States." *J Natl Cancer Inst* 40 (1968): 43-68; Higginson J, and Muir CS. "Epidemiology in Cancer." In: J. F. Holland and E. Frei (eds.), *Cancer Medicine,* pp. 241-306. Philadelphia, PA: Lea and Febiger, 1973.

28   同 3。

29   脂肪摄取量和动物蛋白摄取量之间的关系，以所摄取的每克脂肪来看是 84%，以所摄取热量中的脂肪百分比来看是 70%。

30   同 22。

31   Kelsey JL, Gammon MD, and Esther MJ. "Reproductive factors and breast cancer." *Epidemiol. Revs.* 15 (1993): 36-47.

32　de Stavola BL, Wang DY, Allen DS, et al. "The association of height, weight, menstrual and reproductive events with breast cancer: results from two prospective studies on the island of Guernsey (United Kingdom)." *Cancer Causes and Control* 4 (1993): 331-340; Rautalahti M, Albanes D, Virtamo J, et al. "Lifetime menstrual activity-indicator of breast cancer risk." (1993): 17-25.

33　我们不可能从这一组女性受试者的资料之中，统计出血液中激素浓度与患乳腺癌风险之间的关联性，因为她们的血液样本是在生理周期随机取得的，而且乳腺癌的比例如此低，使得我们几乎不可能证实任何关联性，即使这就是真实状况。

34　Key TJA, Chen J, Wang DY, et al. "Sex hormones in women in rural China and in Britain." *Brit. J. Cancer* 62 (1990): 631-636.

35　这些生物标记包括了血浆铜、尿素氮、雌激素、催乳素、睾酮，以及呈反比的性激素结合球蛋白。它们每一个都已经在较早的研究中，被证实与动物蛋白的摄取量相关。

36　从膳食纤维的总摄取量来看，中国和美国平均每人每天的摄取量分别是 33.3 克和 11.1 克。中国各省的平均摄取量范围是每天 7.7~77.6 克，而美国有 90% 的男性处于中间值，每天摄取量范围是 2.4~26.6 克。

37　与植物蛋白的正相关是 +0.53 [III]，而动物蛋白则是 +0.12。

38　National Research Council. *Diet, Nutrition and Cancer*. Washington, DC: National Academy Press, 1982.

39　基本上，用"家庭中的患癌率"作为最后的测量准则，能够更有效地掌控与许多不同类型癌症相关的各种致癌原因，因而能够针对饮食这项因子的影响做独立的研究。

40　Guo W, Li J, Blot WJ, et al. "Correlations of dietary intake and blood nutrient levels with esophageal cancer mortality in China." *Nutr. Cancer* 13 (1990): 121-127.

41　这些脂溶性抗氧化剂的全面影响到底有多大，只有在这些抗氧化剂的浓度符合各个受试者的低密度脂蛋白指数时，才能真正验证。但是我们在研究时并不知道这件事，因此在取得受试样本时并没有做这样的调配。

42　Kneller RW, Guo W, Hsing AW, et al. "Risk factors for stomach cancer in sixty-five Chinese counties." *Cancer Epi. Biomarkers Prev.* 1 (1992): 113-118.

43　Campbell TC (with Jacobson H). *The low-carb fraud*. Dallas: BenBella Books, 2013.

44　Campbell TC (with Jacobson H). *Whole: Rethinking the Science of Nutrition*. Dallas: BenBella Books, 2013.

45　Perlmutter D. *Grain brain*. New York: Little, Brown, 2013, p. 323.

46　Information Plus. *Nutrition: a key to good health*. Wylie, TX: Information Plus, 1999.

47　Westman EC, Yancy WS, Edman JS, et al. "Carbohydrate Diet Program." *Am. J. Med.* 113 (2002): 30-36.

48　Atkins RC. *Dr. Atkins' New Diet Revolution*. New York, NY: Avon Books, 1999.

49　同 47。

50　Wright JD, Kennedy-Stephenson J, Wang CY, et al. "Trends in Intake of Energy and MacronutrientsUnited States, 1971-2000." *Morbidity and mortality weekly report* 53 (February 6, 2004): 80-82.

51　Noakes M, and Clifton PM. "Weight loss and plasma lipids." *Curr. Opin. Lipidol.* 11 (2000): 65-70.

52　同 47。

53　同上。

54　同上。

55　Bilsborough SA, and Crowe TC. "Low-carbohydrate diets: what are the potential short-and longterm health implications?" *Asia Pac. J. Clin. Nutr.* 12 (2003): 396-404.

56　同上。

57　Stevens A, Robinson DP, Turpin J, et al. "Sudden cardiac death of an adolescent during dieting." *South. Med. J.* 95 (2002): 1047-1049; 59 Patty A. "Low-carb fad claims teen's life - Star diet blamed in death." *The Daily Telegraph* (Sidney, Australia) November 2, 2002: 10.

58　Smith MJ, Trexler E, Sommer A, Starkoff B, and Devor S. "Unrestricted Paleolithic diet is associated with unfavorable changes to blood lipids in healthy subjects." *Int. J. Exerc.Sci.* 7 (2014): 128-139.

59　Noto H, Goto A, Tsujimoto T, and Noda M. "Low-carbohydrate diets and all-cause mortality: a systematic review and meta-analysis of observational studies." *PLoS ONE* 8 (2013): 1-10.

60　Carroll KK, Gammal EB, & Plunkett ER. "Dietary fat and mammary cancer." *Can. Med. Assoc. J.* 98 (1968): 590-594.

61　Drasar BS, and Irving D. "Environmental factors and cancer of the colon and breast." *Br. J. Cancer* 27 (1973): 167-172; Armstrong D, and Doll R. "Environmental factors and cancer incidence and mortality in different countries, with special reference to dietary practices." *Int. J. Cancer* 15 (1975): 617-631.

62　Keys A. "Coronary heart disease in seven countries." *Circulation* 41, suppl. (1970): I1-I211.

63　Atkins, 1999. Page 275.

64　阿特金斯医生宣称，有一种抗氧化剂鸡尾酒保健法可以保护人体，对抗心脏病、癌症及衰老，这个说法已被近来完成的好几项大型实验的结果推翻。

65　Atkins, 1999. Page 103.

66　Bone J. "Diet doctor Atkins 'obese', had heart problems: coroner: Widow angrily denies that opponents' claims that heart condition caused by controverial diet." *Ottawa Citizen* February 11, 2004: A11.

67　同46。

68　同上。

69　同上。

70　Welsh JA, Sharma AJ, Grellinger L, & Vos MB. "Consumption of added sugars is decreasing in the United States." *Am J Clin Nutr* 94 (2011): 726-734.

71　Campbell TC. "Energy balance: interpretation of data from rural China." *Toxicological Sciences* 52 (1999): 87-94.

72　Horio F, Youngman LD, Bell RC, et al. "Thermogenesis, low-protein diets, and decreased development of AFB1-induced preneoplastic foci in rat liver." *Nutr. Cancer* 16(1991): 31-41.

73　Krieger E, Youngman LD, and Campbell TC. "The modulation of aflatoxin(AFB1) induced preneoplastic lesions by dietary protein and voluntary exercise in Fischer 344 rats." *FASEB J.* 2 (1988): 3304 Abs.

74　同72。

75　此处引用的动物蛋白和植物蛋白总摄入量的关联出自正在接受评议的手稿。

76　Campbell TC, Chen J, Liu C, et al. "Non-association of aflatoxin with primary liver cancer in a cross-sectional ecologic survey in the People's Republic of China." *Cancer Res.* 50 (1990): 6882-6893.

77　Campbell TC (with Jacobson H). *Whole: Rethinking the Science of Nutrition.* Dallas: BenBella Books, 2013.

第二部分　有钱人的富贵病

第 5 章　破碎的心脏

1　Adams CF. "How many times does your heart beat per year?" Accessed October 20, 2003. Accessed at http://www.straightdope.com/classics/a1_088a.html.

2　National Heart, Lung, and Blood Institute. "Morbidity and Mortality: 2002 Chart Book on Cardiovascular, Lung, and Blood Diseases." Bethesda, MD: National Institutes of Health, 2002.

3　同上。

4　American Heart Association. "Heart Disease and Stroke Statistics-2003 Update." Dallas, TX: American Heart Association, 2002.

5　Braunwald E. "Shattuck lecture-cardiovascular medicine at the turn of the millenium: triumphs, concerns and opportunities." *New Engl. J. Med* 337 (1997): 1360-1369.

6　American Cancer Society. "Cancer Facts and Figures—1998." Atlanta, GA: American Cancer Society, 1998; Anderson RN. "Deaths: leading causes for 2000." *National Vital Statistics Reports* 50(16) (2002).

7　Enos WE, Holmes RH, and BeyerJ. "Coronary disease among United States soldiers killed in action in Korea." *JAMA* 152 (1953): 1090-1093.

8　Esselstyn CJ. "Resolving the coronary artery disease epidemic through plant-based nutrition." *Prev. Cardiol.* 4 (2001): 171-177.

9　同 7。

10　Antman EM, and Braunwald E. "Acute myocardial infarction." In: E. Braunwald (ed.), *Heart disease, a textbook of cardiovascular disease, Vol. II (5th ed)*, pp. 1184-1288. Philadelphia: W.B. Saunders Company, 1997; Esselstyn CJ. "Lecture: Reversing heart disease." December 5, 2002. lthaca, NY: Cornell University, 2002.

11　Ambrose JA, and Fuster V. "Can we predict future acute coronary events in patients with stable coronary artery disease?" *JAMA* 277 (1997): 343-344.

12　Ellulu MS, Patimah I, Khaza'ai H, Rahmat A, Abed Y, and Ali F. "Atherosclerotic cardiovascular disease: a review of initiators and protective factors." *Inflammopharmacology* 24 (2016): 1–10, doi:10.1007/s10787-015-0255-y.

13　同 10。

14　同 11；Forrester JS, and Shah PK. "Lipid lowering versus revascularization: an idea whose time (for testing) has come." *Circulation* 96 (1997): 1360-1362.

15　现在是马里兰州贝塞斯达的美国国立卫生研究院国家心肺和血液研究所。

16　同 5。

17　Gofman JW, Lindgren F, Elliot H, et al. "The role of lipids and lipoproteins in atherosclerosis." *Science* 111 (1950): 166.

18　Kannel WB, Dawber TR, Kagan A, et al. "Factors of risk in the development of coronary heart disease—six-year follow-up experience." *Ann. Internal Med.* 55 (1961): 33-50.

19　同上。

20　同 2。

21　Jolliffe N, and Archer M. "Statistical associations between international coronary heart disease death rates and certain environmental factors." *J. Chronic Dis.* 9 (1959): 636-652.

22　Scrimgeour EM, McCall MG, Smith DE, et al. "Levels of serum cholesterol, triglyceride, HDL cholesterol, apolipoproteins A-l and B, and plasma glucose, and prevalence of diastolic hypertension and cigarette smoking in Papua New Guinea Highlanders." *Pathology* 21 (1989):46-50.

23 Campbell TC, Parpia B, and Chen J. "Diet, lifestyle, and the etiology of coronary artery disease: The Cornell China Study." *Am.J. Cardiol.* 82 (1998): 18T-21T.

24 Kagan A, Harris BR, Winkelstein W, et al. "Epidemiologic studies of coronary heart disease and stroke in Japanese men living in Japan, Hawaii and California." *J. Chronic Dis.* 27 (1974): 345-364; Kato H, Tillotson J, Nichaman MZ, et al. "Epidemiologic studies of coronary heart disease and stroke in Japanese men living in Japan, Hawaii and California: serum lipids and diet."*Am. J. Epidemiol.* 97 (1973): 372-385.

25 Kagan A, Harris BR, Winkelstein W, et al. "Epidemiologic studies of coronary heart disease and stroke in Japanese men living in Japan, Hawaii and California." *J. Chronic Dis.* 27 (1974): 345-364.

26 Kato H, Tillotson J, Nichaman MZ, et al. "Epidemiologic studies of coronary heart disease and stroke in Japanese men living in Japan, Hawaii and California: serum lipids and diet."*Am. J. Epidemiol.* 97 (1973): 372-385.

27 Morrison LM. "Arteriosclerosis." *JAMA* 145 (1951): 1232-1236.

28 Morrison LM. "Diet in coronary atherosclerosis." *JAMA* 173 (1960): 884-888.

29 同上。

30 同上。

31 同上。

32 Lyon TP, Yankley A, Gofman JW, et al. "Lipoproteins and diet in coronary heart disease." *California Med.* 84 (1956): 325-328.

33 同 21。

34 Gibney MJ, and Kritchevsky D, eds. *Current Topics in Nutrition and Disease, Volume 8: Animal and Vegetable Proteins in Lipid Metabolism and Atherosclerosis.* New York, NY: Alan R. Liss, 1983.

35 Sirtori CR, Noseda G, and Descovich GC. "Studies on the use of a soybean protein diet for the management of human hyperlipoproteinemias." In: M. J. Gibney and D. Kritchevsky (eds.), *Current Topics in Nutrition and Disease, Volume 8: Animal and Vegetable Proteins in Lipid Metabolism and Atherosclerosis.*, pp. 135-148. New York, NY: Alan R. Liss, 1983.

36 Meeker DR, and Kesten HD. "Experimental atherosclerosis and high protein diets.*" Proc. Soc. Exp. Biol. Med.* 45 (1940): 543–545; Meeker DR, and Kesten HD. "Effect of high protein diets on experimental atherosclerosis of rabbits." *Arch. Pathol.* 31 (1941):147-162.

37 Kritchevsky D, and Czarnecki SK. "Animal and vegetable proteins in lipid metabolism and atherosclerosis." In: MJ Gibney and D Kritchevsky (eds.), *Current Topics in Nutrition and Disease, Volume 8: Animal and Vegetable Proteins in Lipid Metabolism and Atherosclerosis*, pp. 1-7. New York: Alan R. Liss, 1983; Newburgh LH. "The production of Bright's disease by feeding high protein diets." *Arch. Intern. Med.* 24 (1919): 359-377; Newburgh LH, and Clarkson S. "Production of atherosclerosis in rabbits by diet rich in animal protein." *JAMA* 79 (1922): 1106-1108; Newburgh LH, and Clarkson S. "The production of arteriosclerosis in rabbits by feeding diets rich in meat." *Arch. Intern. Med.* 31 (1923): 653-676.

38 Ignatowski A. "Uber die Wirbung des tierischen eiweiss auf die aorta und die parenchymatosen organe der kaninchen." *Vrichows. Arch. Pathol. Anat. Physiol. Klin. Med.* 198 (1909): 248-270.

39 Newburgh LH, and Clarkson S. "Production of atherosclerosis in rabbits by diet rich in animal protein." *JAMA* 79 (1922): 1106–1108; Newburgh LH, and Clarkson S. "The production of arteriosclerosis in rabbits by feeding diets rich in meat." *Arch. Intern. Med.* 31 (1923): 653-676.

40 G.S. Myers, personal communication, cited by Groom, D. "Population studies of atherosclerosis." *Ann. Internal Med.* 55 (1961): 51-62.

41 同 5。

42 同 2。

43 同上。

44 Centers for Disease Control. "Smoking and Health: a national status report." *Morbidity and Mortality Weekly Report* 35 (1986): 709-711; Centers for Disease Control. "Cigarette smoking among adults—United States, 2000." *Morbidity and Mortality Weekly Report* 51 (2002): 642-645.

45 同 2。

46 年龄调整，25~74 岁。

47 同 2。

48 Mentias A, Barakat A, Raza M, et al. "An alarming trend: change in risk profile of patients with ST elevation myocardial infarction over the last two decades." *J. Am. Coll. Cardiol.* 67 (2016): 659.

49 Marwick C. "Coronary bypass grafting economics, including rehabilitation. Commentary." *Curr. Opin. Cardiol.* 9 (1994): 635-640.

50 Page 1319 in Gersh BJ, Braunwald E, and Rutherford JD. "Chronic coronary artery disease." In: E. Braunwald (ed.), *Heart Disease: A Textbook of cardiovascular Medicine, Vol. 2* (Fifth Edition), pp. 1289-1365. Philadelphia, PA: W.B. Saunders, 1997; Ornish D. "Avoiding revascularizalion with lifestyle changes: the Multicenter Lifestyle Demonstration Project." *Am. J. Cardiol.* 82 (1998): 72T-76T; Roger VL, et al. "Heart disease and stroke statistics—2011 update: a report from the American Heart Association." *Circulation* 123 (2011): e18-e20.

51 Shaw PJ, Bates D, Cartlidge NEF, et al. "Early intellectual dysfunction following coronary bypass surgery." *Quarterly J. Med.* 58 (1986): 59-68.

52 Cameron AAC, Davis KB, and Rogers WJ. "Recurrence of angina after coronary artery bypass surgery. Predictors and prognosis (CASS registry)." *J. Am. Coll. Cardiol.* 26 (1995): 895-899.

53 Page 1320 in Gersh BJ, Braunwald E, and Rutherford JD. "Chronic coronary artery disease." In: E. Braunwald (ed.), *Heart Disease: A Textbook of cardiovascular Medicine, Vol. 2* (5th ed), pp. 1289-1365. Philadelphia, PA: W.B. Saunders, 1997.

54 Kirklin JW, Naftel DC, Blackstone EH, et al. "Summary of a consensus concerning death and ischemic events after coronary artery bypass grafting." *Circulation* 79 (Suppl 1) (1989): I81-I91.

55 Forrester JS, and Shah PK. "Lipid lowering versus revascularization: an idea whose time (for testing) has come." *Circulation* 96 (1997): 1360-1362.

56 同上。

57 Waldman P, Armstrong D, and Freedberg SP. "Deaths linked to cardiac stents rise as overuse seen." *Bloomberg* (2013, September 26). Accessed at http://www.bloomberg.com/news/articles/2013-09-26/deaths-linked-to-cardiac-stents-rise-as-overuse-seen.

58 Garg S, Serruys PW. "Coronary stents: current status." *J. Am. Coll. Cardiol.* 56 (2010): S1-S42.

59 Stergiopoulos K, Brown DL. "Initial coronary stent implantation with medical therapy vs medical therapy alone for stable coronary artery disease: meta-analysis of randomized controlled trials." *Arch. Intern. Med.* 172 (2012): 312-319.

60 Waldman P, Armstrong D, and Freedberg SP. "Deaths linked to cardiac stents rise as overuse seen." *Bloomberg* (2013, September 26). Accessed at http://www.bloomberg. com/news/articles/2013-09-26/deaths-linked-to-cardiac-stents-rise-as-overuse-seen.

61 Information Plus. *Nutrition: a key to good health*. Wylie, TX: Information Plus, 1999.

62 Naifeh SW. *The Best Doctors in America*, 1994-1995. Aiken, S.C.: Woodward & White, 1994.

63 Esselstyn CB, Jr. "Foreward: changing the treatment paradigm for coronary artery disease." *Am. J. Cardiol.* 82 (1998): 2T-4T.

64 Esselstyn CB, Ellis SG, Medendorp SV, et al. "A strategy to arrest and reverse coronary artery disease: a 5-year longitudinal study of a single physician's practice." *J. Family Practice* 41 (1995): 560-568.

65 同上；Esselstyn CJ. "lntroduction:more than coronary artery disease." *Am. J. Cardiol.* 82 (1998): 5T-9T.

66 同64。

67 同65。

68 Esselstyn CJ. "lntroduction:more than coronary artery disease." *Am. J. Cardiol.* 82 (1998): 5T-9T.

69 同64。

70 同68。

71 同上。

72 血流量和血管半径之间的关系大约是 4：1，因此，当血管阻塞减少 7% 时，大约会影响 30% 以上的血流量。可惜我们不能靠计算得到更精确的判定数字。

73 同64。

74 同8。

75 同64。

76 Personal communication with Dr. Esselstyn, 9/15/03.

77 Esselstyn CBJ, Gendy G, Doyle J, et al. "A way to reverse CAD?" *J. Fam. Pract.* 63 (2014): 356-364b; Esselstyn C, and Golubic M. "The nutritional reversal of cardiovascular disease, fact or fiction? Three case reports." *Exp. Clin. Cardiol.* 20 (2014): 1901-1908.

78 Fulkerson, Lee, director. *Forks Over Knives.* Monica Beach Media, 2011.

79 Ornish D, Brown SE, Scherwitz LW, et al. "Can lifestyle changes reverse coronary heart disease?" *Lancet* 336 (1990): 129-133.

80 同上。

81 同上。

82 同上。

83 Ornish D. "Avoiding revascularizalion with lifestyle changes: the Multicenter Lifestyle Demonstration Project." *Am. J. Cardiol.* 82 (1998): 72T-76T.

84 同上。

85 同上。

86 同2。

87 同83。

88 同上。

89 DeFrances CJ, Licas CA, Vuie VC, and Golosinskiy A. "2006 National Hospital discharge sirvev." Hvattsville, MD: National Center for Health Statistics, 2008; Epstein, AJ, Polsky D, Yang F, Yang L, and Groeneveld PW. "Coronary revascularization trends in the United States, 2001–2008." *JAMA* 305 (2011): 1769-1776.

90 Epstein, AJ, Polsky D, Yang F, Yang L, and Groeneveld PW. "Coronary revascularization trends in the United States, 2001–2008." *JAMA* 305 (2011): 1769-1776.

91 Boyles S. "Heart bypass surgery rate is declining." WebMD Health News (2011).

92 Wani M. "How much does a heart stent cost?" Buzzle (2013). Accessed at http://www.buzzle.com/articles/how-much-does-a-heart-stent-cost.html "Heart stent cost." CostHelperHealth. Accessed at http://health.costhelper.com/stents.html.

93 "Heart bypass surgery cost." CostHelperHealth. Accessed at http://health.costhelper.com/bypass.html.

94   Esselstyn, C. Personal communication, 2014.

95   Cooper, R. "Statins: the drug firms' goldmine." *Telegraph* (2011, January 19). Accessed at http://www.telegraph.co.uk/news/health/news/8267876/Statins-the-drug-firmsgoldmine.html.

96   Heidenreich PA, et al. "Forecasting the future of cardiovascular disease in the United States: a policy statement from the American Heart Association." *Circulation* 123 (2011): 933-944.

97   Wikipedia. "List of countries by GDP (nominal)." (2016, July 7). Accessed at https://en.wikipedia.org/wiki/List_of_countries_by_GDP_(nominal).

98   Dmyterko, K. "Circ: costs to treat heart disease will triple to $818B by 2030." *Cardiovasc Business* (2011). Accessed at http://www.cardiovascularbusiness.com/topics/heart-failure/circ-costs-treat-heart-disease-will-triple-818b-2030.

99   Ratliff NB. "Of rice, grain, and zeal: lessons from Drs. Kempner and Esselstyn." *Cleveland Clin. J. Med.* 67 (2000): 565-566.

100   American Heart Association. "AHA Dietary Guidelines. Revision 2000: A Statement for Healthcare Professionals from the Nutrition Committee of the American Heart Association." *Circulation* 102 (2000): 2296-2311; National Cholesterol Education Program. "Third report of the National Cholesterol Education Program (NCEP) expert panel on detection, evaluation and treatment of high blood cholesterol in adult (adult treatment panel III): executive summary." Bethesda, MD: National Institutes of Health, 2001.

101   National Cholesterol Education Program. "Third report of the National Cholesterol Education Program (NCEP) expert panel on detection, evaluation and treatment of high blood cholesterol in adult (adult treatment panel III): executive summary." Bethesda, MD: National Institutes of Health, 2001.

102   Castelli W. "Take this letter to your doctor." *Prevention* 48 (1996): 61-64.

103   Schuler G, Hambrecht R, Schlierf G, et al. "Regular physical exercise and low-fat diet." *Circulation* 86 (1992): 1-11.

104   同 101。

105   同 79。

106   同 8。

第 6 章　吸金黑洞：肥胖症

1   Flegal KM, Carroll MD, Ogden CL, et al. "Prevalence and trends in obesity among U.S. adults, 1999-2000." *JAMA* 288 (2002): 1723-1727.

2   Centers for Disease Control and Prevention. "Childhood obesity facts." (2015, August 27). Accessed at https://www.cdc.gov/healthyschools/obesity/facts.htm.

3   Ogden CL, Flegal KM, Carroll MD, et al. "Prevalence and trends in overweight among U.S. children and adolescents." *JAMA* 288 (2002): 1728-1732.

4   Dietz WH. "Health consequences of obesity in youth: childhood predictors of adult disease." *Pediatrics* 101 (1998): 518-525.

5   同上。

6   Fontaine KR, and Barofsky I. "Obesity and health-related quality of life." *Obesity Rev.* 2 (2001): 173-182.

7   Colditz GA. "Economic costs of obesity and inactivity." *Med. Sci. Sports Exerc.* 31 (1999):S663-S667.

8   Adcox S. "New state law seeks to cut down obesity." *Ithaca Journal* Sept. 21, 2002: 5A.

9   Centers for Disease Control and Prevention. "Childhood obesity facts." (2015, August 27).

Accessed at https://www.cdc.gov/healthyschools/obesity/facts.htm.

10   Williams G. "The heavy price of losing weight." *U.S. News and World Report* (2013, January 2). Accessed at http://money.usnews.com/money/personal-finance/articles/2013/01/02/the-heavy-price-of-losing-weight.

11   Ellis FR, and Montegriffo VME. "Veganism, clinical findings and investigations." *Am. J. Clin. Nutr.* 23 (1970): 249-255; Berenson, G., Srinivasan, S., Bao, W., Newman, W. P. r., Tracy, R. E., and Wattigney, W. A. "Association between multiple cardiovascular risk factors and atherosclerosis to children and young adults. The Bogalusa Heart Study." *New Engl. J. Med.*, 338 (1998): 1650-1656; Key TJ, Fraser GE, Thorogood M, et al. "Mortality in vegetarians and nonvegetarians: detailed findings from a collaborative analysis of 5 prospective studies." *Am. J. Clin. Nutri. 70* (Suppl.) (1999): 516S-524S; Bergan JG, and Brown PT. "Nutritional status of 'new' vegetarians." *J. Am. Diet. Assoc.* 76 (1980): 151-155; Appleby PN, Thorogood M, Mann J, et al. "Low body mass index in non-meat eaters: the possible roles of animal fat, dietary fibre, and alcohol." *Int J. Obes.* 22 (1998): 454-460; Dwyer JT. "Health aspects of vegetarian diets." *Am. J. Clin. Nutr.* 48 (1988): 712-738; Key TJ, and Davey G. "Prevalence of obesity is low in people who do not eat meat." *Brit. Med. J.* 313 (1996): 816-817.

12   Shintani TT, Hughes CK, Beckham S, et al. "Obesity and cardiovascular risk intervention through the ad libitum feeding of traditional Hawaiian diet." *Am. J. Clin. Nutr.* 53 (1991): 1647S-1651S.

13   Barnard RJ. "Effects of life-style modification on serum lipids." *Arch. Intern. Med.* 151 (1991): 1389-1394.

14   McDougall J, Litzau K, Haver E, et al. "Rapid reduction of serum cholesterol and blood pressure by a twelve-day, very low fat, strictly vegetarian diet." *J. Am. Coll. Nutr.* 14 (1995): 491-496.

15   Ornish D, Scherwitz LW, Doody RS, et al. "Effects of stress management training and dietary changes in treating ischemic heart disease." *JAMA* 249 (1983): 54-59; Shintani TT, Beckham S, Brown AC, et al. "The Hawaii diet: ad libitum high carbohydrate, low fat multi-cultural diet for the reduction of chronic disease risk factors: obesity, hypertension, hypercholesterolemia, and hyperglycemia." *Hawaii Med. J.* 60 (2001): 69-73.

16   Nicholson AS, Sklar M, Barnard ND, et al. "Toward improved management of NIDDM: a randomized, controlled, pilot intervention using a lowfat, vegetarian diet." *Prev. Med.* 29 (1999): 87-91.

17   Ornish D, Scherwitz LW, Billings JH, et al. "Intensive lifestyle changes for reversal of coronary heart disease." *JAMA* 280 (1998): 2001-2007.

18   Astrup A, Toubro S, Raben A, et al. "The role of low-fat diets and fat substitutes in body weight management: what have we learned from clinical studies?" *J. Am. Diet. Assoc.* 97(suppl) (1997): S82-S87.

19   Burkitt L. "As obesity rises, Chinese kids are almost as fat as Americans." *Wall Street Journal China Real Time Report* (2014, May 29). Accessed at http://blogs.wsj.com/chinarealtime/2014/05/29/asobesity-rises-chinese-kids-are-almost-as-fat-as-americans/.

20   Key TJ, and Davey G. "Prevalence of obesity is low in people who do not eat meat." *Brit. Med. J.* 313 (1996): 816-817.

21   Duncan KH, Bacon JA, and Weinsier RL. "The effects of high and low energy density diets on satiety, energy intake, and eating time of obese and nonobese subjects." *Am. J. Clin. Nutr.* 37(1983): 763-767.

22   同上；Heaton KW. "Food fibre as an obstacle lo energy intake." *Lancet* (1973): 1418-1421.

23   Appleby PN, Thorogood M, Mann J, et al. "Low body mass index in non-meat eaters: the possible

roles of animal fat, dietary fibre, and alcohol." *Int J. Obes.* 22 (1998): 454-460; Levin N, Rattan J, and Gilat T. "Energy intake and body weight in ovo-lacto vegetarians." *J. Clin. Gastroenterol.* 8 (1986): 451-453; Campbell TC. "Energy balance: interpretation of data from rural China." *Toxicological Sciences* 52 (1999): 87-94.

24   Levin N, Rattan J, and Gilat T. "Energy intake and body weight in ovo-lacto vegetarians." *J. Clin. Gastroenterol.* 8 (1986): 451-453.

25   Appleby PN, Thorogood M, Mann J, et al. "Low body mass index in non-meat eaters: the possible roles of animal fat, dietary fibre, and alcohol." *Int J. Obes.* 22 (1998): 454-460.

26   Poehlman ET, Arciero PJ, Melby CL, et al. "Resting metabolic rate and postprandial thermogenesis in vegetarians and nonvegetarians." *Am. J. Clin. Nutr.* 48 (1988): 209-213.

27   波曼（Poehlman）等人的研究结果显示高耗氧量和较高的静止代谢率。然而糟糕的是，这结果却被作者误解了。我们在实验大鼠身上得到了极为相似的结果。

28   Campbell Tc. "Energy balance: interpretation of data from rural China." *Toxicological Sciences* 52 (1999): 87-94.

29   Fogelholm M, and Kukkonen-Harjula K. "Does physical activity prevent weight gain—a systematic review." *Obesity Rev.* 1 (2000): 95-111.

30   同上。

31   Ravussin E, Lillioja S, Anderson TE, et al. "Determinants of 24-hour energy expenditure in man. Methods and results using a respiratory chamber."*J. Clin. Invest.* 78 (1986): 1568-1578; Thorburn AW, and Proietto J. "Biological determinants of spontaneous physical activity." *Obesity Rev.* 1 (2000): 87-94.

32   Krieger E, Youngman LD, and Campbell TC. "The modulation of a flatoxin(AFB1) induced preneoplastic lesions by dietary protein and voluntary exercise in Fischer 344 rats." *FASEB J.* 2 (1988): 3304 Abs.

33   Heshka S, and Allison DB. "Is obesity a disease?" *Int. J. Obesity Rel. Dis.* 25 (2001): 1401-1404; Kopelman PG, and Finer N. "Reply: is obesity a disease?" *Int J. Obes.* 25 (2001): 1405-1406.

34   Campbell TC. "Are your genes hazardous to your health?" Nutrition Advocate 1 (1995): 1-2,8; Campbell TC. "Genetic seeds of disease. How to beat the odds." *Nutrition Advocate* 1 (1995): 1-2,8; Campbell TC. "The 'Fat Gene' dream machine." *Nutrition Advocate* 2 (1996): 1-2.

第 7 章   老少通吃：糖尿病

1   Mokdad AH, Ford ES, Bowman BA, et al. "Diabetes trends in the U.S.: 1990-1998." *Diabetes Care* 23 (2000): 1278-1283.

2   American Diabetes Association. "Statistics about diabetes. Overall numbers, diabetes and prediabetes." (2016, April 1). Accessed at http://www.diabetes.org/diabetes-basics/statistics/.

3   Centers for Disease Control and Prevention. "National Diabetes Fact Sheet: General Information and National Estimates on Diabetes in the United States, 2000." Atlanta, GA: Centers for Disease Control and Prevention.

4   Griffin KL. "New lifestyles: new lifeslyles, hope for kids with diabetes." *Milwaukee Journal Sentinel* 22 July 2002: 1G.

5   同 3。

6   American Diabetes Association. "Type 2 diabetes in children and adolescents." *Diabetes Care* 23 (2000): 381-389.

7   同上。

8   同 2 和 3。

9   American Diabetes Association. "The cost of diabetes." (2015, June 22). Accessed at http://www. diabetes.org/advocacy/news-events/cost-of-diabetes.html.

10   同3。

11   Himsworth HP. "Diet and the incidence of diabetes mellitus." *Clin. Sci.* 2 (1935): 117-148.

12   West KM, and Kalbfleisch JM. "Glucose tolerance, nutrition, and diabetes in Uruguay, Venezuela, Malaya, and East Pakistan." *Diabetes*, 15 (1966): 9-18.

13   West KM, and Kalbfleisch JM. "Influence of nutritional factors on prevalence of diabetes." *Diabetes* 20 (1971): 99-108.

14   同上。

15   Fraser GE. "Associations between diet and cancer, ischemic heart disease, and all-cause mortality in non-Hispanic white California Seventh-day Adventists." *Am. J. Clin. Nutr.* 70(Suppl.) (1999): 532S-538S.

16   同上。

17   同15；Snowdon DA, and Phillips RL. "Does a vegetarian diet reduce the occurrence of diabetes?" *Am. J. Publ. Health* 75 (1985): 507-512.

18   同15。

19   Tsunehara CH, Leonetti DL, and Fujimoto WY. "Diet of second generation Japanese-American men with and without non-insulin-dependent diabetes." *Am. J. Clin. Nutri.* 52 (1990):731-738.

20   同上。

21   同上。

22   Marshall J, Hamman RF, and Baxter J. "High-fat, low-carbohydrate diet and the etiology of non-insulin-dependent diabetes mellitus: the San Luis Valley Study." *Am. J. Epidemiol.* 134 (1991): 590-603.

23   Kittagawa T, Owada M, Urakami T, et al. "Increased incidence ol non-insulin-dependent diabetes mellitus among Japanese schoolchildren correlates with an increased intake of animal protein and fat." *Clin. Pediatr.* 37 (1998): 111-116.

24   Trowell H. "Diabetes mellitus death-rates in England and Wales 1920-1970 and food supplies." *Lancet* 2 (1974): 998-1002.

25   Meyer KA, Kushi LH, Jacobs DR, Jr., et al. "Carbohydrates, dietary fiber, and incident Type 2 diabetes in older women." *Am. J. Clin. Nutri.* 71 (2000): 921-930.

26   Anderson JW. "Dietary fiber in nutrition management of diabetes." In: G. Vahouny, V. and D. Kritchevsky (eds.), *Dietary Fiber: Basic and Clinical Aspects*, pp. 343-360. New York: Plenum Press, 1986.

27   同上。

28   同上。

29   同上。

30   Andersen JW, Chen WL, and Sieling B. "Hypolipidemic effects of high-carbohydrate, high-fiber diets." *Metabolism* 29 (1980): 551-558.

31   Story L, Anderson JW, Chen WL, et al. "Adherence to high-carbohydrate, high-fiber diets: longterm studies of non-obese diabetic men." *J. Am. Diet. Assoc.* 85 (1985): 1105- 1110.

32   Barnard RJ, Lattimore L, Holly RG, et al. "Response of non-insulin-dependent diabetic patients to an intensive program of diet and exercise." *Diabetes Care* 5 (1982): 370-374.

33   Barnard RJ, Massey MR, Cherny S, et al. "Long-term use of a high-complex-carbohydrate, high-fiber, low-fat diet and exercise in the treatment of NIDDM patients." *Diabetes Care* 6 (1983): 268-273.

34 Anderson JW, Gustafson NJ, Bryant CA, et al. "Dietary fiber and diabetes: a comprehensive review and practical application." *J. Am. Diet. Assoc.* 87 (1987): 1189-1197.

35 Jenkins DJA, Wolever TMS, Bacon S, et al. "Diabetic diets: high carbohydrate combined with high fiber." *Am. J. Clin. Nutri.* 33 (1980): 1729-1733.

36 Barnard N, Cohen J, and Ferdowsian H. "A low-fat vegan diet and a conventional diabetes diet in the treatment of type 2 diabetes: a randomized, controlled, 74-wk clinical trial." *Am. J. Clin. Nutr.* 89 (2009): 1588S–1596S.

37 同上。

38 同上。

39 Kiehm, T. G., Anderson, J. W., and Ward, K. "Beneficial effects of a high carbohydrate, high fiber diet on hyperglycemic diabetic men." *Am. J. Clin. Nutr.* 29, 895–899 (1976).

40 同 9。

41 Diabetes Prevention Program Research Group. "Reduction in the incidence of Type 2 diabetes with lifestyle intervention or Metformin." *New Engl. J. Med.* 346 (2002): 393-403; Tuomilehto J, Lindstrom J, Eriksson JG, et al. "Prevention of Type 2 diabetes mellitus by changes in lifestyle among subjects with impaired glucose tolerance. "*New Engl. J. Med.* 344(2001): 1343-1350.

42 Diabetes Prevention Program Research Group. "Reduction in the incidence of Type 2 diabetes with lifestyle intervention or Metformin." *New Engl. J. Med.* 346 (2002): 393-403.

43 Tuomilehto J, Lindstrom J, Eriksson JG, et al. "Prevention of Type 2 diabetes mellitus by changes in lifestyle among subjects with impaired glucose tolerance. "*New Engl. J. Med.* 344(2001): 1343-1350.

44 同 34。

第 8 章　常见的癌症：乳腺癌、前列腺癌、大肠癌（结肠癌和直肠癌）

1   雌激素以游离、未结合的形式呈现。

2   雌激素的影响力取决于好几项类似的因素，不过，通常都是来自雌二醇。我将会用常用的词"雌激素"来囊括所有与雌二醇有同样影响力的类固醇和相关的雌激素。女性体内极少量的睪丸素也显示出同样的影响。

3   Wu AH, Pike MC, and Stram DO. "Meta-analysis: dietary fat intake, serum estrogen levels, and the risk of breast cancer." *J. Nat. Cancer Inst.* 91(1999): 529-534.

4   Bernstein L, and Ross RK. "Endogenous hormones and breast cancer risk." *Epidemiol. Revs.* 15 (1993): 48-65; Pike MC, Spicer DV, Dahmoush L, et al. "Estrogens, progestogens, normal breast cell proliferation, and breast cancer risk." *Epidemiol. Revs.* 15 (1993): 17-35.

5   Bocchinfuso WP, Lindzey JK, Hewitt SC, et al. "Induction of mammary gland development in estrogen receptor-alpha knockout mice." *Endocrinology* 141 (2000): 2982-2994; Atwood CS, Hovey RC, Glover JP, et al. "Progesterone induces side-branching of the ductal epithelium in the mammary glands of peripubertal mice." *J. Endocrinol.* 167 (2000): 39-52.

6   Rose DP, and Pruitt BT. "Plasma prolactin levels in patients with breast cancer." *Cancer* 48 (1981): 2687-2691; Dorgan JF, Longcope C, Stephenson HE, Jr., et al. "Relation of prediagnostic serum estro gen and androgen levels to breast cancer risk." *Cancer Epidemiol Biomarkers Prev* 5 (1996): 533-539; Dorgan JF, Stanczyk FZ, Longcope C, et al. "Relationship of serum dehydroepiandrosterone (DHEA), DHEA sulfate, and 5-androstene-3 beta, 17 beta-diol to risk of breast cancer In postmenopausal women." *Cancer Epidemiol Biomarkers Prev* 6 (1997): 177-181; Thomas HV, Key TJ, Allen DS, et al. "A prospective study of endogenous serum hormone concentrations and breast cancer risk in post-menopausal women on the island of Guernsey." *Brit.*

J. Cancer 76 (1997): 410-415; Hankinson SE, Willett W, Manson JE, et al. "Plasma sex steroid hormone levels and risk of breast cancer in postmenopausal women." *J. Nat. Cancer Inst.* 90 (1998): 1292-1299.

7　同 5。

8　同 3；Rosenthal MB, Barnard RJ, Rose DP, et al. "Effects of a high-complex-carbohydrate, low-fat, lowcholesterol diet on levels of serum lipids and estradiol." *Am. J. Med.* 78 (1985): 23-27; Adlercreutz H. "Western diet and Western diseases: some hormonal and biochemical mechanisms and associations." *Scand. J. Clin. Lab. Invest.* 50 (Suppl.201) (1990): 3-23; Heber D, Ashley JM, Leaf DA, et al. "Reduction of serum estradiol in postmenopausal women given free access to low-fat high-carbohydrate diet." *Nutrition* 7 (1991):137-139; Rose DP, Goldman M, Connolly JM, et al. "High-fiber diet reduces serum estrogen concentrations in premenopausal women." *Am. J. Clin. Nutr.*54 (1991): 520-525; Rose DP, Lubin M, and Connolly JM. "Effects of diet supplementation with wheat bran on serum estrogen levels in the follicular and luteal phases of the menstrual cycle." *Nutrition* 13 (1997): 535-539; Tymchuk CN, Tessler SB, and Barnard RJ. "Changes in sex hormone-binding globulin, insulin, and serum lipids in postmenopausal women on a low-fat, high-fiber diet combined with exercise." *Nutr. Cancer* 38 (2000): 158-162.

9　Key TJA, Chen J, Wang DY, et al. "Sex hormones in women in rural China and in Britain." *Brit. J. Cancer* 62 (1990): 631-636; Prentice R, Thompson D, Clifford C, el al. "Dietary fat reduction and plasma estradiol concentration in healthy postmenopausal women." *J. Natl. Cancer Inst.* 82 (1990): 129-134.

10　同 3；Boyar AP, Rose DP, and Wynder EL. "Recommendations for the prevention of chronic disease: the application for breast discase." *Am. J. Clin. Nutr.* 48 (3 Suppl) (1988): 896-900; Nandi S, Guzman RC, and Yang J. "Hormones and mammary carcinogenesis in mice, rats and humans: a unifying hypothesis." *Proc. National Acad. Sci* 92 (1995): 3650-3657.

11　Peto J, Easton DF, Matthews FE, et al. "Cancer mortality in relatives of women with breast cancer, the OPCS study." *Int. J. Cancer* 65 (1996): 275-283; Colditz GA, Willett W, Hunter DJ, et al. "Family history, age, and risk of breast cancer. Prospective data from the Nurses' Health Study."*JAMA* 270 (1993): 338-343.

12　Colditz GA, Willett W, Hunter DJ, et al. "Family history, age, and risk of breast cancer. Prospective data from the Nurses' Health Study."*JAMA* 270 (1993): 338-343.

13　National Human Genome Research Institute. "Learning About Breast Cancer." Accessed at http://www.genome.gov10000507#ql.

14　Futreal PA, Liu Q, Shattuck-Eidens D, et al. "BRCA1 mutations in primary breast and ovarian carcinomas." *Science* 266 (1994): 120-122; Miki Y, Swensen J, Shattuck-Eidens D, et al. "A strong candidate for the breast and ovarian cancer susceptibility gene BRCA1." *Science* 266 (1994): 66-71; Wooster R, Bignell G, Lancaster J, et al. "Identification of the breast cancer susceptibility gene BRCA2." *Nature* 378 (1995): 789-792; Tavtigian SV, Simard J, Rommens J, et al. "The complete BRCA2 gene and mutations in chromosome 13q-linked kindreds." *Nat. Genet* 12 (1996): 333-337.

15　Ford D, Easton D, Bishop DT, et al. "Risks of cancer in BRCA1 mutation carriers." *Lancet* 343 (1994): 692-695; Antoniou A, Pharoah PDP, Narod S, et al. "Average risks of breast and ovarian cancer associated with BRCA1 or BRCA2 mutations detected in case series unselected for family history: a combined analysis of 22 studies." *Am. J. Hum. Genet.* 72 (2003): 1117-1130.

16　同 13。

17　Newman B, Mu H, Butler LM, et al. "Frequency of breast cancer attributable to BRCA1 in a population-based series of American women." *JAMA* 279 (1998): 915-921; Peto J, Collins N,

Barfoot R, et al. "Prevalence of BRCA1 and BRCA2 gene mutations in patients with early-onset breast cancer." *J. Nat. Cancer Inst.* 91 (1999): 943-949.

18 Newman B, Mu H, Butler LM, et al. "Frequency of breast cancer attributable to BRCA1 in a population-based series of American women." *JAMA* 279 (1998): 915-921.

19 Antoniou A, Pharoah PDP, Narod S, et al. "Average risks of breast and ovarian cancer associated with BRCA1 or BRCA2 mutations detected in case series unselected for family history: a combined analysis of 22 studies." *Am. J. Hum. Genet.* 72 (2003): 1117-1130.

20 Tabar L, Fagerberg G, Chen HH, et al. "Efficacy of breast cancer screening by age. New results from the Swedish Two-County Trial." *Cancer* 75 (1995): 2507-2517; Bjurstram N, Bjorneld L, Duffy SW, et al. "The Gothenburg Breast Cancer Screening Trial: first results on mortality, incidence, and mode of detection for women ages 39-49 years at randomization." *Cancer* 80 (1997): 2091-2099; Frisell J, Lidbrink E, Hellstrom L, et al. "Follow-up after 11 years: update of mortality results in the Stockholm mammographic screening trial." *Breast Cancer Res. Treat* 45 (1997): 263-270.

21 Greenlee RT, Hill-Harmon MB, Murray T, et al. "Cancer statistics, 2001." *CA Cancer J. Clin.* 51(2001): 15-36.

22 Cairns J. "The treatment of diseases and the War against Cancer." *Sci. Am.* 253 (1985): 31-39.

23 Cuzick J, and Baum M. "Tamoxifen and contralateral breast cancer." *Lancet* 2 (1985): 282; Cuzick J, Wang DY, and Bulbrook RD. "The prevention of breast cancer." *Lancet* 1 (1986):83-86.

24 Fisher B, Costantino JP, Wickerham DL, et al. "Tamoxifen for prevention of breast cancer: report of the National Surgical Adjuvant Breast and Bowel Project P-l Study." *J. Nat. Cancer Inst.* 90 (1998): 1371-1388.

25 Freedman AN, Graubard BI, Rao SR, et al. "Estimates of the number of U.S. women who could benefit from tamoxifen for breast cancer chemoprevention." *J. Nat. Cancer Inst.* 95 (2003): 526-532.

26 Powles T, Eeles R, Ashley S, et al. "Interim analysis of the incidence of breast cancer in the Royal Marsden Hospital tamoxifen randomised chemoprevention trial." *Lancet* 352 (1998): 98-101; Veronesi U, Maisonneuve P, Costa A, et al. "Prevention of breast cancer with tamoxifen: preliminary findings from the Italian randomised trial among hysterectomised women." *Lancet* 352 (1998): 93-97.

27 同 25。

28 Cuzick J. "A brief review of the current breast cancer prevention trials and proposals for future trials." *Eur J Cancer* 36 (2000): 1298-1302; Cummings SR, Eckert S, Krueger KA, et al. "The effect of raloxifene on risk of breast cancer in postmenopausal women: results from the MORE randomized trial."*JAMA* 281 (1999):2189-2197.

29 同 4。

30 Dorgan JF,Hunsberger S, A., McMahon RP, et al. "Diet and sex hormones in girls: findings from a randomized controlled clinical trial." *J. Nat. Cancer Inst.* 95 (2003): 132-141.

31 同上。

32 Ornish D, Scherwitz LW, Billings JH, et al. "Intensive lifestyle changes for reversal of coronary heart disease." *JAMA* 280 (1998): 2001-2007; Esselstyn CB, Ellis SG, Medendorp SV, et al. "A strategy to arrest and reverse coronary artery disease: a 5-year longitudinal study of a single physician's practice." *J. Family Practice* 41 (1995): 560-568.

33 Ornish D, Weidner G, Fair WR, et al. "Intensive lifestyle changes may affect the progression of prostate cancer." *J. Urol.* 174 (2005): 1065–1069; discussion 1069–1070.

34   Hildenbrand GLG, Hildenbrand LC, Bradford K, et al. "Five-year survival rates of melanoma patients treated by diet therapy after the manner of Gerson: a retrospective review." *Alternative Therapies in Health and Medicine* 1 (1995): 29-37.

35   Youngman LD, and Campbell TC. "Inhibition of aflatoxin B$_1$-induced gamma-glulamyl transpeptidase positive (GGT+) hepatic preneoplastic foci and tumors by low protein diets: evidence that altered GGT+ foci indicate neoplastic potential." *Carcinogenesis* 13 (1992):1607-1613.

36   Ronai Z, Gradia S, E1-Bayoumy K, et al. "Contrasting incidence of ras mutations in rat mammary and mouse skin tumors induced by anti-benzo[c]phenanthrene-3,4-diol-1,2-epoxide." *Carcinogensis* 15 (1994): 2113-2116.

37   Jeffy BD, Schultz EU, Selmin O. et al. "Inhibition of BRCA-1 expression by benzo[a] pyrene and diol epoxide." *Mol. Carcinogenesis* 26 (1999): 100-118.

38   Gammon MD, Santella RM, Neugut AI, et al. "Environmental toxins and breast cancer on Long Island. I. Polycyclic aromatic hydrocarbon DNA adducts." *Cancer Epidemiol Biomarkers Prev.* 11 (2002): 677-685.

39   同上。

40   Gammon MD, Wolff MS, Neugut AI, et al. "Environmental toxins and breast cancer on Long Island. II. Organchlorine compound levels in blood." *Cancer Epidemiol. Biomarkers Prev.* 11 (2002): 686-697.

41   Gray J, Evans N, Taylor B, Rizzo J, and Walker M. "State of the evidence: the connection between breast cancer and the environment." *Int. J. Occup. Environ. Health* 15 (2009): 43–78; Brophy JT, et al. "Breast cancer risk in relation to occupations with exposure to carcinogens and endocrine disruptors: a Canadian case-control study." *Environ. Health* 11 (2012): 1–17.

42   Brophy JT, et al. "Breast cancer risk in relation to occupations with exposure to carcinogens and endocrine disruptors: a Canadian case-control study." *Environ. Health* 11 (2012): 1–17.

43   Gray J, Evans N, Taylor B, Rizzo J, and Walker M. "State of the evidence: the connection between breast cancer and the environment." *Int. J. Occup. Environ. Health* (2009): 15, 43–78.

44   Michels KB, Mohllajee AP, Roset-Bahmanyar E, Beehler GP, and Moysich KB. "Diet and breast cancer. A review of the prospective observational studies." *Cancer* 109 (2007): 2712–2749.

45   Campbell TC, and Hayes JR. "Role of nutrition in the drug metabolizing system." *Pharmacol. Revs.* 26 (1974): 171–197; Campbell TC, and Hayes JR. "The effect of quantity and quality of dietary protein on drug metabolism." *Fed. Proc.* 35 (1976): 2470–2474.

46   Weatherholz WM, Campbell TC, and Webb RE. "Effect of dietary protein levels on the toxicity and metabolism of heptaclor." *J. Nutr.* 98 (1969): 90–94.

47   Mgbodile MUK, Hayes JR, and Campbell TC. "Effect of protein deficiency on the inducibility of the hepatic microsomal drug-metabolizing enzyme system. II. Effect on enzyme kinetics and electron transport system." *Biochem. Pharmacol.* 22 (1973): 1125–1132; Hayes JR, and Campbell TC. "Effect of protein deficiency on the inducibility of the hepatic microsomal drug-metabolizing enzyme system. III. Effect of 3-methylcholanthrene induction on activity and binding kinetics." *Biochem. Pharmacol.* 23 (1974): 1721–1732.

48   Huang HH, Hawrylewicz EJ, Kissane JQ, and Drab EA. "Effect of protein diet on release of prolactin and ovarian steroids in female rats." *Nutr. Rpts. Int.* 26 (1982): 807–820.

49   Rose DP, Goldman M, Connolly JM, and Strong LE. "High-fiber diet reduces serum estrogen concentrations in premenopausal women." *Am. J. Clin. Nutr.* 54 (1991): 520–525.

50   Rose DP, Boyar AP, Cohen L, and Strong, LE. "Effect of a low-fat diet on hormone levels in women with cystic breast disease. I. Serum steroids and gonadotropins." *J. Natl. Cancer Inst.* 78

注 释   **427**

(1987): 623–626.

51 Humphries KH, and Gill S. "Risks and benefits of hormone replacement therapy: the evidence speaks." *Canadian Med. Assoc. J.* 168 (2003): 1001-1010.

52 同上。

53 Writing Group for the Women's Health Initiative Investigators. "Risks and benefits of estrogen plus progestin in healthy postmenopausal women: principal results from the Women's Health Initiative Randomized Controlled Trial." *JAMA* 288 (2002): 321-333.

54 Hulley S, Grady D, Bush T, et al. "Randomized trial of estrogen plus progestin for secondary prevention of coronary heart disease in postmenopausal women. Heart and Estrogen/progestin Replacement Study (HERS) Research Group." *JAMA* 280 (1998): 605-613.

55 虽然这项发现不具有统计显著性，但是它与妇女健康倡议的研究结果有着高度的一致性，这点就十分引人注目。

56 同 51。

57 同 53。

58 同上。

59 Ravdin PM, et al. "The decrease in breast-cancer incidence in 2003 in the United States." *New Engl. J. Med.* 356 (2007): 1670–1674.

60 International Agency for Cancer Research. "Globocan" (accessed 18 October 2002), http://www-dep.iarc/globocan.html.

61 同 21。

62 Kinzler KW, and Vogelstein B. "Lessons from Heredity. Colorectal Cancer." *Cell* 87 (1996):159-170.

63 Ferlay J, Bray F, Pisani P, et al. GLOBOCAN 2000: *Cancer Incidence, mortality and prevalence worldwide, Version 1.0.* Lyon, France: IARCPress, 2001; Limited version of Ferlay et al. document available at http://www-dep.iarc /globocan.html.

64 Expert Panel. *Food, nutrition and the prevention of cancer, a global perspective.* Washington, DC: American Institute for Cancer Research/World Cancer Research Fund, 1997.

65 同上。

66 Armstrong D, and Doll R. "Environmental factors and cancer incidence and mortality in different countries, with special reference to dietary practices." *Int. J. Cancer* 15 (1975):617-631.

67 Burkitt DP. "Epidemiology of cancer of the colon and the rectum. "*Cancer* 28 (1971): 3-13.

68 Jansen MCJF, Bueno-de-Mesquita HB, Buzina R, et al. "Dietary fiber and plant foods in relation to colorectal cancer mortality: The Seven Countries Study." *Int. J. Cancer* 81 (1999):174-179.

69 Whiteley LO, and Klurfeld DM. "Are dietary fiber-induced alterations in colonic epithelial cell proliferation predictive of fiber's effect on colon cancer?" *Nutr. Cancer* 36 (2000): 131-149.

70 大部分联系不具有统计显著性，但是纤维和大肠癌之间所呈现的负相关（反比）令人印象深刻。

71 Campbell TC, Wang G, Chen J, et al. "Dietary fiber intake and colon cancer mortality in The People's Republic of China." In: D. Kritchevsky, C. Bonfield and J. W. Anderson (eds.), *Dietary Fiber*, pp. 473-480. New York, NY: Plenum Publishing Corporation, 1990.

72 同 67。

73 Trock B, Lanza E, and Greenwald P. "Dietary fiber, vegetables, and colon cancer: critical review and meta-analysis of the epidemiologic evidence." *J. Nat. Cancer Inst.* 82 (1990):650-661.

74 同上。

75 同上。

76 Howe GR, Benito E, Castelleto R, et al. "Dietary intake of fiber and decreased risk of cancers of the

colon and rectum: evidence from the combined analysis of 13 case-control studies." *J. Nat. Cancer Inst*. 84 (1992): 1887-1896.

77　同上。

78　同上。

79　Bingham SA, Day NE, Luben R, et al. "Dietary fibre in food and protection against colorectal cancer in the European Prospective Investigation into Cancer and Nutrition (EPIC): an observational study." *Lancet* 361 (2003): 1496-1501.

80　同上。

81　O'Keefe SJD, Ndaba N, and Woodward A. "Relationship between nutritional status, dietary intake patterns and plasma lipoprotein concentrations in rural black South Africans." *Hum. Nutr. Clin. Nutr*. 39 (1985): 335-341.

82　Sitas F. "Histologically diagnosed cancers in South Africa, 1988." *S. African Med. J*. 84 (1994):344-348.

83　O'Keefe SJD, Kidd M, Espitalier-Noel G, et al. "Rarity of colon cancer in Africans is associated with low animal product consumption, not fiber." *Am. J. Gastroenterology* 94 (1999):1373-1380.

84　同上。

85　McKeown-Eyssen G. "Epidemiology of colorectal cancer revisited: are serum triglycerides and/ or plasma glucose associated with risk?" *Cancer Epidemiol Biomarkers Prev* 3 (1994):687-695; Giovannucci E. "Insulin and colon cancer." *Cancer Causes and Control* 6 (1995): 164-179; Bruce WR, Giacca A, and Medline A. "Possible mechanisms relating diet and risk of colon cancer." *Cancer Epidemiol Biomarkers Prev* 9 (2000): 1271-1279.

86　同上；Kono S, Honjo S, Todoroki I, et al. "Glucose intolerance and adenomas of the sigmoid colon in Japanese men (Japan)." *Cancer Causes and Control* 9 (1998): 441-446; Schoen RE, Tangen CM, Kuller LH, et al. "Increased blood glucose and insulin, body size, and incident colorectal cancer." *J. Nat. Cancer Inst*. 91 (1999): 1147-1154; Bruce WR, Wolever TMS, and Giacca A. "Mechanisms linking diet and colorectal cancer: the possible role of insulin resistance." *Nutr. Cancer* 37 (2000): 19-26.

87　Lipkin M, and Newmark H. "Development of clinical chemoprevention trials." *J. Nat. Cancer Inst*. 87 (1995): 1275-1277; Holt PR, Atillasoy EO, Gilman J, et al. "Modulation of abnormal colonic epithelial cell proliferation and differentiation by low-fat dairy foods. A randomized trial." *JAMA* 280 (1998):1074-1079.

88　Holt PR, Atillasoy EO, Gilman J, et al. "Modulation of abnormal colonic epithelial cell proliferation and differentiation by low-fat dairy foods. A randomized trial." *JAMA* 280 (1998):1074-1079.

89　Lipkin M, and Newmark H. "Development of clinical chemoprevention trials." *J. Nat. Cancer Inst*. 87 (1995): 1275-1277; Mobarhan S. "Calcium and the colon: recent findings." *Nutr. Revs*. 57 (1999): 124-126.

90　Alberts DS, Ritenbuagh C, Story JA, et al. "Randomized, double-blinded, placebo-controlled study of effect of wheat bran fiber and calcium on fecal bile acids in patients with resected adenomatous colon polyps." *J. Nat. Cancer Inst*. 88 (1996): 81-92.

91　同上。

92　Chen J, Campbell TC, Li J, et al. *Diet, life-style and mortality in China. A study of the characteristics of 65 Chinese counties*. Oxford, UK; Ithaca, NY; Beijing, PRC: Oxford University Press; Cornell University Press; People's Medical Publishing House, 1990.

93　同 64。

94　Jass JR. "Colon cancer: the shape of things to come." *Gut* 45 (1999): 794-795; Burt RW "Colon

注　释　　　　　　　　　　　　　　　　　　　　　　　　　　**429**

cancer screening." *Gastroenterology* 119 (2000): 837-853.

95   Burt RW "Colon cancer screening." *Gastroenterology* 119 (2000): 837-853; Winawer SJ, Zauber AG, Ho MN, et al. "Prevention of colorectal cancer by colonoscopic polypectomy." *New Engl. J. Med*. 329 (1993): 1977-1981.

96   Burt RW "Colon cancer screening." *Gastroenterology* 119 (2000): 837-853; Pignone M, Rich M, Teutsch SM, et al. "Screening for colorectal cancer in adults at average risk: a summary of the evidence for the U.S. Preventive Services Task Force." *Ann. Internal Med*. 137 (2002): 132-141.

97   Scott RJ, and Sobol HH. "Prognostic implications of cancer susceptibility genes: Any news?" *Recent Results in Cancer Research* 151 (1999): 71-84.

98   Burt RW "Colon cancer screening." *Gastroenterology* 119 (2000): 837-853.

99   同上。

100   Lee ML, Wang R-T, Hsing AW, et al. "Case-control study of diet and prostate cancer in China." *Cancer Causes and Control* 9 (1998): 545-552.

101   Villers A, Soulie M, Haillot O, et al. "Prostate cancer screening (III): risk factors, natural history, course without treatment." *Progr. Urol*. 7 (1997): 655-661.

102   Stanford JL. "Prostate cancer trends 1973-1995." Bethesda, MD: SEER Program, National Cancer Institute, 1998.

103   Chan JM, and Giovannucci EL. "Dairy products, calcium, and vitamin D and risk of prostate cancer." *Epidemiol. Revs*. 23 (2001): 87-92.

104   Giovannucci E. "Dietary influences of 1,25 (OH)2 vitamin D in relation to prostate cancer: a hypothesis." *Cancer Causes and Control* 9 (1998): 567-582.

105   Chan JM, Stampfer MJ, Ma J, et al. "Insulin-like growth factor-I (IGF-I) and IGF binding protein-3 as predictors of advanced-stage prostate cancer." *J Natl Cancer Inst* 94 (2002):1099-1109.

106   Doi SQ, Rasaiah S, Tack I, et al. "Low-protein diet suppresses serum insulin-like growth factor-1 and decelerates the progresseion of growth hormone-induced glomerulosclerosis." *Am. J. Nephrol*. 21 (2001): 331-339; Heaney RP, McCarron DA, Dawson-Hughes B, et al. "Dietary changes favorably affect bond remodeling in older adults." *J. Am. Diet. Assoc*. 99 (1999): 1228-1233; Allen NE, Appleby PN, Davey GK, et al. "Hormones and diet: low insulin-like growth factor-I but normal bioavailable androgens in vegan men." *Brit. J. Cancer* 83 (2000): 95-97.

107   同 105。

108   Cohen P, Peehl DM, and Rosenfeld RG. "The IGF axis in the prostate." *Horm. Metab*. res. 26 (1994): 81-84.

109   同 105。

110   同 106。

111   Ornish D, Weidner G, Fair WR, et al. "Intensive lifestyle changes may affect the progression of prostate cancer." *J. Urol*. 174 (2005): 1065–1069; discussion 1069–1070.

112   Ornish D, Magbanua MJ, Weidner G, et al. "Changes in prostate gene expression in men undergoing an intensive nutrition and lifestyle intervention." *Proc. Natl. Acad. Sci. USA*. 105 (2008): 8369–8374.

113   Frattaroli J, Weidner G, Dnistrian AM, et al. "Clinical events in prostate cancer lifestyle trial: results from two years of follow-up." *Urol*. 72 (2008): 1319–1323.

114   Yang M, Kenfield SA, Van Blarigan EL, et al. "Dietary patterns after prostate cancer diagnosis in relation to disease-specific and total mortality." *Cancer Prev. Res*. 8 (2015): 545–551.

115   Yang M, Kenfield SA, Van Blarigan EL, et al. "Dairy intake after prostate cancer diagnosis in relation to disease-specific and total mortality." *Int. J. Cancer* 137 (2015): 2462–2469.

第 9 章　自身免疫病

1　Mackay IR. "Tolerance and immunity." *Brit. Med. J.* 321 (2000): 93-96; Jacobson DL, Gange SJ, Rose NR, et al. "Short analytical review. Epidemiology and estimated population burden of selected autoimmune diseases in the United States." *Clin. Immunol. Immunopath.* 84 (1997): 223-243.

2　Cooper GS, Bynum ML, Somers EC. "Recent insights in the epidemiology of autoimmune diseases: improved prevalence estimates and understanding of clustering of diseases." *J. Autoimmun.* 33 (2009): 197–207.

3　Jacobson DL, Gange SJ, Rose NR, et al. "Short analytical review. Epidemiology and estimated population burden of selected autoimmune diseases in the United States." *Clin. Immunol. Immunopath.* 84 (1997): 223-243.

4　同上。

5　同上。

6　Aranda R, Sydora BC, McAllister PL, et al. "Analysis of intestinal lymphocytes in mouse colitis mediated by transfer of CD4+, CD45RBhigh T cells to SCID recipients." *J. Immunol.* 158(1997): 3464-3473.

7　同上。

8　Folgar S, Gatto EM, Raina G, et al. "Parkinsonism as a manifestation of multiple sclerosis. " *Movement Disorders* 18 (2003): 108-113.

9　同3。

10　Davidson A, and Diamond B. "Autoimmune diseases." *New Engl. J. Med.* 345 (2001): 340-350; Cantorna MT. "Vitamin D and autoimmunity: is vitamin D status an environmental factor affecting autoimmune disease prevalence?" *Proc. Soc. Exp. Biol. Med.* 223 (2000): 230-233; DeLuca HF, and Cantorna MT. "Vitamin D: its role and uses in immunology." *FASEB J.* 15 (2001): 2579-2585.

11　同3。

12　Winer S, Astsaturov I, Cheung RK, et al. "T cells of multiple sclerosis patients target a common environmental peptide that causes encephalitis in mice." *J. Immunol.* 166 (2001):4751-4756.

13　Davenport CB. "Multiple sclerosis from the standpoint of geographic distribution and race." *Arch. Neurol. Psychiatry* 8 (1922): 51-58.

14　Alter M, Yamoor M, and Harshe M. "Multiple sclerosis and nutrition." *Arch. Neurol.* 31 (1974): 267-272.

15　Mackay IR. "Tolerance and immunity." *Brit. Med. J.* 321 (2000): 93-96.

16　Carroll M. "Innate immunity in the etiopathology of autoimmunity." *Nature Immunol.* 2 (2001): 1089-1090.

17　Karjalainen J, Martin JM, Knip M, et al. "A bovine albumin peptide as a possible trigger of insulindependent Diabetes Mellitus." *New Engl. J. Med.* 327 (1992): 302-307; Akerblom HK, and Knip M. "Putative environmental factors and Type 1 diabetes." *Diabetes/Metabolism Revs.* 14 (1998): 31-67; Naik RG, and Palmer JP. "Preservation of beta-cell function in Type 1 diabetes." *Diabetes Rev.* 7 (1999): 154-182.

18　Karjalainen J, Martin JM, Knip M, et al. "A bovine albumin peptide as a possible trigger of insulindependent Diabetes Mellitus." *New Engl. J. Med.* 327 (1992): 302-307.

19　同上。

20　Virtanen SM, Rasanen L, Aro A, et al. "Infant feeding in Finnish children less than 7 yr of age with newly diagnosed IDDM. Childhood diabetes in Finland Study Group." *Diabetes Care* 14 (1991): 415-417; Savilahti E, Akerblom HK, Tainio V-M, et al. "Children with newly diagnosed insulin dependent diabetes mellitus have increased levels of cow's milk antibodies." *Diabetes*

Res. 7 (1988): 137-140; Yakota A, Yamaguchi T, Ueda T, et al. "Comparison of islet cell antibodies, islet cell surface antibodies and anti-bovine serum albumin antibodies in Type 1 diabetes." *Diabetes Res. Clin. Pract.* 9 (1990): 211-217.

21 Akerblom HK, and Knip M. "Putative environmental factors and Type 1 diabetes." *Diabetes/ Metabolism Revs.* 14 (1998): 31-67; Hammond-McKibben D, and Dosch H-M. "Cow's milk, bovine serum albumin, and IDDM: can we settle the controversies?" *Diabetes Care* 20 (1997): 897-901; Akerblom HK, Vaarala O, Hyoty H, et al. "Environmental factors in the etiology of Type 1 diabetes." *Am. J. Med. Genet, (Semin. Med. Genet.)* 115 (2002): 18-29.

22 Hammond-McKibben D, and Dosch H-M. "Cow's milk, bovine serum albumin, and IDDM: can we settle the controversies?" *Diabetes Care* 20 (1997): 897-901.

23 Akerblom HK, and Knip M. "Putative environmental factors and Type 1 diabetes." *Diabetes/ Metabolism Revs.* 14 (1998): 31-67; Akerblom HK, Vaarala O, Hyoty H, et al. "Environmental factors in the etiology of Type 1 diabetes." *Am. J. Med. Genet, (Semin. Med. Genet.)* 115 (2002): 18-29.

24 Gottlieb MS, and Root HF. "Diabetes mellitus in twins." *Diabetes* 17 (1968): 693-704; Barnett AH, Eff C, Leslie RDG, et al. "Diabetes in identical twins: a study of 200 pairs." *Diabetologia* 20 (1981): 87-93.

25 Borch-Johnsen K, Joner G. Mandrup-Poulsen T, et al. "Relation between breast feeding and incidence rates of insulin-dependent diabetes mellitus: a hypothesis." *Lancet* 2 (1984):1083-1086.

26 Akerblom HK, Vaarala O, Hyoty H, et al. "Environmental factors in the etiology of Type 1 diabetes." *Am. J. Med. Genet, (Semin. Med. Genet.)* 115 (2002): 18-29.

27 Perez-Bravo F, Carrasco E, Gutierrez-Lopez MD, et al. "Genetic predisposition and environmental factors leading to the development of insulin-dependent diabetes mellitus in Chilean children." *J. Mol. Med.* 74 (1996): 105-109.

28 Kostraba JN, Cruickshanks KJ, Lawler-Heavner J, et al. "Early exposure to cow's milk and solid foods in infancy, genetic predisposition, and risk of IDDM." *Diabetes* 42 (1993): 288-295.

29 同 22。

30 Akerblom HK, and Knip M. "Putative environmental factors and Type 1 diabetes." Diabetes/ Metabolism Revs. 14 (1998): 31-67; 同 24; Pyke DA. "The genetic perspective: putting research into practice." In: *Diabetes* 1988, Amsterdam, 1989, pp. 1227-1230; Kaprio J, Tuomilehto J, Koskenvuo M, et al. "Concordance for Type 1 (insulin-dependent) and Type 2 (non-insulin-dependent) diabetes mellitus in a population-based cohort of twins in Finland." *Diabetologia* 35 (1992): 1060-1067.

31 Dahl-Jorgensen K, Joner G, and Hanssen KF. "Relationship between cow's milk consumption and incidence of IDDM in childhood." Diabetes Care 14 (1991): 1081-1083.

32 1 型糖尿病和牛奶摄取量之间的相关比例，即 r^2 值，是 96%（r^2 值为统计分析常用的一种判定标准，叫"决定系数"）。

33 同 31。

34 LaPorte RE, Tajima N, Akerblom HK, et al. "Geographic differences in the risk of insulin-dependent diabetes mellitus: the importance of registries." *Diabetes Care* 8 (Suppl. 1) (1985):101-107.

35 Bodansky HJ, Staines A, Stephenson C, et al. "Evidence for an environmental effect in the aetiology of insulin dependent diabetes in a transmigratory population." *Brit. Med. J.* 304(1992): 1020-1022; Burden AC, Samanta A, and Chaunduri KH. "The prevalence and incidence of insulin-dependent diabetes in white and Indian children in Leicester city (UK)." *Int. J. Diabetes Dev. Countries* 10 (1990): 8-10; Elliott R, and Ong TJ. "Nutritional genomics." *Brit. Med. J.* 324 (2002): 1438-1442.

36 Onkamo P, Vaananen S, Karvonen M, et al. "Worldwide increase in incidence of Type 1 diabetes—the analysis of the data on published incidence trends." *Diabetologia* 42 (1999):1395-1403.

37 Gerstein HC. "Cow's milk exposure and Type 1 diabetes mellitus: a critical overview of the clinical literature." *Diabetes Care* 17 (1994): 13-19.

38 同 26。

39 Akerblom HK, and Knip M. "Putative environmental factors and Type 1 diabetes." Diabetes/Metabolism Revs. 14 (1998): 31-67.

40 Kimpimaki T, Erkkola M, Korhonen S, et al. "Short-term exclusive breastfeeding predisposes young children with increased genetic risk of Type 1 diabetes to progressive beta-cell autoimmunity." *Diabetologia* 44 (2001): 63-69.

41 Virtanen SM, Laara E, Hypponen E, et al. "Cow's milk consumption, HLA-DQB1 genotype, and Type 1 diabetes." *Diabetes* 49 (2000): 912-917.

42 同 40。

43 Monetini L, Cavallo MG, Stefanini L, et al. "Bovine beta-casein antibodies in breast- and bottle-fed infants: their relevance in Type 1 diabetes." *Diabetes Metab. Res. Rev.* 17 (2001):51-54.

44 Visser JTJ et al. "Potential mechanisms explaining why hydrolyzed casein-based diets outclass single amino acid-based diets in the prevention of autoimmune diabetes in diabetes-prone BB rats." *Diabetes Metab. Res. Rev.* 28 (2012): 505–513.

45 Stankov K, Benc D, and Draskovic D. "Genetic and epigenetic factors in etiology of diabetes mellitus type 1." *Pediatr.* 132 (2013): 1112–1122.

46 The EURODIAB Substudy 2 Study Group. "Vitamin D supplement in early childhood and risk of type I (insulin-dependent) diabetes mellitus." *Diabetiolgia* 42 (1999): 51–54; Hypponen E, Laara E, Jarvelin MR, and Virtanen SM. "Intake of vitamin D and risk of type I diabetes." *Lancet* 358 (2001): 1500–1504.

47 Knip M, Virtanen SM, and Akerblom HK. "Infant feeding and the risk of type 1 diabetes." *Am. J. Clin. Nutr.* 91 (2010): 1506S–1513S; Kondrashova A., et al. "A sixfold gradient in the incidence of type 1 diabetes at the eastern border of Finland." *Ann. Med.* 37 (2005): 67–72.

48 Norris JM, and Pietropaolo M. "Review article. Controversial topics series: milk proteins and diabetes." *J. Endocrinol. Invest.* 22 (1999): 568-580.

49 同上。

50 同上。

51 同上。

52 同上。

53 Borchers AT, Uibo R, and Gershwin ME. "The geoepidemiology of type 1 diabetes." *Autoimmun. Rev.* 9 (2010): A355–A365; Stankov K, Benc D, and Draskovic D. "Genetic and epigenetic factors in etiology of diabetes mellitus type 1." *Pediatr.* 132 (2013): 1112–1122.

54 Carroll KK. "Dietary proteins and amino acids—their effects on cholesterol metabolism." In: MJ Gibney, and D. Kritchevsky (eds.), *Current Topics in Nutrition and Disease, Volume 8: Animal and Vegetable Proteins in Lipid Metabolism and Atherosclerosis*, pp. 9–17. New York: Alan R. Liss, 1983; Terpstra AHM, Hermus RJJ, and West CE. "Dietary protein and cholesterol metabolism in rabbits and rats." In: MJ Gibney & D Kritchevsky (eds.), *Current Topics in Nutrition and Disease, Volume 8: Animal and Vegetable Proteins in Lipid Metabolism and Atherosclerosis*, pp. 19–49. New York: Alan R. Liss, 1983.

55 Newburgh LH, and Clarkson S. "The production of arteriosclerosis in rabbits by feeding diets rich in meat." *Arch. Intern. Med.* 31 (1932): 653–676; Meeker DR, and Kesten HD. "Experimental

atherosclerosis and high protein diets." *Proc. Soc. Exp. Biol. Med.* 45(1940): 543–545; Meeker DR, and Kesten HD. "Effect of high protein diets on experimental atherosclerosis of rabbits." *Arch. Pathol.* 31 (1941): 147–162.

56   Appleton BS, and Campbell TC. "Effect of high and low dietary protein on the dosing and postdosing periods of aflatoxin B_1-induced hepatic preneoplastic lesion development in the rat." *Cancer Res.* 43 (1983): 2150–2154; Appleton BS, and Campbell TC. "Dietary protein intervention during the post-dosing phase of aflatoxin B_1-induced hepatic preneoplastic lesion development." *J. Natl. Cancer Inst.* 70 (1983): 547–549.

57   Reingold SC. "Research Directions in Multiple Sclerosis." National Multiple Sclerosis Society, November 25, 2003. Accessed at http://www.nationalmssociety.org/%5CBrochures-Research.asp.

58   Ackermann A. "Die multiple sklerose in der Schweiz." *Schweiz. med. Wchnschr.* 61 (1931):1245-1250; Swank RL. "Multiple sclerosis: correlation of its incidence with dietary fat." *Am. J. Med. Sci.* 220 (1950): 421-430; Dip JB. "The distribution of multiple sclerosis in relation to the dairy industry and milk consumption." *New Zealand Med. J.* 83 (1976): 427-430.

59   McDougall JM. 2002. Multiple sclerosis stopped by McDougall/Swank Program. http://www.nealhendrickson.com/McDougall/McDnewannouncementSwank021112.htm. Accessed Nov.16, 2002.

60   同上。

61   同 14。

62   McLeod JG, Hammond SR, and Hallpike JF. "Epidemiology of multiple sclerosis in Australia.With NSW and SA survey results." *Med. J. Austr.* 160 (1994): 117-122.

63   Lawrence JS, Behrend T, Bennett PH, et al. "Geographical studies of rheumatoid arthritis." *Ann. Rheum. Dis.* 25 (1966): 425-432; Keen H, and Ekoe JM. "The geography of diabetes mellitus." *Brit. Med. J.* 40 (1984): 359-365.

64   同 59。

65   Swank RL. "Effect of low saturated fat diet in early and late cases of multiple sclerosis." *Lancet* 336 (1990): 37-39.

66   同上。

67   Swank RL. "Treatment of multiple sclerosis with low fat diet." *A.M.A. Arch. Neurol. Psychiatry* 69 (1953): 91-103.

68   同 65；Swank RL, and Bourdillon RB. "Multiple sclerosis: assessment of treatment with modified low fat diet." *J. Nerv. Ment. Dis.* 131 (1960): 468-488; Swank RL. "Multiple sclerosis: twenty years on low fat diet." *Arch. Neurol.* 23 (1970): 460-474.

69   Dip JB. "The distribution of multiple sclerosis in relation to the dairy industry and milk consumption." *New Zealand Med. J.* 83 (1976): 427-430; Agranoff BW, and Goldberg D. "Diet and the geographical distribution of multiple sclerosis." *Lancet* 2 (7888) (November 2 1974): 1061-1066; Malosse D, Perron H, Sasco A, et al. "Correlation between milk and dairy product consumption and multiple sclerosis prevalence: a worldwide study." *Neuroepidemiology* 11 (1992):304-312.

70   Malosse D, Perron H, Sasco A, et al. "Correlation between milk and dairy product consumption and multiple sclerosis prevalence: a worldwide study." *Neuroepidemiology* 11 (1992):304-312.

71   Agranoff BW, and Goldberg D. "Diet and the geographical distribution of multiple sclerosis." *Lancet* 2 (7888) (November 2 1974): 1061-1066.

72   同 70。

73   同 71。

74   同 70；Malosse D, and Perron H. "Correlation analysis between bovine populations, other farm

animals, house pets, and multiple sclerosis prevalence." *Neuroepidemiology* 12 (1993): 15-27.

75 Lauer K. "Diet and multiple sclerosis." *Neurology* 49 (suppl 2) (1997): S55-S61.

76 Swank RL, Lerstad O, Strom A, et al. "Multiple sclerosis in rural Norway. Its geographic distribution and occupational incidence in relation to nutrition." *New Engl. J. Med.* 246 (1952):721-728.

77 Akerblom HK, and Knip M. "Putative environmental factors and Type 1 diabetes." *Diabetes/ Metabolism Revs.* 14 (1998): 31-67; 同 26；Dalgleish AG. "Viruses and multiple sclerosis." *Acta Neurol. Scand. Suppl.* 169 (1997): 8-15.

78 McAlpine D, Lumsden CE, and Acheson ED. *Multiple sclerosis: a reappraisal.* Edinburgh and London: E&S Livingston, 1965; Alter M, Liebowitz U, and Speer J. "Risk of multiple sclerosis related to age at immigration to Israel." *Arch. Neurol.* 15 (1966): 234-237.

79 Kurtzke JF, Beebe GW, and Norman JE, Jr. "Epidemiology of multiple sclerosis in U.S. veterans: 1. Race, sex, and geographic distribution." *Neurology* 29 (1979): 1228-1235.

80 Davidson A, and Diamond B. "Autoimmune diseases." *New Engl. J. Med.* 345 (2001): 340-350.

81 Ebers GC, Bulman DE, Sadovnick AD, et al. "A population-based study of multiple sclerosis in twins." *New Engl. J. Med.* 315 (1986): 1638-1642.

82 Yadav V, Marracci G, Kim E, et al. "Effects of a low fat plant based diet in multiple sclerosis (MS): Results of a 1-year long randomized controlled (RC) study." *Neurol.* 82 (2014): supp. P6.152.

83 同 13；同 14；Acheson ED, Bachrach CA, and Wright FM. "Some comments on the relationship of the distribution of multiple sclerosis to latitude solar radiation and other variables." *Acta Psychiatrica Neurologica Scand.* 35 (Suppl. 147) (1960): 132-147.

84 Warren S, and Warren KG. "Multiple sclerosis and associated diseases: a relationship to diabetes mellitus."*J. Canadian Sci. Neurol.* 8 (1981): 35-39; Wertman E, Zilber N, and Abransky O. "An association between multiple sclerosis and Type 1 diabetes mellitus."*J. Neurol.* 239 (1992): 43-45; Marrosu MG, Cocco E, Lai M, et al. "Patients with multiple sclerosis and risk of Type 1 diabetes mellitus in Sardinia, Italy: a cohort study." *Lancet* 359 (2002): 1461-1465; Buzzetti R, Pozzilli P, Di Mario U, et al. "Multiple sclerosis and Type 1 diabetes. *Diabetologia* 45 (2002): 1735-1736.

85 Lux WE, and Kurtzke JF. "Is Parkinson's disease acquired? Evidence from a geographic comparison with multiple sclerosis." *Neurology* 37 (1987): 467-471.

86 同 8。

87 Wertman E, Zilber N, and Abransky O. "An association between multiple sclerosis and Type 1 diabetes mellitus."*J. Neurol.* 239 (1992): 43-45.

88 Prahalad S, Shear ES, Thompson SD, et al. "Increased Prevalence of Familial Autoimmunity in Simplex and Multiplex Families with Juvenile Rheumatoid Arthritis." *Arthritis Rheumatism* 46 (2002): 1851-1856.

89 同 71。

90 Cantorna MT. "Vitamin D and autoimmunity: is vitamin D status an environmental factor affecting autoimmune disease prevalence?" *Proc. Soc. Exp. Biol. Med.* 223 (2000): 230-233; DeLuca HF, and Cantorna MT. "Vitamin D: its role and uses in immunology." *FASEB J.* 15 (2001): 2579-2585; Cantorna MT, Munsick C, Bemiss C, et al. "1,25-Dihydroxycholecalciferol Prevents and Ameliorates Symptoms of Experimental Murine Inflammatory Bowel Disease." *J. Nutr.* 130(2000): 2648-2652.

91 Cantorna MT. Woodward WD, Hayes CE, et al. "1,25-Dihydroxyvitamin D_3 is a positive regulator for the two anti-encephalitogenic cytokines TGF-B_1 and IL-4." *J Immunol.* 160 (1998):5314-5319; Cantorna MT, Humpal-Winter J, and DeLuca HF. "Dietany calcium is a major

factor in 1,25-dihydroxycholecalciferol suppression of experimental autoimmune encephalomyelitis in mice." *J. Nutr.* 129 (1999): 1966-1971.

92 Multiple Sclerosis International Federation. "Alternative Therapies." November 25, 2003. Accessed at http://www.msif.org/en/symptoms_treatments/treatment_overview/ alternative.html.

第 10 章 植物性饮食可预防多种疾病

1   Frassetto LA, Todd KM, Monrrs C, Jr., et al. "Worldwide incidence of hip fracture in elderly women: relation to consumption of animal and vegetable foods." *J. Gerontology* 55 (2000):M585-M592.

2   同上。

3   Abelow BJ, Holford TR, and Insogna KL. "Cross-cultural association between dietary animal protein and hip fracture: a hypothesis." *Calcif. Tissue Int.* 50 (1992): 14-18.

4   Wachsman A. and Bernstein DS. "Diet and osteoporosis." *Lancet* May 4, 1968 (1968): 958-959.

5   Barzel U.S.. "Acid loading and osteoporosis." *J. Am. Geriatr. Soc.* 30 (1982): 613.

6   Sherman HC. "Calcium requirement for maintenance in man." *J. Biol. Chem.* 39 (1920): 21-27.

7   动物蛋白包含了比想象中更多的含硫氨基酸。当人体在消化或是代谢的时候，这些氨基酸就会制造硫酸盐离子，这些酸性离子都得靠肾脏排泄。一项近期出炉的研究报告显示，动物蛋白的摄取量和尿酸中硫酸盐的排泄量之间，有着高达 84% 的正相关；Brosnan JT, and Brosnan ME. "Dietary protein, metabolic acidosis, and calcium balance." In: H. H. Draper (ed.), *Advances in Nutritional Research*, pp. 77-105. New York: Plenum Press,1982; Frassetto LA, Todd KM, Morris RC, Jr., et al. "Estimation of net endogenous noncarbonic acid production in humans from diet potassium and protein contents." *Am. J. Clin. Nutri.* 68(1998): 576-583.

8   同 6。

9   Margen S, Chu J-Y, Kaufmann NA, et al. "Studies in calcium metabolism. I. The calciuretic effect of dietary protein." *Am. J. Clin. Nutr.* 27 (1974): 584-589.

10 Hegsted M, Schuette SA, Zemel MB, et al. "Urinary calcium and calcium balance in young men as affected by level of protein and phosphorus intake. " *J. Nutr.* 111. (1981): 553-562.

11 Kerstetter JE, and Allen LH. "Dietary protein increases urinary calcium." *J. Nutr.* 120 (1990):134-136.

12 同 10。

13 Westman EC, Yancy WS, Edman JS, et al. "Carbohydrate Diet Program." *Am. J. Med.* 113 (2002): 30-36.

14 同 1。

15 Sellmeyer DE, Stone KL, Sebastian A, et al. "A high ratio of dietary animal to vegetable protein increases the rate of bone loss and the risk of fracture in postmenopausal women." *Am. J. Clin. Nutr.* 73 (2001): 118-122.

16 同 1。

17 Hegsted DM. "Calcium and osteoporosis." *J. Nutr.* 116 (1986): 2316-2319.

18 Heaney RP. "Protein intake and bone health: the influence of belief systems on the conduct of nutritional science." *Am. J. Clin. Nutr.* 73 (2001): 5-6.

19 Cummings SR, and Black D. "Bone mass measurements and risk of fracture in Caucasian women: a review of findings for prospective studies." *Am. J. Med.* 98 (Suppl 2A) (1995): 2S-24S; Marshall D, Johnell O, and Wedel H. "Meta-analysis of how well measures of bone mineral density predict occurrence of osteoporotic fractures." *Brit. Med. J.* 312 (1996): 1254-1259; Lips P. "Epidemiology and predictors of fractures associated with osteoporosis." *Am. J. Med.*103 (2A) (1997): 3S-11S.

20　Lane NE, and Nevitt MC. "Osteoarthritis, bone mass, and fractures: how are they related?" *Arthritis Rheumatism* 46 (2002): 1-4.

21　Lucas FL, Cauley JA, Stone RA, et al. "Bone mineral density and risk of breast cancer: differences by family history of breast cancer." *Am. J. Epidemiol.* 148 (1998): 22-29; Cauley JA, Lucas FL, Kuller LH, et al. "Bone mineral density and risk of breast cancer in older women: the study of osteoporotic fractures." *JAMA* 276 (1996): 1404-1408.

22　Mincey BA. "Osteoporosis in women with breast cancer." *Curr. Oncol. Rpts.* 5 (2003): 53-57.

23　Riis BJ. "The role of bone loss." *Am. J. Med.* 98 (Suppl 2A) (1995): 2S-29S.

24　Ho SC. "Body measurements, bone mass, and fractures: does the East differ from the West? " *Clin. Orthopaed. Related Res.* 323 (1996): 75-80; Aspray TJ, Prentice A, Cole TJ, et al. "Low bone mineral content is common but osteo-porotic fractures are rare in elderly rural Gambian women." *J. Bone Min. Res.* 11 (1996): 1019-1025; Tsai K-S. "Osteoporotic fracture rate, bone mineral density, and bone metabolism in Taiwan." *J. Formosan Med. Assoc.* 96 (1997): 802-805.

25　Ho SC. "Body measurements, bone mass, and fractures: does the East differ from the West? " *Clin. Orthopaed. Related Res.* 323 (1996): 75-80; Wu AH, Pike MC, and Stram DO. "Meta-analysis: dietary fat intake, serum estrogen levels, and the risk of breast cancer." *J. Nat. Cancer Inst.* 91 (1999): 529-534.

26　同 1；同 15。

27　同 15。

28　UCLA Kidney Stone Treatment Center. "Kidney Stones—Index." March, 1997. Accessed at http://www.radsci.ucla.edu:8000/gu/stones/kidneystone.html.

29　同上。

30　Stamatelou KK, Francis ME, Jones CA, et al. "Time trends in reported prevalence of kidney stones." *Kidney Int.* 63 (2003): 1817-1823.

31　这种罕见形态的基因性肾结石，是因为肾脏无法再吸收半胱氨酸这种氨基酸。

32　Ramello A, Vitale C, and Marangella M. "Epidemiology of nephrolothiasis." *J. Nephrol.* 13 (Suppl 3) (2000): S65-S70.

33　Robertson WG, Peacock M, and Hodgkinson A. "Dietary changes and the incidence of urinary calculi in the U.K. between 1958 and 1976." *Chron. Dis.* 32 (1979): 469-476.

34　Robertson WG, Peacock M, Heyburn PJ, et al. "Risk factors in calcium stone disease of the urinary tract." *Brit. J. Urology* 50 (1978): 449-454.

35　Robertson WG. "Epidemiological risk factors in calcium stone disease." *Scand. J. Urol.Nephrol. Suppl.* 53 (1980): 15-30; Robertson WG, Peacock M, Heyburn PJ, et al. "Should recurrent calcium oxalate stone formers become vegetarians?" *Brit. J. Urology* 51 (1979): 427-431.

36　同上。

37　这项信息来自罗伯逊教授在多伦多的研讨班。

38　Robertson WG, Peacock M, Heyburn PJ, et al. "Should recurrent calcium oxalate stone formers become vegetarians?" *Brit. J. Urology* 51 (1979): 427-431.

39　同上。

40　Robertson WG. "Diet and calcium stones." *Miner Electrolyte Metab.* 13 (1987): 228-234.

41　Cao LC, Boeve ER, de Bruijn WC, et al. "A review of new concepts in renal stone research." *Scanning Microscopy* 7 (1993): 1049-1065.

42　Scales CDJ, Smith AC, Hanley JM, Seigal CS, and Urologic Diseases in America Project. "Prevalence of kidney stones in the United States." *Eur. Urol.* 62 (2012): 160–165.

43　Broghi L. et al. "Urinary volume, water and recurrences in idiopathic calcium nephrolithiasis:

a 5-year randomized prospective study." *J Urol.* 155 (1996): 839–843.

44 Turney BW et al. "Diet and risk of kidney stones in the Oxford cohort of the European Prospective Investigation into Cancer and Nutrition (EPIC)." *Eur. J. Epidemiol.* 29 (2014): 363–369.

45 Friedman DS, Congdon N, Kempen J, et al. "Vision problems in the U.S.: prevalence of adult vision impairment and age-related eye disease in America." Bethesda, MD: Prevent Blindness in America. National Eye Institute, 2002.

46 Foote CS. *Photosensitized oxidation and singlet oxygen: consequences in biological systems. Vol.2* New York: Academic Press, 1976.

47 Seddon JM, Ajani UA, Sperduto RD, et al. "Dietary carotenoids, vitamins A, C, and E, and advanced age-related macular degeneration. " *JAMA* 272 (1994): 1413-1420.

48 Eye Disease Case-Control Study Group. "Antioxidant status and neovascular age-related macular degeneration." *Arch. Ophthalmol.* 111 (1993): 104-109.

49 同 47。

50 其他四组食物是西蓝花、胡萝卜、番薯和南瓜，其所显示的患病降低概率分别为 53%、28%、33% 和 44%。这样的降低率接近或临界于统计显著性。

51 同 47。

52 同 48。

53 同 45。

54 Berman ER. *Biochemistry of the eye. (Perspectives in vision research).* New York, N.Y.: Plenum Publishing Corporation, 1991.

55 Lyle BJ, Mares-Perlman JA, Klein BEK, et al. "Antioxidant Intake and Risk of Incident Age-related Nuclear Cataracts in the Beaver Dam Eye Study." *Am. J. Epidemiol.* 149 (1999): 801-809.

56 Bates CJ, Chen SJ, Macdonald A, et al. "Quantitation of vitamin E and a carotenoid pigment in cataracterous human lenses, and the effect of a dietary supplement." *Int. J. Vitam. Nutr. Res.* 66 (1996): 316-321; Varma SD, Beachy NA, and Richards RD. "Photoperoxidation of lens lipids: prevention by vitamin E." *Photochem. Photobiol.* 36 (1982): 623-626.

57 Talan J. "Alzheimer's diagnoses can be two years late." *Ithaca J.*: 8A.

58 Alzheimer 's Association. "2016 Alzheimer 's Disease Facts and Figures." Accessed September 2, 2016 at http://www.alz.org/facts/.

59 Petersen RC, Smith GE, Waring SC, et al. "Mild cognitive impairment." *Arch. Neurol.* 56 (1999): 303-308; Kivipelto M, Helkala E-L, Hanninen T, et al. "Midlife vascular risk factors and late-life mild cognitive impairment. A population based study." *Neurology* 56 (2001): 1683-1689.

60 Breteler MMB, Claus JJ, Grobbee DE, et al. "Cardiovascular disease and distribution of cognitive function in elderly people: the Rotterdam Study." *Brit. Med. J.* 308 (1994):1604-1608; Haan MN, Shemanski L, Jagust WJ, et al. "The role of APOE e4 in modulating effects of other risk factors for cognitive decline in elderly persons. " *JAMA* 282 (1999): 40-46; Sparks DL, Martin TA, Gross DR, et al. "Link between heart disease, cholesterol, and Al-zheimer's Disease: a review." *Microscopy Res. Tech.* 50 (2000): 287-290.

61 Slooter AJ, Tang MX, van Duijn CM, et al. "Apolipoprotein E e4 and risk of dementia with stroke. A population based investigation." *JAMA* 277 (1997): 818-821.

62 Messier C, and Gagnon M. "Glucose regulation and cognitive functions: relation to Alzheimer's disease and diabetes." *Behav. Brain Res.* 75 (1996): 1-11; Ott A, Stolk RP, Hofman A, et al. "Association of diabetes mellitus and dementia: the Rotterdam Study." *Diabetologia* 39 (1996): 1392-1397.

63 Breteler MMB, Claus JJ, Grobbee DE, et al. "Cardiovascular disease and distribution of cognitive

function in elderly people: the Rotterdam Study." *Brit. Med. J.* 308 (1994):1604-1608; Kannel WB, Wolf PA, Verter J, et al. "Epidemiologic assessment of the role of blood pressure in stroke." *JAMA* 214 (1970): 301-310; Launer LJ, Masaki K, Petrovitch H, et al. "The association between midlife blood pressure levels and late-life cognitive function." *JAMA* 274 (1995): 1846-1851.

64   Sparks DL, Martin TA, Gross DR, et al. "Link between heart disease, cholesterol, and Al-zheimer's Disease: a review." *Microscopy Res. Tech.* 50 (2000): 287-290.

65   Haan MN, Shemanski L, Jagust WJ, et al. "The role of APOE e4 in modulating effects of other risk factors for cognitive decline in elderly persons. " *JAMA* 282 (1999): 40-46.

66   White, L., Petrovitch, H., Ross, G. W., et al "Prevalence of dementia in older Japanese-American men in Hawaii. The Honolulu-Asia Aging Study." *JAMA*, 276: 955-960, 1996.

67   Hendrie HC, Ogunniyi A, Hall KS, et al. "Incidence of dementia and Alzheimer Disease in 2 communities: Yoruba residing in Ibadan, Nigeria and African Americans residing in Indianapolis, Indiana." *JAMA* 285 (2001): 739-747.

68   Chandra V, Pandav R, Dodge HH, et al. "Incidence of AIzheimer's disease in a rural community in India: the Indo-U.S. Study." *Neurology* 57 (2001): 985-989.

69   Grant WB. "Dietary links to Alzheimer 's Disease: 1999 Update. " *J. Alzheimer's Dis* 1 (1999): 197-201; Grant WB. "Incidence of dementia and Alzheimer disease in Nigeria and the United States." *JAMA* 285 (2001): 2448.

70   这份近期出版的研究报告比其他的都要有意思，因为他将"维生素 E 由血脂运送"这个事实也列入考虑指标，使得其测量维生素 E 的方法更具识别性。也就是说，血液中含有高浓度的维生素 E，有时可能是高血脂造成的。*Am. J. Epidemiol.* 150 (1999): 37-44.

71   关于维生素 C 和硒的影响，在伯金斯的一项研究中，根据作者的看法，在逻辑回归模型中并没有统计显著性。但我不同意他们的结论，因为其"剂量反应"的逆转倾向（血液中抗氧化剂浓度越高，记忆减退就越少）非常明显，令人印象深刻，但作者却没有将这个发现写进他们的分析报告里。

72   Ortega RM, Requejo AM, Andres P, et al. "Dietary intake and cognitive function in a group of elderly people." *Am. J. Clin. Nutr.* 66 (1997): 803-809.

73   Perrig WJ, Perrig P, and Stahelin HB. "The relation between antioxidants and memory performance in the old and very old." *J. Am. Geriatr. Soc.* 45 (1997): 718-724.

74   Gale CR, Martyn CN, and Cooper C. "Cognitive impairment and mortality in a cohort of elderly people." *Brit. Med. J.* 312 (1996): 608-611; Goodwin JS, Goodwin JM, and Garry PJ. "Association between nutritional status and cognitive functioning in a healthy elderly population." *JAMA* 249 (1983): 2917-2921.

75   Jama JW, Launer LJ, Witteman JCM, et al. "Dietary antioxidants and cognitive function in a population-based sample of older persons: the Rotterdam Study." *Am. J. Epidemiol.* 144 (1996): 275-280.

76   Martin A, Prior R, Shukitt-Hale B, et al. "Effect of fruits, vegetables or vitamin E-rich diet on vitamins E and C distribution in peripheral and brain tissues: implications for brain function." *J. Gerontology* 55A (2000): B144-B151; Joseph JA, Shukitt-Hale B, Denisova NA, et al. "Reversals of age-related declines in neuronal signal transduction, cognitive, and motor behavioral deficits with blueberry, spinach, or strawberry dietary supplementation." *J. Neurosci.* 19 (1999): 8114-8121.

77   Gillman MW, Cupples LA, Gagnon D, et al. "Protective effect of fruits and vegetables on development of stroke in men." *JAMA* 273 (1995): 1113-1117.

78   同上。

79   Kalmijn S, Launer LJ, Ott A, et al. "Dietary fat intake and the risk of incident dementia in the

Rotterdam Study." *Ann. Neurol.* 42 (1997): 776-782.

80 同 64。

81 同上。

82 同 79。

83 阿尔茨海默病的趋势的统计显著性不高，这可能是因为该病症的案例数量并不多。

84 Clarke R, Smith D, Jobst KA, et al. "Folate, vitamin B$_{12}$, and serum total homocysteine levels in confirmed Alzheimer disease." *Arch. Neurol.* 55 (1998): 1449-1455.

85 McCully KS. "Homocysteine theory of arteriosclerosis: development and current status." In: A. M. Gotto, Jr. and R. Paoletti (eds.), *Athersclerosis reviews*, Vol. 11, pp. 157-246. New York: Raven Press, 1983.

86 不过，这个逻辑有一个潜在的问题。高半胱氨酸的浓度有一部分由 B 族维生素调节控制，其中最显著的就是叶酸和维生素 B$_{12}$，凡是缺乏这些维生素的人都可能有较高的高半胱氨酸浓度。而那些不以动物性食物为主要饮食的人，通常都会有维生素 B$_{12}$ 不足的风险，因此也就有可能有较高的高半胱氨酸浓度。不过，就像我在第 11 章里说的，这种现象主要归咎于我们和大自然的分离，而非植物性饮食的问题。

第三部分　最佳营养指南

1 Scelfo J. "Dieting: The Next Atkins?" *Newsweek* (2003, May 4).

第 11 章　正确饮食：食品与健康的八大原则

1 U.S. Food and Drug Administration. "What Is a Dietary Supplement?" Silver Spring, MD: U.S. Food and Drug Administration, 2015.

2 Lariviere D. "Nutritional supplements flexing muscles as growth industry." Forbes, April 18, 2013. Accessed at http://www.forbes.com/sites/davidlariviere/2013/04/18/nutritional-supplements-flexing-their-muscles-as-growth-industry/.

3 CodexFund. "CODEX and dietary supplements. Frequently asked questions." CodexFund, 2010.

4 U.S. Federal Trade Commission. "Complaint counsel's proposed findings of fact, conclusions of law and proposed order (Docket No. 9175)." Washington, DC: U.S. Federal Trade Commission, December 27, 1985.

5 Atkins RC. *Dr. Atkins' New Diet Revolution*. New York, NY: Avon Books, 1999.

6 The Alpha-Tocopherol Beta Carotene Cancer Prevention Study Group. "The effect of vitamin E and beta carotene on the incidence of lung cancer and other cancers in male smokers." *New Engl. J. Med.* 330 (1994): 1029-1035; Omenn GS, Goodman GE, Thornguist MD, et al. "Effects of a combination of beta carotene and vitamin A on lung cancer and cardiovascular disease." *New Engl. J. Med.* 334 (1996):1150-1155.

7 U.S. Preventive Services Task Force. "Routine vitamin supplementation to prevent cancer and cardiovascular disease: recommendations and rationale." *Ann. Internal Med.* 139 (2003): 51-55; Morris CD, and Carson S. "Routine vitamin supplementation to prevent cardiovascular disease: a summary of the evidence for the U.S. Preventive Services Task Force." *Ann. Internal Med.* 139 (2003): 56-70.

8 U.S. Preventive Services Task Force. "Routine vitamin supplementation to prevent cancer and cardiovascular disease: recommendations and rationale." *Ann. Internal Med.* 139 (2003): 51-55.

9 Kolata G. "Vitamins: more may be too many (Science Section)." *The New York Times* April 29, 2003: 1,6.

10 de Souza A, and Moloi MW. "Involuntary movements due to the vitamin B$_{12}$ deficiency." *Neurol. Res*. 36 (2014): 1121–1128.

11 LeBlanc E, Chou R, Zakher B, Daeges M, and Pappas M. "Screening for vitamin D deficiency: systematic review for the U.S. Preventive Services Task Force Recommendation." Rockville, MD: Agency for Healthcare Research and Quality.

12 Pines A. "Vitamin D and health issues—questioned benefits." *Climacteric* 17 (2014): 657–659.

13 Bowen R. "Vitamin D (calcitrol)." *Vitamins: Introduction and Index*. Accessed at http://www.vivo. colostate.edu/hbooks/pathphys/endocrine/otherendo/vitamind.html.

14 The Alpha-Tocopherol Beta Carotene Cancer Prevention Study Group. "The effect of vitamin E and beta carotene on the incidence of lung cancer and other cancers in male smokers." *New Engl. J. Med*. 330 (1994): 1029-1035; U.S. Department of Agriculture. "USDA Nutrient Database for Standard Reference." Washington, DC: U.S. Department of Agriculture, Agriculture Research Service, 2002. Accessed at http://ndb. nal.usda.gov/.; Holden JM, Eldridge AL, Beecher GR, et al. "Carotenoid content of U.S. foods: an update of the database." *J. Food Comp. Anal*. 12 (1999): 169-196; 在这份数据中，精确的食物列表是：碎牛肉，80% 瘦肉、20% 肥肉，未烹煮；新鲜猪肉末，未烹煮；鸡肉，炙烤或油炸，带皮，未烹煮；全脂奶粉；生菠菜；成熟的生西红柿，红色；大颗生利马豆，成熟的种子；生豌豆；褐皮马铃薯，连皮带块，未烹煮。

15 Mozafar A. "Enrichment of some B-vitamins in plants with application of organic fertilizers." *Plant and Soil* 167 (1994): 305-311.

16 Brand D, and Segelken R. "Largest scientific effort in Cornell's history announced." *Cornell Chronicle* May 9, 2002.

17 Ashrafi K, Chang FY, Watts JL, et al. "Genome-wide RNAi analysis of *Caenorhabitis elegans* fat regulatory genes." *Nature* 421 (2003): 268-272.

18 Shermer M. "Skeptical sayings. Wit and wisdom from skeptics past and present." *Skeptic* 9 (2002): 28.

19 我从来就不喜欢在慢性病的萌发、促进和发展过程之中，放入这种特定的发病点。因为这些发病点对慢性疾病的每一个阶段来说，完全是反复无常、变化多端的。真正重要的是要了解，慢性病大半辈子都会跟着我们，一旦它开始发展，就会以一种多变且连续不断的方式持续发展。

20 Ornish D, Weidner G, Fair WR, et al. "Intensive lifestyle changes may affect the progression of prostate cancer." *J. Urol*. 174 (2005): 1065–1069; discussion 1069–1070.

21 McDougall JA. *McDougall's Medicine, A Challenging Second Opinion*. Piscataway, NJ: New Century Publishers, Inc., 1985.

22 Swank RL. "Multiple sclerosis: twenty years on low fat diet." *Arch. Neurol*. 23 (1970): 460-474; Swank RL. "Effect of low saturated fat diet in early and late cases of multiple sclerosis." *Lancet* 336 (1990): 37-39.

23 Kim, T. K., and Han, P. L. "Chronic stress and moderate physical exercise prompt widespread common activation and limited differential activation in specific brain regions." *Neurochemistry international* (2016).

24 Campbell TC (with Jacobson H). *Whole: Rethinlcing the Science of Nutrition*. Dallas: BenBella Books, 2013.

第 12 章　如何吃才健康

1   Davey, G. K. et al. "EPIC-Oxford: lifestyle characteristics and nutrient intakes in a cohort of 33, 883 meat eaters and 31, 546 non meat-eaters in the UK." *Publ. Health Nutr*. 6 (2003): 259-268;

Sobiecki, J. G., Appleby, P. N., Bradbury, K. E., and Key, T. J. "High compliance with dietary recommendations in a cohort of meat eaters, fish eaters, vegetarians, and vegans: results from the European Prospective Investigation into Cancer and Nutrition-Oxford study." *Nutr. Res.* 36 (2016): 464-477.

2 同上。

第四部分　为什么你以前没听过？

1 Campbell TC (with Jacobson H). *Whole: Rethinking the Science of Nutrition*. Dallas: BenBella Books, 2013.

第 13 章　科学的黑暗面

1 Colen BD. "To die in Tijuana; a story of faith, hope and laetrile." *Washington Post Magazine*, September 4, 1977:10.

2 同上。

3 同上。

4 同上。

5 Burros M. "The sting? America's supplements appetite; scientists are dubious, but America's appetite for food supplements keeps growing." *Washington Post* August 2, 1979: E1.

6 同上。

7 Hilgartner S. *Science on Stage. Expert Advice As Public Drama*. Stanford, CA: Stanford University Press, 2000.

8 National Research Council. *Diet, Nutrition and Cancer*. Washington, DC: National Academy Press, 1982.

9 同 7。

10 U.S. Senate. "Dietary goals for the United States, 2nd Edition." Washington, DC: U.S. Government Printing Office, 1977.

11 American Council of Science and Health. "About American Council on Science and Health." Accessed September 3, 2016 at http://acsh.org/wp-admin/admin-ajax.php.

12 Mindfully.org. "American Council on Science and Health (ACSH)." Accessed September 3, 2016 at http://www.mindfully.org/Pesticide/ACSH-Koop.htm.

13 同上。

14 同 8。

15 同 7。

16 同 8。

17 同上。

18 American Society for Nutrition. Accessed September 3, 2016 at http://www.nutrition.org.

第 14 章　科学简化主义的死胡同

1 National Research Council. *Diet, Nutrition and Cancer*. Washington, DC: National Academy Press, 1982.

2 United States Federal Trade Commission. "Complaint counsel's proposed findings of fact, conclusions of law and proposed order (Docket No. 9175)." Washington, DC: United States Federal Trade Commission, December 27, 1985.

3 Associated Press. "Company news; General Nutrition settles complaint." *New York Times,*

June 14, 1988: D5.

4 Willett W. "Diet and cancer: one view at the start of the millennium." *Cancer Epi. Biom. Prev.* 10 (2001): 3-8.

5 Belanger CF, Hennekens CH, Rosner B, et al. "The Nurses' Health Study." *Am. J. Nursing* (1978): 1039-1040.

6 Marchione M. "Taking the long view; for 25 years, Harvard's Nurses' Health Study has sought answers to women's health questions." *Milwaukee Journal-Sentinel,* July 16, 2001: 01G.

7 同上。

8 Carroll KK. "Experimental evidence of dietary factors and hormone-dependent cancers." *Cancer Res.* 35 (1975): 3374-3383.

9 Chen J, Campbell TC, Li J, et al. *Diet, life-style and mortality in China. A study of the characteristics of 65 Chinese counties.* Oxford, UK; Ithaca, NY; Beijing, PRC: Oxford University Press; Cornell University Press; People's Medical Publishing House, 1990.

10 Chen J, Campbell TC, Li J, et al. *Diet, life-style and mortality in China. A study of the characteristics of 65 Chinese counties.* Oxford, UK; Ithaca, NY; Beijing, PRC: Oxford University Press; Cornell University Press; People's Medical Publishing House, 1990; Hu FB, Stampfer MJ, Manson JE, et al. "Dietary protein and risk of ischemic heart disease in women." *Am. Journ. Clin. Nutr.* 70 (1999): 221-227.

11 Hu FB, Stampfer MJ, Manson JE, et al. "Dietary protein and risk of ischemic heart disease in women." *Am. Journ. Clin. Nutr.* 70 (1999): 221-227.

12 同上。

13 Holmes MD, Hunter DJ, Colditz GA, et al. "Association of dietary intake of fat and fatty acids with risk of breast cancer." *JAMA* 281 (1999): 914-920.

14 U.S. Department of Agriculture. "Agriculture Fact Book." Washington, DC: U.S. Department of Agriculture, 1998. cited in: Information Plus. *Nutrition: a key to good health.* Wylie, TX: Information Plus, 1999; 虽然从脂肪中摄取的卡路里的平均百分比稍稍低了一些，但是从重量来看，每日脂肪的平均摄取量却维持不变，甚至升高了。

15 Information Plus. *Nutrition: a key to good health.* Wylie, TX: Information Plus, 1999.

16 Wegmans.com. 01/19/04. Accessed at http://www.wegmans.com/recipes; Mardiweb.com. "Cheesecake." 01/19/04. Accessed at http://mardiweb.com/lowfat/dessert.htm#Recipe000857.

17 同上。

18 同4。

19 Anonymous. "Center to Coordinate Women's Health Study." *Chicago Sun-Times* October 12, 1992:14N; Prentice RL, Kakar F, Hursting S, et al. "Aspects of the rationale for the Women's Health Trial." *J. Natl. Cancer Inst.* 80 (1988): 802-814; Henderson MM, Kushi LH, Thompson DJ, et al. "Feasibility of a randomized trial of a low-fat diet for the prevention of breast cancer: Dietary compliance in the Women's Health Trail Vanguard Study." *Prev. Med.* 19 (1990): 115-133; Self S, Prentice R, Iverson D, et al. "Statistical design of the Women's Health Trial." *Controlled Clin. Trials* 9 (1988): 119-136.

20 同 10；Henderson MM, Kushi LH, Thompson DJ, et al. "Feasibility of a randomized trial of a low-fat diet for the prevention of breast cancer: Dietary compliance in the Women's Health Trail Vanguard Study." *Prev. Med.* 19 (1990): 115-133; Armstrong D, and Doll R. "Environmental factors and cancer incidence and mortality in different countries, with special reference to dietary practices." *Int. J. Cancer* 15 (1975): 617-631; Campbell TC. "The dietary causes of degenerative diseases: nutrients vs foods." In: N. J. Temple and D. P. Burkitt (eds.), *Western diseases: their*

dietary prevention and reversibility, pp. 119-152. Totowa, NJ: Humana Press, 1994; White E, Shattuck AL, Kristal AR, et al. "Maintenance of a low-fat diet: follow-up of the Women's Health Trial." *Cancer Epi. Biom. Prev.* 1 (1992): 315-323.

21 Armstrong D, and Doll R. "Environmental factors and cancer incidence and mortality in different countries, with special reference to dietary practices." *Int. J. Cancer* 15 (1975): 617-631.

22 同 9；Campbell TC. "The dietary causes of degenerative diseases: nutrients vs foods." In: N. J. Temple and D. P. Burkitt (eds.), *Western diseases: their dietary prevention and reversibility*, pp. 119-152. Totowa, NJ: Humana Press, 1994.

23 同 11。

24 Henderson MM, Kushi LH, Thompson DJ, et al. "Feasibility of a randomized trial of a low-fat diet for the prevention of breast cancer: dietary compliance in the Women's Health Trail Vanguard Study." *Prev. Med.* 19 (1990): 115-133; Campbell TC. "The dietary causes of degenerative diseases: nutrients vs foods." In: N. J. Temple and D. P. Burkitt (eds.), *Western diseases: their dietary prevention and reversibility*, pp. 119-152. Totowa, NJ: Humana Press, 1994; White E, Shattuck AL, Kristal AR, et al. "Maintenance of a low-fat diet: follow-up of the Women's Health Trial." *Cancer Epi. Biom. Prev.* 1 (1992): 315-323.

25 Willett WC, Hunter DJ, Stampfer MJ, et al. "Dietary fat and fiber in relation to risk of breast cancer. An 8-year follow-up." *J. Am. Med. Assoc.* 268 (1992): 2037-2044.

26 同 13。

27 Willett W. "Dietary fat and breast cancer." *Toxicol. Sci.* 52 (Suppl.) (1999): 127-146.

28 Hunter DJ, Spiegelman D, Adami H-O, et al. "Cohort studies of fat intake and the risk of breast cancer—a pooled analysis." *New Engl. J. Med.* 334 (1996): 356-361.

29 Missmer SA, Smith-Warner SA, Spiegelman D, et al. "Meat and dairy consumption and breast cancer: a pooled analysis of cohort studies." *Int. J. Epidemiol.* 31 (2002): 78-85.

30 Rockhill B, Willett WC, Hunter DJ, et al. "Physical activity and breast cancer risk in a cohort of young women." *J. Nat. Cancer Inst.* 90 (1998): 1155-1160.

31 Smith-Warner SA, Spiegelman D, Adami H-O, et al. "Types of dietary fat and breast cancer: a pooled analysis of cohort studies." *Int. J. Cancer* 92 (2001): 767-774.

32 Hunter DJ, Morris JS, Stampfer MJ, et al. "A prospective study of selenium status and breast cancer risk." *JAMA* 264 (1990): 1128-1131.

33 Smith-Warner SA, Spiegelman D, Yaun S-S, et al. "Intake of fruits and vegetables and risk of breast cancer: a pooled analysis of cohort studies." *JAMA* 285 (2001): 769-776.

34 同 6。

35 同上。

36 Mukamal KJ, Conigrave KM, Mittleman MA, et al. "Roles of drinking pattern and type of alcohol consumed in coronary heart disease in men." *New Engl. J. Med.* 348 (2003): 109-118.

37 Tanasescu M, Hu FB, Willett WC, et al. "Alcohol consumption and risk of coronary heart disease among men with Type 2 diabetes mellitus." *J. Am. Coll. Cardiol.* 38 (2001): 1836-1842.

38 Smith-Warner SA, Spiegelman D, Yaun S-S, et al. "Alcohol and breast cancer in women. A pooled analysis of cohort studies." *JAMA* 279 (1998): 535-540.

39 同 13。

40 He K, Rimm EB, Merchant A, et al. "Fish consumption and risk of stroke in men." *JAMA* 288 (2002): 3130-3136.

41 Albert CM, Hennekens CH, O'Donnell CJ, et al. "Fish consumption and risk of sudden car-diac death." *JAMA* 279 (1998): 23-28.

42 U.S. Department of Agriculture. "USDA Nutrient Database for Standard Reference." Washington, DC: U.S. Department of Agriculture, Agriculture Research Service, 2002. Accessed at http://www. nal.usda.gov/fnic/foodcomp.

43 Hu FB, Stampfer MJ, Rimm EB, et al. "A prospective study of egg consumption and risk of cardiovascular disease in men and women." *JAMA* 281 (1999): 1387-1394.

44 同29。

45 Hu FB, Manson JE, and Willett WC. "Types of dietary fat and risk of coronary heart disease: a critical review." *J. Am. Coll. Nutr.* 20 (2001): 5-19.

46 Mitchell S. "Eggs might reduce breast cancer risk." United Press International Feb. 21, 2003.

47 同上。

48 Steinmetz, K. A. and Potter, J. D. "Egg consumption and cancer of the colon and rectum." *Eur. J. Cancer Prev.* 3(1994): 237-245.

49 同4；Giovannucci E, Rimm EB, Stampfer MJ, et al. "Intake of fat, meat, and fiber in relation to risk of colon cancer in men." *Cancer Res.* 54 (1994): 2390-2397; Fuchs CS, Giovannucci E, Colditz GA, et al. "Dietary fiber and the risk of colorectal cancer and adenoma in women." *New Engl. J. Med.* 340 (1999): 169-176.

50 同4。

51 Higginson J. "Present trends in cancer epidemiology." *Proc. Can. Cancer Conf.* 8 (1969): 40-75; Burkitt DP. "Epidemiology of cancer of the colon and the rectum." *Cancer* 28 (1971): 3-13; Trowell HC, and Burkitt DP. *Western Diseases: Their Emergence and Prevention.* London: Butler & Tanner, Ltd., 1981.

52 同29。

53 Boyd NF, Martin LJ, Noffel M, et al. "A meta-analysis of studies of dietary-fat and breast cancer risk." *Brit. J. Cancer* 68 (1993): 627-636.

54 同29。

55 同11。

56 Campbell TC. "Animal protein and ischemic heart disease." *Am. J. Clin. Nutr.* 71 (2000):849-850.

57 同上。

58 Hu FB, and Willett W. "Reply to TC Campbell." *Am. J. Clin. Nutr.* 71 (2000): 850.

59 Morris CD, and Carson S. "Routine vitamin supplementation to prevent cardiovascular disease: a summary of the evidence for the U.S. Preventive Services Task Force." *Ann. Internal Med.* 139 (2003): 56-70; U.S. Preventive Services Task Force. "Routine vitamin supplementation to prevent cancer and cardiovascular disease: recommendations and rationale." *Ann. Internal Med.* 139 (2003): 51-55.

60 Nurses' Health Study. Accessed at http://www.nurseshealthstudy.org/.

61 Satija A, Yu E, Willett WC, and Hu FB. "Understanding nutritional epidemiology and its role in policy." *Adv. Nutr.* 6 (2015): 5–18.

62 同上。

63 "Vitamins and supplements: Miracle healers." *The Economist*, September 19, 2015. Accessed at http://www.economist.com/news/business/21665064-despite-scandals-andscepticism-americas-supplement-industry-looks-healthy-miracle-healers.

64 Bradley J. "NBJ: 'The US supplement industry is $37 billion, not $12 billion.' " *NutraIngredients-USA.com*, June 1, 2015. Accessed at http://www.nutraingredients-usa.com/Markets/NBJ-The-US-supplement-industry-is-37-billion-not-12-billion.

65 Daniells S. "TABS Analytics vitamins & minerals study: Are heavy users in decline?"

NutraIngredients-USA.com, May 23, 2016. Accessed at http://www.nutraingredientsusa.com/Markets/TABS-Analytics-Vitamins-Minerals-Study-Are-heavy-users-in-decline.

66 同 63。

67 Hooper L, Thompson RL, Harrison RA, et al. "Risks and benefits of omega 3 fats for mortality, cardiovascular disease, and cancer: systematic review." *BMJ* 332 (2006): 752–760.

68 Gaziano JM, Glynn RJ, Christen WG, et al. "Vitamins E and C in the prevention of prostate and total cancer in men: the Physicians' Health Study II randomized controlled trial." *JAMA* 301 (2009): 52–62.

69 Christen WG, Glynn RJ, Sesso HD, et al. "Age-related cataract in a randomized trial of vitamins E and C in men." *Arch. Ophthalmol.* 128 (2010): 1397–1405.

70 Christen WG, Glynn RJ, Manson JE, et al. "Effects of multivitamin supplement on cataract and age-related macular degeneration in a randomized trial of male physicians." *Ophthalmol.* 121 (2014): 525–534.

71 Sesso HD, Christen WG, Bubes V, et al. "Multivitamins in the prevention of cardiovascular disease in men: the Physicians' Health Study II randomized controlled trial." *JAMA* 17 (2012): 1751–1760.

72 Gaziano JM, Sesso HD, Christen WG, et al. "Multivitamins in the prevention of cancer in men: the Physicians' Health Study II randomized controlled trial." *JAMA* 308 (2012): 1871–1880.

73 Wang L, Sesso HD, Glynn L, et al. "Vitamin E and C supplementation and risk of cancer in men: posttrial follow-up in the Physicians' Health Study II randomized trial." *Am. J. Clin. Nutr.* 100 (2014): 915–923.

74 Wang J, Eliassen AH, Spiegelman D, et al. "Plasma free 25-hydroxyvitamin D, vitamin D binding protein, and risk of breast cancer in the Nurses' Health Study II." *Cancer Causes & Control* 25 (2014): 819–827; Bertrand KA, Rosner B, Eliassen AH, et al. "Premenopausal plasma 25-hydroxyvitamin D, mammographic density, and risk of breast cancer." *Breast Cancer Res. Treat.* 149 (2015): 479–487.

75 Massa J, Cho E, Orav EJ, et al. "Long-term use of multivitamins and risk of colorectal adenoma in women." *Brit. J. Cancer* 110 (2014): 249–255.

第 15 章　嗜钱如命的产业 "科学"

1 MRC Agricultural Marketing Resource Center. "Food consumption trends." July 2012.

2 National Dairy Council. "Our Story." Accessed September 3, 2016, at https://www.nationaldairycouncil.org/our-story.

3 Dairy Management Inc. "DMI and the Dairy Checkoff." Accessed September 3, 2016, at http://www.dairy.org/about-dmi.

4 Dairy Management Inc. Press release. "Dairy checkoff 2003 unified marketing plan budget geared to help increase demand in domestic and international markets." Rosemont, IL: January 24, 2003. Accessed at http://www.dairycheckoff.com/news/release-012403.asp.

5 National Watermelon Promotion Board. January 12, 2004. Accessed at http://www.watermelon.org.

6 同 4。

7 Dairy Management Inc. "2001 Annual Report." Dairy Management, Inc., 2001. Accessed at http://www.dairycheckoff.com/annualreport.htm/.

8 United States Department of Agriculture. "Report to Congress on the National Dairy Promotion and Research Program and the National Fluid Milk Processor Promotion Program." 2000. Accessed at http://www.ams.usda.gov/dairy/prb_intro.htm.IN.

9 United States Department of Agriculture. "Report to Congress on the National Dairy Promotion and

Research Program and the National Fluid Milk Processor Promotion Program." 2003. Accessed at http://www.ams.usda.gov/dairy/prb/prb_rept_2003.htm.

10 Nutrition Explorations. July, 2003. Accessed at http://www.nutritionexplorations.com.

11 同上。

12 同上。

13 同上。

14 同上。

15 同9。

16 同上。

17 同 8；Powell A. "School of Public Health hosts food fight: McDonald's, dairy industry, dietary reformers face off at symposium." *Harvard Gazette,* 24 October 2002. Accessed at http://www. news.harvard.edu/gazette/2002/10.24/09-food.html.

18 Ha YL, Grimm NK, and Pariza MW. "Anticarcinogens from fried ground beef: heat-altered derivatives of linoleic acid." *Carcinogensis* 8 (1987): 1881-1887; Ha YL, Storkson J, and Pariza MW. "Inhibition of benzo(a)pyrene-induced mouse forestomach neoplasia by conjugated denoic derivatives of linoleic acid." *Cancer Res.* 50 (1990): 1097-1101.

19 Aydin R, Pariza MW, and Cook ME. "Olive oil prevents the adverse effects of dietary conjugated linoleic acid on chick hatchability and egg quality." *J. Nutr.* 131 (2001): 800-806; Peters JM, Park Y, Gonzalez FJ, et al. "Influence of conjugated linoleic acid on body com-position and target gene expression in peroxisome proliferator-activated receptor alpha-null mice." *Biochim. Biophys. Acta* 1533 (2001): 233-242; Ntambi JM, Choi Y, Park Y, et al. "Effect of conjugated linoleic acid (CLA) on immune responses, body composition and stearoyl-CoA desaturase." *Can. J. Appl. Physiol.* 27 (2002):617-627.

20 Ip C, Chin SF, Scimeca JA, et al. "Mammary cancer prevention by conjugated dienoic derivative of linoleic acid." *Cancer Res.* 51 (1991): 6118-6124; Ip C, Cheng J, Thompson HJ, et al. "Retention of conjugated linoleic acid in the mammary gland is associated with tumor inhibition during the post-initiation phase of carcinogenesis." *Carcinogensis* 18 (1997): 755-759.

21 同 18。

22 Yaukey J. "Changing cows' diets elevates milks' cancer-fighting." *Ithaca Journal* November 12, 1996:1.

23 Belury MA. "Inhibition of carcinogenesis by conjugated linoleic acid: potential mechanisms of action." *J. Nutr.* 132 (2002): 2995-2998.

24 Ip C, Banni S, Angioni E, et al. "Conjugated linoleic acid-enriched butter fat alters mammary gland morphogenesis and reduces cancer risk in rats." *J. Nutr.* 129 (1999): 2135-2142.

25 同 24；Griinari JM, Corl BA, Lacy SH, et al. "Conjugated linoleic acid is synthesized endogenously in lactating daily cows by D^9-desaturase." *J. Nutr.* 130 (2000): 2285-2291; Ip C, Dong Y, Thompson HJ, ct al. "Control of rat mammary epithelium proliferation by conjugated linoleic acid." *Nutr. Cancer* 39 (2001): 233-238.

26 同 24。

27 同 24；Griinari JM, Corl BA, Lacy SH, et al. "Conjugated linoleic acid is synthesized endogenously in lactating daily cows by D^9-desaturase." *J. Nutr.* 130 (2000): 2285-2291.

28 Ip C, Dong Y, Ip MM, et al. "Conjugated linoleic acid isomers and mammary cancer prevention." *Nutr. Cancer* 43 (2002): 52-58.

29 同上。

30 Aydin R, Pariza MW, and Cook ME. "Olive oil prevents the adverse effects of dietary conjugated

linoleic acid on chick hatchability and egg quality." *J. Nutr.* 131 (2001): 800-806.

31   同 24。

32   同上。

33   Giovannucci E. "Insulin and colon cancer." *Cancer Causes and Control* 6 (1995): 164-179.

34   Mills PK, Beeson WL, Phillips RL, et al. "Cohort study of diet, lifestyle, and prostate cancer." *Cancer* 64 (1989): 598-604.

35   Search for keyword "lycopene" at http://www.ncbi.nlm.nih.gov.

36   Christian MS, Schulte S, and Hellwig J. "Developmental (embryo-fetal toxicity/teratogenecity) toxicity studies of synthetic crystalline lycopene in rats and rabbits." *Food Chem. Toxicol.* 41 (2003): 773-783.

37   Giovannucci E, Rimm E, Liu Y, et al. "A prospective study of tomato products, lycopene, and prostate cancer risk." *J. Nat. Cancer Inst.* 94 (2002): 391-398.

38   同上。

39   Gann PH, and Khachik F. "Tomatoes or lycopene versus prostate cancer: is evolution antireductionist?" *J. Nat. Cancer Inst.* 95 (2003): 1563-1565.

40   同 36。

41   Tucker G. "nutritional enhancement of plants." *Curr. Opin.* 14 (2003): 221-225.

42   He Y. *Effects of carotenoids and dietary carotenoid extracts on aflatoxin B_1-induced mutagenesis and hepatocarcinogenesis.* Ithaca, NY: Cornell University, PhD Thesis, 1990; He Y, and Campbell TC. "Effects of carotenoids on aflatoxin B_1 induced mutagenesis in S. typhimurium TA 100 and TA 98." *Nutr. Cancer* 13 (1990): 243-253.

43   Kotecha R, Takami A, and Espinoza JL. Dietary phytochemicals and cancer chemoprevention: a review of the clinical evidence. *Oncotarget* (2016, May 25).

44   Gontero, P., et al. A randomized double-blind placebo controlled phase I-II study on clinical and molecular effects of dietary supplements in men with precancerous prostatic lesions. Chemoprevention or "chemopromotion"? *Prostate* 75 (2015): 1177–1186.

45   U.S. Department of Agriculture. "USDA Nutrient Database for Standard Reference." Washington, DC: U.S. Department of Agriculture, Agriculture Research Service, 2002. Accessed at https://ndb. nal.usda.gov/.

46   Eberhardt MV, Lee CY, and Liu RH. "Antioxidant activity of fresh apples." *Nature* 405 (2000): 903-904.

第 16 章   爱民或害民的政府

1   Food and Nutrition Board, and Institute of Medicine. "Dietary reference intakes for energy, carbohydrates, fiber, fat, fatty acids, cholesterol, protein, and aniino acids (macronutrients)." Washington, DC: The National Academy Press, 2002. Accessed at http://www.nap.edu/ catalog/10490/dietary-reference-intakes-for-energy-carbohydrate-fiber-fat-fatty-acids-cholesterol-protein-and-amino-acids-macronutrients.

2   National Academy of Sciences. Press Release. "Report offers new eating and physical activity targets to reduce chronic disease risk." Sept. 5, 2002. Washington, DC: National Research Council, Institute of Medicine. Accessed at http://www8.nationalacademies.org/onpinews/newsitem. aspx?Record ID=10490.

3   同上。

4   同上。

5   Wegmans Company. Recipe and nutrient facts. Accessed 2003. Available from http://www.

wegmans.com; U.S. Department of Agriculture. "USDA Nutrient Database for Standard Reference." Washington, DC: U.S. Department of Agriculture, Agriculture Research Service, 2002. Accessed at http://www.nal.usda.gov/fnic/foodcomp.

6　The RDA has been expressed as a singular quantity of protein, as 0.8 grams of protein per kilogram of body weight. Assuming a daily intake of 2,200 calories for a 70 kg person, this 0.8 grams is equivalent to about 10-11% of total calories: 70 kg × 0.8 gm/kg × 4 cal/gm × 1/2200 cal × 100 = 10.2%.

7　Wright JD, Kennedy-Stephenson J, Wang CY, et al. "Trends in Intake of Energy and Macronutrients-United States, 1971-2000." *MMWR* 53 (2004, February 6): 80-82.

8　Boseley S. "Sugar industry threatens to scupper WHO." *The Guardian* April 21, 2003.

9　Brundtland GH. "Sweet and sour; The WHO is accused by the sugar industry of giving unscientific nutrition advice. But its recommendations are based on solid evidence, says Gro Harlem Brundtland." *New Scientist*, May 03, 2003: 23.

10　同 8。

11　同上。

12　同上。

13　同 2。

14　International Life Sciences Institute. ILSI North America. Accessed September 3, 2016. Available from http://www.ilsina.org.

15　Kursban M. "Commentary: conflicted panel makes for unfit guidelines" Physicians Committee for Responsible Medicine. Accessed June, 2003. Available from http://www.pcrm.org/health/commentary/commentary0004.html.

16　同 1；同 15。

17　Chaitowitz S. Court rules against USDA's secrecy and failure to disclose conflict of interest in setting nutrition policies. Physicians Committee for Responsible Medicine. Accessed January 27, 2004. Available from http://www.pcrm.org/news/health001002.html.

18　我曾经有好几年的时间在美国责任医师协会担任科学顾问。

19　同 15；同 17。

20　National Academy of Sciences, and Institute of Medicine. "Dietary Reference Intakes for Energy, Carbohydrates, Fiber, Fat, Fatty Acids, Cholesterol, Protein, and Amino Acids [summary statement]." Washington, DC: National Academy Press, September, 2002.

21　同上。

22　U.S. Department of Agriculture, Food and Nutrition Service. "Summary of Major Programs for Latest Available Month." Alexandria, VA: Food and Nutrition Service, August 5, 2016. Accessed at http://www.fns.usda.gov/sites/default/files/pd/currentsum.xls.

23　U.S. Department of Agriculture, Food and Nutrition Service. "WIC Program: Monthly Data—State Level Participation by Category and Program Costs, FY 2014 (Final)." Alexandria, VA: Food and Nutrition Service, August 5, 2016. Accessed at http://www.fns.usda.gov/sites/default/files/pd/WICAgencies2014ytd.xls.

24　National Institutes of Health. February 2004. Accessed at http://www.nih.gov.

25　National Institutes of Health. "Operating Plan for FY 2016." Accessed September 3, 2016, at https://officeofbudget.od.nih.gov/pdfs/FY17/FY%202016%20NIH%20Operating%20Plan%20Posting.pdf.

26　National Institutes of Health. "Estimates of Funding for Various Research, Condition, and Disease Categories (RCDC)." Bethesda, MD: National Institutes of Health, February 10, 2016. Accessed at https://report.nih.gov/categorical_spending.aspx.

27 从上一条注释表格中的数据得出的计算结果。

28 National Cancer Institute. "FY 1999 Questions and Answers provided for the record for the FY 1999 House Appropriations Subcommitee." July 15, 2003. Accessed at http://www3.cancer.gov/admin/fmb/1999QAs.htm.

29 National Cancer Institute. FY 2001 Congressional Justification. Accessed March 2, 2004. Available from http://www3.cancer.gov/admin/fmb/index.html.

30 同28。

31 Angell M. "The pharmaceutical industry—to whom is it accountable?" *New Engl. J. Med.* 342 (2000): 1902-1904.

32 National Cancer Institute. FY 2004 Congressional Justification. Accessed 2003. Available from http://www3.cancer.gov/admin/fmb/index/html.

33 Demas A. *Food Education in the Elementary Classroom as a Means of Gaining Acceptance of Diverse Low Fat Foods in the School Lunch Program* [PhD Dissertation]. Ithaca, NY: Cornell University, 1995: 325.

34 Dietary Guidelines Advisory Committee. "Scientific Report of the 2015 Dietary Guidelines Advisory Committe: Part A. Executive Summary." Rockville, MD: Office of Disease Prevention and Health Promotion. Accessed August 27, 2016. Available from https://health.gov/dietaryguidelines/2015-scientific-report/02-executive-summary.asp.

35 同上。

36 Thune J, et al. Letter to The Honorable Sylvia Matthews Burwell and The Honorable Thomas J. Vilsack. March 12, 2015. Available from http://www.agri-pulse.com/Uploaded/DietaryGuidelinesLetter03122015.pdf.

37 Hartzler V. Letter to The Honorable Thomas J. Vilsack and The Honorable Sylvia Matthews Burwell. March 31, 2015. Available from https://health.gov/dietaryguidelines/2015/resources/2015-2020_Dietary_Guidelines.pdf.

38 Center for Science in the Public Interest. "Congressional Catering: How Big Food and Agricultural Special Interests Wield Influence in Congress and Undermine Public Health." June 2015. Available from https://cspinet.org/new/pdf/riders-dga-campaignanalysis-report.pdf.

39 U.S. Department of Health and Human Services and U.S. Department of Agriculture. *2015–2020 Dietary Guidelines for Americans* (8th ed.). Washington, DC: Author, December 2015. Available from https://health.gov/dietaryguidelines/2015/resources /2015-2020_Dietary_Guidelines.pdf.

第17章 医疗帝国暗黑心

1 Austoker J. "The 'treatment of choice': breast cancer surgery 1860-1985." *Soc. Soc. Hist. Med. Bull* (London) 37 (1985): 100-107.

2 Naifeh SW. *The Best Doctors in America, 1994—1995.* Aiken, S.C.: Woodward & White, 1994.

3 McDougall JA, and McDougall MA. *The McDougall Plan.* Clinton, NJ: New Win Publishing, Inc., 1983.

4 Committee on Nutrition in Medical Education. "Nutrition Education in U.S. Medical Schools." Washington, DC: National Academy of Sciences, 1985.

5 同上。

6 同4；White PL, Johnson OC, and Kibler MJ. "Council on Foods and Nutrition, American Medical Association—its relation to physicians." *Postgraduate Med.* 30 (1961): 502-507.

7 Lo C. "Integrating nutrition as a theme throughout the medical school curriculum." *Am. J. Clin. Nutr.* 72 (Suppl) (2000): 882S-889S; Pearson TA, Stone EJ, Grundy SM, et al. "Translation of

nutrition science into medical education: the Nutrition Academic Award Program." *Am. J. Clin. Nutr.* 74 (2001): 164-170.

8　同 4。

9　Kassler WJ. "Appendix F: Testimony of the American Medical Student Association." Washington, DC: National Academy of Sciences, 1985.

10　Zeisel SH, and Plaisted CS. "CD-ROMs for Nutrition Education." *J. Am. Coil. Nutr.* 18 (1999): 287; 有两三家声誉很好的经销商也赞助了这个计划, 但我怀疑这些经销商的主管可能是为了他们自己的利益, 觉得有必要跟某个医疗教育的计划扯上点儿关系, 而不顾其他组织将该计划列入怀疑列表。

11　Nutrition in Medicine. Accessed September 30, 2016, at http://nutritioninmedicine.org/portal/.

12　Weinsier RL, Boker JR, Brooks CM, et al. "Nutrition training in graduate medical (residency) education: a survey of selected training programs." *Am. J. Clin. Nutr.* 54 (1991): 957-962.

13　Young EA. "National Dairy Council Award for Excellence in Medical/Dental Nutrition Education Lecture, 1992: perspectives on nutrition in medical education." *Am. J. Clin. Nutr.* 56(1992): 745-751; Kushner RF. "Will there be a tipping point in medical nutrition education?" *Am. J. Clin. Nutr.* 77 (2003): 288-291.

14　同 12。

15　Angell M. "Is academic medicine for sale?" *New Engl. J. Med.* 342 (2000): 1516-1518; Moynihan R. "Who pays for the pizza? Redefining the relationships between doctors and drug companies 1: Entanglement." *BMJ.* 326 (2003): 1189-1192; Moynihan R. "Who pays for the pizza? Redefining the relationships between doctors and drug companies 2: Disentanglement." *BMJ.* 326 (2003): 1193-1196.

16　Avorn J, Chen M, and Hartley R. "Scientific versus commercial sources of influence on the prescribing behavior of physicians." *Am. J. Med.* 73 (1982): 4-8; Lurie N, Rich EC, Simpson DE, et al. "Pharmaceutical representatives in academic medical centers: interaction with faculty and housestaff." *J. Gen. Intern. Med.* 5 (1990): 240-243; Steinman MA, Shlipak MG, and McPhee SJ. "Of principles and pens: attitudes and practices of medicine housestaff toward pharmaceutical industry promotions." *Am. J. Med.* 110 (2001): 551-557.

17　Moynihan R. "Who pays for the pizza? Redefining the relationships between doctors and drug companies 2: Disentanglement." *BMJ.* 326 (2003): 1193-1196; Lexchin J. "Interactions between physicians and the pharmaceutical industry: what does the literature say?" *Can. Med. Assoc. J.* 149 (1993): 1401-1407; Lexchin J. "What information do physicians receive from pharmaceutical representatives?" *Can. Fam. Physician* 43 (1997): 941-945.

18　Baird P. "Getting it right: industry sponsorship and medical research." *Can. Med. Assoc. Journ.* 168 (2003): 1267-1269; Smith R. "Medical journals and pharmaceutical companies: uneasy bedfellows." *BMJ* 326 (2003): 1202-1205.

19　Angell M. "Is academic medicine for sale?" *New Engl. J. Med.* 342 (2000): 1516-1518; Chopra SS. "Industry funding of clinical trials: benefit or bias?" *JAMA* 290 (2003): 113-114.

20　Baird P. "Getting it right: industry sponsorship and medical research." *Can. Med. Assoc. Journ.* 168 (2003): 1267-1269; Healy D. "In the grip of the python: conficts at the university-industry interface." *Sci. Engineering Ethics* 9 (2003): 59-71.

21　Baird P. "Getting it right: industry sponsorship and medical research." *Can. Med. Assoc. Journ.* 168 (2003): 1267-1269; Chopra SS. "Industry funding of clinical trials: benefit or bias?" *JAMA* 290 (2003): 113-114; Olivieri NF. "Patients' health or company profits? The commercialization of academic re-search." *Sci. Engineering Ethics* 9 (2003): 29-41.

22 Healy D. "In the grip of the python: conficts at the university-industry interface." *Sci. Engineering Ethics* 9 (2003): 59-71.

23 Smith R. "Medical journals and pharmaceutical companies: uneasy bedfellows." *BMJ* 326 (2003): 1202-1205.

24 Olivieri NF. "Patients' health or company profits? The commercialization of academic re-search." *Sci. Engineering Ethics* 9 (2003): 29-41.

25 同 22。

26 Angell M. "Is academic medicine for sale?" *New Engl. J. Med.* 342 (2000): 1516-1518.

27 同上。

28 Johnson L. "Schools report research interest conflicts." *Ithaca Journal* October 24, 2002: 3A.

29 Agovino T. "Prescription use by children multiplying, study says." *Ithaca Journal* Sept.19, 2002: 1A.

30 Associated Press. "Survey: many guidelines written by doctors with ties to companies." *Ithaca Journal* Feb. 12, 2002.

31 Weiss R. "Correctly prescribed drugs take heavy toll; millions affected by toxic reactions." *Washington Post* Apr. 15, 1998: A01.

32 Lasser KE, Allen PD, Woolhandler SJ, et al. "Timing of new black box warnings and with-drawals for prescription medications." *JAMA* 287 (2002): 2215-2220.

33 Lazarou J, Pomeranz B, and Corey PN. "Incidence of adverse drug reactions in hospitalized patients." *JAMA* 279 (1998): 1200-1205.

34 Adams KM, Kohlmeier M, Zeisel SH. "Nutrition education in U.S. medical schools: latest update of a national survey." *Acad. Med.* 85 (2010): 1537-1542.

35 Giocomino B, Cram P, Vaughan-Sarrazin M, Girotra S. "Abstract 208: Association of hospital prices for coronary artery bypass graft surgery with hospital quality and reimbursement." *Circulation: Cardiovascular Quality and Outcomes* 8 (2015): A208 (poster session).

36 Shanafelt TD, Hasan O, Dyrbye LN, et al. "Changes in Burnout and Satisfaction With Work-Life Balance in Physicians and the General US Working Population Between 2011 and 2014." *Mayo Clin. Proc.* 90 (2015): 1600–1613.

第 18 章　失去自由的学术界

1 National Center for Education Statistics."Fast Facts." Accessed September 3, 2016, at https://nces.ed.gov/fastfacts/.

2 National Institutes of Health. "About NIH: What We Do: Budget." April 4, 2016. Accessed September 3, 2016, at https://www.nih.gov/about-nih/what-we-do/budget.

3 U.S. Department of Agriculture, National Institute of Food and Agriculture. "Extension." Accessed September 3, 2016, at https://nifa.usda.gov/extension.

4 Center for Media and Democracy. "SourceWatch: Physicians Committee for Responsible Medicine: Court Rules against USDA Secrecy & Conflicts of Interest." Last modified March 12, 2015. Accessed September 3, 2016, at http://www.sourcewatch.org/index.php/Physicians_Committee_for_Responsible_Medicine#Court_rules_against_USDA_secrecy_.26_conflicts_of_interest.

5 National Research Council. *Diet, Nutrition, and Cancer*. Washington, DC: National Academy Press, 1982.

6 Kingkade T. "Tenure decline: Inside Higher Ed survey finds provosts relying on non-tenured faculty." *Huffington Post,* January 23, 2013. Accessed at http://www.huffingtonpost.com/2013/01/23/tenure-decline_n_2537418.html.

7　Pankin R, and Weiss C. "Part-time faculty in higher education: a selected annotated bibliography." DigitalCommons@Providence, Sociology Department Faculty Publications, October 1, 2011. Accessed at http://digitalcommons.providence.edu/cgi/viewcontent.cgi?article=1000&context=sociology_fac.

8　同 6。

9　Washburn J. "Science's worst enemy: corporate funding." *DiscoverMagazine.com*, October 11, 2007. Accessed at http://discovermagazine.com/2007/oct/sciences-worstenemy-private-funding.

10　Association of American Colleges & Universities. "Academic freedom and educational responsibility." January 6, 2006. Accessed at https://www.aacu.org/about/statements/academic-freedom.

第 19 章　历史重演

1　Macilwain G. *The General Nature and Treatment of Tumors*. London, UK: John Churchill,1845.

2　Williams H. *The Ethics of Diet. A Catena of Authorities Deprecatory of the Practice of Flesh-Eating*. London: F. Pitman, 1883.

3　同 2。

4　同上。

5　U.S. Census Bureau. "U.S. Popclock Projection." March, 2004. Accessed at http://www.census.gov/cgi-bin/popclock.

6　Centers for Disease Control. "Prevalence of adults with no known risk factors for coronary heart disease-behavioral risk factor surveillance system, 1992." *MMWR* 43 (February 4, 1994): 61-63,69.

7　Kaufman DW, KellyJP, Rosenberg L, et al. "Recent patterns of medication use in the ambulatory adult population of the United States: the Slone survey." *JAMA* 287 (2002):337-344.

8　同上。

9　Flegal KM, Carroll MD, Ogden CL, et al. "Prevalence and trends in obesity among U.S. adults, 1999-2000." *JAMA* 288 (2002): 1723-1727.

10　同上。

11　American Heart Association. "High blood cholesterol and other lipids—statistics." March, 2004. Accessed at http://www.americanheart.org/presenter.jhtml?identifier=2016.

12　Wolz M, Cutler J, Roccella EJ, et al. "Statement from the National High Blood Pressure Education Program: prevalence of hypertension." *Am. J. Hypertens*. 13 (2000): 103-104.

13　Lucas JW, Schiller JS, and Benson V. "Summary health statistics for U.S. Adults: National Health Interview Survey, 2001." National Center for Health Statistics. *Vital Health Stat*.10 (218). 2004.

14　同上。

15　同上。

16　Robbins J. *The Food Revolution*. Berkeley, California: Conari Press, 2001.

17　我强烈推荐阅读约翰·罗宾斯所著的《食物革命》，那本书强有力地阐述了饮食和环境之间的关系。

18　World Health Organization. "The World Health Report 1997: Press Release. Human and social costs of chronic diseases will rise unless confronted now, WHO Director-General says."Geneva, Switzerland: World Health Organization, 1997. Accessed at http://www.who.int/whr2001/2001/archives/1997/presse.htm.

19　Ornish D, Brown SE, Scherwitz LW, et al. "Can lifestyle changes reverse coronary heart disease?" *Lancet* 336 (1990): 129-133; Esselstyn CB, Elis SG, Medendorp SV, and Crowe TD. "A strategy to arrest and reverse coronary artery disease: a 5-year longitudinal study of a single physician's practice". *J. Family Practice* 41 (1995): 560-568.

20　Vegetarian Resource Group. "How Many Vegetarians Are There?" March, 2004. Accessed at http://www.vrg.org/journal/vj2003issue3/vj2003issue3poll.htm.

21　Herman-Cohen V. "Vegan revolution." *Ithaca Journal* (reprinted from LA Times) Aug 11, 2003:12A.

22　Sabate J, Duk A, and Lee CL. "Publication trends of vegetarian nutrition articles in biomedical literature, 1966-1995." *Am. J. Clin. Nutr.* 70 (Suppl) (1999): 601S-607S.

附录 A　大鼠实验中的蛋白质作用（问答）

1　Boyd JN, Misslbeck N, Parker RS, et al. "Sucrose enhanced emergence of aflatoxin B$_1$ (AFB1) induced GGt positive rat hepatic cell foci." *Fed. Proc.* 41 (1982): 356 Abst.

2　Tannenbaum A, and Silverstone H. "Nutrition in relation to cancer." *Adv. Cancer Res.* 1 (1953): 451-501.

3　Youngman LD. *The growth and development ofaflatoxin Bl -induced preneoplastic lesions, tumors, metastasis, and spontaneous tumors as they are influenced by dietary protein level, type, and intervention.* Ithaca, NY: Cornell University, Ph.D. Thesis, 1990; Youngman LD, and Campbell TC. "Inhibition of aflatoxin B$_1$-induced gamma-glutamyl transpeptidase positive (GGT+) hepatic preneoplastic foci and tumors by low protein diets: evidence that altered GGT+ foci indicate neoplastic potential." *Carcinogenesis* 13 (1992): 1607-1613.

4　Horio F, Youngman LD, Bell RC, et al. "Thermogenesis, low-protein diets, and decreased development of AFB1-induced preneoplastic foci in rat liver." *Nutr. Cancer* 16 (1991): 31-41; Bell RC, Levitsky DA, and Campbell TC. "Enhanced thermogenesis and reduced growth rates do not inhibit GGT+ hepatic preneoplastic foci development." *FASEB J.* 6 (1992): 1395 Abs.

5　Miller DS, and Payne PR. "Weight maintenance and food intake." *J. Nutr.* 78 (1962): 255-262; Stirling JL, and Stock MJ. "Metabolic origins of thermogenesis by diet." *Nature* 220 (1968): 801-801; Donald P, Pitts GC, and Pohl SL. "Body weight and composition in laboratory rats: effects of diets with high or low protein concentrations." *Science* 211 (1981): 185-186; Rothwell NJ, Stock MJ, and Tyzbir RS. "Mechanisms of thermogenesis induced by low protein diets." *Metabolism* 32 (1983): 257-261; Rothwell NJ, and Stock MJ. "Influence of carbohydrate and fat intake on diet-induced thermogenesis and brown fat activity in rats fed low protein diets." *J Nutr.* 117 (1987): 1721-1726.

6　Krieger E, Youngman LD, and Campbell TC. "The modulation of aflatoxin(AFB1) induced preneoplastic lesions by dietary protein and voluntary exercise in Fischer 344 rats." *FASEB J.* 2 (1988): 3304 Abs.

附录 B　中国健康调查的实验设计

1　Chen J, Campbell TC, Li J, et al. *Diet, life-style and mortality in China. A study of the characteristics of 65 Chinese counties.* Oxford, UK; Ithaca, NY; Beijing, PRC: Oxford University Press; Cornell University Press; People's Medical Publishing House, 1990.

2　同上。

3　总共有 82 份死亡率报告，但是其中 1/3 说的是相同的疾病，只是针对不同年龄的人。

4　这也表示收集这个县中每一个人的数值，所能得到的有用信息非常少或根本没有。每一个县都只有一种疾病率，因此任何一个变量和疾病率比对后，我们也只需要一个数值。

5　Piazza A. *Food consumption and nutritional status in the People's Republic of China.* London:

Westview Press, 1986.

6　Messina M, and Messina V. *The Dietitian's Guide to Vegetarian Diets. Issues and Applications.* Gaithersburg, MD: Aspen Publishers, Inc., 1996.

7　同 1。

附录 C　维生素 D 的作用网络

1　Holick MF. In: M. E. Shils, J. A. Olson, M. Shike and e. al (eds.), *Modern Nutrition in Health and Disease*, 9th ed., pp. 329-345. Baltimore, MD: Williams and Wilkins, 1999.

2　Barger-Lux MJ, Heaney R, Dowell S, et al. "Vitamin D and its major metabolites: serum levels after graded oral dosing in healthy men." *Osteoporosis Int.* 8 (1998): 222-230; 在生物学上，储存的维生素 D 的半衰期是 10~19 天，也就是它消逝所花时间的一半。

3　Colston KW, Berger U, and Coombes RC. "Possible role for vitamin D in controlling breast cancer cell proliferation." *Lancet* 1 (1989): 188-191; Nieves J, Cosman F, Herbert J, et al. "High prevalence of vitamin D deficiency and reduced bone mass in multiple sclerosis." *Neurology* 44 (1994): 1687-1692; A1-Qadreh A, Voskaki I, Kassiou C, et al. "Treatment of osteopenia in children with insulin dependent diabetes mellitus: the effect of 1-alpha hydroxyvitamm D_3." *Eur. J. Pediatr.* 155 (1996): 15-17; Cantoma MT, Hayes CE. and DeLuca HF. "1,25-Dihydroxyvitamin D_3 reversibly blocks the progression of relapsing encephalomyelitis, a model of multiple sclerosis." *Proc. National Acad. Sci* 93 (1996): 7861-7864; Rozen F, Yang X-F, Huynh H, et al. "Antiproliferative action of vitamin D-related compounds and insulin-like growth factor-binding protein 5 accumulation." *J. Nat. Cancer Inst.* 89 (1997): 652-656; Cosman F, Nieves J, Komar L, et al. "Fracture history and bone loss in patients with MS." *Neurology* 51 (1998): 1161-1165; Giovannucci E, Rimm E, Wolk A, et al. "Calcium and fructose intake in relation to risk of prostate cancer." *Cancer Res.* 58 (1998): 442-447; Peehl DM, Krishnan AV, and Feidman D. "Pathways mediating the growth-inhibitory action of vitamin D in prostate cancer." *J. Nutr.* 133 (Suppl) (2003): 2461S-2469S; Zella JB, McCary LC, and DeLuca HF "Oral administration of 1,25-dihydroxyvitamin D_3 completely protects NOD mice from insulin-dependent diabetes mellitus." *Arch. Biochem Biophys.* 417 (2003): 77-80.

4　Davenport CB. "Multiple sclerosis from the standpoint of geographic distribution and race." *Arch. Neurol. Pschiatry* 8 (1922): 51-58.

5　Alter M, Yamoo r M, and Harshe M. "Multiple sclerosis and nutrition." *Arch. Neurol.* 31(1974): 267-272.

6　Van der Mei IA, Ponsonby AL, Blizzard L, et ai. "Regional variation in multiple sclerosis prevalence in Australia and its association with ambivalent ultraviolet radiaion." *Neuroepidemiology* 20 (2001): 168-174.

7　McLeod JG, Hammond SR, and Hallpike JF. "Epidemiology of multiple sclerosis in Australia. With NSW and SA survey results." *Med. J. Austr.* 160 (1994): 117-122.

8　Holick MF. "Vitamin D: a millenium perspective." *J. Cell. Biochem.* 88 (2003): 296-307.

9　同上。

10　MacLaughlin JA, Gange W, Taylor D, et al. "Cultured psoriatic fibroblasts from involved and uninvolved sites have a partial, but not absolute resistance to the proliferation-inhibtion activity of 1,25-dihydroxyvitamin D_3 ." *Proc. National Acad. Sci.* 52 (1985): 5409-5412; Goldberg P, Fleming MC, and Picard EH. "Multiple sclerosis: decreased relapse rate through dietary supplementation with calcium, magnesium and vitamin D." *Med. Hypoth.* 21 (1986): 193-200; Andjelkovic Z, Vojinovic J, Pejnovic N, et al. "Disease modifying and immunomodulatory effects of high dose la(OH)D$_3$ in rheumatoid arthritis patients." *Clili. Exp. Rheumatol.* 17 (1999): 453-456; Hypponen E, Laara E, Reunanen A, et al. "Intake of vitamin D and risk of Type 1 diabetes: a birth cohort study." *Lancet* 358 (2001): 1500-1503.

11 Breslau NA, Brinkley L, Hill KD, et al. "Relationship of animal protein-rich diet to kidney stone formation and calcium metabolism." *J. Clin. Endocrinol. Metab.* 66 (1988): 140-146.

12 Langman CB. "Calcitriol metabolism during chronic metabolic acidosis." *Semin. Nephrol.* 9 (1989): 65-71.

13 Giovannucci E, Rimm E, Wolk A, et al. "Calcium and fructose intake in relation to risk of prostate cancer." *Cancer Res.* 58 (1998): 442-447; Chan JM, Giovannucci EL, Andersson S-O, et al. "Dairy products, calcium, phosphorus, vitamin D, and risk of prostate cancer (Sweden)." *Cancer Causes and Control* 9 (1998):559-566.

14 同 1；Byrne PM, Freaney R, and McKenna MJ. "Vitamin D supplementation in the elderly: review of safety and effectiveness of different regimes." *Calcified Tissue Int.* 56 (1995): 518-520.

15 Agranoff BW, and Goldberg D. "Diet and the geographical distribution of multiple sclerosis." *Lancet* 2 (7888) (November 2 1974): 1061-1066.

16 同 5。

17 同 15。

18 同上。

19 Akerblom HK, Vaarala O, Hyoty H, et al. "Environmental factors in the etiology of Type 1 diabetes." *Am. J. Med. Genet.* (Semin. Med. Genet.) 115 (2002): 18-29.

20 Nieves J, Cosman F, Herbert J, et al. "High prevalence of vitamin D deficiency and reduced bone mass in multiple sclerosis." *Neurology* 44 (1994): 1687-1692.

21 Chan JM, Stampfer MJ, Ma J, et al. "Insulin-like growth factor-I (IGF-I) and IGF binding protein-3 as predictors of advanced-stage prostate cancer." *J. Natl. Cancer Inst.* 94 (2002): 1099-1109.

22 同上。

23 Cohen P, Peehl DM, and Rosenfeld RG. "The IGF axis in the prostate." *Horm. Metab. res.* 26 (1994): 81-84.

24 同 21。

25 Doi SQ, Rasaiah S, Tack I, et al. "Low-protein diet suppresses serum insulin-like growth factor-1 and decelerates the progresseion of growth hormone-induced glomerulosclerosis." *Am. J. Nephrol.* 21 (2001): 331-339; Heaney RP, McCarron DA, Dawson-Hughes B, et al. "Dietary changes favorably affect bond remodeling in older adults." *J. Am. Diet. Assoc.* 99 (1999): 1228-1233; Allen NE, Appleby PN, Davey GK, et al. "Hormones and diet: low insulin-like growth factor-1 but normal bioavailable androgens in vegan men." *Brit. J. Cancer* 83 (2000): 95-97.